全球化与中国

主编／王洛林

减轻经济全球化中的健康脆弱性 （第二版）

——中国农村案例研究

执行主编／魏　众
　　　　　朱　玲

U0226198

Reducing Health Insecurity:
A Case Study from Rural China

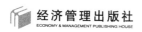

经济管理出版社
ECONOMY & MANAGEMENT PUBLISHING HOUSE

图书在版编目（CIP）数据

减轻经济全球化中的健康脆弱性：中国农村案例研究/王洛林主编. —2版. —北京：经济管理出版社，2012.6
ISBN 978-7-5096-1906-3

Ⅰ．①减… Ⅱ．①王… Ⅲ．①农村－医疗保障－健康保障制度－研究－中国
Ⅳ．①R199.2

中国版本图书馆CIP数据核字（2012）第082369号

责任编辑：金成武　贾晓建
责任印制：黄　铄
责任校对：龙　萧

出版发行：经济管理出版社（北京市海淀区北蜂窝8号中雅大厦11层　100038）
网　　　址：www.E-mp.com.cn
电　　　话：(010)51915602
印　　　刷：三河市延风印装厂
经　　　销：新华书店
开　　　本：720mm×1000mm/16
印　　　张：35
字　　　数：645千字
版　　　次：2012年6月第2版　2012年6月第1次印刷
书　　　号：ISBN 978-7-5096-1906-3
定　　　价：68.00元

Reducing Health Insecurity:
A Case Study from Rural China

Editor in Chief	Wang Luolin
Executive Editors in Chief	Wei Zhong
	Zhu Ling

总　序

20 世纪 90 年代以来，在信息革命的推动下，全球化进程呈现出明显的加速发展势头，全球化的浪潮已经席卷人类生产生活的各个领域，世界各国（地区）在经济、政治、文化等方面的联系也日益紧密，国际经济、政治的格局正在发生着急剧的变化。正处于改革开放和经济高速发展中的中国，作为全球化进程中的重要一员，一方面分享着全球化所带来的利益，另一方面也面临着全球化所带来的巨大影响和冲击。同时，由于中国经济实力和国际地位的不断增强和提高，中国对世界经济和国际事务的影响力也与日俱增，对全球化的进程发挥着越来越重要的影响。如何认识全球化与全球化中的中国因素以及全球化与中国的关系，已经成为当代知识领域中的一个最为重要的课题，受到国内外的广泛关注。

在上述背景下，中国社会科学院组织经济学科片、国际问题研究学科片和社会政法学科片（现在的经济学部、国际研究学部和社会政法学部）的部分专家学者于 2004 年中成立了"全球化与中国"课题组，计划用 5 年时间（2004 年中至 2009 年中）从多学科的角度对全球化与中国未来发展的关系进行全方位的考察，不仅研究全球化进程对中国经济、社会、法律和文化等方面所产生的影响，也分析中国对全球化进程的影响以及在全球化进程中的作用，并就中国如何参与全球化进程、如何因应全球化挑战等问题提出政策建议。

《全球化与中国》系列丛书就是在上述课题研究成果基础上编纂完成的。

按照立项计划，课题将分为 3 个部分，10 个专题。

第一部分是综合研究，包括两个专题：一是全球化的理论与全球化的发展趋势，二是全球化背景下中国与外部世界的关系。

第二部分是经济问题研究，包括 4 个专题：一是经济全球化与中国经济发展的关系，二是经济全球化与中国的外向型经济发展，三是经济全球化与中国的金融改革，四是经济全球化背景下的"三农"问题。

第三部分是社会、法律和文化问题研究，分别从社会、法律、文化角度分析全球化对中国城乡产生的影响及反应，也包括 4 个专题：一是全球化背景下的中国农村健康和扶贫政策研究，二是全球化背景下的地方社会—文化变迁，三是全球化与中国法律，四是全球化对当代中国文化的影响。

以上各专题都将对该领域的重点和热点问题进行全面深入的研究。

专题研究一：全球化理论与未来发展趋势。本专题侧重于全球化的理论研究，并在理论研究的基础上对全球化未来的发展趋势做出规律性的展望。回答的主要问题是：什么是全球化？全球化的实质及主要内容是什么？全球化与经济全球化的关系？全球化的度量方法是什么？全球化的条件、基础、动力、载体是什么？全球化的现实后果是什么？对各国人民的福利会带来哪些影响？类似于气候变暖这样的"全球性问题"对人类社会会产生怎样的影响？全球经济失衡问题也将是本专题的一项重要内容。

专题研究二：全球化背景下中国与外部世界的关系。本专题主要回答以下问题：全球化背景下中国所面临的国际环境已经发生哪些变化？未来的变化趋势如何？特别是全球化对世界经济结构产生了什么样的影响？中国在其中起到了什么样的作用？结合对上述问题的回答，本专题就中国如何参与全球化以及如何处理与外部世界的关系做出进一步的研究。

专题研究三：经济全球化与中国宏观经济。本专题将在对全球化背景下的中国宏观经济做出实证研究的基础上，着力回答以下问题：全球化对中国经济增长及宏观经济波动产生了哪些影响？怎样认识全球化影响中国经济增长和经济波动的内在机制以及中国经济与全球化的契合点？并对全球化背景下的中国经济长期发展做出展望。

专题研究四：经济全球化与中国外向经济的发展。本专题集中研究中国的外资引进、对外贸易及中国对外投资问题。全球化为中国的外向经济发展提供了机遇，促进了中国外向经济的快速发展，解剖其中的内在动力、内在机制就成为深入认识中国外向经济发展的一个基本前提，本专题正是在这一基础上，对改革开放以来中国的对外贸易、外资引进和对外投资做出了全面细致的分析。

专题研究五：经济全球化与中国金融改革。本专题的主要研究内容：一是对国内外有关金融全球化的理论发展脉络进行了梳理和简要评述；二是探讨了金融因素在经济全球化中的作用机理，综合考察金融全球化对中国经济、金融体系的影响及中国因素对经济与金融全球化的影响；三是提出了全球化背景下中国金融业的效率标准与改革方向，并在此基础上提出加快以市场化为导向的金融改革建议。

专题研究六：全球化下的中国农村发展问题。改革开放以来中国农村不仅为中国的经济发展提供了似乎取之不竭的廉价劳动力，也为其发展提供了便宜的土地。在中国目前的制度安排下，全球化既给农村群体带来了利益，也造成了损失，甚至使一部分村民成为全球化的受害者。针对这一问题，本专题首先要回答的问题就是全球化对农村群体的有利之处是什么？不利之处又是什么？在此基础上，本专题研究的主要目标是提出一个全球化背景下的新的农村发展思路。为了实现这一目标，本专题的主要研究内容：一是对现有发展思路下的全球化影响做出评估；二是明确农村群体在这一发展过程中遇到的挑战；三是探讨新的发展思路中政府、社区、社会组织及个人在其中的责任与功能，使受到损害的目标群体的特殊需要能够优先予以保障；四是评估实现新的农村发展思路的成本及资金来源，并提出解决问题的可行途径；最后，就这一新的发展思路对全球化的可能影响做出评价。

专题研究七：经济全球化中的农村健康扶贫政策研究。改革开放以来，随着中国经济的高速增长，中国的扶贫工作取得了举世公认的成就，农村贫困人口大幅度下降，但是这并不意味着中国农村贫困问题已经解决。即使按照目前中国明显偏低的贫困标准，中国也还有两千多万的农村贫困人口。其中不容忽视的一个问题是，中国的公共卫生几乎成了国内市场化和全球经济竞争的牺牲品。中国各级政府对经济增长的追求远胜于对于健康领域的关注。而健康，还有教育，无疑是影响贫困人口脱贫的决定性因素。因此，中国政府有必要针对市场化和全球化过程中出现的新问题，调整国家的卫生政策和扶贫计划，通过投资于贫困人口的健康提高他们的就业能力，并借此获得减少贫困的效果。本专题将主要从以下几个方面研究经济全球化对中国农村经济、社会和环境的影响，以便为经济市场化和全球化下的农村健康扶贫行动提供政策建议：一是沿着贸易自由化—药品价格决定—贫困人口常用药物的可及性—劳动者健康状况—非农就业—家庭收入—家庭消费与投资这样一个线索，探讨经济全球化对农村贫困人口生产生活的影响；二是考察现行合作医疗制度和医疗救助制度在贫困群体享受医疗服务及维护其家庭经济安全方面的作用；三是沿着农村工业化和农业市场化—环境污染—与环境相联系的疾病和健康问题—农户疾病负担—社区环境成本这一线索，探讨经济全球化对农村人口的健康、家计和社区生态环境的影响；四是考察现有的环境保护制度、疾病预防和控制制度、污染受害者法律保护制度对维护农村公共健康安全和社区环境安全的作用。

专题研究八：经济全球化与中国法律。全球化使中国的法律产生了巨大而深刻的变化，这一影响正在从三个层面逐步展开：一是具体的法律制度措施层面；二是立法体制层面；三是法律观念与法律文化层面。本研究将主要围绕这三个层面就全球化对中国法律所产生的影响的表现特征、作用机制和发展趋势进行研究，进而提出符合我国需要的制度选择建议。

专题研究九：全球化背景下的地方社会—文化变迁。本专题研究的是中国后发地区（主要是西部地区）面对全球化背景下的社会—文化变迁所做的策略选择与实践过程。主要研究内容：一是探讨后发地区在全球化过程中具有地方特色的尝试与实践，力图从中摸索出一条既能利用全球化机遇，又能激活本地社会文化资源的发展道路；二是通过个案研究发现带有共性的问题，在经验层面对地方的实践予以概括；三是从文化的角度理解基层实践的意义及其政策含义。

专题研究十：经济全球化对当代中国文化发展的影响。本专题主要研究以下几个方面的问题：一是经济全球化对中国传统价值观念的冲击，以及在这一背景下中国特色的现代社会与价值观念的重新塑造；二是经济全球化背景下中国文化产业的发展状况；三是经济全球化与中国文化的发展战略。

上述各项研究成果均将集结成册，同时，以上述研究为基础形成的专题研究报告及课题研究总报告也将汇集成册，一并陆续出版。

我们希望，《全球化与中国》系列丛书的出版，能够加深我们对全球化的了解，提高我们对中国发展与全球化关系的认识；我们也同样希望，这套丛书的出版，有助于增加世界对中国和平发展的理解。

"全球化与中国"课题研究和《全球化与中国》系列丛书的出版，自始至终都得到了美国福特基金会的财政支持，对此，我们深表感谢。我们希望，本系列丛书能够成为中美两国人民友谊的又一历史见证。

最后，诚恳希望广大读者对本丛书的不足与错误提出批评指正。

王洛林

2007 年 10 月

目　录

导　言

一、研究背景

自 20 世纪末以来，经济全球化对人类健康的影响日益显著。首先，随着国际贸易规模的扩大和旅游业的繁荣，人员和货物在国家间的流转以前所未有的强度提高，传染性疾病在世界范围内的传播速度因而快得惊人，例如 2003 年发生的 SARS 疫病和目前仍在蔓延的 HIV/AIDS。其次，在国际文化交流日趋频繁和信息传播日趋便捷的情况下，发达国家流行的生活方式在发展中国家发挥了广泛的示范作用，一些与生活方式和个人行为相关的非传染性慢性病，也在世界范围内成为常见病和多发病，例如心脑血管疾病。再次，与生物技术、基因技术和高新技术革命相联系的健康产业创新层出不穷。这些创新，一般通过两类渠道从发达国家向发展中国家扩散。一方面，免疫技术和保健知识通过国际合作迅速推广，这意味着国际公共卫生产品和服务的供给效率提高。另一方面，新发明的药品、医疗器械和治疗技术通过产品和服务贸易在国家间流畅传输。[①] 这意味着发展中国家的居民只要付费，就能与发达国家的居民一样，分享健康维护的最新科技成果。

不过，经济全球化带来的健康风险和健康福利在不同国家和社会群体中的分布是不均等的。发展中国家的穷人不仅欠缺安全的饮水、充足的营养、卫生的居住条件和良好的职业环境，而且在教育和信息获得方面均有阻碍。因此，穷人预防疾病和购买高科技医疗服务的能力都低于社会平均水平。结果，他们不得不分担经济全球化增大了的健康风险，却难以与其他社会阶层同等分享健康产业创新带来的福利。尤其是在公共医疗系统投资不足和社会医疗保险薄弱

---

① Deaton, A. , 2004, "Health in an Age of Globalization", a draft prepared for the Brookings Trade Forum, Brookings Institution, Washington, D. C. , May 13th – 14th. www. princeton. edu/ ~ rpds/downloads/ deaton_healthglobalage. pdf, 2007 年 8 月 21 日。

甚至缺失的情况下，穷人对基本医疗服务的利用更是困难重重。由于医疗费用日趋昂贵，穷人往往罹患小病不治而酿成大病。严重的疾病则不仅使穷人更穷，而且还有可能令中等收入的人家陷入贫困。近年来，中国低收入群体和贫困人口的健康脆弱性增大、中等收入群体也普遍抱怨"看病贵"的现状，就是一个典型的案例。

与其他发展中国家相似，中国经济具有二元经济特征。计划经济下实行的城乡隔离政策，使整个社会也演变为二元社会。直到目前，乡村发展依然落后于城市，乡村居民收入一般低于城市居民，绝对贫困人口也集中在乡村。尤其是，城市户籍居民的社会保障程度高于乡村户籍居民，乡村低收入者和穷人的健康脆弱性因而也高于城市同类群体。经济改革前，乡村三级预防保健网的形成和群众性卫生运动的开展，显著地发挥了健康促进作用。况且，人口自由流动受限，传染性疾病有的被消灭，有的则被控制在较低的发病率水平。此外，以人民公社集体生产组织为依托的筹资机制，维持了合作医疗制度（Cooperative Medical System，简称CMS）和乡村基层卫生机构的运转。乡镇卫生院和村庄卫生员（赤脚医生）采用低成本医疗技术，在落实疾病预防计划的同时，有效地应对了当时的常见病和多发病。回顾计划经济时代，农民大病医疗造成的贫穷与乡村普遍的贫穷和饥饿交融在一起。加之信息传播欠发达，进入公众视野的乡村卫生问题主要是缺医少药，而非农民健康筹资困难。

在市场取向的经济改革中，医药行业增长迅速，药品和医疗服务短缺的状况有了根本性的改观。可是，由于政府对公立医院不再实行全额投资政策，医院逐渐演化成利润驱动的企业。而且，在药品市场放开的情况下，政府物价管理部门依然延续着计划经济下低估医疗服务价格的传统。这就激励医院放弃低成本技术和适度医疗服务，转而借助过度医疗和高药价赢利。加之卫生行政部门办医院的格局在绝大多数地区还没有实质性的改变，县级以上公立大医院在卫生行政权力保护下，不仅在医疗市场处于垄断地位从而限制了消费者的选择，而且还利用这种垄断权力诱导药品生产企业采用高药价竞争策略，结果导致低价高效药品退出市场，从而缩减了消费者的选择余地。

随着中国经济的高速增长，饥饿和贫穷大幅度地减少。在中国经济逐渐汇入全球化浪潮的进程中，乡村劳动力流动和人口迁移日益活跃，居民的疾病谱和保健需求也发生了重大变化。在传染病威胁增大的同时，又出现了慢性病发病率增加的趋势。然而，乡村疾病预防网络的功能在经济改革初期却迅速弱化。一方面，公共预防机构在冗员尚未消除的情况下，遭遇政府投资不足的困境，故而也像医疗机构一样转向赢利活动。另一方面，村庄卫生机构随着人民公社的解体失去公共资金和集体组织资源，预防网络的运行基础几近瘫痪。在公共卫生服务供给削弱的情况下，乡村居民非但对预防新增疾病无能为力，反倒因为一些曾经近于消灭的传染病卷土重来，面临着更高的健康风险。① 更严重的是，到 20 世纪末，依存于公社组织系统的合作医疗筹资机制在绝大部分地区已荡然无存。在社会保护削弱而健康风险增大的情况下，乡村人口因病致贫的现象日益醒目。

2003 年的 SARS 事件，把中国卫生体制的扭曲和乡村人口缺少健康保护的状态，以灾害形式表露出来，引起了国际社会的广泛关注。整个事件的始末最清楚不过地表明，中国的卫生问题影响全球，外部世界的卫生问题同样也影响中国。事实上，早在 SARS 发生之前，卫生部就借助国际发展援助和国内扶贫项目，在改造中西部乡村卫生机构和加强预防保健活动的同时，开展医疗筹资制度试验。在发达的乡村地区，有的地方政府和村委会依然坚持推行合作医疗制度，有的则试行社会医疗保险和医疗救助制度。

我们理解，这些制度试验蕴含的理念首先在于，良好的健康标志着良好的生活质量，它本身即为发展的一个目标。其次，健康也是发展的一个条件。投资于基础教育和基本医疗服务，不仅能够增强劳动者的人力资本从而减少贫困，而且还会由于人力资源的普遍发展促进经济增长。再次，特定国家和地区劳动者的整体受教育程度和健康状况，不但成为吸引物质资本投资的重要因素，而且还决定着国家和地区的市场竞争力。发展中国家的劳动力只有具备良好的健康和教育程度，才有可能成功地参与经济全球化并且受益于全球化。

虽然，社会医疗保险和医疗救助一类的基本健康保障制度并非直接对健康起作用（参保人不可能因为保险和救助而健康），但是它可以通过改善参保人和受援者利用医疗服务的能力，促进健康的维护。也就是说，此类保障制度能够激励参与者及时修复因疾病造成的身体损伤，从而恢复收入获得能力。另外，此类保障制度也并非能够直接减少贫穷（穷人不可能仅仅因为获得基本医疗保障而脱离贫困），但是它能够减轻医疗支出负担对家庭经济的冲击，预防贫穷的增加。换句话说，筹资充足和管理良好的医疗保险和医疗救助计划，通过风险分担机制，既能防止非穷人由于大额医疗支出而陷入贫穷，也能防止穷人因为治病而变得更穷。

SARS 事件产生的一个积极结果，是政府投资于健康和推进卫生体制改革的政治意愿增强。此前从乡村卫生制度试验中得出的经验，自 SARS 疫病危机结束后，即在政府主导下推向全国。这其中，医疗救助项目和近乎于乡村社会医疗保险的新型合作医疗制度推广最为迅速。到 2006 年年底，全国乡村都已

---

① 陈飞，2007：《亲历农村合作医疗》（张自宽回忆），载于《健康报》9 月 7 日第 5 版。

建立医疗救助制度。截至 2007 年 3 月 31 日，新型合作医疗制度已经推广到全国81%的县，参加合作医疗的农业人口达6.85亿，占全国农业人口的78%。[①]如此大规模的制度构建，无疑为乡村基本健康保障制度的研究提供了有利条件。

二、研究目的和方法

从 20 世纪末起，我们中国社会科学院经济研究所课题组即开始追踪观察乡村医疗保险和救助制度试验。[②] 与卫生系统的研究者着重关注医疗服务供给机构和卫生筹资制度运行的做法不同，本课题组主要从考察农村人口，特别是贫困人口健康脆弱性的角度，研究医疗保险和医疗救助项目对个人就医行为和农户家计的影响。目的在于，评估这些制度的实施效果，为改善现有的扶贫和社会保障政策提供参考。出于政策评估的需要，我们探讨了健康指标的设计。在评估必须涉及的范围内，课题组还对卫生服务供给者行为和药品价格的扭曲加以考察，以求为国家卫生体制改革提供依据。为了进一步唤起决策者和公众对乡村健康问题的注意，我们将分析角度扩展到健康与经济增长和全球化的关系。

针对合作医疗制度和医疗救助项目的实施状况，我们依据社会保险理论和卫生经济学原理，分别提出三个主要研究问题。围绕合作医疗制度实施效果的问题如下：①合作医疗制度如何影响乡村人口对医疗服务的利用？②合作医疗制度对农户经济安全有怎样的贡献？③哪些因素对合作医疗制度的可持续性起决定作用？医疗救助研究的重点问题则在于：第一，医疗救助项目执行过程中是否瞄准了预定的目标群体？第二，医疗救助项目在多大程度上提高了贫困人口利用医疗服务的能力？第三，医疗救助项目在多大程度上缓解了疾病负担对贫困户经济安全的打击？

为了回答上述问题，本课题采用经验研究方法，主要通过抽样调查和典型调查收集信息。最近的田野工作在 2005～2006 年期间展开。有关合作医疗制度的抽样调查，选择的地点是江苏省张家港、常熟和吴江市的乡村地区。原因

① 曹郑、谭嘉，2007：《新农合覆盖全国九成农民》，载于《健康报》8月29日第1版。

② 本课题组在近 10 年的研究中，先后得到如下机构的资助：德国波恩大学发展研究中心、香港乐施会、福特基金会北京办事处、中国卫生部国外贷款办公室和加拿大国际发展研究中心。课题组在研究期间，得到调研地区政府的大力支持，并得到卫生机构、村委会、村民小组和农户的密切配合。谨在此一并致谢。

在于，当地的合作医疗制度历经 40 年社会经济变迁不曾间断，而且还随着经济市场化和全球化的进程逐渐更新。这些植根于本土并且显示出顽强生命力的基本健康保障模式，必定会在保持制度的可持续性方面，为中西部乡村卫生体制的重构提供有益的参考。与医疗救助项目相关的抽样调查地点，包括山西省的榆树和左权县、重庆市管辖的云阳和巫溪县，以及甘肃省的康乐和岷县。之所以做出如此选择，是因为这几个县都是世界银行在华贷款卫生 Ⅷ 项目（即"加强中国农村贫困地区基本卫生服务项目"）实施的地方。2004 年，课题组受卫生部国外贷款办公室委托，评估项目执行过程中对农村特困群体实施医疗救助的效果。

2005 年，课题组在上述 9 个县，从 36 个乡镇中选取 72 个行政村，对大约 1800 个农户做问卷调查。在此期间，中国政府将医疗救助制度推向了全国，并且不断增加新型合作医疗制度试点县。因此，卫生 Ⅷ 项目县中的医疗救助子项目与民政部负责的医疗救助项目实现了对接，有些项目县还实现了医疗救助制度与合作医疗制度的对接。课题组为了追踪这一系列制度变化，于 2006 年第一季度，分别在安徽、浙江、云南、山东、四川、陕西、湖北和湖南省进行典型调查，利用新增的 9 个调研县的最新信息做了案例研究。除了抽样调查和典型调查，课题组还走访了如下机构和个人：其一，从中央到地方的卫生行政机构；其二，县乡政府职能部门和村委会；其三，农村三级疾病预防和医疗服务机构；其四，收入状况各异的农户，性别、年龄和健康状况不一的个人，特别是获得医疗救助和从合作医疗基金得到过医疗费用补偿的家庭和个人。此外，借助书籍刊物和互联网，我们还收集到国内外大量有关医疗保险和救助的专题研究文献。

以最近的田野工作为基础撰写的研究报告，构成本书的主体。全书结构如下：第一部分，阐述经济全球化形势下健康与经济增长和减少贫困的关系。第二部分，分析乡村合作医疗制度和医疗救助项目对农户家计，特别是对贫困户经济安全的影响。第三部分，在讨论医疗服务供给行为和药品价格形成机制扭曲问题的基础上，探讨卫生体制改革的途径。第四部分为案例集锦，重点报告各地出现的乡村基本医疗保障制度创新，尤其是在合作医疗制度与医疗救助制度相结合方面所做的尝试。结尾部分，收录的是健康指标设计和抽样调查使用的问卷。

（执笔人：朱玲，2007 年 10 月）

Introduction

I. Background

Since the end of the 20th century, economic globalization has exerted an increasing impact on human health. Firstly, along with expanding international trade and prosperous tourism, exchanges of people and goods among nations increase with unprecedented intensity and communicable diseases spread worldwide at a surprising speed, such as the SARS in 2003 and the currently rampant HIV/AIDS. Secondly, with increasing international cultural exchanges and ever convenient information communication, the life style prevalent in developed countries starts to play a demonstrative role in developing countries and some non-communicable chronic diseases related to life style and individual behavior have become common and frequently-occurring diseases around the globe, such as cardiovascular and cerebrovascular diseases. And, thirdly, in relation to biotechnology, gene technology and high-tech revolution, the health sector has witnessed innovations emerging one after another. Usually these innovations disseminate from developed countries to developing countries via two channels. On the one hand, immunity technology and health care knowledge are extended rapidly through international cooperation, which means higher efficiency in the supply of international public health products and services. On the other hand, newly invented drugs, medical appliances and treatment techniques transfer smoothly among nations through trade. [1] This means residents in developing countries are able to share the most advanced scientific and technological achievements for health maintenance as residents in developed countries so long as they can afford.

---

① Deaton, A. 2004, "Health in an Age of Globalization", a draft prepared for the Brookings Trade Forum, Brookings Institution, Washington, D. C., May 13 – 14. Download on Aug 21, 2007 from: www. princeton. edu/~ rpds/downloads/deaton_healthglobalage. pdf.

However, health risks and health welfares resulted from economic globalization are distributed unevenly in different countries and social groups. Poor people in developing countries not only lack safe drinking water, sufficient nutrition, sanitary living conditions and healthy occupational environment, but also encounter impediments in education and information acquisition. Therefore, the capability of the poor for preventing diseases and purchasing high-tech medical services is lower than a national average. They face greater health risks due to economic globalization but, at the same time, are less able to benefit from the innovations in the health sector as other social groups. Especially due to insufficient investment in public medical system and weak or even absent public medical insurance, the poor face numerous difficulties in the access to basic medical services. As medical expenses become increasingly high, the poor often have to delay treatment of minor illness, which eventually develops into major one. Serious diseases not only make the poor poorer, but also may plunge middle-income families into poverty. A case in point is that in recent years, the low-income group and poverty population in China have become more vulnerable in terms of health risk while the middle-income group often complains: "it is expensive to see a doctor".

Similar to other developing countries, China is a country of dual economy. Urban-rural divide under the planned economy made the country also a dualistic society. Even now, rural development still lags far behind cities, rural residents usually have lower incomes than urban residents, and most of the people in absolute poverty are found in rural areas. Particularly, people registered as urban permanent residence are entitled to more social welfare than people registered as rural permanent residence. Consequently, low-income and poor people in rural areas are more vulnerable in terms of health than their counterparts in urban areas. Prior to the economic reform, the formation of rural three-level preventative medical network and the implementation of mass health movement played an obvious role in health promotion. Additionally, as free migration of people was limited then, a number of infectious diseases had been eliminated and some had been controlled at low incidence. Besides, the health financing mechanism reliant on the collective production organization of the People's Commune enabled the operation of the Cooperative Medical System (CMS) and rural grassroots health institutions to be sustained. Township health centers and village health workers (known as barefoot doctors) effectively dealt with common diseases and frequently occurring diseases in those days while implementing disease-prevention plans by using low-cost medical techniques. In the era of planned economy, the rural poverty caused by catastrophic illness was mingled with the poverty typically related to hunger in rural areas. In addition to the undeveloped information dissemination, the other major problem in rural health was the shortage of drugs and medical services rather than the difficulty of funding.

In the market-oriented economic reform, the pharmaceutical industry and health sector have experienced rapid growth, which has basically changed the shortage of drugs and medical services. However, as public hospitals no longer receive full investment from the government, hospitals have gradually become profit-driven enterprises. Moreover, even with the drug market open, the government's price control authority still continues the tradition of under-pricing medical services characteristic under the planned economy. This motivates the hospitals from using low-cost technologies and proper medical services to excessive medical services and high-priced drugs for the purpose of profit. Meanwhile, as health administrative authority has made no substantive changes in the mode of running hospitals in most areas, large public hospitals above the county level are still under the protection of health administrative power. On the one hand, the monopolistic position of the large public hospitals in the medical market limits the choice of consumers. On the other hand, they take advantage of such monopolistic power to induce pharmaceutical manufacturers to engage in high-price competition, which consequently elbows low-priced but highly effective drugs out of the market, further reducing the choice of consumers.

Along with the speedy growth of Chinese economy, hunger and poverty have reduced substantially. While Chinese economy is converging with the globalization wave, rural labor migration and the travel of people have become increasingly active. As a result, major changes have taken place in residents' disease spectrum and health care demand. In addition to bigger threat of communicable diseases, the incidence of chronic non-communicable diseases also tends to rise. However, the function of rural disease prevention network became weakened rapidly in the early days of economic reform. On the one hand, public disease-prevention institutions with their redundant personnel encountered insufficient government investment and therefore turned to profit-making activities like medical institutions. On the other hand, village health institutions lost public funding and collective organizational resources following the disintegration of the People's Communes, thus the groundwork for the operation of the disease-prevention network almost paralyzed. As the result of the weakened supply of public health services, rural residents are not only incapable of dealing with newly emerged diseases but also face higher health risks when some practically extinct infectious diseases make a comeback. [1] Worse still, by the end of the 20th century, nothing had remained of the cooperative medical funding mechanism in most areas that was once reliant on the organizational system of the communes. With weakened social protection and increased health risks, illness-caused poverty has become ever conspicuous among rural people.

The SARS event in 2003 exposed the serious problems of the health system and the lack of health protection for rural people in the form of a health disaster seriously affecting China, which aroused wide attention in the international community. The event, from beginning to the end, clearly indicated that China's health problem affects the rest of the world, and vice versa. In fact, before the SARS disaster, the Ministry of Health had organized several experiments on health financing system through international development aid and domestic poverty-alleviation projects while investing in rural health service institutions and strengthening disease-prevention activities in central and western China. In relatively more developed rural areas, while some local governments and village committees were sticking to implementation of the CMS, experiments with social medical insurance and medical financial assistance (MFA) were carried out only in a few counties.

We understand that these experiments are based on the following ideas: firstly, good health indicates high quality of life and it is then an objective of development. Secondly, health is also a condition for development. Investing in basic education and health care can not only enhance human capital and reduce poverty, but also promote economic growth because of the common development of human resources. And thirdly, the general education level and health status of laborers in a certain country or region are not only an important factor to attract capital investment, but also determine the competitiveness of the country or region. Only with good health and education can the labor of a developing country successfully play a part in economic globalization and benefit from it.

Though basic health insurance systems like social medical insurance and MFA cannot directly affect health (a participant cannot become healthy because of insu-

---

① F. Chen, 2007, "Experiencing Rural Cooperative Medical Care System" (a Memoir of Zhang Zikuan), *Health News*, September 7, p. 5.

rance or financial assistance), such systems can promote health maintenance through improving the ability of insurance participants and financial assistance recipients to make use of medical services. In other words, such systems can motivate participants to rehabilitate their bodies after illness and re-establish their income-earning ability. Similarly, such systems cannot directly reduce poverty (the poor cannot rid of poverty just by acquiring basic medical insurance), but they can reduce the shock that the large medical expenses bring about on family finance and prevent increase in poverty. In other words, by mean of risk pooling mechanism the medical insurance and MFA schemes with adequate funding and good management can not only prevent the non-poor from plunging into poverty due to large medical expenses, but also prevent the poor from slipping further into poorer situation because of medical treatment.

As a positive result from the SARS incident, the government has become more active in the investment in health care and promotes the reform of the health system. Experiences previously accumulated from the experiments of rural health system have been spread nationwide under the government guidance after the SARS crisis. The new CMS that is close on a rural social medical insurance and MFA have been adopted very rapidly. By the end of 2006, the MFA system was established in all over rural China. Up to the end of March in 2007, the new CMS was adopted in 81 percent of counties across the nation and the CMS covered 685 million people, accounting for 78 percent of the rural population in China. [1] Undoubtedly, such a large scale of system formation has provided favorable conditions for the research on rural basic health protection.

II. Objective and Approach

At the end of last century, the Research Team of the Institute of Economics of the Chinese Academy of Social Sciences started to follow experiments on rural medical

---

[1] Cao Zheng and Tan Jia, 2007, "New Cooperative Medical System Covers 90% Rural Residents", *Health News*, August 29, p. 1, Beijing.

insurance and MFA. [①] Different from the practices of the researchers working in the health system that focus on the operation of medical service suppliers and health financing mechanisms, this research team has focused on the impact of medical insurance and the MFA schemes on individual behaviors of using medical services and on the livelihood of rural households mainly to review health vulnerability of rural people, especially the poor. The studies have been conducted with a purpose of evaluating the effects of these schemes and provide reference for improving the current policies on poverty-alleviation and social insurance. For the sake of policy evaluation, we have tried to examine health indicators. Within the scope necessary to the evaluation, the research team has also explored the behavior of health service suppliers and the distortion of drug prices, so as to provide a basis for the reforms on the national health system. In order to further draw attention of both decision-makers and the public to rural health issue, we expand our research also to the linkage between health and economic growth as well as globalization.

Based on the social insurance theory and principles of health economics we raised three research questions for examining implementation of CMS: (1) how does the CMS affect the rural people to use medical services? (2) How does the CMS contribute to the economic security of rural households? (3) What are the determinants for the sustainability of the CMS? With respect to the MFA scheme, the research is focused on the following issues: first, is the MFA program really aimed at the present beneficiary groups? Second, to what extent has the MFA program improved the ability of the poor to make use of medical services? And third, to what extent has the MFA program alleviated the burden of disease on the economic security of the poor households?

To answer the above questions, the researchers adopted approaches of the empirical studies and collected information mainly through sample survey and representative case studies. The latest fieldwork took place during 2005 – 2006. A sample

① For nearly a decade, this research team has obtained financial support from the following institutions: the Center for Development Research, University of Bonn, Germany, Hong Kong Oxfam, Ford Foundation Beijing Office, Foreign Loan Office under the Ministry of Health, P. R. C. and Canadian International Development Research Center. The team also acquires strong assistance provided by local governments and close cooperation from health institutions, village committees, villagers groups and households in the studied areas. The team hereby expresses its deed gratitude to all of them for what they have done in helping it to accomplish the designed research.

survey concerning implementation of the CMS was carried out in the rural areas of Zhangjiagang, Changshu and Wujiang in Jiangsu Province, where the CMS has been in practice for 40 years despite social and economic changes and updated along with the market-oriented economic reform and globalization. The local-rooted mode of the basic health protection has displayed strong vitality and will be valuable reference for the re-structuring of rural health system in central and western rural China with regard to system sustainability. The sample survey related to the MFA scheme was conducted in the counties of Yushu and Zuoquan in Shanxi Province, Yunyang and Wuxi in Chongqing Municipality, Kangle and Minxian in Gansu Province. All of the six counties stated above were covered with the World Bank Loan Program named Health VIII Project in China (i. e. the Project for Strengthening Basic Medical Services in the Poor Areas in Rural China). In 2004, the Foreign Loan Office under the Ministry of Health entrusted our team to evaluate the effects of MFA on the extremely poor.

In 2005, the team carried out the sample survey in nine counties, involving approximately 1, 800 households in 72 administrative villages from 36 townships. During that period, the Chinese Government extends the MFA scheme across the country while enlarging the cover of the new CMS with increasing number of the experimental counties. Therefore, the MFA components of the Health VIII Project were linked with the MFA scheme under the charge of the Ministry of Civil Affairs, while some counties also included MFA scheme in the CMS. To keep track on the changes, the team conducted case studies in newly added nine counties from eight provinces of Anhui, Zhejiang, Yunnan, Shandong, Sichuan, Shaanxi, Hubei and Hunan in the first quarter of 2006. In addition to the sample survey and case studies, the team members also interviewed the following institutions and individuals: (1) central and local health administrative authorities; (2) county and township governments and village committees; (3) service providers of the rural three-level preventive and medical service network; and (4) households at different income levels and individuals with various health status from different gender-age groups, especially the families and individuals acquiring MFA and receiving reimbursements for medical expenses from the cooperative medical fund. Moreover, the team collected a large amount of literature related to medical insurance and social assistance at home and abroad via books, journals and the Internet.

This monograph is mainly consisted of the research reports based on the latest fieldwork. It is structured with five parts. Part 1 explains the linkage of health with

economic growth and poverty reduction under the circumstances of economic global-
ization. Part 2 examines the impact of the CMS and the MFA on the livelihood of ru-
ral households, especially on the economic security of the poor households. Part 3
explores the ways to reform the existing health system while analyzing the behavior of
medical service providers and the distortion of drug pricing mechanism. Part 4 is a
collection of the case studies that focus on the institutional innovations emerging from
the field of the basic health protection in various localities where an experiment on the
combination of the CMS with the MFA has been conducted. The last part consists of
the appendices with health measurement design and questionnaires used for the sam-
ple surveys.

(By Zhu Ling, Oct, 2007)

第一编
全球化、健康与风险

全球化、贫困与健康：文献回顾

内容提要：本文对全球化与贫困以及健康的相关文献进行了回顾。通过文献梳理，本文发现，绝大多数文献的研究结果都认为全球化能够缓解贫困，而全球化的某些表现形式可能会恶化贫困状况。全球化对贫困的影响是非线性的，其作用也是因人而异的。全球化对健康的影响可以通过直接冲击健康服务供给体系而体现出来，也能够凭借影响个人层面的收入变量而间接作用于健康。对于全球化所致的普遍性的收入冲击，政府部门通常采用强制性干预措施，促进健康服务可及性的提高。生产要素自由流动是全球化的题中应有之义。然而，这一过程也有可能会导致疾病的蔓延。

关键词：全球化　贫困　健康

Abstract：This paper reviews the literature on the effect of globalization on poverty and health. Most of the authors believe that globalization can alleviate poverty, although some form of globalization may deteriorate poverty. The effect of globalization on poverty is non-linear and heterogeneous. As possible channels of affecting health, globalization can influence directly the health care sector and indirectly via individual income. The Government always takes actions for income shock brought about by globalization to improve the access to health care. Globalization allows for the free flow of productive factors, however, at the same time, it may lead to prevalence of diseases.

Key Words：Globalization；Poverty；Health

全球化的浪潮已经波及全世界的几乎所有角落，深刻地影响着各个国家的经济、政治和社会结构。毫无疑问，全球化促进了资本、劳动力、技术、知识等的快速流动，成为促进经济增长的重要因素。然而，全球化对所有国家以及不同人群组的影响并不是中性的。全球化也可能会导致某些国家收入差距的扩大以及贫困程度的加深。尽管一些贫困人口能够借助全球化的东风摆脱贫困状况，但对处于持久贫困状态人群的健康服务使用以及健康状况的维持与改善而言，全球化可能具有双重的负面影响。一方面，贫困人群会因全球化所致的贫困程度的加深而弱化对卫生保健服务的支付能力；[①] 另一方面，医疗服务的供给方即卫生保健系统，有可能受到全球化的冲击而造成对贫困人群的医疗服务供给不足这一后果。因此，如果不进行适当的政策干预，全球化极有可能从需求和供给两方面影响到贫困人群的健康服务可及性，进而会导致贫困人群健康状况的急剧恶化。

　　自改革开放以来，中国获得了较长时期的高速经济增长。第一次经济普查的统计结果表明，中国 GDP 年均增长率在 1979 年至 2004 年期间达到了 9.6%。相比同一时期 3%~4% 的世界年平均增长速度而言，中国经济的这一增长速度无疑是值得称道的（国家统计局，2006）。改革和开放被认为是推动中国经济增长的双重引擎。例如，沈坤荣和李剑（2003）发现，国际贸易能够显著促进中国的经济增长。与此同时，中国的收入差距也急剧扩大，基尼系数已从 1988 年的 0.3953 上升到了 2002 年的 0.4682（Gustafsson et al.，2008）。中国农村贫困人口的数量则从 1978 年的 2.5 亿大幅下降到 2003 年的 2900 万，尽管城市贫困开始显现（蔡昉，2005）。而在此期间，中国健康服务体系的发展并未与经济增长同步，出现了"看病难、看病贵"的问题，一些健康指标甚至呈现出倒退的态势。

　　对中国而言，融入全球化进程究竟对贫困与健康有何影响？通过对国际上已有的文献进行归纳和梳理，我们可以更好地理解全球化对缓解贫困和改善健康状况的正面作用，并在此方面做出努力。同时，我们也可以清楚地认识到全球化可能会对贫困和健康所造成的负面影响，并采取有针对性的措施，对此进行调整，以最大限度地降低全球化的负面作用，并发挥全球化的正向作用。需要说明的是，由于全球化的表现形式多种多样，因此研究文献对全球化的定义也有所差异。有些文献单独研究了全球化的某一方面如贸易自由化或对外直接投资（FDI）等对贫困和健康的影响，因此我们在文献综述的过程中对此进行了特别注明。

---

① 全球化可能改变贫困人群的谋生手段和生活方式，从而加大了贫困人群的健康风险。

一、全球化与贫困

尽管全球化对贫困的影响是一个饶有兴味的议题，但直接分析全球化与贫困的文献并不多见。因此，为了更好地理解全球化对贫困的影响并对这一领域的文献进行更为全面的梳理，我们将综述范围扩大到全球化对经济增长与收入分配的影响等相关文献。

众所周知，贫困的广度和深度受到经济增长与收入分配不平等程度的两方面影响。在收入分配状况保持不变的情况下，经济增长能够有效地缓解贫困。如果收入分配状况向有利于穷人的方向倾斜，那么即使经济停滞，贫困状况也能得到减轻。当然，现实生活中的情形要更为复杂，经济总量的变化往往伴随着收入分配的变动，因此需要进行分解分析才能确切区分经济增长和收入不平等对贫困变动的单独贡献（Datt and Ravallion，1992）。对于本文的分析而言，明确经济增长和收入分配对贫困变动的作用方向就足够了。如果排除某些极端情形，那么经济增长一般而言会通过涓流效应而惠及穷人，而收入不均等程度的降低也会在一定程度上有利于贫困状况的缓解。①

首先我们来评述全球化与经济增长的相关文献。前已述及，全球化具有对外贸易、FDI 等多种表现形式。需要注意的是，基于研究目的以及数据的可得性，学者们在研究中使用了不同的指标来度量全球化。例如，以往文献使用了对外贸易额、FDI 规模甚至根据主成分分析法得出的单一指标作为全球化的代理变量。就研究方法而言，相当大一部分文献进行了跨国回归，有些研究还使用了多个国家的面板数据。

一些经济学家检验了对外贸易对经济增长的贡献。利用 150 个国家的 PWT（Penn World Table）数据以及 Mankiw 等（1992）所使用的 98 个国家的数据，Frankel 与 Romer（1999）发现，贸易开放程度能够导致较快的经济增长以及较高的人均收入水平。然而，由于对外贸易并不是一个外生变量，因此直接使用普通最小二乘法（OLS）可能会造成估计结果的偏误。作者进而使用了工具变量法（IV）重新估计了贸易对经济增长的影响。估计结果表明，贸易能够显著促进经济增长这一结果是极其稳健的。

然而，Edwards（1997）以及 Rodriguez 与 Rodrik（1999）都指出以往研究

---

① 如果收入分配极端不平等，那么经济增长并不一定会导致贫困的缓解。而如果收入分配状况的改善只是出现在非贫困人群当中，那么经济增长对减轻贫困也于事无补。

中所使用的贸易变量普遍存在度量误差问题，由此可能会导致估计结果的偏差。Rodriguez 与 Rodrik（1999）还指出，地理因素能够通过影响公共卫生、人力资本、制度发育、自然生态环境等进而影响经济增长。因此，简单地将贸易额度和经济增长进行跨国回归，可能仅仅反映了地理因素通过其他途径对经济增长的影响，而 Frankel 与 Romer（1999）使用地理因素来纠正贸易的内生性可能会导致系数的高估。

Dollar 与 Kraay（2004）转而利用了 100 多个国家的面板数据来研究贸易对经济增长的影响。由于地理因素基本不会发生变化，因此可以在面板数据回归中处理为固定效应。同样，尽管幅度很小，但仍然可能发生变化的其他一些无法观察的国家特征（比如制度质量），也不会影响到估计结果。而加入时间虚拟变量后估计双向固定效应模型，还可以控制诸如全球需求冲击等因素对所有国家的共同影响。Dollar 与 Kraay（2004）根据 20 世纪 80 年代以来对外贸易的开放程度将全部发展中国家分为全球化程度较高的国家（globalisers）和全球化程度较低的国家（non-globalisers），[①] 并将之与发达国家进行了比较。结果表明，全球化程度较高的发展中国家自 20 世纪 80 年代以来经历了最快的经济增长，发达国家次之，而全球化程度较低的发展中国家的经济增长速度最慢。

Dollar 与 Kraay（2004）也在分析方法上进行了改进，利用自变量的滞后值作为工具变量，对跨国的面板数据进行了回归。回归结果表明，对外贸易对经济增长的弹性为 0.48，也即对外贸易增长 1 个百分点，能够拉动经济增长 0.48 个百分点。

一些学者也研究了全球化对收入分配的影响。Milanovic（2005）发现全世界的收入不平等在扩大，而 Sala-i-Martin（2002）却发现了相反的趋势，认为全世界的收入不平等在 1988～1993 年期间经历了很大幅度的缩小。除了描述性分析以外，一些文献还进行了回归分析，系统研究了全球化对收入差距的影响。在这类文献中，收入差距一般而言都是指国家内部的收入不平等程度。例如，Edwards（1997）使用了 6 种不同的指标来度量贸易开放程度，在 44 个国家的数据基础之上对基尼系数进行了回归。他的研究表明，对发展中国家而言，贸易开放几乎不会对收入分配产生影响。与之类似，Dollar 与 Kraay（2004）的研究揭示，对外贸易对国家内部的收入不平等没有影响。

有些文献直接分析了全球化对减缓贫困的影响。然而，人们对贫困人口的

①　全球化程度较高的发展中国家的贸易依存度在 20 年间从 16% 增加到了 33%，而全球化程度较低的发展中国家的贸易依存度反而有所下降。

计量存在着种种不一致之处。正如 Ravallion（2003）所指出的，支持和反对全球化的双方都试图从数据中找到支持自己观点的证据。一些研究认为极端贫困在 20 世纪 90 年代大幅下降了。而另一部分人则认为全球化导致了贫困状况的恶化。这些观点的冲突来自于度量贫困标准的不一致。Edward（2006）则认为，简单的利用一美元一天的贫困线来衡量贫困是不完善的。相比人头指数（headcount index）而言，密度曲线（density curve）可以更好地度量贫困，并能形象地分辨出全球经济增长的获益者和受损者。值得一提的是，Edward（2006）对中国进行了特别分析。通过分析 1993～2001 年期间的全球消费不平等，Edward（2006）发现 90 年代全球消费的增长的一半都被发达国家人民所享受了，而另一个大受益者则为中国。但从全世界范围来说，穷人的人均消费增长只为平均水平的一半。这说明，经济增长的确有助于穷人，但对富人而言要更为有利。

根据 Dollar 与 Kraay（2004）的研究，我们可以得出类似的结论。Dollar 与 Kraay（2004）证实，对外贸易对收入不平等没有影响，但是却促进了经济增长。因此，对外贸易能够起到缓解贫困的作用。Harrison 与 McMillan（2007）则分析了全球化对贫困的影响途径，指出穷国的非熟练工人并不一定就能从贸易开放中获益。如果鼓励劳动力流动、建设社会安全网等配套政策存在并发挥作用，那么穷人更有可能分享全球化的果实。Harrison 与 McMillan（2007）还认为，出口增长与外国投资能够缓解贫困，而金融危机会对穷人造成极大的负面影响。全球化对穷人的影响也不是整齐划一的，一些穷人可能会从中得利，而也有一些穷人会因此而受到损失，因而总体的贫困指标可能会掩盖内部的差异。而全球化的不同表现形式对贫困的影响也是不同的。出口和对外投资一般而言会导致贫困幅度的减少，相比之下，保护性壁垒的消除通常会使得贫困状况趋于恶化。

Agenor（2004）则利用主成分分析法构造了一个全球化指标，并考察了全球化对贫困的非线性影响。其研究表明，全球化对贫困的影响是非线性的。全球化的程度较低时，全球化会对穷人造成不利影响。随着全球化程度的加深，全球化会转而起到缓解贫困的作用。Chen 与 Ravalion（2003）使用了一般均衡模型来估计中国加入 WTO 对价格和工资水平的影响，并利用了住户调查数据来估计家庭层面的福利变化。Chen 与 Ravalion（2003）发现，加入 WTO 对中国的总体不平等和贫困指标没有太大影响。但进一步的细分显示，农村家庭的福利受到损失，而城市家庭的状况变得更好。这一结论也被张茵和万广华（2006）的研究所证实。后者发现，全球化提高了城市贫困人口收入占总收入的份额。

二、全球化与健康

全球化渗透到了社会经济生活的各个方面，健康体系也概莫能外。国家之间以及国家内部不平等的扩大损害着健康服务的可及性，而随之引起的国民健康状况的低下以及死亡率的上升又会进一步影响到国家发展经济的能力（Collins，2003）。相比富人而言，穷人生病时更少地利用健康服务。全球化对健康服务可及性的负面作用在转型国家体现得尤为明显。Collins（2003）认为，由于提供普遍的免费医疗服务的中央集权卫生部门在转型国家已不复存在，因此相当大一部分人群突然发现自己无法获得最为基本的医疗服务。只有管制制度完善、国内市场发育良好、社会安全网到位的国家，才能很好地享受全球化在健康方面的果实。

事实上，即便是在发达国家，健康服务供给的突然减少也会导致健康服务可及性的严重破坏。例如，Buchmueller 等（2006）利用美国洛杉矶 1997 年和 2003 年的数据，分析了城市医院的强制关闭对健康服务可及性的影响。文章发现，医院的关闭和撤销导致了病人到医院的距离相对延长，这使得因心脏病和偶然（unintentional）损伤所导致的死亡率有所上升。由撤销医院导致的医疗供给减少，使得健康服务变得更为稀缺，一些人可能会因接受健康服务的时间成本和资金成本的上升而放弃或推迟接受医疗服务。医院的强制关闭对不同收入组居民的影响也不同。穷人更为依赖公共交通工具，因而撤销医院所导致看病的距离延长对穷人的负面影响更大。相比之下，富人拥有私人交通工具，能够较好地缓解距离延长的负面影响。

全球化也通过影响部分人群的收入，从而间接影响到健康服务的获得以及健康状况的改善。全球化能够导致家庭收入的提高进而使得医疗服务能够得到更好的分享。全球化也能促进经济增长，从而为政府增加财政收入用以改善医疗服务的供给状况提供了可能（Collins，2003）。

全球化在创造经济增长机会的同时，也会使得一国所面临的经济风险增大，因而会放大贫困人群的健康脆弱性。由于这种冲击通常覆盖整个区域，因而政府往往通过开设特定项目来作为应对之策，以缓冲健康冲击。例如，在亚洲金融危机之后，印度尼西亚政府为保证儿童健康服务的可及性而施行了 JPS – BK 项目，Suci（2006）对此进行了评估。1997 年的金融危机几乎摧毁了印度尼西亚政府在健康方面的成绩，众多健康指标有所下滑。与此同时，受金融危机影响，居民的购买力急剧下降。而在健康服务供给部门，药价急速上升、健康服务变得价格高昂而超出民众的购买能力。相比成年人而言，儿童受金融危机所致的健康冲击更大。有鉴于此，印度尼西亚政府推行了 JPS – BK 项目，试图维持和改善贫困家庭的健康和营养状况。不管穷人的收入和支出如何波动，JPS – BK 项目将向他们提供现代的医疗服务。Suci（2006）则试图考察这一项目是否使得贫困家庭的儿童更好地利用了健康服务，其主要考察对象为儿童的门诊次数、健康卡的持有等。其研究表明，贫困儿童更多地享受了门诊服务。

全球化所导致的商品流通以及劳动力流动的加快，一方面起到了促进经济增长的作用；另一方面，也增大了传染疾病的可能。Lachaud（2007）的研究表明，从艾滋病病毒泛滥的国家涌入的外部商品、服务以及劳动力，在导致输入国收入水平提高的同时，也可能会扩大输入国国民感染艾滋病病毒的广度。同样，在非洲某些地区的经济整合以及一体化，可能也会助长艾滋病在局部地区的蔓延。

三、简短的结束语

全球化正以其迅不可挡之势席卷着整个世界。全球化对经济增长的贡献是较为明显的，而相比之下，全球化对贫困以及健康的影响则并非不言自明。本文于是回顾了全球化与贫困以及健康的相关文献，试图较为全面地理解全球化的效应。通过文献梳理，本文发现，绝大多数文献的研究结果都认为全球化能够缓解贫困，尽管全球化的某些表现形式可能会恶化贫困状况。全球化对贫困的影响是非线性的，其作用也是因人而异的。

全球化对健康的影响可以通过直接冲击健康服务供给体系构成而体现出来，也能够凭借影响个人层面的收入变量而间接作用于健康。对于全球化所致的普遍性的收入冲击，政府部门通常采用强制性干预措施，促进健康服务可及性的提高。生产要素自由流动是全球化的题中应有之义。然而，这一过程也有可能会导致疾病的蔓延。

【参考文献】

蔡昉，2005：《中国收入差距和贫困研究：我们知道什么，我们应该知道什么》，工作论文。

国家统计局国民经济核算司，2006：《经济普查后中国 GDP 数据解读之一：GDP 总量、增长速度及人均 GDP》，http：//www. stats. gov. cn/zgjjpc/cgfb/

t20060307_402309437. htm.

沈坤荣、李剑，2003：《中国贸易发展与经济增长影响机制的经验研究》，《经济研究》第 5 期。

张茵、万广华，2006：《全球化加剧了城市贫困吗》，《经济学（季刊）》第 6 卷第 1 期。

Agenor, Pierre-Richard, 2004, "Does Globalization Hurt the Poor", *International Economics and Economic Policy*, 1: 21 –51.

Buchmueller, Thomas C., Mireille Jacobson and Cheryl Wold, 2006, "How Far to the Hospital? The Effect of Hospital Closures on Access to Care", *Journal of Health Economics*, 25, 740 –761.

Chen and Ravalion, 2003, "Household Welfare Impacts of China's Accession to the WTO", World Bank Policy Research Working Paper No. 3040.

Collins, Tea, 2003, "Globalization, Global Health, and Access to Healthcare", *International Journal of Health Planning and Management*, 18, 97 –104.

Datt, Gaurav and Martin Ravallion, 1992, "Growth and Redistribution Components of Changes in Poverty Measures: A Decomposition with Applications to Brazil and India in the 1980s", *Journal of Development Economics*, Vol. 38, No. 2, pp. 275 –295.

Dollar, David and Aart Kraay, 2004, "Trade, Growth, and Poverty", *Economic Journal*, 114, F22 – F49.

Edward, Peter, 2006, "Examining Inequality: Who Really Benefits from Global Growth", *World Development*, Vol. 34, No. 10, pp. 1667 –1695.

Edwards, Sebastian, 1997, "Trade Policy, Growth, and Income Distribution", *American Economic Review Papers and Proceedings*, Vol. 87, No. 2, pp. 205 –210.

Frankel, Jeffrey A. and David Romer, 1999, "Does Trade Cause Growth?", *American Economic Review*, Vol. 89, No. 3, pp. 379 –399.

Gustafsson, Bjorn, Li Shi, Terry Sicular and Yue Ximing, 2008, "Income Inequality and Spatial Differences in China 1988, 1995 and 2002", in Bjorn Gustafsson, Li Shi and Terry Sicular eds., *Inequality and Public Policy*, Cambridge University Press, forthcoming.

Harrison, Ann and Margaret McMillan, 2007, "On the Links between Globalization and Poverty", *Journal of Economic Inequality*, 5: 123 –134.

Lachaud, Jean-Pierre, 2007, "HIV Prevalence and Poverty in Africa: Micro- and Macro-econometric Evidences Applied to Burkina Faso", *Journal of Health Eco-

nomics, 26, 483 – 504.

Mankiw, N. Gregory, David Romer and David N. Weil, 1992, "A Contribution to the Empirics of Economic Growth", *Quarterly Journal of Economics*, 107 (2), pp. 407 – 437.

Milanovic, 2005, *Worlds Apart*: *Measuring International and Global Inequality*, Princeton University Press.

Ravallion, Martin, 2003, "The Debate on Globalization, Poverty and Inequality: Why Measurement Matters", *International Affairs*, 79, 4, 739 – 753.

Rodriguez, Francisco and Dani Rodrik, 1999, "Trade Policy and Economic Growth: A Skeptic's Guide to the Cross-national Evidence", NBER Working Paper No. 7081.

Sala-i-Martin, 2002, "The Disturbing 'Rise' in Global Income Inequality", NBER Working Paper No. 8904.

Suci, Eunike, 2006, "Child Access to Health Services during the Economic Crisis: An Indonesian Experience of the Safety Net Program", *Social Science & Medicine*, 63, 2912 – 2925.

（执笔人：邓曲恒，2007 年 10 月）

投资于贫困人口的健康和教育

内容提要：中国作为一个劳动力绝对过剩的国家，其就业压力在短期内不会由于加入世贸组织而缓解。农业中失业和就业不足的劳动者与预期新增的就业岗位并不匹配，他们中间的大多数人属于农村贫困人口。投资于这些劳动者的健康和教育，既有提高他们的就业应变能力从而缓解贫困之效，又可从根本上获得社会经济的进步，即促进人类发展。为此，教育和卫生事业中公共投资的重点必须置于面向大众的基础教育和基层卫生服务，而非精英教育和精英医疗保健。最基本的社会服务具有公共产品的性质，因而含有市场机制失灵的领域，需要政府采取非市场化取向的公共支持政策，以保证这些服务的供给具有广泛的可及性和可得性。为了缩短贫困人群与其他群体在市场竞争起跑点上的差距，需要政府进行广泛的社会动员，及时防治儿童早期发育不良疾病。

关键词：世贸组织 就业 教育 健康 发展

Abstract：It can be foreseen that the employment pressure on labor market will not be alleviated in a short term when China joins into WTO as the country is still characterized with a labor surplus. The rural poor mainly consist of the underemployed and the unemployed in agriculture. The present skills of them do not match with the requirements of the jobs to be created due to the WTO entry. This implies that it will significantly reduce poverty and achieve essential socioeconomic development if investment is made in the basic health and education of the poor. As the market failure exists in the provision of these basic services, public support is badly needed to secure the availability and accessibility for the poor. Furthermore, a nationwide social mobilization is necessary for preventing children from the early development diseases in order to reduce the gap between the poor and non-poor at the start of the race in the market competition.

Key Words：WTO；Employment；Education；Health；Development

一、增加就业与缓解贫困

关于加入世贸组织对中国经济的影响，最常见的说法是利弊相兼，机遇和挑战并存。实质上机遇和利益不会从天而降，需要政府和国民在变化着的社会经济框架中去捕捉，而由这一框架性的改变对缺少国际竞争力的行业和人群带来的损失，则是即将实实在在地降临而且必须应对的。我国绝大多数贫困人口从事农业，而农业正是加入世贸组织后即刻就要遭受国外高效率商品和服务进口冲击的行业。根据《瞭望新闻周刊》最近发布的信息，① 中国加入世贸组织后农业将大约损失 1000 万个就业机会。这其中的含义，在于那些不具备竞争力的小农按现行价格将卖不出去自己的农产品，直接后果是农户的农业收入大幅度下降和贫困人口的增加。现有的贫困农户虽然农业商品率本来就不高，但是通过改善农业生产状况来脱离贫困的可能性显然在减少。

如此说来，增加非农就业机会有可能成为缓解贫困的一条更为有效的途径。然而，在未来的 10 年间中国将始终处在沉重的就业压力之下。首先，全国平均每年新增劳动力 1000 万人以上；其次，在城市经济结构调整过程中还将产生更多的失业人口，例如最近 5 年内，国有企业还将有 2000 万人下岗，另有 1000 万非国有经济领域就业者失去目前的岗位；最后，现有农村剩余劳动力仍然在 1.5 亿左右。虽然，根据预测中国"入世"后还将新增 1100 多万个就业机会，但这些预期的机会主要分布在纺织、服装、建筑、食品加工业和服务业，农业中的失业人口和就业不足的劳动力并不必然符合这些行业的需求，他们在与城市失业人口和新增劳动力的竞争中也未必能取胜。

其实，中国作为一个劳动力绝对过剩的发展中人口大国，近 50 年来所承受的就业压力原本就不轻松。加入世贸组织这个事件只不过是把经济全球化过程中增大了的就业压力更加鲜明地展现在国民眼前，而并非设置了一个陌生的难题。由于我国绝大多数农村人口至少拥有一份承包地或口粮田，政府决策层和公众往往因此而错以为农村的就业压力远远不及城市。实际上以往的研究已经表明，农村人口就业不足，或低收入水平就业，是形成和加剧贫困的重要原因之一。因此，在贫困人口就业愈益困难的形势下，中央和地方政府有必要把扶贫政策和就业政策结合起来，把促进就业置于未来 10 年反贫困战略的优先地位。

----

① 参见《瞭望新闻周刊》2001 年第 46 期，第 14~25 页，11 月 12 日。

二、改善贫困人口中劳动者的就业能力

政府采取促进就业行动，并不意味着直接为个人寻找工作。计划经济时代由政府统一安排就业的做法，已经被事实证明是低效的。市场经济下政府促进就业的责任首先在于，创造有利于劳动力流动的社会经济法律环境，维护公平竞争的劳动市场，设置激励机制，刺激法律、金融、信息、中介和培训机构为劳动者创业和就业提供便利的服务。其次，制定有利于增加就业的产业政策。

然而对于正值劳动年龄的乡村贫困人口，仅有这些外在条件还不足以帮助他们改善就业状况。原因在于，贫困人口中的劳动者由于受教育程度低、健康和营养状况差、缺少劳动力流动所必需的费用，难以利用这些服务来获得高于原有收入水平的就业机会。也就是说，在劳动市场的竞争中，贫困人口中的绝大多数劳动者不可能与其他劳动者处在同一起跑线上，因此需要政府和公众的直接援助。在短期内，政府可以一方面继续通过实施公共工程等公共投资项目，尽可能多地为贫困人口创造就业机会；另一方面，通过转岗培训和提供小额贷款等方式，帮助这些劳动者创造自我雇用或受雇于他人的就业岗位。从长期来看，援助的重点显然在于增强贫困人口的就业能力，即投资于人力资源的改善。

以往政府扶贫行动中的科技推广和农业技术培训项目，无疑有改善人力资源的作用。但是这些项目多半仅仅涉及单项技能的培训，例如某种果树的栽培或某类动物的饲养技术等，一旦市场状况变化，这些技能很可能就迅速贬值甚至失去用武之地。若要从本质上提高劳动者的应变能力，使他们能够抓住足以改善个人收入的就业机会，就需要注重对知识的培养。这意味着政府必须投资于贫困人口的成人补习和终身教育事业，使现有劳动者得以不断补充和更新基础知识，从而增强自身的可塑性，增加重新选择创业或就业的能力。国内外不少经济学家和企业家都预期，中国较为低廉的劳动力价格和较高的劳动者素质，将会使中国在加入世贸组织后迅速发展为全世界的一个制造中心，由此也就可能为制造业带来大量新的就业岗位。可是，农村贫困人口中的劳动供给往往仅满足价格条件却不具备基本的素质要求。如果政府不尽快从这个角度采取扶贫行动，大量贫困人口很可能就会被排斥在经济全球化进程之外，或者说处于日益边缘化的境地。

近年来，教育和劳动力流动对改善人力资源的积极作用已经广为人知，投资于教育和培训因而也在社会中形成共识。可是，投资于健康的重要性却常常

遭到遗忘。虽然，身体乃知识之舟的道理中国古已有之，当前农村出外做工者中身体虚弱的人很难被雇用也是显而易见的，但是政府对与健康服务直接相关的医疗卫生事业投资，特别是对基本医疗服务的投资，还远没有达到对教育事业的那种关切程度。也许这是因为此类投资的回报，主要借助于疾病损失的减少来间接计算，如同投资于防洪设施，只是在洪水泛滥之时才充分显示出构筑江河堤坝的效益来。

在以往的十多年里，我国医疗卫生事业费占中央财政支出的份额从未达到1%，而且，这个比率还从 1991 年的 0.346% 下降到 1999 年的 0.173%。同期，医疗卫生事业费在地方财政总支出中的份额从 6.17% 下降到 4.85%。[①] 预防医疗保健服务机构尚未解决冗员充斥的难题，即遭遇公共投资逐渐减少的挑战，因而越来越多地向利润驱动型的企业转化。在医药市场不规范、药品采购过程中腐败现象未根除的情况下，药品大幅度加价导致价格飞涨，加之医疗机构为追求收入滥用处方权，使得医药费用高昂，以致低收入人群有病看不起病。在贫困地区，因病致贫和因病返贫的事例更是俯拾皆是。根据卫生部组织的国家卫生服务调查，1998 年农村大约有 36% 的患病者由于经济困难而没有就诊，有 61% 的住院病人因经济困难而提前出院，[②] 还有将近 22% 的贫困户正是由于家庭成员患病或受伤才陷入贫困。此外，有关两周患病休工率的统计显示，农村每 1000 人因病休工的工日 1993 年在 250 天以上，1998 年为 350 天。[③] 这表明，医疗卫生事业公共投资的减少和利润驱动倾向，已经导致劳动生产率的损失和劳动者身体素质的下降。

其实，获得基础教育和基本医疗服务对于全体国民并不仅仅具有提高劳动力素质的意义，更是人类充分发挥自身潜力的一个前提，是人们参与社会经济政治决策过程的一个前提，有着超出个人投资回报的社会效益。因此，它本身就应该作为一个发展的目标。从此角度看，基础教育和基本医疗服务本质上属于公益事业，需要政府持续投资，而不是主要由个人承担投资责任。当然，这并不意味着所有的人免费享受所有的服务。重要的是，政府在教育和卫生资源的分配中，既要保证所有社会成员都可以方便地获得质量可靠的基础教育和基本医疗服务，即发展计划中通常提到的广泛的可及性；又要通过财政转移和社会援助等收入再分配手段，保证全体国民尤其是低收入者有能力购买这些服

---

① 财政年鉴编委会，2000：《中国财政年鉴》（电子版）第 6 部分，中国财政杂志社。
② 中华人民共和国卫生部，1999：《第二次国家卫生服务调查分析报告》（上册），第 48 ~ 58 页。
③ 转引自刘远立、饶克勤、胡善联，2001：《论建立中国农村健康保障制度之必要性和相关的政策问题》，www. adb. org/Documents/Translations/Chinese/Reports/TA3607_Health_CN. pdf.

务，这其中包含的理念就在于基本社会服务分配的均等化，即此类服务广泛的可得性。

对基础教育和基本医疗服务可及性和可得性的要求，意味着这两个领域公共资源的分配必须向大众而非向精英倾斜。也就是说，更多地投资于初等教育而非高等教育，更多地投资于基层预防医疗保健而非城镇大医院。显然，现实并非如此。少数教育部直属高校一次就可获得中央财政数亿元的投资，地方政府上行下效，也将教育投资的优先地位给予本地高校。与此相对照，大量农村小学的投资还要靠从农民那里筹集甚至依赖社会捐助。在财政体制改革中，基础教育和基本医疗保健服务的投资责任越来越多地下移到县乡一级的地方政府，而上级地方政府和中央政府通过财政转移来缩小地区差距的能力却在减弱，这就使得这两个最基本的社会服务供给领域中的城乡鸿沟和地区差距日益加大。可以预见，基本社会服务分配不均等程度的提高，必然会进一步削弱欠发达地区尤其是欠发达农村地区未来劳动者的就业竞争力。

我国乡村预防医疗保健网中技术最薄弱的环节是村级医疗机构，而它所提供的服务恰恰又是绝大多数人口使用最频繁的服务。可是政府的公共卫生投资一贯是自上而下，把重点放在了城镇医疗机构。20世纪80年代以来的农村卫生系统三项改造是如此，平时的流动资金投入也是如此。以至于多数医院高精尖医疗设备利用率低微，相当一部分乡村卫生室缺少最基本的医疗器械，如高压消毒锅。城镇医疗机构投资优先的模式在交通便利、人口居住集中的地域不失为效率较高的选择，但是对于那些在基础设施薄弱的山区分散居住的农户，则意味着降低了医疗保健服务的可及性和可得性。

进一步讲，对基础教育和基本医疗服务可及性和可得性的要求，意味着在这些领域必须维护一个不以营利为目标的公共供给系统。这并非是要排斥私人投资和竞争，而是强调由于这些服务包含的公共产品性质，以及服务供给者相对于消费者所处的绝对信息优势，需要国家通过公共供给系统来保障全体国民特别是低收入群体对知识和保健最基本的需求。然而正是在这个领域，特别是在医疗卫生行业，私有化和市场化侵入了并不属于其领地的公共空间。最明显的例子就是人民公社解体之后，全国大约50%的村卫生室变成了个体医疗点，[①] 还有一些卫生室在形式上承包给了卫生员，但实质上由于村委会放弃了管理而与个体医疗点没有什么差别。大部分村级卫生室的私有化削弱了农村三级预防保健网的公共职能，因为乡村基层个体医生对利润的追求，既与群体预

---

① 卫生年鉴编委会，1999：《中国卫生年鉴》，第168～169页，第396页和第410页，人民卫生出版社。

防和健康教育一类的公共保健活动目标不相容，又与村民对低价高效医疗技术的需求相冲突。

基础教育和基本医疗服务广泛的可及性，以及政府对乡村科技推广和疾病群体预防活动的强有力支持，曾经是中国农村教育事业和健康事业取得伟大成就的重要原因。诺贝尔经济学奖获得者阿玛蒂亚·森曾在他对中国和印度的比较研究中，把中国视为在低收入水平下通过公共支持实现社会发展的典范，认为改革开放后迅猛的经济增长在很大程度上得益于此前基础教育和基本医疗服务领域的进步，而经济转型中这些领域所出现的问题，可以说是部分地丢失公共支持传统的结果。① 显然，校正这种现状的直接反应是在基本社会服务领域的公共空间中实行非市场化。这与中国加入世贸组织后更加深入和广泛的市场化趋势并不相悖，因为基本社会服务领域原本即属于市场机制失灵的空间。我国东部地区一些县/市 10 年前即开始重建村级公共卫生室，推进乡村两级预防医疗保健服务一体化。中等发达地区虽然政府财政拮据，但完全有可能通过削减政府层次、精简机构、压缩行政费用来增加对村级公益事业、教育和医疗基础设施的拨款。当然，贫困地区的政府在实施这些措施之后，很可能还是不能满足最低程度的基本社会服务投资需求，这就需要上级政府的专项财政转移。而这一点，通过正在进行的财税改革和调整中央政府现有的扶贫资金分配结构就可能实现。

三、提高贫困人口在市场竞争中的起跑点

对贫困人口中现有劳动者就业能力的援助，只是一种补救措施。若要缩短乃至消除贫困人群与其他群体在市场竞争起跑点上的差距，就需要在影响人口体质和智力水平的关键时刻和关键环节，集中采取公共干预行动。以往的扶贫行动中对儿童教育的特别援助，实质上正是出于这种考虑。表 1 中的数据显示，在 1990~2000 年期间，我国学龄儿童的小学学业完成率从 70% 左右提高到 93.1%。西部地区的指标虽然低于全国平均水平，而且女孩的教育指标低于男孩，但是这些指标依然反映出儿童教育状况有了明显的改善。

不过，上述统计仅能表达经历过小学教育的人数，却不足以说明城乡之间、富裕地区和贫困地区之间受教育者学习成果的差距。撇开学校教育质量的差距不谈，这些差距实质上在儿童早期发育过程中就已经形成，而这个问题至

① Dreeze and Sen, 1989, *Hunger and Public Action*, Clarendon Press, Oxford, pp. 206-210.

今还没有引起政府和公众的充分注意。根据国内外营养和预防医学科学家们的研究，儿童营养缺乏，导致早期发育不良，患儿与正常体格发育标准相比身高不足，体重较轻，即表 2 中所指的低体重和生长迟缓。儿童体格发育不良，直接导致脑神经损伤、智力下降、听力减弱、注意力难以集中、学习能力低下。可是这种损伤并非显而易见，因此常常被缺少营养和健康知识的父母所忽视。尤其值得注意的是，在发育不良的儿童群体中，大约有 10% 的人成年后由于智障或其他疾病而落入必须由社会照顾的低能力群体。这个比率，在正常发育的儿童群体成年后仅为 2%。① 由此可见，决定人口素质的关键时刻在儿童体格发育时期，关键环节是直接影响儿童发育的母亲和婴幼儿营养素摄入。

表 1　1990/2000 年学龄儿童小学学业完成率（%）

地　区	男　生		女　生	
	1990 年	2000 年	1990 年	2000 年
全国	70.5	93.1	68.9	93.1
贵州	48.1	76.7	47.4	76.2
云南	52.4	85.6	47.9	84.4
西藏	—	64.8	—	87.4
陕西	65.0	92.1	64.5	93.8
甘肃	—	90.0	—	87.0
青海	44.6	70.9	46.8	70.8
宁夏	74.7	82.9	73.3	78.4
新疆	56.7	87.7	56.7	78.5

注：数据转引自国务院妇女儿童工作委员会办公室、国家统计局人口和社会科技统计司，2001：《中国的社会进步：九十年代中国妇女儿童发展》，第 46 页。"—"表示没有可供使用的数据。

中国预防医学科学院的专家们运用世界卫生组织提供的运算程序，把儿童营养不良引起的智力损失和成年后体能减弱导致的劳动生产率下降，以及出于同一原因而导致的慢性病人数和治疗成本，折算成当前的经济损失，计算出 2001 年我国由于儿童生长迟缓、碘缺乏和贫血造成的损失为 3620 亿元，相当于国内生产总值的 4%。如果采取实物营养强化措施，就可以有效地降低与儿童发育不良相关的疾病。例如，缺铁性贫血可以使儿童智商降低 8 分，通过在食品

① 叶雷，2001：《各国改善营养状况的做法与经验》（讲演稿），中国公众营养与社会经济发展高级论坛（12 月 5 日，北京）。

中添加铁剂，半年内就可以使缺铁性贫血发病率降低 50%。① 从表 3 中我们可以看到，实行铁强化的面粉 1 公斤仅增加成本 1 分钱，这是贫困人口也出得起的价格。实施营养干预行动的成本相对于其可以避免的损失而言显然是经济的。

表 2　1990/2000 年中国 5 岁以下儿童营养不良指标

地　　区	低体重率（%）		生长迟缓率（%）	
	1990 年	2000 年	1990 年	2000 年
全　　国	19. 1	11. 2	33. 4	16. 1
西部地区	—	21. 6	—	30. 8
东部地区	—	9. 6	—	14. 5
城　　市	8. 6	9. 4	3. 0	2. 9
农　　村	22. 6	13. 9	41. 4	20. 5
贫困农村	—	21. 0	—	30. 7

注：数据引自中国预防医学科学院、国家统计局，2001：《十年来我国营养状况变化及改善对策》，第 4～7 页。"—"表示没有可供使用的数据。

表 3　营养干预成本示例

微量营养素添加项目	数量单位	成　　本
儿童补充维生素 A 胶丸 *	4 个/人年	0. 64 元
铁剂强化面粉 * *	150 克铁剂／吨（面粉）	10 元（铁剂成本）

注：* 数据引自陈春明，2001：《十年来我国儿童营养状况以及营养改善的思路》，第 20 页，中国公众营养与社会经济发展高级论坛（12 月 5 日，北京）。* * 数据引自叶雷，2001：《各国改善营养状况的做法与经验》（讲演稿），中国公众营养与社会经济发展高级论坛（12 月 5 日，北京）。

　　对于我国特别是西部欠发达省区，若要把目前的经济增长速度进一步提高 4%无疑将十分不易，但是只要采取营养干预和健康知识教育行动，就有可能减少如此巨量的损失，获得人力资源的显著改善，从而有可能增强未来劳动者的市场竞争力，并取得长期性的社会经济发展。因此，采取这种公共行动在政治上和经济上都是可行的。西部省区的地方政府如果实施这样的项目并且组织得当，还有可能培育出一个有着广泛发展前景并且能够提供大量就业岗位的营养产业来。

---

① 陈春明，2001：《十年来我国儿童营养状况以及营养改善的思路》，第 14～20 页，中国公众营养与社会经济发展高级论坛（12 月 5 日，北京）。

四、讨论和结论

中国经济的市场化进程早在 20 年前改革开放政策实施之际就已经开始，在此期间，中国经济也越来越深地卷入经济全球化过程。中国加入世贸组织标志着市场竞争程度的加剧和竞争舞台的拓宽，这就给地区、企业和个人的未来带来更大的不确定性。以往的市场化进程中地区之间、行业之间和不同人群之间的收入差距都在拉大，到 20 世纪末这些差距之悬殊已经达到影响社会稳定的地步了。如果不加干预，加入世贸组织后这个问题将更加严重。好在中央政府及时采取了扶贫行动和援助西部地区发展的战略，使市场竞争产生的社会问题得到了广泛的关注。

然而在有关西部地区发展战略的讨论中，无论是政府决策层还是媒体，都还欠缺对以往发展目标和发展途径的反思，而更多地倾向于通过增加物质资本投资促进西部的经济增长。"西部大开发"这个术语，相对于"人类发展"的概念本身就显得含义狭窄而容易产生误导。[①] 在"开发"这个理念的驱动下，相当一部分西部省/区的地方政府急切地提出跨越式发展设想，热望本地区在增长速度上赶超东南沿海一带，倾全力招商引资设立大规模投资项目。可以预见，贫困人口由于知识、技能和健康方面的劣势而难以获得投资项目带来的就业机会，结果是西部地区城市和东部地区的经济差距有可能缩小，而西部偏远地区农村贫困人口将处于更加边缘化的境地。此外，东部经济增长模式中隐含的环境危害至今已暴露无遗，如果还沿着类似的路径实行赶超战略，西部环境恶化的后果将更加严重，因为西部的生态更加脆弱。这种结果无疑将使贫困人口的生存条件更加严酷从而加深他们的贫困程度。

进一步讲，西部之所以落后于东部，并不仅仅在于其自然环境恶劣、物质基础设施薄弱。东西部之间更深刻的差距发生在人力资源领域，西部地区特别是西部农村人口的平均受教育年限和健康指标都明显低于我国平均水平，这本身就成为阻碍外来投资的因素。即使是外来资金不再成为约束条件，低水平的人力资源也难以有效地利用投资从而在市场竞争中取胜。因此，优先投资于基

---

① 根据联合国开发署最近的定义，发展指的是创造一种能够充分发挥人的潜力的环境，使人们得以按照自己的需求和兴趣，获得富有创造性的和多产的生活。在这个意义上，经济增长只是发展的一种手段，它可以扩展人们选择自认为有价值的生活方式的能力。进一步讲，人们选择生活方式的基本能力，是获得健康、知识、资源和参与社区生活的能力。没有这些能力，就不可能得到生活中的其他机会。参见 UNDP, 2001, *Human Development Report 2001*, http://www.undp.org/hdr2001, p. 9.

础教育和基层预防医疗保健领域，以社会发展逐渐促进经济增长，长期推行生态—经济—社会—文化相互协调的可持续发展战略，对于西部地区的地方政府也许是更为明智的选择。

（本文发表于《中国农村经济》2002 年第 1 期。执笔人：朱玲，2001 年 12 月）

农村人口基本健康保障指标的政策含义*

内容提要：本文通过文献和案例研究，构建一个开放性的指标体系，以便公众监督政府在改善农村人口尤其是贫困群体的基本健康保障状况方面的作为。基本健康保障制度主要由公共卫生、医疗救济和基本医疗保险构成。这三个重点领域的优先顺序，本质上由社会经济发展水平和地方政府的能力所决定。在地方政府的财政和行政能力都很薄弱的欠发达地区，强化公共卫生和医疗救济制度，对于减轻农民家庭尤其是贫困户的健康脆弱性，是最具可行性的选择。这里选择的基本健康保障水平衡量指标，几乎都指向重点领域中最基本的公共行动。有些指标的相关数据难以收集，恰恰表明它们所衡量的制度运行不够有效，而且公开性透明性较差。这些基本健康保障制度中的薄弱环节，包括食品安全、重大传染病免费防治、职业健康保护、健康教育和与农户医疗支出相联系的第三方付费制度。

关键词：农村　健康指标　社会保障

Abstract：Based on literature study and case studies, it is tried to establish an indicator system in this research report. The system serves for facilitating the public to supervise the government in its efforts to improve basic health protection for the rural population, especially the poor. The basic health protection system mainly consists of public health, medical relief and basic health insurance. The existing status of social and economic development in a region and the capabilities of the local government, essentially determine the priority order of the three focus areas. For the less-developed regions where the financial and administrative capabilities of local governments are weak, it is the most feasible option to intensify public health and medi-

---

* 本报告形成过程中，课题组主要成员魏众和蒋中一参加讨论和调研。国家疾病控制中心的陈春明教授、陈君石教授和龚向光博士曾提供指导或参与讨论。高梦滔博士绘制了图片，博士生金成武和翟鹏霄协助收集资料。课题得到福特基金会北京办事处资助。谨在此一并致谢。

cal relief in order to reduce the health vulnerability of peasant families, especially poor families. The indicators listed in the paper almost all point to the basic public action in the priority areas. At present, the related data for some indicators are hard to gather, but this exactly shows that the system that is evaluated with such indicators does not operate efficiently and it is poor in openness and transparency. These weak links in health protection field include food safety, free prevention and control of major communicable diseases, occupational health protection, health education and the third party payment system associated with medical expenditures of peasant households.

Key Words: Rural Area; Health Indicators; Social Protection

一、问题的提出

在 21 世纪开始的时候，中国政府提出全面建设小康社会的战略目标。这个目标最初是通过执政纲领文件表达出来的，其组成部分主要是定性的内容而非定量的指标。[①] 因此，国内一些研究机构和学者都曾试图通过设计指标体系，量化有关全面建设小康社会的战略目标。这种努力虽然是必要的，但对于衡量标准的确定和目标的量化还是远远不够的。在城乡差别巨大和地区差距显著的情况下，发展目标和衡量标准的确定需要经过基层社会、地方政府和中央政府之间的充分协商，才有可能避免目标脱离实际，从而获得广泛的认同。这一点，在欧盟的社会保障促进经验中可以找到支持。欧盟的做法是，首先通过成员国之间的协商机制提出社会保障目标。其次，从成员国现有的社会保障制度中抽取统一的衡量标准。然后，通过定期发布统计信息，激励成员国根据各自的国情，调动各自的社会力量，动用各自的行政和财政手段，以不同的方式向着共同的目标努力。[②] 中国的国情与欧盟及其成员国相比虽然千差万别，但是欧盟的经验对于中国这样内部差异有如天壤之别的大国有着不可忽视的借鉴意义。基于这种理解我们认为，对小康社会衡量标准的研究，可以作为多方协

---

① 参见江泽民在中国共产党第十六次全国代表大会上的报告第三部分，《全面建设小康社会的奋斗目标》，新华社，www. china. com. cn/chinese/zhuanti/233870. htm, 2002 年 11 月 17 日。

② 周弘，2003：《欧盟社会标准化工程在社会保障制度改革中的意义》，《人口科学》第 2 期，第 10 ~ 16 页。

商的知识准备。在协商一致的结果达成之前，这些研究至少可以向公众提供有关中国社会经济发展状况的信息。

目前发表的一些对小康社会指标体系的研究结果，体现了中央政府关于全面建设小康社会的设想所具有的特点：其一，强化了对社会发展目标的关注；其二，将农村发展作为重点。[①] 国家统计局出于对城乡差距的考虑，设计出 3 套标准，用以衡量农村、城市和全国小康生活水平。每套标准包含十多个指标，农村指标共 16 个，分成 6 类，即收入分配、物质生活、精神生活、人口素质、生活环境、社会保障与社会安全。[②] 国务院发展研究中心建议的标准由 4 组 16 项指标构成，涵盖经济、社会、环境和制度四个方面。[③] 各省/区的研究机构根据当地政府提出的现代化时间表或小康社会目标，构建了相似的指标体系。可是，尽管设计者们力图用尽可能精炼的指标体系表达尽可能多的内容，这些体系还是不足以反映全面建设小康社会战略目标的丰富内涵。即使按照这些体系的分类指标来考虑，每一类别中存在的缺憾都显而易见。例如，健康指标只包括"平均预期寿命"和"安全饮水"两项，"社会保障"类别里没有医疗保险和救助的位置，等等。

产生上述缺陷的直接原因在于，指标体系的结构过分"单薄"。如果借鉴计算机窗口程序菜单所具有的多层次金字塔式结构，就有可能解决小康社会指标体系的设计困难。欧盟和美国的卫生目标即具有这类多层面的结构特征。美国 1990 年的国家卫生目标包括预防服务、健康保护和健康促进三个方面。每个方面又细分为 5 个焦点领域，这 15 个焦点领域进而涵盖了总计 226 个量化的子目标。随着美国人口疾病模式的变化，2010 年的国家卫生目标调整为 28 个焦点领域，扩展成 467 个子目标。如此庞大的指标体系由上百个卫生组织的专家合作起草，有近十个联邦政府部门提供数据，还有 600 多个科研教育机构、数目更多的非政府组织和公众参与咨询。[④] 相形之下，中国小康社会目标的量化和衡量标准的制定过程还远未完结，还有大量工作需要做。

我们的研究，既不是为了制定小康社会的健康标准，也不是为了规划国家

---

① 温家宝，2003：《为推进农村小康建设而奋斗》，《人民日报》，www. china. org. cn/chinese/PI-c/272567. htm，2 月 8 日。

② 国家统计局小康研究课题组，2002：《全国农村小康生活水平的基本标准》，中国网，www. china. org. cn/chinese/zhuanti/254469. htm，12 月 30 日。

③ 国务院发展研究中心，2004：《详细解读全面建设小康社会指标体系的 16 项指标》，《经济参考报》，www. china. org. cn/chinese/zhuanti/515664. htm，3 月 12 日。

④ The Office of Disease Prevention and Health Promotion, U. S. Department of Health and Human Services, 2000, "About Healthy People", in the Healthy People 2010, www. healthypeople. gov/About/developed. htm.

卫生目标，而是为了筛选一套政策敏感指标，用以反映政府对改善农村人口基本健康保障状况的努力程度。虽然这与小康标准和国家卫生目标的制定并不矛盾，但本项研究目的的确定主要是出于如下考虑：

第一，在 2003 年 SARS 灾害发生之前的二十多年间，政府对经济增长的追求远胜于对健康领域发展的关注。在投资公共卫生、调节医药和保险市场，以及针对贫困群体开展医疗救助方面，政府的作用都在减弱。与此相联系的结果是，公共卫生服务萎缩，城乡医疗资源分配不均等加剧，医药价格飞涨，普通居民特别是农民及其家庭成员看不起病的案例日益增多，以致因病致贫现象影响到社会稳定。当然，决定人口健康状况的因素是多元的、复杂的，政府维护公共健康安全的努力只是其中之一。然而，有鉴于政府在中国社会经济中依然起主导作用，筛选国民基本健康保障指标的工作至少有助于公众获得信息，从而监督政府并促进公共卫生政策的改善。在计量指标统一、统计程序一致和信息公开透明的条件下，这些指标还能用作政府之间实行激励和监督的工具。

第二，所谓基本健康保障，指的是那些使全体社会成员得以满足最低健康需求从而降低健康风险的制度。最低或曰基本健康需求所涵盖的内容，取决于特定时期和特定地域的社会成员对健康维护条件的底线所达成的共识。对于那些未能获得基本健康维护条件的群体，政府有责任动用行政或者财政手段予以援助，以防止他们陷入边缘化和被社会排斥的境地。农村、农业和农民在中国社会经济中处于不利地位，大多数农村人口特别是农民及其家庭成员属于健康脆弱群体。[1] 因此，农村人口基本健康保障指标对于显示中国的实际情况更具代表性。

由研究目的所决定，我们必须在指标筛选过程中回答以下问题：

当前农村人口的基本健康需求主要包括哪些方面？

哪些数量指标反映最基本的健康需求？

所选指标是否政策敏感？

指标的含义是否简单、明确、便于公众理解？

与指标相关的数据收集是否相对容易？

---

[1] Zhu Ling, 2004, "Restructuring Basic Health Protection System in Rural China", *China & World Economy*, Volume 12, Number 1, pp. 75 - 98.

二、基本健康保障指标结构

在中国，人们往往把健康保障（health protection）等同于医疗保险。然而在大多数农村人口依然难以便捷地获得可靠的公共卫生服务和基层卫生服务的情况下，这种理解就显得有失狭隘。这里所说的健康保障指的是具有减轻乃至消除健康脆弱性[1]作用的公共行动。这样的公共行动只有在居民户、社区/社群和国家层面上同时展开，才有可能达到维护群体和个人健康安全的目的。这其中，政府的参与是不可或缺的。正因为如此，健康保障属于公共政策领域，并体现为一系列具有维护健康安全作用的制度安排。这些制度的具体功能一是预防疾病或者说规避健康风险，二是减轻疾病带来的损失，三是应对灾难性的后果。在可供健康保障领域使用的资源极其有限的条件下，社会承担的责任只能限定在基本健康保障水准上。

设计和运行良好的公共卫生制度、基本健康保险和医疗救助制度，能够分别从规避健康风险，减轻疾病负担和应对灾难性后果的角度，保障社会成员至少享有满足其基本健康需求的物品和服务。因此，我们首先循着这三条脉络筛选基本健康保障指标；然后考虑与健康维护密切相关的物质和制度基础设施指标。无论如何，我们都会选择一个开放型的指标体系，以便随着社会经济条件和疾病模式的变化而填补或者删减指标，同时方便指标使用者根据各自的经验和知识修正体系。与此相关，我们选择的指标既有表现健康结果（health outcome）的，如产妇死亡率和婴儿死亡率；也有反映健康维护措施的，如儿童计划免疫率；[2] 还有缺少基线数据或者有待于进一步研究设计的指标，如农民工常见职业病发病率，等等。此外，正因为这里筛选指标的目的旨在方便社会各界监督政府行为，我们只能尽量选择一个精悍的指标体系，而不可能穷尽基本健康保障这一概念所包含的方方面面（参见图1）。

---

[1]　这个定义从 Burgess 和 Stern 有关社会保障的论述引申而来。"脆弱性"（vulnerability），指的是欠缺经济和生命安全保障措施的社会群体或成员，在面临老龄、患病、伤残和其他灾害风险时的状态。Burgess, Robin and Nicholas Stern, 1991, "Social Security in Developing Countries: What, Why, Who, and How?" in Ahmad et al. , *Social Security in Developing Countries*, Oxford: Clarendon Press for Wider, pp. 45 - 46.

[2]　卫生专家提出的小康社会健康目标即为健康维护过程和结果指标的混合，例如：平均期望寿命达到75~79岁，计划免疫五苗接种率逾95%，医保覆盖农村50%、城镇80%，饮用清洁水比例达99%以上，等等。参见罗刚，2003：《我国小康社会健康素质评价指标出台》，《健康报》，http://www.china. org. cn/chinese/PI-c/442331. htm，11 月 14 日。

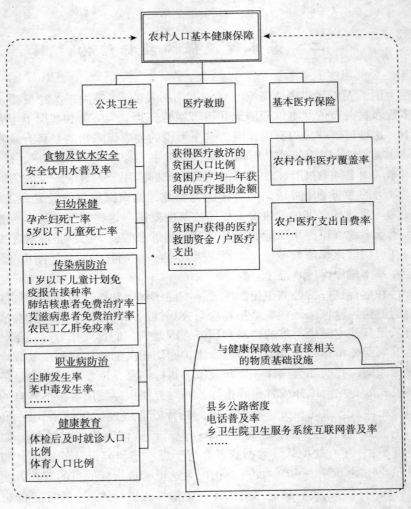

图 1　乡村基本健康保障指标体系

三、对所选指标的解释

1. 重点领域的优先序

首先需要说明的是，这里对构成指标体系的 3 个重点领域所作的排序，体现的是根据政府行政和财政力量的强弱所作的优先性选择。其次，这 3 个领域所包含的可观察和可计量的指标，主要是从消费者的角度挑选的，用来反映农村人口多种基本健康需求的满足程度。

在基本健康保障领域中，公共卫生占据最优先的位置。这样排序的根本缘由在于，公共卫生服务所具备的以预防为主降低公共健康风险的功能，无可争议地赋予其自身纯公共品的特色。因此，即使是能力较差的政府，也必须承担起维护公共健康安全的使命。在贫困地区县乡政府的财力难以维持公共卫生制度运转的情况下，就需要省级和中央政府通过财政转移措施，援助基层政府行使这一基本的政府职能。

公共卫生服务的对象是所有社会成员，医疗救济的对象则主要是社会中最贫困的群体。救济的目的，在于避免弱势群体陷入难以生存的境地。这是人类通过社会包容、社会融合实现整体生存的需要。从这个角度来看，救济弱势群体实质上也是向全社会提供一种公共品。中国的救济行动虽然历来都有社会团体和个人自愿参加，但是民间组织开展活动的地域和筹集的资源还很有限。因此，政府一直履行着社会救济的功能，并且积累了丰富的经验。在社会经济转型期，原有的正规和非正规保险制度难以覆盖所有群体，也不足以应对弱势群体和个人所遭遇的风险。这就更需要救济措施来应对那些被正规和非正规保险制度所遗漏的风险，或曰"残余"（residual）的不安全现象。有鉴于社会救济的根本意义在于防止弱势群体边缘化，因而其目标人群一般都经事先严格定义，使受益者资格一方面取决于所遭受的灾难打击；另一方面与其面临的社会排斥相联系。进一步讲，这样做也使救济制度的运行相对简单从而易于管理。

根据我们的田野调查，2001 年一些地方政府在难以推行合作医疗保险制度的情况下，选择了医疗救济制度。例如浙江绍兴县，将当时的合作医疗基金结余改作医疗救济基金，补助处在最低生活保障线以下的住院老人。① 贫困地区的政府虽然在财政和行政能力方面都比不上绍兴，但是也有成功管理医疗救济项目的经验。例如，中国扶贫基金会通过云南丽江县政府，对当地农村的贫困孕产妇提供生育援助；世界银行通过陕西镇安县政府，对秦巴项目区贫困户中罹患重病的主要劳动力和老人提供医疗救济，等等。2003 年年底，中央政府下拨资金，由民政部在全国范围内组织对有大病患者的农村五保户和贫困农民家庭实行医疗救助。可以预见，在保证资金来源的前提下，各地政府运用现有的组织资源，就能够建立起与当地经济社会发展水平和财政支付能力相适应

---

① 绍兴县政府根据各乡镇发展程度划定三类农村最低生活保障线，2001 年的标准为：经济发达镇，年人均净收入 1560 元；中等镇，1260 元；山区镇，1080 元。根据这个标准，当年全县需要提供最低生活保障的农村人口共计 5050 人。

的农村医疗救助制度。

　　根据中央政府的决定，浙江、湖北、云南和吉林省从 2003 年 7 月起试行"新型农村合作医疗制度"。这项制度本质上是一种社会医疗保险制度。中央政府对中西部试点省提供了前所未有的强大制度支持和财政补助。仅就合作医疗基金的筹集而言，最低筹资规模为每个参保人每年 30 元。这其中，中央政府、地方政府和参保农户各承担 1/3。筹集的基金主要用于补助农民及其家庭成员的住院费用。很明显，新制度的设计原则以健康人群和患病人群分担灾难性风险这一保险原理为基础，其设计前提在于假定该制度将会有农村人口最广泛的参与，其设计目标是对参保人提供机制性的经济保护，防御由大病风险引起的收入打击和支出危机。与医疗救济相比，这种机制不仅能够减少收入打击发生后的补救工作量，而且还能给农户带来更多的安全感。在这个意义上，合作医疗保险可以视为最有效的健康风险管理机制。可是以往在上海、江苏和广东等发达地区进行的类似实验表明，建立这样一种制度并使之可持续，既需要法律的强制和政府的推行，又要以透明、高效的基金管理和规范的医疗保健服务为前提，还需要保险意识在农村广大居民中的普及。因此，它是一种行为主体多元、决定因素复杂和管理成本较高的制度。

　　目前，在贫困地区推广这样一种制度时机还不成熟。原因在于，那里不仅欠缺上述大多数前提条件，而且公共卫生供给不足、基层医疗服务质量欠缺可靠，农户支付能力薄弱、地方政府财政困难并且行政效率低下。这一点，不仅为 20 世纪 90 年代卫生部组织的贫困县合作医疗制度试验所印证，而且也在一些国际组织的卫生援助项目中得到检验。项目伊始，试验区的制度在外来资金和技术管理援助下得以建立和运行。项目结束之后，制度便在试点县接二连三垮台。即使对于获得上级财政和行政支持的新试点贫困县，例如云南省玉龙县，眼下仅仅两个因素，即地方财政管理费用陡增以及占农村人口将近 1/3 的贫困群体难以支付保费，就足以危及制度的可持续性。①

　　就建立制度和使之可持续而言，后者不仅难度更大而且更加重要。这首先是因为，以往合作医疗制度的失败动摇了老百姓对制度本身的信心，从而对农户的参保决策产生消极影响。可以说，在那些缺少制度连续性的地方，如今越发难以使制度可持续。反之，制度越有连续性，就越是可持续。在上海嘉定和

---

　　① 截至 2004 年 1 月底，玉龙县筹集合作医疗基金将近 450 万元。据估算，管理人员工资和计算机系统的运行费用一年约需 77 万元，相当于基金总额的 17%。该县农村总人口为 19.71 万人，其中年人均纯收入在 625 元以下的绝对贫困人口占 29%（5.72 万人）。参见高梦滔，2004：《云南省玉龙纳西族自治县新型农村合作医疗试点情况调研报告》（未发表的打印稿第 3、17、18 页）。

江苏吴县等地，合作医疗制度从人民公社时期一直延续下来，筹资水平从当年的人均 5 角钱提高到目前的百元以上。参保村民非但没有因为筹资额增加而退出，整个制度反倒因为提供更具吸引力的受益包而愈益稳固。其次，当前由中央政府出面推行的新型合作医疗制度实质上投入了国家的信誉，一旦出现可持续性危机，就会损害政府的公信度。因此，我们对基本医疗保险制度的迅速推广持谨慎态度。

进一步讲，新型合作医疗制度的实施规则本质上由中国当前的社会经济条件所决定。然而，某些现行基本规则不但与已有的社会医疗保险理论和实践相悖，而且对于在中等发达地区，甚至在发达地区实现制度的可持续性，也是莫大的挑战。第一个关键性的挑战，来自中央政府强调的农户自愿参保原则。社会医疗保险区别于商业保险的一个根本特征，是借助法律手段强制所有国民承担参加基本医疗保险的义务，以便尽可能保证在大规模人口中分散风险。这种制度设计，既针对保险供给方的逆向选择行为（排斥最需要保险的高风险人群），又预防来自保险需求方的道德风险（患病时参保，痊愈后退保）。中国的现实是，政府以往曾对农民采取过多种强制性措施，在二者关系中埋下了一些矛盾的种子。仅就近年来向农民征收的税费而言，不少收费项目不但超出了大多数农民的承受能力，而且所筹款项的使用也不透明，由此导致矛盾尖锐甚至影响社会稳定。这也许正是高层决策群体明知社会医疗保险需要强制性却又选择自愿原则的一个根本原因。可是其结果必然是制度风险加大，参保人群规模缩小（参见案例 1）。

案例 1　自愿参加原则下的道德风险

云梦县是湖北省试点县之一。全县总人口将近 58 万人，其中持农村户口的人口 49.7 万人，常住农村人口 30 多万人，出外打工经商者 10 多万人。2003 年，全县农民家庭人均纯收入为 2925 元。同年 7 月，该县开始推行新型合作医疗制度。截至 2004 年 4 月 1 日，参保人口达 22 万人。制度运行不到一年，医保基金已经透支。表面看来，这是因为医疗费用的实际补偿规模超出事先的预期。深层原因在于，常住人口中许多没病的人不参保，经常害病的人来参保。典型的例子就是有个人去年报销了 4000 元，到今年缴费的时候就退保了。湖北其他试点县也发生相似情况。长阳县的参保率在制度开始运行的前半年达 95%，到后半年就下降到 87%。这些退出的人多半都曾生病而且已经得到医药费报销。还有一些农户在缴费截止日期之前拒绝在参保合同上签字，截止期之后生了病又来要求参加。除此而外，公安县还出现了没有参保的病人冒名顶替参保人住院的案例。针对这些现象，管理部门采取了一些预防和惩罚措施，从而不得不增加组织成本。

（根据朱玲 2004 年 4 月 16～20 日的访谈记录整理。信息提供者：云梦县卫生局董局长和县合作医疗管理办公室周主任、公安县卫生局长魏天俊和合作医疗办公室主任廖远芬、长阳县合作医疗办公室张宏毅）

对制度可持续性的第二个关键性挑战，来自对保险赔付范围的界定。根据中央政府的指导意见，合作医疗基金对参保人群医疗费用的补偿采用大病统筹为主、兼顾小额费用补助的方式。[①] 小额医疗支出与发生概率大、就诊费用低的小病相联系，运用基金对其补偿不仅增加了农民的报销手续，而且陡然增大管理费用。在筹资规模不变的条件下，这样做必然导致大病医疗支出补偿比例降低。大病发生概率低但医疗费用高，因此对患者及其家庭的收入和消费流程可能产生灾难性的打击。这正是借助保险方式由大规模参保人群分担大额医疗费用的意义所在。可是中国大多数农民经济状况不宽裕，如果缴纳了保费而受益概率较低，他们参保的可能性就会大打折扣。出于同样的经济原因，农村中低收入群体往往患小病而不求治，并由此拖成大病。因此，补偿小额医疗费用的积极意义，还在于促使农民家庭增添健康预算并提高医疗服务使用率。可见，采用现有的补偿模式一方面是由于大多数农民的愿望和行为使然，另一方面也是制度管理群体出于提高参保率的追求方才不得已而为之。

问题是，既然每个农户都把缴纳的保费多半用在自家的医疗支出上，大病风险则主要靠中央和地方财政的补助金来应对，合作医疗保险实质上岂不是近乎于政府救济或福利制度吗？况且，这还是附加了昂贵的管理费用的制度。更值得注意的是，这一制度很可能还不似完全的救济制度那样能够瞄准最贫困的人口。合作医疗制度通行医疗费用共付原则，穷人往往由于难以承担大额医疗费用的自付部分而减少使用医疗服务，因此得到的补助部分实际上不如非穷人多。那些放弃使用服务的穷人甚至可能得不到补助的好处（参见案例 2）。当然，在基金主要来自于个人缴纳保费的发达地区，这个问题并不严重。可是在中等发达和欠发达地区，则还需要进一步的制度创新来解决问题。这也是我们根据制度推广难度把基本医疗保险置于公共卫生和医疗救济制度之后的一个原因。

---

① 参见国务院办公厅 2004 年 4 月转发卫生部等部门《关于建立新型农村合作医疗制度的意见》第 3 条："必须坚持农民自愿参加的原则"；第 10 条："合理设置统筹基金与家庭账户"。www. gahzyl. com/news/default. asp？id＝26.

案例 2 "每人出 3 元钱买份大病保险"

长阳县高家堰乡金盆村卫生员老黄在公社时期担任赤脚医生，最近把卫生员的位置传给了儿子小黄。2003 年 11 月村里实行合作医疗，有 80% 以上的农户参加。按本县政府规定，参保人缴纳的 10 元钱当中，3 元划归大病统筹基金，7 元存入家庭账户用于门诊费用报销。如果本年度未报销门诊费，可以结转下年度使用。小黄负责把参保户缴纳的钱（10 元/人）一并上交乡卫生院。此后这些人家找他看病拿药，他便填写报表，按照每人报销不超过 7 元的标准，从卫生院把钱领回来。有些村民即使一年不害病，也要根据门诊报销封顶线来取药，一次将家庭账户上的基金用光。这种现象在湖北省的试点县普遍存在。例如公安县麻毫口镇工农村的村民文守华，2004 年 4 月因多年的肾结石病痛住院动手术，得到合作医疗住院基金补偿 900 多元。此前他的家庭账户上还有 2003 年余下的 20 多元钱。老文认为，把原打算用于医药支出的钱收回来有点儿不吉利，就在村卫生室折成常用药品拿回家了。长阳县磨市镇三口堰村的汪姓农民全家 4 口人都健康，老汪则干脆把家庭账户上一年的款项全部变现了（28 元）。

金盆村的村民黄龙香并不急于报销门诊费用，她认为报销住院费用更划得来。黄龙香一家属于村里的高收入户。她在村口开小卖部，丈夫有退休金，儿子用一辆"东风"牌大货车跑运输，儿媳是全劳力，孙子不满 3 岁。除了丈夫买商业医疗保险外，她全家都参加合作医疗。黄龙香还做善事，为村里一对无亲生子女的老年夫妇（82 岁的曾庆柱和 80 岁的杨成秀）代缴了合作医疗基金。她告诉笔者："这等于是每人出 3 元钱买份大病保险，很划算。"黄龙香的孙子有个病症，她打算待小孩稍大些就去县医院做手术。她觉得即便报销比例低于乡卫生院也没有关系，因为县医院大夫的医术肯定高明些。

与黄龙香家相比，三口堰村的谭丛指一家可就没有那么多的选择自由了。他家常住人口 3 人，夫妇俩都年过花甲，老母亲现年 83 岁。长子几年前因病亡故，次子几乎是入赘媳妇家，因为那家没有儿子。现在，年轻的夫妇一起去了汕头打工，把孩子放在外公家。老谭夫妇耕种 4.2 亩地，现金收入主要靠每年卖一头猪，此外，儿子每年给他们 200 元。谭家是村里公认的贫困户，所以本县的马县长给他们 3 位老人代缴了合作医疗基金。虽然老谭长期坐骨神经痛，妻子杨氏也患腿疼 5 年了，老母亲更不健康，可是他们都没有去看过病，也不知道看病能报销多少。

（根据朱玲 2004 年 4 月 18～20 日的访谈记录整理。信息提供者：公安县麻毫口镇工农村村民文守华、长阳县磨市镇三口堰村村民刘昌菊、高家堰乡金盆村卫生员老黄和村民黄龙香；蒋中一的田野工作报告《湖北省长阳县农户调查》)

不过，我们对三种制度所作的排序，并不仅仅是主观的政策选择。这种优先序列还是对这些制度产生的历史逻辑和现实状态的一种反映。相对于医疗救济和保险，公共卫生服务外部性最强。良好的公共卫生服务能够普遍减少疾病的发生，故而有可能减轻救济和保险支出的压力。医疗救济不但能够部分地缓解穷人的生活困境，而且还有可能帮助他们进入基本医疗保险制度，从而既扩大参保人口规模，又减轻贫困家庭的脆弱性。因此，在那些最不发达的地区，如果三种制度都运转低效，那就表明需要转而采用稳打稳扎步步为营的策略，选择制度建设和运行成本较低的制度，作为改善农村人口基本健康保障状况的起点。

2. 指标选择的理由

前面已经强调指出，图 1 列举的 21 个指标是为了方便公众监督政府行为而筛选的，它们不可能充分显示政府在基本健康保障领域中应当采取和已经采取的行动。这些指标在图中最多分成 4 个层次，它们还可以根据使用者的意图进一步细分和延伸。公共卫生、医疗救济和基本医疗保险形成第 2 层次。第 3~4 层次的指标虽然在图形上有位置先后之分，但它们相对于同一制度所表达的政策含义却没有主次之别。构成这两个层面的焦点领域（如食物和饮水安全）及其包含的指标（如安全饮水普及率），几乎都指向各自领域中最基本的公共行动，当然这也不排除某些指标的内涵有相互重叠的地方。

在我们的指标体系中，公共卫生指标形成了一支重头脉络，这也是对公共卫生优先地位的一个写照。在它的 5 个分支中，食物和饮水安全标题下列出的指标却并未涉及食物。直接原因是我们还未找到任何一个具有普遍性的指标，来衡量消费者的食物安全。近年来劣质食品和低营养食品引发的消费者受害事件层出不穷，从而把食品卫生执法推向公众关注的焦点。实际上对于维护食品安全而言，仅有执法还是不够的。依据发达国家现有的经验，除了在生产和流通环节现场监测食品卫生外，至少还需要建立一整套食品回溯制度，把食品从生产者的田野到消费者的餐桌这一过程中的所有环节都标示出来，以便从任何一个环节都能识别食物成品或半成品的直接生产者。除此而外，国家还采用大量食品保障和营养干预措施来强化食品安全。相形之下，中国在这一领域的基础性制度建设方面还有许多空白，值得我们在指标选择过程中予以确认。

饮水安全只是生活环境安全指标中的一种。目前从环保部门已经不难得到有关大气、土壤和水源污染状况的指标，这里仅仅列出饮水指标，一方面是因为它能够部分地表达生活环境安全状况，另一方面是对于公众来说它比其他环境安全指标更加简明易懂。此外，我国卫生部门在提供农村饮水安全信息的时候，通常把改水和改厕数据联系在一起。这里没有使用这类指标，是因为它难以反映改造后的用水和卫厕标准。相形之下，"饮用自来水"则属于标准化的居民饮水安全信息。与此相关，《卫生统计年鉴》包含了全国和分地区的时间序列统计信息。[①] 在 1995 年、2000 年和 2003 年，全国农村人口中饮用自来水的人口比率分别为 43.2%、55.2% 和 58.2%。与此相对照，陕西的数字为 37.2%、35.3% 和 26.6%。这显然可以引导公众对该省的反方向变化多问几个为什么。据我们了解，农村自来水供给系统的水源，在很大程度上依赖河流或者山泉。陕西地区近些年来严重的旱情，成为当地农村自来水饮用人口比率下降的一个重要原因。

"孕产妇死亡率"和"5 岁以下儿童死亡率"是反映妇幼保健状况的经典指标，不仅具有国际可比性，而且很容易从卫生部公布的统计信息中查寻。虽然这类数据对于大规模的人群（例如在我国省一级的层次上）才具有统计意义，但是政府对改善农村妇幼健康安全的责任，则要落实在县乡层次上。孕产妇和儿童属于健康高风险群体，导致其中个体死亡的原因是复杂的。但是针对这两个群体的生殖健康服务，无疑可以有效地降低死亡率。例如，自 1998 年始，西藏自治区政府在执行联合国儿童基金会援助项目的过程中，对每一个来自农牧民家庭的住院分娩产妇补助 20 元钱，对产妇的护送人员补助 10 元。（这一点，在笔者对拉孜县农牧妇女的访谈中得到了确认）在 1998~2002 年期间，仅这一条激励措施，就使农牧区的住院分娩率从 13% 提高到 28%。此间新法接生的推广和产前产后服务的改善，明显地导致农牧区生殖健康指标发生变化：[②] 1998 年，孕产妇死亡率和新生儿死亡率分别为 700/10 万和 91.8‰。2000 年，这两个比率相应下降到 406/10 万和 29‰。

传染病防治仅仅是疾病控制的一个方面，慢性非传染性疾病的危害在社会转型期逐渐加重。但是在中国农村，特别是在欠发达农村，传染病依然是危及公共健康安全的一个最重要的因素。我们在邀请一些乡镇卫生院的院长对现有的农村公共卫生项目排序时，他们几乎都把儿童计划免疫、乙肝疫苗接种、急性传染病监测和管理排在了第 1~3 的位置，而把慢性病预防纳入健康教育领

① 卫生部统计信息中心，2004：《卫生统计摘要》，第 82~83 页，www.moh.gov.cn/statistics/digest04/s82.htm.

② 西藏农牧区生殖健康的信息，来自 2003 年 7 月 30 日笔者对自治区卫生厅妇幼保健处次尕先生的访谈。

域，置于孕产妇保健和食品卫生管理之后。得益于他们的启发，我们依据对疾病早发现早治疗的原则，列出4种反映传染病防治措施的指标。

目前政府统计部门定期发表的信息仅限于儿童计划免疫率和法定报告传染病的发病及死亡率，没有涉及成人免疫和传染病患者治疗方面的指标。[①] 这里之所以强调观测农民工免费接种肝炎疫苗，以及农村艾滋病和肺结核患者免费治疗状况，是因为病毒性肝炎和肺结核目前在我国发病率较高（参见表1），艾滋病也有流行的危险。面对这三种疾病，农村劳动力都是高危群体。特别是进城做工的农村劳动力，流动性强、生活环境差，患病和传播疾病的可能性更大。多年来，农民工群体一直是被城市公共卫生服务体系遗忘的角落。2003年SARS危机过后，北京市政府决定实施百万农民工免费接种乙肝疫苗项目，这标志着一个历史性的进步。到目前，大多数农民工虽然生活在城市，但在种种制度性障碍阻隔下并未融入城市，而是每年像候鸟一样往返于城乡之间。故而尽管有关农民工免疫的信息必须在城市收集，但把这一指标纳入农村统计，正是出于对当前农村劳动力迁移特征的考虑。实施免费治疗艾滋病和肺结核项目，对于帮助农村患者，尤其是低收入患者及时就诊和减轻他们的疾病负担，有着不可估量的决定性作用（参见表2）。2004年以前，这类项目主要借助国际卫生援助进行。最近，中国政府开始拨出专款实施艾滋病和肺结核免费治疗项目。因此，收集有关项目执行状况的统计信息可谓正当其时。

在农村工业化、城市化和城市经济迅速增长的过程中，农村劳动力的空间转移和行业转移规模也不断扩大。农村劳动者从事的全业和兼业活动早已多样化，可是我们只选择了尘肺和苯中毒发生率这两个指标，显示政府监督工业企业消除职业病危害的效果。原因在于，近年来城镇里或者发达乡村中的非农有毒有害工作岗位，几乎都转移给来自中等发达和欠发达地区的农村青壮劳动者。问题是，地方政府对农民工的劳动环境和工作条件监督不力。更有甚者，一些地方官员为了谋求高速经济增长而姑息那些漠视职业健康的企业家。因此，尘肺成为从事采矿、冶金、建筑和纺织等劳动的农民工群体中的常见病。苯中毒对靴鞋箱包制造业工人，尤其是女工健康的威胁，也是触目惊心。根据职业病防治法的规定，用人机构有义务定期对职工进行体检，并向当地卫生行政主管部门报告职业病患者信息。[②] 但是在劳动保护监督不力的情况下，此类

---

① 卫生部统计信息中心，2004：《卫生统计摘要》，第74～79页，http://www. moh. gov. cn/statistics/digest04.

② 周安寿，2001：《职业病定义与范畴》，http://www. safe001. com/zhiye_bing/jiangzuo/001. htm；杜海岚，2004：《尊重生命保护劳动者健康》，http://www. chinalaw. gov. cn/jsp/contentpub/browser/contentpro. jsp? contentid＝co8828018888.

统计极少发布。这里列举的两种职业病指标，未必对所有地区、行业和职业适宜。可是从搜集和公布这两类信息做起，必将有助于促进劳动保护信息的透明化。各地劳动和卫生行政部门尽可以根据当地情况选择其他指标，用以监测对劳动者危害最大的职业病防治情况。

表 1　2002 年青海省共和县新增传染病一览

	甲、乙类传染病	其　中	
		肺结核	病毒性肝炎
新增患者总人数（比例）	284（100%）	132（46.5%）	65（22.9%）
新增患者特征（%）			
性　别　男　性	84.0	70.5	66.2
女　性	36.0	29.5	33.8
合　计	100.0	100.0	100.0
年　龄　1~19 岁	32.7	10.6	18.5
20~44 岁	56.3	75.0	73.3
45 岁及以上	11.0	14.4	7.7
合　计	100.0	100.0	100.0
农牧民/患者总数（%）	34.5	53.8	26.2

注：笔者根据共和县防疫站 2003 年 1 月 7 日上报的统计表摘编而成，同期共和县人口共计 13 万。

表 2　2002 年青海省农牧区常见传染病患者平均治疗费用估计

主要病种	海宴县	共和县	兴海县大河坝乡（藏药治疗）
肺结核	传染期病人：免费外援药品服用 6 个月	免费外援药品 6 个月若住院：3000 元/次	免费西药 3 个月，辅助藏药：40 元×12 月
肝炎	5000 元/年	2000 元/年	20 元/月：0.5~5 年不等

注：表中信息来自于笔者 2003 年 7 月 16~24 日在青海省农牧区的田野调查。访谈对象：海宴县防疫站工作人员王莲、县医院院长张永寿；共和县卫生局长航旦、沙珠玉乡耐海塔村卫生员王月祥；到共和县城走亲戚的兴海县大河坝乡卫生院医生才让旦正。2002 年青海农牧民家庭人均纯收入仅为 1710元，相当于全国平均水平（2476 元）的 69%。参见青海省农村社会经济调查队，2003：《农村住户抽样调查资料提要》（打印手册）第 7 页和第 19 页。

健康教育是采用非医疗方式预防疾病的低成本—高效益手段之一。它的有效性取决于受教育者个人行为的改变。因此，我们没有选择表现教育服务供给方活动的指标，例如做过多少次健康知识讲座、发放了多少宣传资料等，而倾向于从观察与健康教育相联系的消费者行为的角度，寻找具有代表性的指标。在此栏目下列举的两个指标反映了这种倾向，可是当前不容易收集相关数据。"体检后及时就诊的人口比例"，简短地表达了如下算式："经体检知晓患病并就诊人数/体检人员建议就诊的病人数。"根据笔者从西藏和湖北调查中得到的信息，合作医疗制度提供的受益包涵盖免费体检。在这个前提下，参保农民及其家庭成员一般都踊跃接受体检。如果查出大病隐患，他们多半会遵照医嘱去看大夫。基于这种考虑，围绕这个指标收集数据并公布统计信息，至少可以促进农村体检服务的发展。

"体育人口比例"这一指标，既可以用来监测健康教育效果，估算这个因素对控制慢性病和改善国民体质的影响，又能够部分地反映体育资源在城乡之间、地区之间，以及在职业竞技和大众健身活动之间的分配状况，还能够确切地表达国民健身活动的发展程度和与之相联系的生活质量变化。1997 年和2001 年，国家体育总局组织了两次全国抽样调查。从 2000 年起，总局还组织五年一次的国民体质监测。[①] 这是迄今为止有关体育人口比例的最具权威性的数据来源。总局对体育人口有明确定义：即每周参加体育活动不低于 3 次，每次活动时间 30 分钟以上，具有与自身体质和所从事的体育项目相适应的中等或中等以上负荷强度者。直到现在，还时常有人把体力劳动和体育活动混为一谈，这个定义实质上澄清了二者的区别，用体育人口这个概念专指那些有意识地进行健身活动的群体。一个国家或地区体育人口比例的大小，除了与居民收入水平相关以外，在很大程度上取决于公共体育设施的可及性。也就是说，老百姓是否能够方便而又便宜地利用这些设施，例如居住区附近的锻炼场地和器材。体育总局的调查报告[②]表明，2000 年我国 16 岁以上的体育人口达到18.3%，比 1996 年的 15.5% 增长了 2.8 个百分点。在根据职业分组的样本人口中，农民的体育人口比例最低。如此看来，定期公布农村居民，特别是农民的体育人口比例，对于推动政府在分配全民健身计划资源时向农村和农民倾斜，无疑有积极作用。

在农村现有的健康安全屏障中，亲朋邻里互助、商业保险、合作医疗保险、政府、社会团体和村委会救济的因素都有。但是对大多数农户而言，亲朋

---

① 国家体育总局体育信息中心，2004：《2005 年国民体质监测方案将出台》，www. chinasfa. net/zfgw/gmtz/2005ngmtz. htm.

② 国家体育总局，2002：《中国群众体育现状调查结果报告》，www. chinasfa. net/zfgw/gmtz/zgqz-tyxzdcjgbg. htm.

邻里互助或者说私人借贷，还是一种最常用的维护家庭经济安全的工具。因此，图 1 涉及的 5 个医疗救助和保险指标只能部分地显示农村人口的健康保护情况。这些指标的作用，主要在于针对医疗救助与合作医疗机制，分别衡量农村人口的受益面和受益程度，例如"贫困人口获得医疗救济的比例"和"医疗救济占贫困户全年医疗支出的份额"，等等。这 5 个指标的计量，多以农户为单位；相关的统计信息，多半还需要借助抽样调查收集。

这里需要特别说明的是，整个指标体系没有包括专门反映健康保障不平等的指标。但是，只要根据人口的社会经济特征分类，所有这 21 个指标几乎都能直观地或者部分地表达某个方面的不平等。例如，中国社会科学院经济研究所对 2002 年居民收入的抽样调查结果表明，[①] 城市样本户（6800 户）年人均医疗支出约 726 元，自费率将近 59.1%；这两个数据在农村样本户（9200 户）那里分别为 118 元和 100%。城乡医疗支出不平等由此一目了然。

在我们的指标体系里，物质基础设施指标被用来衡量特定地域基本健康保障制度的技术环境。眼下归入这一栏目的 3 个指标只涉及交通和电信条件。借助地区援助措施改善贫困村庄和乡镇的交通和电信条件，不仅有利于提高健康保障效率，而且还可能减少健康不平等。例如，广东顺德一带所有的村庄都通柏油路，所有的居民户距离最近的卫生室都只有 5 分钟的摩托车路程。相形之下，云南丽江的贫困山村不通公路也没有电话，且不说孕产妇的保健程序难以落实，即便是村里的青壮年突患急病，也很难及时就医（参见案例 3）。可见，增强农村贫困群体的健康安全并不仅仅取决于卫生服务因素，它还有赖于村级综合基础设施条件和社会服务能力的改善。

案例 3　交通和电信困难影响生育安全

云南省丽江县（现部分贫困乡划归新成立的玉龙县）以往孕产妇死亡的直接原因一是无钱就医或住院分娩，在家由婆婆或丈夫用旧法接生造成事故；二是交通不便，发生意外时因路途延误而失去抢救机会；三是本人缺乏孕产期保健知识，对孕期并发症没有及早就治，以至于分娩时发生生命危险。

在国内外扶贫组织的援助下，这个县的妇幼保健系统利用贫困户医疗补贴措施增强了产妇分娩安全。但是妇幼保健服务还是很难及时地延伸到那些不通公路、距离乡卫生院和行政村都很远的自然村。拉什乡南尧村就存在就医难的问题。南尧分为上下两个自然村。上南尧为彝族村，下南尧为纳西族村。村行

---

① 参见魏众等，2005：《中国居民医疗支出公平性分析》，《经济研究》第 12 期。

政机构、小学、卫生室和妇幼保健员都设在下村，上村还没有通电、通公路、通电话，下村到上村需要走 4 个小时。上村的产妇若去乡卫生院分娩，就需要村里人先用担架抬到下村，然后换乘汽车前往。

（根据朱玲 2001 年 10 月 7～10 日在云南省丽江县的田野调查笔记整理）

互联网的使用在县级卫生机构已经普及。不过，在农村卫生服务与合作医疗管理网络中，乡镇卫生院处于县级机构和村卫生室之间的连接枢纽地位，合作医疗试点县的乡镇管理办公室多半也设在卫生院。因此，互联网在乡镇卫生院的普及，对于改善基层健康服务和健康保障管理具有重要作用。当然，公社时代的合作医疗制度并无互联网辅助也可以正常运行。可是那时候的农村健康服务种类不多，合作医疗基金规模也很小，整个制度借助公社和生产队行政系统运行，管理工作比现在的要简单得多。当前的健康服务与合作医疗基金管理产生的信息量之大，早已今非昔比。使用计算机信息管理和互联网信息传递手段，不但有助于节约管理成本和提高信息传递速度，而且便于信息公开和公众监督。在湖北省公安县乡镇卫生院一级，网络信息宽带传输已经普及，乡镇卫生院之间、县乡两级管理机构之间的信息交流都在网上进行。参保农民中还未见有使用互联网的人，但是他们却直接受益于互联网的普及。因为基于计算机和互联网技术支持的自选医院制度，使他们得以在全县范围内自由选择医疗机构，从而促进了医疗机构之间的服务质量竞争。

四、结　论

本报告尝试借助文献和案例研究，建立一个有关农村人口基本健康保障状况的指标体系，以便公众监督政府在减轻农村人口特别是贫困群体的健康脆弱性方面所作的努力。这些研究首先表明，如同健康并非仅由医疗服务决定一样，基本健康保障也不单单是卫生机构的事情。维护和改善农村人口的健康安全，需要在居民户、社区/社群和国家层面上同时展开公共行动，更需要个人的主动参与。因此，政府必须在基本健康保障领域发挥主导作用，并不意味着政府为所有的保障项目支付账单。

其次，设计和运行良好的公共卫生、医疗救济和基本健康保险制度，能够分别从规避健康风险、减轻疾病负担和应对灾难性后果的角度，保障社会成员至少享有满足其基本健康需求的物品和服务。这三种制度构成基本健康保障领域的重点。它们之间的优先顺序，本质上由社会经济发展水平和地方政府的能力所决定。在地方政府的财政和行政能力都很薄弱的欠发达地区，强化公共卫生和医疗救济制度，对于减轻农民家庭尤其是贫困户的健康脆弱性，是最具可行性的选择。最后，这里选择的指标一般都对政策敏感、相关数据易于收集、相关信息评估简便。由此而构建的指标体系是开放性的，它可以随着时代的进步而变化，也可以根据使用者的需要而调整。现在列出的 21 个指标，几乎都指向重点领域中最基本的公共行动。目前，有些指标的相关数据难以收集，恰恰表明它们所衡量的制度运行不够有效，而且公开性透明性较差。这些基本健康保障制度中的薄弱环节，包括食品安全、重大传染病免费防治、职业健康保护、健康教育和与农户医疗支出相联系的第三方付费制度。

（本文发表于《中国社会科学院研究生院学报》2004 年第 5 期。执笔人：朱玲，2004 年 6 月）

医疗保障机制应对健康风险冲击的作用

内容提要： 本文旨在以农户为基本的经济单位，一般化地从理论上探讨医疗保障机制应对健康风险冲击的作用。本文模型的意义是：存在健康风险的条件下，农户实际上处于一个状态依存变化序列；医疗保障机制的作用可以通过对这一状态依存变化序列的改变来体现。借助本模型，我们只通过参数的比较及与其相关的末端状态间接效用水平的比较，就可以较简洁充分地表现医疗保障机制在应对健康风险冲击方面的作用。抽象地说，医疗保障机制的作用在于，改变了农户规划问题的参数，或者，改变了农户状态依存变化的树形图，从而使农户可能进入福利水平更高的末端状态。

关键词： 医疗保障机制　健康　风险　状态依存变化序列

Abstract： This paper studies the medical security system's effects of relieving health risk impacts generally in theory, taking the rural household as the basic economic unit. The model shows that, the household exposed to health risks, is in fact at a state-contingent series of states, while the medical security system's function can be described as changing the household's state-contingent series. Through this model, we can identify the medical security system's specific function more briefly and appropriately, only by comparison between different concerned parameters and indirect utility at different terminal states. Abstractly, the medical security system's function is changing the parameters in the household's programming, or changing the household's state-contingent series tree, which might lead the household to the terminal state with higher welfare.

Key Words： Medical Security System; Health; Risk; State-contingent Series

一、存在健康风险条件下农户
状态变换的一般分析

抽象地说，存在健康风险条件下农户状态的变换实际上是一组"状态依存变化序列"，即农户先后所处的各种状态构成了某一状态依存变化序列，农户未来能否处于某一状态，取决于农户当前和以前所处的状态、农户当前的决策以及未来各种状态实现的可能性。从很一般的角度，我们可以以用图 1 所示的树型路径图来表现农户在存在健康风险条件下的各种可能的状态依存变化序列。①

我们假设健康风险为外生的、农户不可控制的因素；由于潜在的健康风险，农户可能处于健康与不健康两种状态，它们又分别对应农户高收入能力与低收入能力两种状态，这样健康风险冲击包含了两方面含义：既可能令农户感到身心上的痛苦，又可能降低农户的收入能力。

如图 1 所示，设农户在初始阶段处于健康的状态 H，即农户的初始状态为 H。在初始状态 H 处，农户可能遭受健康风险冲击。设农户若遭受健康风险冲击（i），则农户处于状态 1；否则（ni）农户仍处于状态 H。在农户已遭受健康风险冲击或者农户已处于状态 1 的情况下，若农户有医疗费用支付能力（a），则农户处于状态 3；否则（na）农户处于状态 2。在农户已处于状态 2 的情况下，若农户能够自然康复（r），则农户恢复到状态 H；否则（nr）农户处于不健康的状态 L。在农户已处于状态 3 的情况下，若农户就医（d），则农户处于状态 5；否则（nd）农户处于状态 4。在农户已处于状态 4 的情况下，则与前面处于状态 2 的情形类似。在农户已处于状态 5 的情况下，若农户能够被医疗服务供给方治愈，则农户恢复到状态 H；否则（nc）农户处于状态 6。在农户已处于状态 6 的情况下，则与前面处于状态 2 的情形类似。②

总的来看，图 1 共有 1 种初始状态，6 种可能的中间状态，8 种可能的末端状态，也就是说，农户最终可能处于 8 种末端状态之一。农户最终的福利状况取决于农户最终处于哪种末端状态。

---

① 需要注意的是，本文所采用的图 1 并非博弈论中的"博弈树"（博弈的扩展式），两种树形结构图反映了不同的信息。本文这里并非要重点考察农户的策略，而只想表达农户状态依存变化的情况。

② 需要指出的是，虽然在状态 2、状态 4、状态 6 处所可能发生的状态依存变化表面上相同，但它们三者处于不同的路径上，从而实质上反映了完全不同的状态，并且它们各自后续的各种可能状态也是不同的状态。

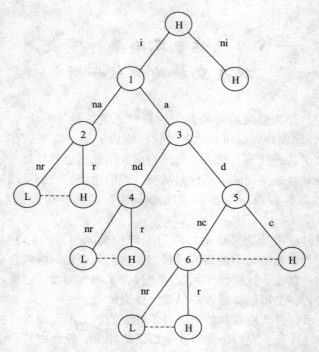

图1 存在健康风险条件下农户状态依存变化树形（路径）图

注：其中圆表示农户可能处于的状态；实线表示状态依存变化；虚线表示农户存在信息约束，不知道状态依存变化的方向，即农户不知道将来会处于哪一状态；如果在某处去掉虚线，则表示农户在该处不存在信息约束，确切知道状态依存变化的方向。

从图1中我们可以看到，在所有可能的路径上，只有（在有支付能力的前提下）就医与否，即在状态3处的行为d与nd，才是农户可以自主选择的路径（或者条件依存变化方式），其他路径均是农户不可以自主选择的，或者说，其他条件依存变化的方式均是农户不可以控制的，对农户来说是外生的。

除了图1外，我们还可以用图2所示的逻辑图来一般地表现存在健康风险条件下农户的状态依存变换。

二、存在健康风险条件下医疗保障机制的作用
——基于农户微观行为的一般分析

本节中，我们利用模型说明医疗保障机制在各种情形下的具体作用。

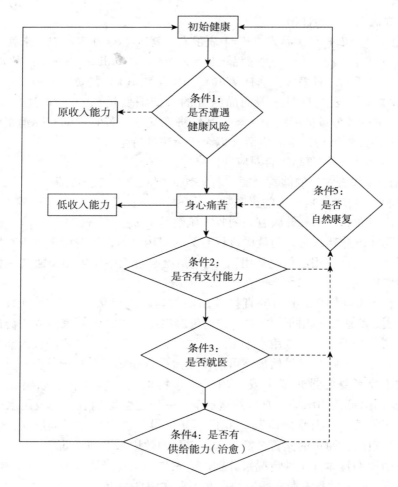

图2　存在健康风险条件下农户状态依存变化的逻辑图

注：菱形框表示是否满足一定条件，其后端的实线表示满足该条件（"是"），虚线表示未满足该条件（"否"）；方框表示既定条件下的结果。

我们设代表性农户具有拟线性形式的直接效用函数 $u(\mathbf{x}) - \alpha h - \beta d + \gamma s$,[①]其中，

（ⅰ）h 是农户面临的健康风险状态，$h=1$ 表示遭遇健康风险冲击，$h=0$

[①] 拟线性效用函数是微观经济学分析常用到的一类效用函数，它的关键特征是，普通商品（即 $u(\cdot)$ 中的自变量）不存在收入效应。此外，本文不卷入由家庭成员各自的效用函数推知农户效用函数的讨论，仅以农户为基本的经济单位展开其他分析。我们假设农户存在一个可以表征其"整体福利状况"的直接效用函数。

表示未遭遇健康风险冲击；

（ⅱ）d 是农户就医状态，$d=1$ 表示农户就医，$d=0$ 表示农户未就医；

（ⅲ）$\mathbf{x}$ 代表农户对一般商品组合（bunch of ordinary goods）的消费量（向量），并且对于任意 $\mathbf{x}$，总有 $\nabla_{\mathbf{x}}u(\mathbf{x})\geqslant\mathbf{0}$ 且 $\nabla_{\mathbf{x}}^2u(\mathbf{x})$ 是负定的；[①]

（ⅳ）$\mathbf{x}_0$ 代表农户对一般商品组合的最低消费量[②]，$\mathbf{x}_0>\mathbf{0}$ 且当 $\mathbf{x}\to\mathbf{x}_0$，$\nabla_{\mathbf{x}}u(\mathbf{x})$ 中的各分量都趋向于 $+\infty$，其经济意义是，若农户的实际消费量 $\mathbf{x}<\mathbf{x}_0$，则农户无法维持正常的生活（以至于无法维持生存）；

（ⅴ）$\mathbf{p}$ 是一般商品组合对应的价格向量；

（ⅵ）s 代表农户的储蓄余额，若 $s<0$，则农户具有净负债；

（ⅶ）α、β、γ 是相应的正系数。

设代表性农户的与健康有关的收入函数是 $y(h)$，且 $y(0)>y(1)$。设遭遇健康风险冲击并就医时，与就医过程有关的费用是 m，该费用不单指直接的医疗费用（如门诊费用或住院费用），还包括就医过程中发生的交通费、食宿费等各种费用。

结合图1与图2，上面的直接效用函数与收入函数具有很直观的现实意义：（假设其他条件相同）当农户遭遇健康风险冲击时，其家庭成员会遭受身心上的痛苦，于是农户效用水平下降；同时，一般而言，农户的收入能力也会降低；此外，医疗过程虽然最终可能使被治疗者痊愈，但医疗过程本身一般也会给被治疗者身心带来或多或少的痛苦（特别是一些大病诸如癌症等的治疗），从而降低效用水平；农户的储蓄余额一般也会影响农户的效用水平（这可以理解为某种"财富效应"），我们不妨假设，正的储蓄余额越大，农户的效用水平越高，而负的储蓄余额越大，农户的效用水平则越低。

下面我们具体分4种情况来分别讨论农户的微观经济行为。

情况1：农户既不存在融资约束又不存在信息约束

此种情况对应的树形图如图3a所示，此情况中共有6种可能的末端状态。这种情况在现实中并不常见，属于一种极端情形，但对这种情形的研究可以为我们研究其他情形奠定基础并提供参照。

---

① $\nabla_{\mathbf{x}}u(\mathbf{x})$ 表示函数 $u(\cdot)$ 关于 $\mathbf{x}$ 的梯度，$\nabla_{\mathbf{x}}^2u(\mathbf{x})$ 表示函数 $u(\cdot)$ 关于 $\mathbf{x}$ 的 Hessian 矩阵。$\mathbf{a}\geqslant\mathbf{0}$，等价于向量 $\mathbf{a}$ 中的每个分量都不小于0；$\mathbf{a}>\mathbf{0}$，等价于向量 $\mathbf{a}$ 中的每个分量都不小于0且至少有一个分量大于0；$\mathbf{a}\geqslant\mathbf{b}$ 等价于 $\mathbf{a}-\mathbf{b}\geqslant\mathbf{0}$；$\mathbf{a}>\mathbf{b}$，等价于 $\mathbf{a}-\mathbf{b}>\mathbf{0}$。

② "最低消费量"一般与"最低生活水平"相关，其具体数值取决于社会与经济发展的阶段以及社会现存的价值观念。本文的目的并不在于探讨"最低生活水平"如何确定，而在于以其为前提讨论其他问题。

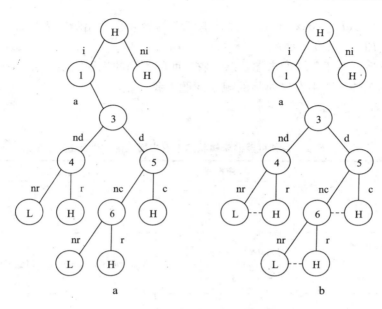

图3 情况1与情况3的树形图

如果农户能够明确地知道就医与不就医的各种后续结果，则农户的规划问题可以一般地表述为（其中 $\mathbf{p}$、γ、h、d、m 是参量）：

$$\max_{\mathbf{x},s} u(\mathbf{x}) - \alpha h - \beta d - \gamma s \quad \text{s.t.} \quad md + \mathbf{p}^T\mathbf{x} + s = y(h), \quad \mathbf{x} \geq \mathbf{x}_0$$

如果农户不存在融资约束，农户可以无限制借贷，即 s 的取值不受限制（特别是，可以为任意负值），那么农户总可以实现不低于 $\mathbf{x}_0$ 的消费水平，也总可以有支付医疗费用的能力，于是该规划问题由有约束问题转变为无约束问题：

$$\max_{\mathbf{x}} u(\mathbf{x}) - \alpha h - \beta d + \gamma(y(h) - \mathbf{p}^T\mathbf{x} - md)$$

由前面关于 $u(\mathbf{x})$ 的假设可知，该规划问题一定有最优解，且一阶条件 $\nabla_{\mathbf{x}} u(\mathbf{x}^*) = \mathbf{p}$ 即最优解条件。根据前面当 $\mathbf{x} \to \mathbf{x}_0$，$\nabla_{\mathbf{x}} u(\mathbf{x})$ 中各分量都趋向于 $+\infty$，以及 $\nabla_{\mathbf{x}}^2 u(\mathbf{x})$ 的假设，我们可以推知 $\mathbf{x}^* \geq \mathbf{x}_0$ 一定成立。同时，我们还看到，农户的最优消费商品组合 $\mathbf{x}^*$ 从而最优效用水平（即间接效用水平）只与价格向量 $\mathbf{p}$ 有关，而与其他参量无关（即 $\mathbf{x}^* = \mathbf{x}^*(\mathbf{p})$）。这样，（假设其他条件不变）当收入增加（减少）时，消费者并不会改变消费量，[①] 而只会改变

---

① 这种情形即称为"无收入效应"。此外，农户对普通商品（组合）的最优消费量不变，说明农户对普通商品（组合）的消费结构也不变。

储蓄量 $s^* = y(h) - \mathbf{p}^T\mathbf{x}^* - md$，并且消费者的最大化效用随收入增加（减少）线性地增加（减少）。

具体地，对于不同的末端状态，农户面临不同的规划问题。表1列示了各种可能的末端状态中农户面临的规划问题。我们很容易得知，总有 $v_0 > v_{101} > v_{100} > v_{110}$ 且 $v_0 > v_{101} > v_{111} > v_{110}$。

表1　各种可能的末端状态中农户面临的规划问题

可能状态	对应规划	间接效用
未遭遇健康风险冲击	$\max\limits_{\mathbf{x}, s} u(\mathbf{x}) + \gamma s$ s. t. $\mathbf{p}^T\mathbf{x} + s = y(0)$	$v_0 = u(\mathbf{x}^*) + \gamma(y(0) - \mathbf{p}^T\mathbf{x}^*)$
遭遇健康风险冲击 未就医 自然康复	$\max\limits_{\mathbf{x}, s} u(\mathbf{x}) - \alpha + \gamma s$ s. t. $\mathbf{p}^T\mathbf{x} + s = y(0)$	$v_{101} = u(\mathbf{x}^*) - \alpha + \gamma(y(0) - \mathbf{p}^T\mathbf{x}^*)$
遭遇健康风险冲击 未就医 未自然康复	$\max\limits_{\mathbf{x}, s} u(\mathbf{x}) - \alpha + \gamma s$ s. t. $\mathbf{p}^T\mathbf{x} + s = y(1)$	$v_{100} = u(\mathbf{x}^*) - \alpha + \gamma(y(1) - \mathbf{p}^T\mathbf{x}^*)$
遭遇健康风险冲击 就医 治愈 遭遇健康风险冲击 就医 未治愈 自然康复	$\max\limits_{\mathbf{x}, s} u(\mathbf{x}) - \alpha - \beta + \gamma s$ s. t. $m + \mathbf{p}^T\mathbf{x} + s = y(0)$	$v_{111} = u(\mathbf{x}^*) - \alpha - \beta +$ $\quad \gamma(y(0) - \mathbf{p}^T\mathbf{x}^* - m)$
遭遇健康风险冲击 就医 未治愈 未自然康复	$\max\limits_{\mathbf{x}, s} u(\mathbf{x}) - \alpha - \beta + \gamma s$ s. t. $m + \mathbf{p}^T\mathbf{x} + s = y(1)$	$v_{110} = u(\mathbf{x}^*) - \alpha - \beta +$ $\quad \gamma(y(1) - \mathbf{p}^T\mathbf{x}^* - m)$

注：间接效用指规划问题中所能实现的最高的效用水平。由于不存在融资约束，这里省略约束 $\mathbf{x} \geqslant \mathbf{x}_0$。

农户在不同末端状态中面临不同规划问题这一事实提示我们，当健康风险冲击发生时，农户在既定条件下的就医行为事实上取决于对于两个规划的解的比较：

若 $v_{100} > v_{111}$，即 $\beta > \gamma(y(0) - y(1) - m)$，则农户不会就医；反之，则农户愿意就医。该判断式反映的事实是，农户是否就医取决于就医与否所引起的收入差从而效用差能否弥补就医过程中的痛苦。

情况 2：农户不存在融资约束但存在信处约束

此种情况对应的树形图如图 3b 所示，此情况中共有 6 种可能的末端状态。

如果农户不确切地知道就医与不就医的各种后续结果，但不存在融资约束，那么农户在既定条件下的就医行为将取决于其对各种末端状态发生概率的主观判断以及各种末端状态对应的规划结果。

当农户遭遇健康风险冲击时，设在农户看来，不就医或就医后未治愈时其自然康复的概率是 η，就医时其被治愈的概率是 λ，则农户不就医的期望效用为：

$$\eta v_{101} + (1 - \eta)v_{100} = u(\mathbf{x}^*) - \alpha + \gamma[\eta y(0) + (1 - \eta)y(1) - \mathbf{p}^T \mathbf{x}^*]$$

农户就医的期望效用为：

$$\lambda v_{111} + (1 - \lambda)\eta v_{111} + (1 - \lambda)(1 - \eta)v_{110}$$
$$= u(\mathbf{x}^*) - \alpha - \beta + \gamma[(\lambda + \eta - \lambda\eta)y(0) + (1 - \lambda - \eta + \lambda\eta)y(1) - \mathbf{p}^T \mathbf{x}^* - m)]$$

从而，当 $\eta v_{101} + (1 - \eta)v_{100} > \lambda v_{111} + (1 - \lambda)\eta v_{111} + (1 - \lambda)(1 - \eta)v_{110}$，即

$$\beta > \gamma[\lambda(1 - \eta)y(0) - \lambda(1 - \eta)y(1) - m]$$

农户将不就医；反之，则农户将就医。这一结论是非常显然的，如果就医时农户被治愈的概率很小而自然康复的概率很大，则农户可能不愿意就医。这一点也突出说明了医疗服务供给方的质量对农户就医行为的影响。

情况 3：农户存在融资约束但不存在信息约束

此种情况的树形图即图 1 中去掉虚线后的树形图。

如果农户能够确切地知道就医与不就医的各种后续结果，但存在融资约束，不妨设该约束表达为 $s \geq s_0$（若 $s_0 < 0$，则该式表示农户最多可能负债 $|s_0|$），那么农户的规划问题可一般地表述为：

$$\max_{\mathbf{x}, s} u(\mathbf{x}) - \alpha h - \beta d + \gamma s \quad \text{s. t.} \quad md + \mathbf{p}^T \mathbf{x} + s = y(h), \ s \geq s_0, \ \mathbf{x} \geq \mathbf{x}_0$$

这种情况下，农户的规划问题不可以转化为无约束规划问题，最优解由相应的 Kuhn-Tucker 条件给出。需要特别指出的是，在此种情况下，如果 m 很大而 $y(0)$ 与 $|s_0|$ 都很小，则当 $h = 1$ 且 $d = 1$，即农户遭遇健康风险冲击且就医时，则该规划可能无解，即此时农户不具备支付就医费用的能力，即便有就医的愿望也无法就医。这相当于农户处于图 1 中的状态 2。在农户有支付能力即可以实现 $\mathbf{x}^* \geq \mathbf{x}_0$ 的前提下，设

$$L(\mathbf{x}, s, \delta_1, \delta_2) = u(\mathbf{x}) - \alpha h - \beta d + \gamma s + \delta_1(y(h) - md - \mathbf{p}^T \mathbf{x} - s) + \delta_2(s_0 - s)$$

则最优化条件是：

$$\nabla_x u(\mathbf{x}^*) = \delta_1 \mathbf{p}; \quad \gamma = \delta_1 + \delta_2; \quad \delta_1, \delta_2 \geq 0; \quad 若\ s_0 < s^*,\ 则\ \delta_2 = 0$$

此时，一般商品组合的最优消费量 $\mathbf{x}^*$ 可能不只与价格向量有关，可能随各参数的变化而变化，从而在不同的状态处，农户的消费结构可能不同。由于此种情况下农户的预算约束空间是情况1中的预算约束空间的子集，因此，对于相同的参量 $\mathbf{p}$、γ、h、d、m，即对于同一末端状态，此种情况下的最大化效用水平（间接效用水平）不会高于情况1。也就是说，由于存在融资约束，农户的预算约束空间变小，于是农户在各种末端状态处的间接效用水平可能变小（但不可能变大）。

还需要强调的是，一般地，（假设其他条件相同）如果 | s_0 | 很小，农户最多可能负债的水平很小（对应地，预算约束空间很小），而 m 很高，则当遭遇健康风险时，农户很可能减少一般商品组合的消费量，从而出现医疗费用挤出农户普通消费支出的现象。此时，健康风险冲击不仅改变了农户的收入能力，还改变了农户的支出数量与支出结构。这些一般都最终导致农户间接效用水平的降低。

在农户具备支付能力的前提下，类似于情况1，在遭遇健康风险冲击时，农户是否就医取决于其在不同末端状态处间接效用水平的比较。

情况4：农户既存在融资约束又存在信息约束

此种情况的树形图即图1中包含虚线的树形图。

如果农户既不确切地知道就医与不就医的后果，又不能任意地借贷资金，那么农户的规划问题会变得非常复杂，对农户行为的描述或预测也变得非常困难。除非进一步给定具体条件，我们不能对农户在遭遇健康风险冲击时的行为做出一般性的描述。这也是一般性地分析医疗保障问题时所遇到的基本的困难。[①] 不过，我们也可以将情况4简单看做情况2与情况3的结合，从而情况4的结论可以看做是情况2与情况3的结论的结合。或者说，对情况1~3的分析为分析情况4提供了基础与参照，我们可以参照对它们的分析而再引入更具体、更细致的条件来分析情况4。

通过对以上4种情况的分析，我们就不难看到医疗保障机制在应对健康风险冲击方面的重要作用了，从本质上说，医疗保障机制可以在两方面发挥应对

① 而经常的情况又是，即便我们已经限定了很特殊的条件，我们仍无法必然得出某些结论。也许有点讽刺意味的是，情况4可能是最接近于现实的，但对其做出理论分析也是最困难的。困难在于，对最接近于现实的情况的分析往往需要更复杂且更具体的条件，而简单的理论抽象往往会忽略现实的细节。

健康风险冲击的作用：一是在医疗服务需求方一面，改变农户的融资约束，扩大农户的预算约束空间，使农户对于许多医疗服务具备支付能力，从数理模型上说，这对应于增大参数 $|s_0|$；二是在医疗服务供给方一面，提高医疗服务质量，增大治愈疾病的确定性，减少患者在治疗过程中的痛苦，降低医疗费用，从数理模型上说，这对应于提高 λ，降低 β 与 m。这两方面作用都可能增加农户在各种末端状态的间接效用水平，从而整体上提高农户的福利水平。

借助本章的状态依存变化树形图及数理模型，我们只通过参数的比较及与其相关的末端状态间接效用水平的比较，就可以较简洁充分地表现医疗保障机制在应对健康风险冲击方面的作用。抽象地说，医疗保障机制的作用在于，改变了农户规划问题的参数，或者，改变了农户状态依存变化的树形图，从而使农户可能进入福利水平更高的末端状态。

三、医疗保障机制的形式与原则探讨

当然，我们还要看到，医疗保障机制并非"免费午餐"，它应对健康风险冲击的作用首先需要保障机制本身是可持续的。全社会资源整体上的稀缺性决定了，医疗保障机制只能通过对全社会有限的某些资源的重新配置来降低遭遇健康风险冲击的农户的受冲击程度；同时，这种配置过程本身同样需要消耗稀缺资源（交易成本）。由于各种健康风险可以理解为以一定的概率分布律分布于某一人群之中，如果某一人群中某一比例的成员同时遭遇同一种健康风险冲击的概率非常小，那么，来自于这一人群的某个定额的"资源池"（"资金池"）则可能作为医疗保障机制实现应对集中发生于该人群中某些个体的健康风险冲击的作用。由于资源的稀缺性与风险的或然性，"资源池"成为医疗保障机制的基础形式，它体现了某一人群对他们所可能面临的健康风险的共同防范与分担。合作医疗体系与商业保险机制都属于此类保障机制，然而两者也有很大的不同。商业保险机构是既定人群之外的组织或个人设立的营利性机构，设立者要着重考虑利润目标；而合作医疗体系是既定人群为分担本人群的健康风险而建立的机制，并不以营利为目的。当利润不足以激励人们设立商业保险机制时，人们就要通过合作医疗来实现缓解健康风险冲击的目的。

虽然"资源池"（无论是合作医疗还是商业保险）整体上可以为某一人群起到应对健康风险冲击的作用，但它对于那些极容易受到健康风险冲击（即遭遇风险冲击的概率极大）且抗风险能力又很差的脆弱人群来说，可能是缺乏作用的。这是因为，"资源池"的可持续性要求某一人群中某一比例的成员同时遭遇同一种健康风险冲击是小概率事件，但脆弱人群的加入显然增大了这一事件的概率，所以"资源池"往往被设定了一些门槛，阻碍脆弱人群的加入与利用，比如较高的加入费用、较高的补偿起始线（只有自付医疗费用达到一定额度时才可能被补偿）、较低的补偿比例，等等。这些往往使得脆弱人群难以加入"资源池"，即使加入了，也往往难以获得补偿。可以想见，以营利为目的的商业保险，其门槛要高于合作医疗，因此更不利于对脆弱人群的保护。但是，由于既定人群以外的一方介入，并且介入方要追求利润，因此商业保险的运作效率很可能更高。

如果社会普遍存在关心脆弱人群的理念，则必须在"资源池"以外寻找针对脆弱人群的医疗保障机制，或者说，针对脆弱人群的医疗保障机制不能以健康风险共担为原则。在前面的分析中，我们已经看到，在存在融资约束的情况下，农户的规划问题完全可能无解，或者说，农户不具有就医费用支付能力，而脆弱人群往往出现这种情形，即便是对于较低的就医费用水平（m）。当脆弱人群遭遇健康风险冲击时，在"资源池"以外，为脆弱人群缓解融资约束的方法只有无偿地为他们提供资源。这于是催生了针对脆弱人群的医疗保障机制——医疗救助体系。需要强调的是，此种医疗保障机制的原则是对脆弱人群的关心与救济，而非风险共担。

由于医疗救助体系是为脆弱人群无偿地提供稀缺资源，而从全社会来说，资源是稀缺的，因此所救助的人群只能是全社会里一小部分最脆弱的成员，救助力度必然是有限的，并且，只能在脆弱人群遭遇健康风险冲击时才进行救助。救助对象占全社会成员的比重以及救助力度具体地取决于社会及经济实际发展的阶段，否则医疗救助体系本身是难以持续的。医疗救助体系作为一种医疗保障机制，它本质上是社会中非脆弱人群在脆弱人群遭遇健康风险冲击时无偿为脆弱人群提供稀缺资源的机制，从而，从全社会来讲，它只能是辅助的机制。[①]

当前我国政府正大力在全国范围内建设农村医疗保障机制，合作医疗与医疗救助两类保障机制的建立工作同时推开。由于在我国相对于非农业人口，农业人口整体上是更易遭遇风险冲击的人群，因此，我国的农村合作医疗体系并非只具有农业人口风险共担的意义，它同时体现了政府对农业人口的关心，农村合作医疗"资源池"中，政府要补贴"与年俱增"的资源，并且政府提供

---

① 朱玲（2000）曾详细讨论了农村合作医疗与医疗救助。参见《乡村医疗保险和医疗救助》，2000 年 3 月 26 日，http://ie.cass.cn/yjlw/01.asp? id=257.

的资源占"资源池"较大比重。而我国的农村医疗救助体系则纯粹体现了对农村脆弱人口的关心与救济。可以想见，随着我国经济与社会的发展，医疗救助的对象、救助的力度必将逐渐扩广、加强。

（执笔人：金成武，2007 年 3 月）

贫困家庭健康风险的自我保险与社会救助

　　内容提要：在"巫溪县 MFA 实施效果及影响因素社会学评估小组"于 2002 年针对医疗救助对象所做的住户调查数据的基础上，本文讨论了巫溪县医疗救助家庭的财富水平与借贷能力及其与获取医疗救助补偿之间的关系，结果表明，这些贫困家庭的财富状况基本上都不具备防范健康风险冲击的能力；借款在医疗支出中占有比较大的比重，成为居民化解健康风险冲击的重要途径。从救助补偿金与家庭收入水平之间所存在的正相关性来看，高收入者在医疗服务的利用中略微具有事实上的优势，从而能获得相对较多的救助补偿。在家庭的自我保险与社会救助之间并不存在显著的关联性。

　　Abstract：Based on the Medicaid household survey conducted by work team of "Evaluation on effects and factors of MFA in the view of sociology in Wuxi County" in 2002, this article shows the relation between self insurance (household wealth and credit ability) and Medicaid. The findings show, the low wealth holding of the poverty is inadequate to resistant the health shock, loan amount to large proportion to the medical expenditure and become to the important possibility to health risk pooling. The positive correlation between compensated funding from MFA and household income indicate the high income household take advantage in health service accessibility so that obtain some higher compensated funding. Generally, the relation between self insurance and Medicaid is unobvious.

一、引　言

　　在市场化改革过程中，农村公共医疗服务体系的供给能力在一段时期中有比较明显的下降。特别是原有的合作医疗体制的解体，使得农村地区几乎不存在社会化的医疗、健康风险化解机制。农村居民几乎完全暴露于健康风险状态之中，一旦遇有疾患，必须由居民完全承担相关的医疗费用。而慢性病发病率的上升、药品价格的上涨以及医疗系统中不断采用的新技术导致医疗费用不断上涨。一些贫困家庭由于支付能力的低下，在遇到疾病侵扰时不能及时就诊，并导致健康状况的进一步恶化，从而成为提高家庭收入水平、改善家庭经济状况的阻碍因素。因病致贫、因贫致病，贫病之间的恶性循环已经严重影响着部分贫困家庭的福利水平及其脱贫进展。

基于以上背景，一些政府或非政府组织试图从健康干预的角度实施某些扶贫救助行为。中国政府也试图在农村地区建立起新的合作医疗体制。对健康及医疗保障体制的直接干预也成为世界银行及其他国际机构向中国提供扶贫贷款的一个重要内容。所实施的项目在救助的力度（主要表现为医疗费用的报销比例）上虽然存在着一定的差异性，但很少有某项目能够对医疗费用实施全额补偿。这种制度设计的初衷可能在于防止出现商业保险中所存在的逆向选择与道德风险。但这种制度设计也可能产生一些新的问题。一方面，由于补偿是与就诊联系在一起的，因此高收入者可能对医疗服务具有更强的购买能力，自我支付能力更强，结果所获得的补偿也更多，从而医疗费用的补偿产生了新的不平等性；另一方面，如果不存在医疗费用的补偿，一些低收入家庭可能通过借贷、亲友接济等私人转移途径支付医疗费用，而存在医疗费用的补偿以后可能抵消这些途径的资源数量，因此社会救助可能抵消了私人转移，但未必增加受救助人口的经济福利。这两方面的问题都牵涉到贫困家庭健康风险的自我保险能力与社会救助之间的关系。显然，社会救助只有在自我保险能力不足的情况下才可能发挥最佳的社会效益。本文的目的在于讨论医疗救助项目覆盖下的贫困家庭对健康风险的自我化解能力与所获得的救助力度之间的关联性。

在世界银行贷款及英国 DFID 援助的支持下，重庆市巫溪县利用项目贷款与贷款协议约定中的政府配套资金于 1998 年启动了针对特困人口的医疗救助项目。到 2002 年，覆盖该县内所有乡镇的 28074 人，占全县农村人口的7.1%。[①] 所提供的医疗服务及费用减免情况为：孕产妇保健服务费的 100% 补助；计划免疫服务费的 100% 补助；常见 63 种疾病的住院医疗费用减免 60% ~ 80%；12 岁以下儿童肺炎、腹泻按指定治疗药品费用 100% 补助；边远山区 H8SP 试点乡门诊费用 60% 补偿；五保户住院及门诊费用全免；住院分娩正常费用 100% 补偿；由 CMS[②] 减免合作医疗入保金。不难发现，在这些医疗服务中，居民仍然需要承担相当一部分的医疗费用。在现今医疗费用相对高昂的背

[①]　项目实施要求通过民主程序由群众推举出最困难的 5% 享受医疗救助，该县的这一比例相对较高。

[②]　指合作医疗，cooperated medical system.

景下，即使存在着救助资金的补偿部分，我们仍然有必要考虑救助对象对自我支付部分的承受能力，特别是自我支付能力与所获得的救助力度之间的关系。

本文其余部分的安排如下，第二部分将对本文所考察的特困医疗救助家庭的家庭经济条件和健康状况进行简要地描述；第三部分将讨论样本户中健康风险的自我保险能力；第四部分讨论通过医疗救助获得的补偿数量与自我保险能力之间的关系；最后是全文的总结。

二、救助家庭的经济条件与健康状况

本文所使用的数据来自于"巫溪县 MFA[①] 实施效果及影响因素社会学评估小组"于 2002 年针对医疗救助对象所做的住户调查。问卷包括家庭成员的一般人口学特征、健康状况、接受医疗服务情况及家庭的收入、支出等方面的详细信息。[②] 全部样本共包括 3 个乡镇、23 个村、178 户家庭、614 个个人。

表 1 给出了样本户收入与消费支出[③]总量的基本情况。从中可以看出，本文所使用的样本户收入水平都是比较低的，不仅其收入的绝对水平比较低，并且相对于他们的支出水平来说，大部分的家庭的收入并不能够满足其消费支出的需要。就平均水平而言，2000 年与 2001 年中，收入均值比家庭消费支出均值要低 1400 元左右，而 2002 年中，收入总量均值只相当于消费支出总量均值的 57%。更进一步地，表 1 表明，大多数家庭都处于收不抵支的状态，[④] 收不抵支的家庭数占样本户总量的 66%～72%。

从收入构成来看，农业收入仍是家庭收入的主要来源。尽管在这三年中，农业收入占家庭总收入的比重逐年有所下降，年均下降 2 个百分点左右，但到 2002 年，仍将近占家庭总收入的 45%。工资收入（包括打工收入）占家庭总收入的比重略有上升倾向，年均上升 1 个百分点左右。转移收入（包括私人

---

① 即 medical financial aid.

② 出于对实施项目进行评估的需要，问卷中还涉及了对项目实施情况及其评价的直接问题。但这些问题在本文的研究中不具有重要意义。

③ 调查问卷中，支出的内容包括生产性支出、食品支出、衣着及日用品支出、住房、水电及燃料支出、文化及教育支出、各类税务（包括合作医疗）支出、医疗费支出、家庭成员烟酒支出、人情支出及其他等 10 项。我们在这里定义的消费总支出不包括生产性支出、各类税务支出及人情支出等 3 项内容，而只包括其他 7 项内容。

④ 调查中还设计了一个对家庭收入与支出情况的自我评价问题，在 2000 年、2001 年及 2002 年中，分别有 150 户、146 户及 151 户认为家庭的支出大于收入，分别占当年有效回答样本量的 85.71%、83.43% 和 85.80%。

转移和政府转移）的比重一般在 4% 左右，在家庭总收入中并不具有重要的作用，[①] 这也在一定程度上说明，私人救助或政府救助的作用是有限的。

表1　家庭收入与支出总量情况

年份	收入总量		支出总量		家庭总数	收不抵支家庭数
	平均值（元）	标准差	平均值（元）	标准差		
2000	3120.86	2826.00	4679.47	4208.52	178	117
2001	3248.96	2533.04	4611.10	3545.58	178	119
2002	3477.97	3050.58	6064.74[②]	6523.22	178	128

表2　家庭收入与支出结构（部分项目,%）

	2000 年		2001 年		2002 年	
	平均值	标准差	平均值	标准差	平均值	标准差
农业收入比重	49.35	22.82	47.67	23.18	44.67	23.90
工资收入比重	9.23	18.39	10.11	19.13	11.44	21.02
转移收入比重	4.06	14.49	3.84	14.01	5.60	15.67
食品支出比重	53.52	23.77	55.35	22.55	51.37	24.85
医疗支出比重	24.84	21.54	24.12	21.24	23.71	21.70

家庭支出中，食品支出与医疗费用是最主要的两个组成部分。食品支出的比重一般都在一半以上，2001 年为 55%。这一水平与全国农村的平均水平大体相当。医疗支出占家庭消费支出的比重在 24% 左右。

从收支结构中，有两点值得注意。一是农业收入在家庭中的比重较大，意味着家庭收入对自然条件具有较强的依赖性，导致家庭收入的波动风险增大。二是尽管家庭中食品支出的比重（恩格尔系数）并不是太高，但仍比全国平均水平高 5~7 个百分点；同时还应当注意到，由于健康状况欠佳，使得这些家庭中的医疗费用支出成为一个必要的支出项目，具有很强的刚性，在家庭总消费资源既定的情况下，医疗支出增长可能会迫使食品支出比重下降。

①　由于医疗救助是以直接减免的形式发放的，因此这里的转移收入比重应当不包括这一部分实际收入。

②　2002 年的家庭消费总支出水平比前两年要高很多，这主要是由住房、水电及燃料支出以及其他支出项的增加引起的，前一项支出数量比 2002 年平均增长了 510 元，后一项增长了 800 元。

三、自我保险能力

总体来说，这些家庭对医疗支出风险的自我保险能力都比较低。2000~2002 年期间，样本中有 71 名患者接受过住院治疗，其中只有 9 人的住院花费完全由自家支付，而其余 62 人的住院费用中都有一定数量的借贷资金。在住院费用的自我支付部分中，除了不能确定的"其他"项目外，大部分来自于变卖家产、口粮或牲畜，占 38%；能够动用以前积蓄的不到 12%。

在借贷或资助资金来源中，来自于亲戚、朋友及邻居的占一半以上，为 54.65%；其次是向信用社、高利贷借款。减少家庭财富的持有数量及借贷是家庭自我保险的两种主要选择形式（见表 3）。因此，对于家庭的自我保险能力，我们考虑两种主要方式：一是家庭财富水平，当家庭出现大额的意外支出时，家庭可以通过变卖财产以平滑支出风险；二是家庭借贷，即通过向亲友或其他人员的借贷行为以获得相应的资金来源，弥补暂时性的支出不足。

表3 2000~2002 年住院费用来源构成

	样本数（人）	百分比（%）
住院费用来源		
完全自负	9	12.68
有借贷或资助资金	62	87.32
合计	71	100.00
自负资金来源		
以前积蓄	4	11.76
变卖家产、口粮或牲畜	13	38.23
外出打工	1	2.94
其他	16	47.06
合计	34	100.00
借贷或资助资金来源①		
亲戚、朋友、邻居	47	54.65
政府部门、捐赠	2	2.33
信用社、高利贷	36	41.86
其他	1	1.16
合计	86	100.00

---

① 在借贷及资助资金来源问题的回答中，有的回答者选择超过一项，我们把有多个选择的当做多个样本，如有两个选项的则被视为两个样本。

（1）财富水平。由于这次调查基本上缺乏住户财富状况的详细信息，因此我们无法就家庭的财富持有特征进行详细的分析。关于财富方面仅仅询问了住户对电器、交通工具和生产性资产的持有情况，分项资产的分布数量如表4所示。尽管这里存在选择性偏差问题（selection bias），因为该县出台的医疗救助实施方案中规定持有某些高档家用设备的家庭不能评为救助对象，但表4中仍然可以体现出，被救助家庭中的财产持有量是很低的。在178户调查对象中，拥有电冰箱、摩托车的只有1户，拥有洗衣机的只有2户，拥有彩色电视与黑白电视的家庭数分别为11户和22户，而2003年，重庆市农村居民每百户拥有的彩色电视与黑白电视的数量分别为53台和49台。因此，当这些家庭在遭受意外的支出风险时，他们能够通过变现所持有财产以弥补资金缺口的选择是非常有限的。

表4　财产持有状况

种类	样本数（户）	种类	样本数（户）	种类	样本数（户）
电冰箱	1	电风扇	4	拖拉机	0
洗衣机	2	电话	6	大中型农具	17
彩色电视	11	手机	0	牲畜	6
黑白电视	22	汽车	0	农用机械	3
录音机	3	摩托车	1	其他	55

表5　因病借款规模

年份	因病借款数额（元）		家庭医疗支出（元）		医疗支出中借款比重（%）
	平均值	标准差	平均值	标准差	
2000	884.84	1918.97	1389.89	2373.63	63.66
2001	882.24	1971.56	1348.76	2369.74	65.41
2002	1150.14	2245.78	1477.47	2285.65	77.85

（2）借贷能力。由于家庭收入及财富持有水平都比较低，因此，当遇到医疗支出风险时，举债成为这些家庭平滑消费与医疗支出的重要途径。2000年与2001年，家庭因病借款规模在880元左右，而家庭的医疗支出数量在1300元左右，医疗支出数额中来自于借款的大约为64%、65%。2002年，因病借款与家庭医疗支出数量都有所增加，尤其是借款数量增长了近300元，医疗支出中来自借款的比重也增长至77.85%，比2001年上升了12个百分点。

四、社会救助规模与分布：两周病伤补偿为例

我们以两周病伤的费用补偿为例讨论救助补偿的基本特征。[①] 我们所要讨论的问题包括：获得补偿的个体具有什么样的特征？补偿的数量与自我保险能力之间具有什么样的关系？可以归结为三个层次：首先是居民是否就诊；其次是发生医疗费用后是否能够得到补偿；最后是补偿金额的确定。当然，这种条件与结构之间也可能存在相反的作用方向，即居民对费用补偿可能性及数量的预期可能会影响到居民的就诊选择。要正确识别这一顺序关系，可能需要以联立方程或工具变量来估计各个方程。在这里，我们只强调相关因素对这三种行为的影响，而不是它们之间的相互关系，因此，我们以概率模型来刻画前两类行为，以线性函数来解释医疗费用的补偿。

表6　两周病伤费用补偿

	是否就诊 是 =1	是否报销 是 =1	报销数量 对数	报销比重
男性（是 =1）	-0.0894	0.0548	0.4403	0.1175
	[1.03]	[0.39]	[1.07]	[0.70]
年龄（岁）	-0.0033	0.0085	0.0105	0.0026
	[1.30]	[2.47]**	[0.75]	[0.95]
初中及以上文化程度（是 =1）	0.3511	0.4774	0.4686	1.1083
	[1.73]*	[2.24]**	[1.24]	[1.03]
最近3年最高收入的对数[②]	0.0465	0.3055	0.0063	0.1408
	[0.79]	[3.20]***	[0.03]	[1.03]
慢性病（是 =1）	-0.2049	0.2103	0.0932	0.0297
	[1.71]*	[1.25]	[0.16]	[0.42]

①　在多数医疗救助项目地区，一般不开放门诊，但巫溪县的救助内容中包括门诊治疗。这次调查中包括2000～2002年期间专门的住院信息，但只有21个人填报了住院医疗费减免或报销数量。因此我们难以专门针对住院费用情况进行单独分析。

②　由于健康状况对家庭收入是有影响的，因此我们以其最高收入来衡量该家庭没有健康因素的逆向冲击时，家庭获取资源的最大能力。

续表

	是否就诊 是 = 1	是否报销 是 = 1	报销数量 对数	报销比重
两周病伤持续天数（天）	- 0.0225	- 0.0493	0.0879	- 0.0077
	[2.34]＊＊	[3.72]＊＊＊	[1.88]＊	[0.84]
最近 3 年最高借款数量对数①	0.0106	- 0.0605	0.057	- 0.0069
	[0.46]	[1.56]	[0.64]	[0.47]
常数项			1.566	- 0.7926
			[0.63]	[0.65]
Wald 或 F 统计量	25.28	34.09	6.56	0.20
样本数	148	77	38	38
R - 平方	—	—	0.29	0.25

　　注：就诊与报销为概率模型，所给出的估计结果为边际概率效应，括号内数字为 z 统计量，已进行异方差调整；报销数量及报销比重为线性模型，括号内数字为 t 统计量，已进行异方差调整。＊＊＊、＊＊、＊分别表示回归系数在置信度水平为 1%、5% 和 10% 下显著。

　　在全部样本中，一共有 179 个人回答过两周病伤类型（是否是慢性病，从疾病类型来看，两周患病人员中仍以慢性病居多，共有 149 人占 83%），但只有 88 个在此期间发生过医疗费用支出，其中 46 个人在这次诊疗中获得过医疗费用减免或报销补偿。

　　表 6 给出了相关因素对两周病伤就诊及所获得报销或减免费用的解释情况。从是否就诊来看，教育程度与慢性病对就诊行为具有非常显著的影响，当患有疾病时，初中及以上文化程度者的就诊概率要高 35%。如果两周内所出现的疾病为曾经所患慢性病的延续，则其就诊概率要下降 20% 左右。两周病伤的持续天数对就诊概率的影响也是负的，但这一变量与就诊行为之间可能具有内生性关系，因此这一变量究竟体现了何种效应可能是很难确定的。

　　在是否能够获得报销中，我们可以发现，年龄、文化程度及收入水平具有显著的影响。年长者、文化程度较高及高收入者在获得报销机会方面具有明显的优势。文化程度的影响可能主要表现在对高文化程度者更注重身体的异常特征，能够更为充分地利用医疗资源。年龄和收入因素则很可能与医疗救助的制度安排有关。医疗救助的预定目标在于缓解因病致贫，这就意味着家庭中最具

---

① 　与收入类似，这一变量度量的是家庭获取外部支持的最大程度。

有劳动能力的人最有可能得到救助，因为他们对于缓解家庭贫困显然具有更大的贡献。但现实的救助结果却可能表现为更注重瞄准患病的人群，救助对象由"贫"转向了"病"，这也可能体现了从医疗干预的角度实施扶贫目标中所存在的不同价值理念。当然，这种目标瞄准依据由"贫"转向"病"也可能是因为现实中"病"可能比"贫"更容易识别。高收入者在报销上所具有的优势可能是因为他们对自我承担部分费用具有更强的支付能力。两周病伤的延续天数对获得报销的机会的影响仍是负的。

除了有病伤持续天数会导致报销数量的增长，表6中所给出的这些变量对报销数量及报销比例基本上都没有解释力度。家庭收入水平及其借款能力可以在一定程度上反映家庭对健康风险的自我保险能力，这两个变量都不显著，表明救助资金的分配基本上不依赖于家庭的自我保险能力，或者说，在社会救助与家庭自我保险之间基本上不存在明显的替代关系或互补性。

图1~图3给出了费用减免与总医疗支出、收入水平之间的关系。图1中，减免费用与总医疗支出数量之间的关系基本上可以由两条线概括，一条是水平的，另一条是斜率固定的直线，这就意味着在可以报销的人群中，报销的数量与总医疗费用支出是成固定比例的。这一特征在图2中也能得到体现，费用减免的比例与收入水平之间没有关联，图像上表现为两条水平线。但从减免费用与家庭收入绝对水平之间的关系来看，图3的结果却似乎暗示着两者之间具有一定的正相关性，即高收入家庭由于具有更强的医疗服务利用能力，因此能够得到更多的补偿，尽管补偿的比例是恒定的。

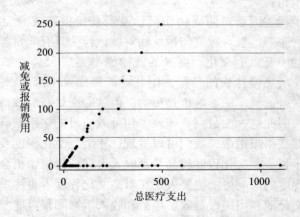

图1　减免费用与总医疗支出

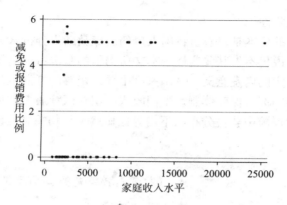

图2　减免比例与收入水平

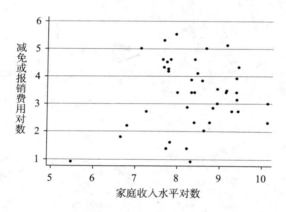

图3　减免费用与家庭收入水平

五、总　结

　　本文利用一个县的住户资料讨论了贫困家庭对健康风险的自我防范能力及医疗救助补偿金的分配问题。从财富状况来看，这些贫困家庭基本上都不具备防范健康风险冲击的能力；从借贷能力来看，借款在医疗支出中占有比较大的比重，成为居民化解健康风险冲击的重要途径。从救助补偿金与家庭收入水平之间所存在的正相关性来看，高收入者在医疗服务的利用中略微具有事实上的优势，从而能获得相对较多的救助补偿。在家庭的自我保险与社会救助之间并不存在显著的关联性。

尽管本文中的样本是以农村特困人口的医疗救助为分析背景的，但其结论对于农村地区来说仍不失其普遍性。本文所揭示的基本特征对于医疗保险制度的设计也具有一定的启发意义。贫困家庭中缺乏足够的抵御风险的能力显然迫切要求建立完善的健康保障体制。不同收入阶层在医疗服务利用能力上的差异所导致的从医疗保障中获益分布的不均等性显然也是相关制度设计中所应当避免的。

（执笔人：罗楚亮、龙云智，2005 年 5 月）

健康风险、医疗保障与家庭内部资源配置

内容提要：在经济转轨过程中，居民的自我支出的医疗费用在不断上升，使得健康风险成为影响家庭支出水平、福利水平的重要因素。本文根据实施医疗救助的3个项目省、6个项目县的住户调查资料，对救助户与非救助户家庭消费结构的比较分析表明，医疗救助制度的推行对于降低医疗支出与非医疗支出之间的替代性、改善家庭内部成员之间的医疗资源分配的不均等性方面具有非常显著的改善作用。但同时也表明，如果居民遭受比较严重的疾患，现有医疗救助制度的力度仍是有限的。

关键词：健康风险　医疗保障　居民消费

Abstract: During the economic transition, out-of-the-pocket medical expenditure is increasing, which leads to the health risk negatively impacts the household expenditure and well beings. Based on a household survey executed in 6 counties, 3 provinces covered by the Medical Financial Aid (MFA) program, the paper conducts a comparative analysis on the structure of household expenditure between the household with MFA and those without. The findings indicate, the execution of MFA decreased the substitution between medical expenditure and non-medical expenditure, and equalized the intra-household medical resource allocation within family members; while, it still ineffective to insurance the catastrophic health risk.

Key Words: Health Risk; Medical Insurance; Household Consumption

一、引　言

在中国整个社会经济体制的市场化转轨过程中，医疗管理体制改革也渗入了较强的市场观念。在这一大的背景下，最为直接的结果是中国居民医疗费用

支出的承担方式发生了很大的改变，医疗卫生事业在计划经济体制下所具有的公共福利性质逐渐淡化，医疗支出中政府所承担的比重也在逐步下降，居民为维持健康所需要支出的医疗费用的绝对数量与相对比重都在大幅度上升。

尽管即使在传统的计划经济体制下，中国广大农村地区也没有如同城镇地区那样覆盖面相对完备、救济力度相对较大的医疗保障体制，但依托于农村集体经济的农村医疗保障制度也确实能在较大程度上对农民的健康风险提供相应的保障，从而为农村居民平滑健康风险的冲击提供一种可能的途径。相对低廉的医疗费用支出不会对居民支出行为构成沉重的压力，从而使得健康风险对居民消费的冲击相对较低。由于原有的农村医疗保障机制与集体经济之间具有比较密切的关联，因此在集体经济衰败以及医疗体制的市场化改革过程中，这种医疗保障机制也将难以为继。更何况，这种传统的医疗保障机制也存在资金管理等方面的问题（朱玲，2004），其可持续性更加难以维持。即便如此，集体经济时期的中国农村健康保障被誉为"以最少投入获得了最大健康收益"（世界银行，1993），也极大地改善了人民的健康水平。

或许是由于经济体制转型的摩擦，在原有的医疗保障体制瓦解的同时并没有建立起新的医疗保障替代机制。从最近几年的情况来看，农村医疗保障的覆盖面在急剧下降。在这期间，尽管国家也曾强调恢复或重建农村合作医疗制度，但并没有根本性地改善农村居民的医疗保障状况。根据卫生部于1998年的第二次全国卫生服务调查资料，87.32%的农村居民没有任何形式的医疗保障，而卫生部最近公布的这一数字为79.1%。总之，绝大多数农民都需要自己承担相应的医疗费用支出。与医疗机构及医疗体制市场化改革相联系的医疗机构行为方式的变化不仅可能直接导致医疗费用的上涨，也可能导致发病率的上升（国务院发展研究中心，2005）。除了这些医疗体制变迁的制度性因素以外，一些"自然"因素也在加大居民所可能遭遇的健康风险。人均寿命的延长、家庭中老年人数量增长这一人口特征的转变可能成为家庭医疗支出增长的重要诱因之一。各类慢性病发病率的增长也使得家庭成员陷入疾病状态的概率在增大，尽管对这一现象出现的原因至今还没有很好的解释。

从国家统计局的住户调查数据来看，2003年的人均医疗保健支出为115.75元，占生活消费总支出的5.96%；而1985年为7.65元，占生活消费总支出的比重为2.41%。医疗保健支出的绝对数量上涨了14倍，而在家庭生活消费总支出中的比重也上升了3.5个百分点。尽管这其中存在由于经济发展、收入增长导致消费结构变化、人们能够更为有效地关注健康状况，增加健康支出等自主性因素，但也不可否认强制性因素的存在。如果发病率以及医疗服务的价格水平基本稳定，则医疗支出水平也应当是基本稳定的。

医疗保障的低覆盖面及医疗费用的上涨，使得医疗支出风险可能成为农村居民消费选择的一个重要影响因素。这种影响不仅表现为，在收入水平、消费资源既定的条件下，医疗保健支出的增长必将导致其他消费形式支出的下降；更为严重的是，在医疗支出具有较强不确定性的情况下，如果居民具有较强的风险回避特征，则对居民的消费水平下降的影响程度会更加明显。这显然可能构成居民福利水平的损失。在健康风险与居民消费的研究文献中，一般都强调居民对于健康风险是否具有足够的平滑能力，即健康风险是否影响居民消费调整的动态路径。但这一研究思路通常是建立在面板数据的基础上的，即在一定时期内对家庭信息的追踪调查。本文中，我们所使用的数据来自于中国社会科学院经济所健康经济学课题组于 2004 年对重庆、山西、甘肃三省农户所做的住户调查，这次调查数据目前仍是横截面性质的。因此，我们将从另一个视角讨论健康风险对家庭消费行为的作用：健康风险对家庭内部资源配置的影响。

从家庭内部资源配置的角度来考察家庭健康状况以及不同家庭成员的健康状况对家庭消费结构的影响，将涉及两个领域的内容：一是健康及健康支出对家庭消费行为的影响，二是家庭内部资源配置的相关研究。在家庭资源总量一定的情况下，用于健康支出的部分增长必定会降低非健康性的消费支出。但健康支出是依存于家庭成员的健康状况的，医疗支出的不确定性将使之与消费支出之间具有更为复杂的联系形式。在预防性储蓄理论的相关研究中，医疗支出的不确定性构成居民消费行为的一个重要影响因素。如果居民是风险回避的，为了应对潜在的支出增长，消费者会减少当期的消费量以增加储蓄、增强未来的支付能力。健康支出的不确定性可能会导致居民储蓄的增加，这一命题的反面也就是，健康保障体制会有助于降低居民的储蓄动机，或者说增加居民的消费水平。总体上说，多数文献强调健康支出的不确定性将降低或延迟居民的当期消费、增加储蓄，而医疗保障制度则具有相反的效应。但这里的消费指的是消费的总量水平，而不包括消费项目的内部构成。而后者通常是在家庭内部资源配置的框架下来进行讨论的。

家庭内部的资源配置是家庭经济学的重要内容之一，研究的重点多强调家庭资源在不同性别之间的分配，特别是夫妻双方对于家庭资源的不同支配能力，以及这种支配能力差异对家庭中其他成员的经济福利的影响，如宋丽娜（1999）对中国农村家庭内部资源分配的讨论。一般说来，家庭消费资源的分配偏向于相对收入水平较高的家庭成员，如妻子的相对收入水平越高，则家庭消费将会偏向于食品与女性服装等；而丈夫相对收入水平越高，则家庭消费资源结构中的烟酒、男性服装等方面的支出将会上升。Duncan Thomas（1990）对巴西的研究发现母亲对家庭资源控制能力的增强有助于提高子女的健康水平。

家庭内部资源分配研究的另一个重要方面是家庭内部成员的风险分散问题。从居民消费的角度来说，持久性收入假说强调消费水平是由持久性收入决定的，来自收入或支出的随机冲击不会影响到居民的持久性消费水平，在信贷完善的条件下，消费者可以利用信贷机制调节储蓄水平，平滑掉随机冲击对居民消费的影响。如果家庭具有这种消费平滑功能，那么个别成员所面临的随机冲击将不会影响到家庭消费的动态调整路径。Dercon 与 Krishnan（2000）的研究发现，家庭成员个人的健康风险能够在多数家庭内部得到有效分散，但在低收入家庭中，女性成员的健康风险不能被分散掉。

在下一部分，我们将给出本文经验分析的基本方法（第二部分）。第三部分对健康风险与家庭消费结构特征及人口特征等进行描述性分析，第四部分给出计量分析基础上的相关经验结果。最后，第五部分，是全文的总结。

二、模型识别

根据健康支出对家庭消费行为的影响以及家庭消费资源在不同用途之间的分配关系，我们试图检验以下两个方面的作用机制：

第一，医疗保障对家庭医疗支出与非医疗支出替代性的影响。在收入一定的情况下，家庭的总消费资源也是一定的，则医疗支出的增加将会导致其他支出的下降。如果存在医疗保障机制，则由于医疗保障制度能对医疗支出提供一定的补偿，因此，医疗支出与其他消费支出之间的替代性会减弱。

第二，医疗保障机制对家庭成员医疗资源分配的影响。由于家庭中的医疗支出数量要受到收入水平的制约，因此医疗支出的不足将会影响到不同成员之间的医疗资源分配。医疗保障制度提高了家庭的医疗支出能力，有助于家庭中处于弱势地位的成员获得更多的医疗资源。

为了对以上可能性进行检验，我们采用 Working-Lesser 支出函数作为基本的分析工具，通过家庭支出构成的变化来分析特定人群对家庭支出行为的影响，这一函数在估算成人等价折算因子、儿童抚养成本等方面有着非常广泛的运用。Working-Lesser 支出函数的形式可表示为：

$$\omega_i = \alpha_0 + \alpha_1 \ln\left(\frac{Y}{n}\right) + \alpha_2 \ln n + \sum_k \theta_k \left(\frac{n_k}{n}\right) + \eta \cdot H + \delta \cdot X + \varepsilon \tag{1}$$

ω_i 表示某类消费品支出在总支出中所占的比重；Y 表示家庭收入；n 表示家庭的人口规模；n_k 为年龄组 k 的家庭人口数；H 表示家庭的健康变量；X 为其他控制变量。

　　如果 ω_i 表示的是非医疗支出在总支出中所占的比重，当存在医疗支出与非医疗支出的替代时，则有 $\eta < 0$，即由于健康风险导致医疗支出增加，从而降低了非医疗支出在总消费支出中的比重。

　　由于在保障人口与非保障人口之间的抽样并没有完全遵循随机原则，而是在两个人群组中分别抽取的，因此不宜将两类样本进行合并估计，而应针对两个人群组分别估计以上方程。

　　保障人口与非保障人口中估计得到的 η 分别记为 η_{ins} 与 η_{nins}，如果医疗保障对于家庭内部资源分配没有影响，则有 $\eta_{ins} = \eta_{nins}$。

　　更进一步地，将 H 根据人口特征进行细分为 H_h 与 H_l，对应的估计系数分别为 η_h 与 η_l。如果资源在家庭内部成员之间是均等化分配的，则 $\eta_h = \eta_l$。定义 $\Delta \eta = |\eta_h - \eta_l|$，则医疗保障存在的另一个作用是使得 $\Delta \eta$ 下降，即 $\Delta \eta_{ins} < \Delta \eta_{nins}$。

三、描述性分析

　　本文所使用的数据来自于中国社会科学院经济所健康经济学课题组于 2004 年对重庆、山西和甘肃三省份所做的住户调查，该调查受到了卫生部贷款办 "农村特困群体医疗救助效果研究" 项目的资助。我们从三个省份中各抽取了两个调查县，这些调查县都在世界银行卫生Ⅷ贷款项目支持下实施了特困人口的医疗救助，这一救助制度也是这些人群的主要医疗保障制度。本课题组将有专门的研究报告分析这一制度的运行，在此不赘述这一项目的制度背景与特征。全部调查包括 1206 户住户样本，每个项目县大体上为 200 户住户，其中救助户与非救助户调查样本分别为 269 户与 937 户，救助对象占全部样本（以户为计算单位）的 22.31%；从个人样本来看，全部个人样本总数为 4536 人，救助户与非救助户所覆盖的个人数量分别为 931 人（占 20.52%[①]）和 3605 人（占 79.48%）。整个样本是根据救助对象与非救助对象分类抽样得到的，在确定救助对象与非救助对象大体比例的前提下，在各自分样本中再进行随机抽样。本次调查是由卫生系统完成的，由各项目县组织调查员入户，课题

---

　　① 这一比例大大高于实际中的医疗救助比例。根据相关制度设计规定，医疗救助的规模为当地农业人口的 5%，部分地区由于有其他项目的支持，如重庆的巫溪县另有 DFID（英国国际开发署）的支持，救助规模比这一比例要略高。之所以对救助户抽取这么高的比例，是需要保持医疗救助样本量足够大。

组成员负责对调查员进行培训和调查过程的质量控制。

1. 消费特征

家庭消费支出分为四类，食品支出与衣着支出归结为基本消费，其他三类包括教育支出、医疗支出与其他支出。表1给出了各类支出在总支出中所占比重及绝对水平的描述性统计量，同时也给出了家庭人均纯收入与人均总消费的特征。这里的总收入与总消费概念中，既包括了现金性收入或消费，也包括了非现金的实物收入或消费。非现金实物性收入与消费金额是根据相关农产品的数量乘以对应的价格水平得到的。图1描述了两类家庭中基本生活支出比重的核（kernel）密度估计图。

表1　救助户与非救助户家庭消费支出（含实物消费）构成描述

变　量	非救助户		救助户		差异显著性
	均值	标准差	均值	标准差	（F 统计量）
家庭支出构成比例（%）					
基本消费	52.88	22.31	57.76	26.12	9.54***
教育支出	8.32	14.64	5.51	11.12	8.54***
医疗支出	18.50	20.94	22.40	24.65	6.44**
其他支出	20.29	17.62	14.32	15.80	25.19***
家庭支出绝对量（元）					
基本消费	3689.42	2892.21	2607.95	2105.20	33.63***
教育支出	894.74	2248.56	467.07	1219.56	9.10***
医疗支出	1675.75	4093.19	1855.78	6525.34	0.25
其他支出	2562.18	8953.95	1081.93	3255.29	7.14***
总 支 出	8822.09	11074.10	6012.73	8487.05	15.25***
家庭人均纯收入（元）	1717.00	2319.14	1036.97	911.42	22.56***
家庭人均总消费（元）	2358.58	2564.40	1765.32	2457.73	11.88**

注：两类住户相关变量差异的显著性是根据方差分析结果来判断的（以下表2、表3、附表同）。
***、**、*分别表示统计量在1%、5%及10%的水平下显著（以下各表同）。

恩格尔法则表明，食品支出在总消费中的比重（恩格尔系数）随着收入水平的增长而下降。萨缪尔逊将这一比重扩展为包括食品支出与衣着①等基本消费品在内。在关于家庭人口等价折算因子的估计中，一般将恩格尔系数作为家庭效用水平高低的度量标准。从表1中可以看出，非救助户的基本消费支出

---

① 这种扩展对于低收入家庭来说应当是成立的，因为低收入家庭中的衣着等应仍为必需品。

比救助户低将近 5 个百分点，并且这两者之间的差异是显著的。这就意味着救助户的整体家庭福利水平要低于非救助户。这一特征从核密度估计图中也可以看出，救助户的基本生活支出占家庭总消费支出的比重的分布密度集中在图像的右端。尽管非救助户基本生活支出的比重较低，但基本消费支出的绝对数量仍比救助户高出 1000 元以上。

非救助户的医疗支出份额比救助对象低将近 4 个百分点，但从医疗支出的绝对数量来看，尽管非救助家庭的医疗支出总额比救助对象要低将近 200 元，但这一差异不具有统计意义上的显著性。应当说明的是，这里的医疗支出都指的是居民自我支付的医疗费用数量，已经扣除了医疗救助的补偿金额。不难理解，如果没有这些补偿，救助户医疗支出的绝对数量及其占家庭总消费的比重都将会有进一步的增长。

从描述性的结果来看，非救助户的教育支出与其他消费品支出在总消费支出中的比重及绝对数量都要高于救助对象。因此，医疗支出似乎与基本消费品支出之间没有表现出替代关系，救助对象的基本消费支出份额与医疗支出份额都高于非救助家庭。存在替代性的似乎应该是教育支出和其他消费支出，即医疗支出的增长导致家庭降低了家庭的教育支出和其他消费性支出。这一效应是否成立，包括基本生活消费品与医疗支出之间是否确实不存在替代性，教育支出、其他消费品支出与医疗支出之间是否确实存在替代性，可能需要进一步的计量检验进行验证。

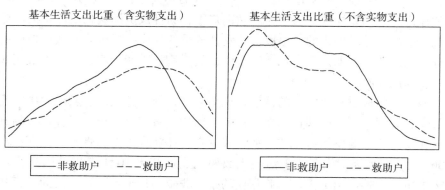

图 1　基本生活支出比重的核密度

总体上说，救助户的家庭人均总收入与人均总消费水平都要大大低于非救助户。但是，两类家庭中人均消费水平之间的差额要略低于人均收入水平之间的差异。从相对差额来看，救助户的人均收入水平只相当于非救助户的 60%，但前者的人均消费水平却接近于后者的 75%；从差异的绝对量来看，非救助户的人均收入比救助户高出 680 元，但前者的人均消费只比后者高出 593 元。消费差异小于收入差异，很可能是由于居民消费所具有的平滑性特征所造成的。

2. 健康状况

本文以两类变量来描述健康状况，[①] 一是健康自我评价，二是健康对行为能力的影响，后者具体包括两个变量，病伤导致的累计不能干活的天数以及因病伤卧床天数。调查中，健康状况都是针对个人询问的，但本文对家庭消费行为的分析是以家庭为基本单位的，因此需要将个人的健康状况加总为家庭的健康特征。对于健康自我评价，我们选择的家庭健康测度变量为家庭中自我感觉身体状况差或非常差的总人数，而对于因病伤导致的不能干活天数及卧床天数，我们取的是家庭中患病成员不能干活天数或卧床天数的总和。

非救助户与救助户中健康状况的分布如表 2 所示。在计算家庭健康状况时，男女性成员是分开考虑的，这是因为不同性别成员的健康状况对家庭行为所产生的影响可能是不一样的，如 Dercon 与 Krishnan（2000）就曾得到了类似的结论。

不难理解，各个健康变量都显示出，救助户的家庭健康状况比非救助户要更为恶化，并且所表现出的健康状况差异都具有统计显著性。从健康状况的自我评价来看，救助户中自我感觉身体状况欠佳的男性成员数为 0.6691 人，比非救助户要高 0.2454 人；身体状况差的女性成员数量也表现出相同的比较关系，救助户也要高于非救助户。从病伤导致的不能干活天数与卧床天数来看，两类住户之间的差异性更为明显。救助户中，男性成员因病伤不能干活或卧床天数都要高出非救助户的一倍以上，女性成员的相应指标也表明救助户中的家庭健康状况比非救助户要差很多，女性成员因病伤不能干活或卧床天数比非救助户要高出 70% 以上。

两类家庭成员健康状况的性别构成差异也是很有意义的。救助户中，无论是健康自我评价还是因病伤不能干活或卧床的天数都显示出，男性成员的健康状况比女性成员要略微差一些，如自我感觉身体状况差的男性数量比女性要多0.067 人，男性因病伤不能干活的天数要比女性高出 10 天，男性因病伤卧床的天数也比女性高出 1 天。与此相反的是，非救助户中，女性成员的健康状况似乎要比男性成员更差一些，如自我感觉身体状况差的女性数量比男性数量要多 0.07 人，女性因病伤不能干活天数比男性多 4 天，女性因病伤卧床天数也

---

① 这两类变量都是针对家庭中 15 岁以上成员询问的，因此更多地偏向于测量家庭中成年人的健康状况。

比男性多 7 天。两类家庭健康状况的这种性别构成差异很可能是与救助标准、救助对象的选择相关的。

一般说来，在农村经济中，男性比女性对家庭收入具有更大的贡献，因此男性成员的健康状况对家庭收入的影响也就更大。如果男性成员健康状况较差，那么家庭更有可能陷入低收入状态，从而更有可能成为救助对象。① 应当指出的是，尽管这一制度安排是以贫困与疾病双重因素为瞄准目标的，由于男性与女性对影响家庭贫困或脱贫方面的差异，有可能导致家庭资源的内部分配中更偏向男性成员，从而造成救助优先顺序上的性别差异。

表 2　救助户与非救助户家庭健康状况比较

变量	非救助户		救助户		差异显著性
	均值	标准差	均值	标准差	（F 统计量）
自我感觉身体状况差的男性人数	0.4237	0.5516	0.6691	0.5908	40.07***
自我感觉身体状况差的女性人数	0.4973	0.5683	0.6022	0.5745	7.09***
男性因病伤不能干活的总天数	40.21	102.68	88.80	152.13	36.96***
女性因病伤不能干活的总天数	44.16	107.28	78.64	150.79	17.73***
男性因病伤卧床总天数	12.75	60.90	35.96	103.83	21.30***
女性因病伤卧床总天数	19.70	76.49	34.59	102.72	6.72***

表 3　救助户与非救助户家庭人口特征

变量	非救助户		救助户		差异显著性
	均值	标准差	均值	标准差	（F 统计量）
0~5 岁成员比例（%）	4.63	10.42	1.94	6.15	16.33***
6~10 岁成员比例（%）	6.32	11.80	4.09	9.41	8.16***
11~15 岁成员比例（%）	8.16	14.11	7.41	12.94	0.62
16~60 岁男性成员比例（%）	34.78	21.35	35.31	26.03	0.12
16~60 岁女性成员比例（%）	30.89	18.79	23.98	21.89	26.19***
60 岁以上男性成员比例（%）	8.53	18.52	14.88	25.77	20.33***
60 岁以上女性成员比例（%）	7.92	17.73	13.52	22.14	18.51***
家庭规模（人）	3.85	1.37	3.46	1.58	15.50***

3. 人口特征

人口特征中所考虑的变量包括家庭人口的年龄构成及家庭人口规模。从人

---

① 所实施的这些救助项目中规定的救助标准实际上可以归结为两个方面：一是有病，二是贫困。

口的年龄构成来看，救助户中老年人的比例要大大高于非救助家庭，而 16 岁
以下家庭成员的比例要大大低于非救助家庭，这可能不仅仅是因为老年人的健
康状况相对较差，老年人更容易陷入贫困状态可能也是影响的因素之一。从
16~60 岁这一年龄段来看，两类家庭中男性成员比例基本相当，救助户中略
高于非救助户，而救助户中的女性比例则要低于非救助户 7 个百分点。从数量
上看，两类家庭的人口规模差异并不大，非救助户中的平均人口数量为 3.85
人，比救助户中只高出 0.4 人，但这一差异具有统计上的显著性。

四、经验结果

本部分给出方程（1）的经验估计结果。方程（1）中的解释变量除了健
康变量外，还包括家庭人均收入水平对数、家庭人口规模对数、家庭人口的年
龄结构以及地区虚拟变量（以县为单位）。本文中，我们只给出了健康变量的
相关估计系数及检验结果。由于家庭人均收入水平可能是一个具有内生性的变
量，因此我们以家庭成员中是否具有党员身份①及家庭所拥有的土地面积②
（对数）作为工具变量进行内生化处理。

表 4 中的健康变量是根据家庭成员的健康自评为基础得到的，所给出的是
工具变量法的估计结果，与此相对应的普通最小平方估计（OLS）可见附表。
本部分的讨论以工具变量法的估计结果为依据。

从表 4 中可以看出，对于非救助户来说，家庭成员健康状况的自我评价对
基本消费支出比重、医疗支出比重具有非常显著的影响。如果包括实物性消费
支出，从医疗支出的比重来看，男性健康状况较差对非救助户医疗支出比重具
有显著的正效应。男性成员健康状况自我评价较差的数量增加一人，则家庭中
的医疗支出比重将上升 4.64%。女性成员这一变量的效应则不显著。因此可
以认为，在非救助家庭内部，医疗费用的分配有利于男性而不利于女性。

如果总消费中不包括实物性支出，在非救助家庭中，男女性成员健康状况
自我评价对基本消费支出比重都具有非常显著的影响，并且影响系数都显示为
负，即家庭中健康状况较差的成员数量增加将导致基本消费支出比重的下降，
出现这一结果的背后机制很可能是因为健康状况成员数量的增长将导致家庭中
医疗支出的增长，从而导致基本消费支出的下降。并且，健康状况对基本消费

---

① 如果家庭成员中有党员，则该变量取 1，否则为 0。
② 没有对土地的质量进行调整，考虑的是土地总面积（亩）。

支出比重的影响也存在着性别差异，尽管系数差额 $\Delta\eta$ 的 t 统计量在 10% 的水平下仍不具有显著性，但估计系数的绝对值显示，健康状况较差的男性成员数量对家庭基本消费支出比重的影响系数比女性成员要将近高出一倍。男女性成员健康自我评价对医疗支出比重也都具有非常显著的影响，家庭中男性成员身体较差的数量增加一人，则家庭的医疗支出将增长 8.76%，女性成员为 4.38%，女性影响系数刚好相当于男性的一半，并且这种差异在 10% 的水平下具有显著性。此外，在非救助家庭中，男性成员的健康状况对教育支出比重也具有显著的影响，健康自我评价差的男性成员数量增加一人，教育支出比重将下降 2.67 个百分点。

表4　健康变量对各类消费支出的影响（Ⅳ）：健康状况的自我评价

	基本消费		医疗支出		教育支出		其他支出	
	非救助户	救助户	非救助户	救助户	非救助户	救助户	非救助户	救助户
含实物性支出								
HNMS	-0.0286	0.0278	0.0464	-0.0027	-0.0173	-0.0177	-0.0005	-0.0075
	[1.43]	[0.96]	[2.51]**	[0.10]	[1.28]	[1.68]*	[0.03]	[0.35]
HNWS	-0.0009	-0.0252	0.0141	0.0265	-0.0169	-0.0236	0.0037	0.0223
	[0.05]	[0.55]	[0.74]	[0.63]	[1.27]	[1.49]	[0.25]	[0.79]
$\Delta\eta$	-0.0277	0.0530	0.0323	-0.0292	-0.0004	0.0059	-0.0042	-0.0297
	[1.18]	[1.32]	[1.40]	[0.72]	[0.02]	[0.32]	[0.24]	[1.21]
样本数	921	255	921	255	921	255	921	255
F	9.62***	7.58***	10.24***	5.06***	14.06***	7.32***	6.01***	3.20***
R^2	0.1	0.26	0.09	0.25	0.05	0.33	0.03	0.12
不含实物性支出								
HNMS	-0.0667	-0.023	0.0876	0.0628	-0.0267	-0.0233	0.0058	-0.0165
	[3.67]***	[0.67]	[4.10]***	[1.60]	[1.71]*	[1.28]	[0.27]	[0.60]
HNWS	-0.0353	-0.069	0.0438	0.0667	-0.0162	-0.0288	0.0077	0.031
	[2.00]**	[1.24]	[2.11]**	[1.10]	[1.02]	[1.08]	[0.41]	[0.79]
$\Delta\eta$	-0.0313	0.0460	0.0438	-0.0039	-0.0105	0.0055	-0.0020	-0.0475
	[1.42]	[1.04]	[1.64]*	[0.07]	[0.55]	[0.17]	[0.09]	[1.27]
样本数	920	254	920	254	920	254	920	254
F	12.82***	3.71***	15.55***	5.32***	15.88***	8.02***	2.84***	4.59***
R^2	0.15	0.03	0.21	0.18	0.06	0.34	—	0.17

注：HNMS、HNWS 分别表示自我感觉身体状况差的男性人数与女性人数。方程中的其他变量包括：家庭人均收入对数、家庭规模对数、家庭成员的年龄构成以及县虚拟变量（以下表5、表6同）。[ ] 内为 t 统计量的绝对值，已进行异方差调整（以下表5、表6同）。

　　总体上说，在非救助家庭中，健康状况对于家庭内部资源分配具有比较显著的影响，这种影响既表现在不同支出项目构成之间，也表现在不同性别成员之间。家庭中健康状况差的成员数量增加，将会导致家庭中用于基本消费与教育支出的比重下降，医疗费用支出比重的上升，并且男性的影响系数高于女性。这就意味着，在非救助户中，家庭成员健康状况不仅造成了医疗支出与非医疗支出之间的替代，并且也存在着性别差异，医疗支出在家庭成员内部的分配也是不均等的。

　　对于救助户来说，这种形式测度的健康变量对家庭消费支出构成基本上都不具有显著的影响，只有在包含实物性消费的教育支出比重中，救助户中男性成员健康状况自我评价差的成员数量增加将导致这一比重的下降。与非救助户比较可以发现，救助户中医疗支出与非医疗支出之间的替代性非常弱，并且医疗支出在男女性成员之间分配的不均等性也要低很多，无论是否包括实物性支出，在救助户中，不同性别对医疗支出比重的影响系数差异都不具有显著性。

　　通过对非救助户与救助户家庭消费结构的比较不难看出，医疗救助制度的推行不仅降低了家庭消费资源在医疗支出与非医疗支出之间的替代性，也降低了医疗支出在不同性别成员之间分配的不均等性。

　　进一步地，我们将考虑另外两个变量测度的健康状况，一是家庭成员因病伤不能干活的总天数，二是家庭成员因病伤卧床的总天数。[①] 与前面一样，也分性别考虑。之所以再考虑这两个变量，主要是出于两个方面的考虑：一方面试图通过对健康变量的不同测度形式对健康与家庭内部资源配置结构的关系的稳健性进行检验；另一方面，因病伤不能干活天数与卧床天数在一定程度上反映了疾病的不同严重程度，特别是卧床天数，可能是因为比较严重的疾病作用的结果，因此我们可以对不同患病程度与家庭内部资源配置关系进行更为深入的讨论。相应的工具变量法估计结果分别见表5和表6。

　　首先讨论因病伤不能干活天数与消费结构之间的关系。对于非救助户来说，男性成员因病伤不能干活的天数对基本消费支出比重和教育支出比重都有显著的负效应而对医疗支出增长具有显著的正效应。如果消费中不包括实物性支出，则非救助户中女性成员的因病伤不能干活天数对基本消费、医疗支出的份额也具有显著的影响，并且男女性成员的影响系数都基本上接近，[②] 差额既

----

① 这两个变量都取的是对数形式，为了保证0值样本在取对数后不被删掉，我们将这一变量转化为总天数＋1的对数。
② 医疗支出比重中，女性成员因病伤不能干活天数的影响系数仍要略低于男性成员，当然这一差异不具有显著性。

不明显也不具有统计意义上的显著性。总体说来，在非救助户中，家庭成员健康状况的恶化将导致医疗支出的显著增长，并由此而导致基本消费与教育支出等非医疗支出份额的显著下降。

这里的救助户的情况与健康自我评价中的消费结构特征有所不同。在不含有实物性支出的消费结构中，救助户中男女性成员因病伤不能干活天数对基本消费支出比重都具有显著的负效应，并且女性的影响系数略高于男性，尽管这一差异不具有显著性。但我们同时发现，这两个变量的影响系数比非救助户中的绝对值更大。教育支出比重的估计结果也显示，女性成员因病伤不能干活天数具有较为显著的负效应。但男女性成员因病伤不能干活天数对医疗支出比重并没有显著影响，性别差异也不显著。

这就意味着，尽管救助家庭已经获得了医疗救助，但当疾病比较严重时，仍然对其消费结构具有较强的冲击作用，基本消费支出比重会在一定程度上有所降低。救助户与非救助户的估计结果比较也表明，对于比较严重的疾病来说，救助并没有使得健康冲击对居民消费支出份额的影响（对基本消费支出份额的负效应）有所下降。结合表6，这一特征可能会更为明确。表6中健康状况的测度变量是因病伤卧床天数。显然，这一变量所描述的疾病状况比前两种方式要更为严重。

比较表5和表6可以发现，对于非救助户来说，不含实物性支出的消费结构中，女性成员因病伤卧床天数仍不具有显著的影响，但男性成员的相应估计系数在基本消费、医疗支出和教育支出份额方程中是显著的，并且系数绝对值也要高于表5。这可能表明，疾病状况越严重则对消费结构的影响也越大，具体仍表现为对非医疗支出（基本消费与教育支出）的显著负效应和对医疗支出的显著正效应。并且，医疗支出中仍具有显著的性别差异，当然也仍然表现为有利于男性成员而不利于女性成员。但这些健康变量对救助户消费结构仍没有显著的影响。

对于不含有实物支出的消费结构来说，在非救助户中，男女性成员卧床天数对基本消费支出份额具有显著的负效应，并对医疗支出份额具有显著的正效应，男性成员的影响系数仍要大于女性。非救助户中，男性成员卧床天数也会导致教育支出比重的显著下降。

而对于救助户来说，男女性成员的卧床天数对基本消费支出份额都具有显著的负效应，男性成员影响系数绝对值要明显高于表5中的估计结果，并且男女性成员的估计系数也都仍要高于非救助家庭。此外，男性成员卧床天数对医疗支出份额也具有显著的正效应，而女性成员则不然。对于救助户来说，当面临严重的疾病冲击时，现有的医疗救助仍然不能够完全化解家庭所面临的这种风险，家庭医疗支出在不同成员之间分布不均等的现象也仍然存在。这也可能在一定程度上表明现有医疗救助在力度上仍存在某些不足。

表5　健康变量对各类消费支出的影响（Ⅳ）：因病伤不能干活总天数

	基本消费		医疗支出		教育支出		其他支出	
	非救助户	救助户	非救助户	救助户	非救助户	救助户	非救助户	救助户
含实物性支出								
lnhdlabm	−0.008	−0.0138	0.0159	0.0042	−0.0072	0.0003	−0.0007	0.0094
	[1.74]*	[1.47]	[3.33]***	[0.50]	[2.49]**	[0.07]	[0.20]	[1.42]
lnhdlabw	−0.0035	−0.0089	0.0081	0.0038	−0.0037	0.0045	−0.0009	0.0007
	[0.71]	[1.16]	[1.56]	[0.53]	[1.11]	[1.34]	[0.24]	[0.12]
Δη	−0.0045	−0.0049	0.0079	0.0004	−0.0035	−0.0043	0.0001	0.0088
	[0.63]	[0.49]	[0.98]	[0.04]	[0.81]	[0.85]	[0.02]	[1.33]
样本数	921	255	921	255	921	255	921	255
F	9.85***	7.46***	9.11***	5.33***	12.53***	7.58***	5.56***	3.05***
R^2	0.12	0.27	0.15	0.25	0.03	0.32	0.02	0.12
不含实物性支出								
lnhdlabm	−0.011	−0.0172	0.0202	0.0115	−0.0108	−0.0009	0.0016	0.0066
	[2.43]**	[1.66]*	[3.60]***	[1.02]	[3.04]***	[0.17]	[0.32]	[0.81]
lnhdlabw	−0.012	−0.0195	0.0164	0.0039	−0.0035	−0.0102	−0.001	0.0054
	[2.59]***	[2.21]**	[2.65]***	[0.38]	[0.84]	[1.88]*	[0.20]	[0.73]
Δη	0.0009	0.0023	0.0038	0.0076	−0.0073	−0.0111	0.0025	0.0012
	[0.13]	[0.21]	[0.40]	[0.65]	[1.37]	[1.55]	[0.36]	[0.14]
样本数	920	254	920	254	920	254	920	254
F	11.42***	4.40***	12.81***	5.56***	14.14***	8.35***	2.67***	4.48***
R^2	0.11	0.07	0.19	0.17	0.03	0.34	—	0.17

注：lnhdlabm、lnhdlabw 分别表示男性与女性成员因病伤不能干活的总天数 +1 的对数。

五、总　结

在经济转轨过程中，居民的自我支出的医疗费用在不断上升，使得健康风险成为影响家庭支出水平、福利水平的重要因素。对于我国广大农村地区来说，由于许多农民收入水平低下，医疗保障制度缺乏，疾病对居民收支行为的冲击可能表现得更为强烈。疾病与贫困之间的交互作用，成为农民生活水平、福利水平提高的重要障碍。

本文根据实施医疗救助的 3 个项目省、6 个项目县的住户调查资料，对救助户与非救助户家庭消费结构的比较分析表明，医疗救助制度的推行对于降低医疗支出与非医疗支出之间的替代性、改善家庭内部成员之间的医疗资源分配的不均等性方面具有非常显著的改善作用。但同时也表明，如果居民遭受比较严重的疾患，现有医疗救助制度的力度仍是有限的。因此，如何增强救助力度、改善救助方式，可能仍需要进一步的探索。

表 6　健康变量对各类消费支出的影响（Ⅳ）：因病伤卧床总天数

	基本消费		医疗支出		教育支出		其他支出	
	非救助户	救助户	非救助户	救助户	非救助户	救助户	非救助户	救助户
含实物性支出								
lnhdbedm	-0.0122	-0.0144	0.0257	0.0134	-0.0101	-0.0033	-0.0035	0.0043
	[1.88]*	[1.29]	[3.51]***	[1.28]	[2.64]***	[0.85]	[0.68]	[0.67]
lnhdbedw	-0.0042	-0.006	0.0071	0.0075	-0.0016	0.0025	-0.0012	-0.004
	[0.69]	[0.66]	[1.07]	[0.91]	[0.39]	[0.52]	[0.28]	[0.75]
Δη	-0.0080	-0.0084	0.0186	0.0059	-0.0084	-0.0058	-0.0022	0.0083
	[0.88]	[0.64]	[1.79]*	[0.46]	[1.83]*	[0.93]	[0.34]	[1.18]
样本数	921	255	921	255	921	255	921	255
F	9.46***	7.19***	8.54***	5.80***	13.78***	7.12***	5.94***	3.14***
R^2	0.11	0.27	0.12	0.27	0.05	0.32	0.02	0.13

续表

	基本消费		医疗支出		教育支出		其他支出	
	非救助户	救助户	非救助户	救助户	非救助户	救助户	非救助户	救助户
	不含实物性支出							
lnhdbedm	− 0. 0175	− 0. 0227	0. 0334	0. 0311	− 0. 0132	− 0. 0048	− 0. 0026	− 0. 0036
	[2. 88] ***	[1. 98] **	[4. 03] ***	[2. 44] **	[2. 80] ***	[0. 72]	[0. 41]	[0. 43]
lnhdbedw	− 0. 012	− 0. 0176	0. 0153	0. 0135	− 0. 0032	0. 0069	0	− 0. 0028
	[2. 14] **	[1. 79] *	[1. 95] *	[1. 16]	[0. 63]	[0. 96]	[0. 01]	[0. 32]
$\Delta\eta$	− 0. 0055	− 0. 0051	0. 0181	0. 0176	− 0. 0100	− 0. 0117	− 0. 0026	− 0. 0008
	[0. 65]	[0. 39]	[1. 49]	[1. 22]	[1. 75] *	[1. 19]	[0. 30]	[0. 07]
样本数	920	254	920	254	920	254	920	254
F	11. 82 ***	4. 31 ***	12. 08 ***	6. 62 ***	15. 40 ***	8. 03 ***	2. 85 ***	4. 81 ***
R^2	0. 13	0. 08	0. 2	0. 2	0. 06	0. 33	—	0. 17

注: lnhdbedm、lnhdbedw 分别表示男性与女性成员因病伤卧床的总天数 + 1 的对数。

【参考文献】

国家统计局, 各年:《中国统计年鉴》, 中国统计出版社。

国务院发展研究中心课题组, 2005:《对中国医疗卫生体制改革的评价与建议 (概要与重点)》。

富兰德、古德曼和斯坦诺, 2004:《卫生经济学》(中译本), 中国人民大学出版社。

世界银行, 1993:《1993 年世界发展报告: 投资于健康》, 中国财政经济出版社。

宋丽娜, 1999:《中国农村家庭资源配置的性别效应》, 载于赵人伟、李实、卡尔·李思勤主编:《中国居民收入分配再研究》, 中国财政经济出版社。

孙凤, 2002:《消费者行为数量研究》, 上海人民出版社、上海三联书店。

朱玲, 2004:《乡村医疗保险与医疗救助》, 中国社会科学院经济所网站。

Bergstrom, 1997, "A Survey of Theories of the Family", in Rosenzwig and Stark edited, *Handbook of Population and Family Economics*, Elsevier Science B. V.

Dercon and Krishnan, 2000, "In Sickness and In Health: Risk Sharing within Households in Rural Ethiopia", *Journal of Political Economy*, Vol. 108 (4), pp. 688 –727.

Duncan Thomas, 1990, "Intra-Household Resource Allocation: An Inferential Approach", *Journal of Human Resources*, Vol. 25 (4), pp. 635 – 664.

附表　救助户与非救助户家庭消费支出（不含实物消费）构成描述

变　量	非救助户		救助户		差异显著性
	均值	标准差	均值	标准差	（F 统计量）
家庭支出构成比例（%）					
基本消费	35.93	21.85	34.09	25.98	1.34
教育支出	11.27	18.12	8.79	17.42	3.94**
医疗支出	25.47	25.66	33.76	30.13	19.91***
其他支出	27.33	20.60	23.36	21.65	7.50***
家庭支出绝对量（元）					
基本消费	1740.09	1667.58	884.97	957.69	65.24***
总　支　出	6872.77	10537.07	4289.75	7949.24	14.21***
家庭人均纯收入（元）	924.34	2158.71	369.84	727.21	17.30***
家庭人均总消费（元）	1833.01	2465.85	1256.00	2366.21	12.01***

注：计算不包括实物性消费支出结构时，分子与分母都不含有实物性消费的折算金额。对于基本消费来说，这一计算方法对分子、分母都有影响，而教育、医疗及其他支出中，是否包含实物性消费对消费结构的影响主要来自于分母。本表中的家庭人均纯收入与人均总消费也不包括实物性收入或实物性消费的折算金额。

　　（本文发表于《中国人口科学》2007 年第 2 期。执笔人：罗楚亮，2005 年 12 月）

健康风险冲击与医疗保障的收入效应

内容提要：增强低收入人群对健康服务的利用能力，从而减少不良的健康状况对获取收入的不利影响是我国农村医疗保障体系建设的重要目标之一。本文的讨论结果发现，医疗保障制度并不能使居民获取收入的能力得到有效的恢复，这很可能由于医疗保障制度所确定的费用补偿原则在更大程度上是以医疗费用的数量为基础的，而没有直接针对疾病导致居民获取收入的能力损失。

Abstract：To enhance the accessibility to the health service of the poor and reduce the adverse shock of the unhealthy condition to household income is one of the important target of the medical insurance system establishment in rural China. The evidence in this paper shows current medical insurance system in rural China haven't reduce the negative impact of illness to income if the insured and uninsured household are compared, which might result from that the compensation of medical insurance usually based on the medical expenditure rather than the ability to income obtain.

一、引 言

随着经济发展水平的不断提高，人们对健康的关注程度也与日俱增，关注的范围既包括如何提高自身健康水平，也包括因健康因素而导致的居民福利损失，如收入的下降、支出的非意愿性上升、贫困发生率的上升。前者着重讨论如何有效地利用医疗资源；后者则更强调健康风险对居民福利所可能造成的损失以及如何通过有效的风险化解机制降低这种逆向风险冲击所可能产生的消极效应。

本文将主要讨论后一个方面：健康风险对居民收入水平的影响以及相应医疗保障措施的效应。本文将在住户调查数据的基础上，讨论健康风险冲击对家庭收入的影响以及医疗保障的平滑效应。本文其余部分的安排如下：第二部分将描述健康风险与医疗保障的福利效应，第三部分是对本文所使用数据的描述；第四部分是估计结果及其讨论；最后是全文的总结。

二、健康风险冲击与医疗保障福利效应的一般分析

人们对于健康风险及医疗保障合理性的理解一般都集中于医疗费用。健康风险之所以重要是由于疾患可能导致医疗费用支出的大幅度增加；医疗费用与个人支付能力之间的矛盾使得健康保障制度对于化解健康风险具有积极意义。但从经济学的角度来说，健康的意义应不仅仅局限于此。作为一种人力资本形式，健康是能够获得相应收益的，或者说不健康会导致收入上的损失。张车伟（2003）、魏众（2004）、高梦滔等（2005，2006）讨论了健康冲击对我国农村居民的非农就业、收入获取等方面的影响。在我国大部分农村地区，劳动收入是主要的收入来源，健康状况显然与劳动能力是密切相关的，这更彰显了健康在居民收入决定中的意义，即使我们从狭义的体能（physical）角度上来理解居民健康。

疾病的发生一方面造成了家庭医疗支出的增加，同时也可能对家庭的收入获取能力造成负面冲击。这两方面的原因可能使疾病成为家庭陷入贫困的重要原因。而在贫困家庭中，由于营养不足以及因不能支付医疗费用而造成的治疗延误，健康状况可能也更加不能令人乐观。在贫困与疾病之间似乎可能存在着某种恶性循环。由于医疗中存在着固有的不确定性，既包括疾病发生的不确定性，也包括医疗费用数量的不确定性，各类医疗保障试图克服医疗中的不确定性对居民福利的负面冲击。在我国的扶贫实践中，也存在以疾病干预为手段的贫困减缓方式，以打破贫病之间的相互影响关系。

医疗保障措施究竟能在多大的程度上缓解家庭贫困？这可能要取决于贫困的原因以及对贫困的理解。医疗保障的目的在于分散由于健康原因导致的医疗支出风险，并降低患者由于治疗特定疾病而必须支付的医疗费用。因此，对于家庭贫困或家庭医疗费用支出来说，医疗保障将分散家庭的医疗支出风险，降低医疗支出的不确定性。如果家庭贫困是由于高额医疗费用所引起的，则医疗保障措施的推行无疑将会降低贫困发生率。医疗保障减贫效应的另一个来源是，医疗保障制度的推行可能会增强医疗服务的可及性，使疾病得到及时治疗。如果患者能够完全康复，则意味着其相应人力资本的恢复，从而重新获得原有的收入获取能力，降低家庭陷入贫困状态的可能性，在这种情况下，贫困可能是一种暂时性现象。

医疗费用的上涨已经是一个普遍性的问题，尽管导致这种上涨的原因及其合理性仍有待于进一步的研究。伴随着我国医疗体制的市场化改革进程，居民就诊机会有了较大幅度的增加、居民对医疗服务的利用能力也有较大幅度的提高，但与此同时，医疗费用、医疗服务的价格也在大幅度上涨。由于缺乏足够的支付能力而导致疾病不能得到及时有效治疗的现象仍不同程度地存在于农村地区、低收入人群。就这一角度而言，我们不难预期医疗保障制度推行对于缓解贫困所可能存在的积极效应。

然而，医疗保障制度设计通常都是直接以居民所可能发生的医疗支出为对象的，而贫困则在更大程度上是一个收入现象，即收入水平以及获取收入的能力不足以维持基本的生活需要，这就有可能导致这样的现象存在：尽管医疗保障使得家庭的医疗费用支出风险得到了有效地分散，但家庭的收入水平却未必能够得到有效的恢复。[①] 因此，健康风险冲击对居民收入所造成的负面效应以及医疗保障制度平滑这种冲击所起的作用大小，将更为直接地与家庭贫困特征相联系。

健康风险对居民福利的冲击效应可能是持久性的，也可能是暂时性的。前者指的是已经发生的疾病对居民福利具有长期性的影响，[②] 后者则指疾病的负面效应只在疾病发生阶段起作用。由于现有的医疗保障制度基本上都是建立在疾病治疗费用的基础上的，基本的保险形式都是在一定的起付线下支付一定比例的相关医疗费用，这就意味着医疗保障的基本出发点只对患者在生病期间的医疗费用支出起到平滑作用，当然，前面已经指出，这种平滑效应可能影响到家庭对医疗服务的利用，从而影响到患者的康复以及长期中家庭的收入获取能力。

健康风险的两类冲击及医疗保障制度对健康风险的平滑效应如图 1 所示。家庭在 T0 时期的福利水平为 A 点，由于在 T0 时发生了疾病冲击，并存在持久性与暂时性两种效应，对家庭福利所造成冲击的程度分别为 AB、BC 部分。如果没有风险分散机制存在，并且两种冲击效应都起作用，则 T1 时的福利水平将降低至 C 点。T1 至 T2 为恢复阶段，这使家庭福利存在多种变化可能性。

最糟糕的结果是家庭福利沿着 H5 的轨迹变化，在这种情况下，疾病对家庭福利的暂时性冲击效应被转化成了持久性效应。如果家庭缺乏支付能力及医

---

① 一个极端的例子是，如果某家庭中的一个主要劳动力因病死亡，则即使医疗保障制度完全承担了其相应的医疗费用，可能也无法恢复该家庭获取收入的能力，从而难以降低该家庭陷入贫困的可能性。

② 高梦滔等（2005）的研究表明，疾病对家庭收入的影响是长期性的。

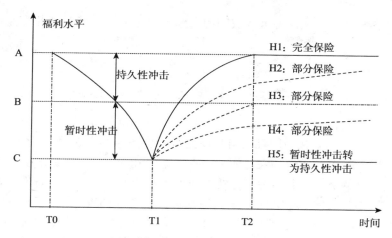

图1　健康风险冲击的持久性效应与暂时性效应

疗保障，并导致疾病无法得到治疗，则可能出现这种情况。

最好的结果是健康风险对家庭福利的冲击效应能够被完全分散，从而使家庭获得完全保险，如受到健康风险冲击后家庭福利沿着 H1 的轨迹变化。在 T2 以后，居民福利恢复到 T0 以前的水平。实现这一结果，或许需要满足两点：一是家庭对于健康支出风险能够有效地平滑；二是疾病能够得到完全康复，从而使得劳动能力不受到损失。但就一般情形而言，这种完全保险的情形较少得到经验证据的支持。

H2、H3、H4 则描述的是介于两者之间的情形，但保障的程度不同。H2 表示医疗保障不仅能够化解健康风险的暂时性冲击，而且能够化解部分某些持久性冲击的影响；H3 表示持久性冲击对家庭福利的影响无法得到有效的化解，而只能化解暂时性冲击的作用；H4 的福利演化路径则意味着健康风险的部分暂时性冲击转化为持久性冲击。

本文的讨论将涉及两类医疗保障形式：一是由世界银行"卫Ⅷ"项目和英国 DFID 等机构资助在部分农村地区实施的医疗救助项目；二是我国于近年来所试图在农村地区实施的新型合作医疗制度。尽管这两种制度的共同点都在于化解疾病对于家庭福利冲击的负面影响，后一制度框架的基本出发点是缓解农村居民看病难、解决农民利用医疗服务中所存在的支付能力较低的问题；但前一制度设计目的原则上是直接针对贫困的，试图能降低因病致贫的可能性。从这一角度来说，与合作医疗相比，医疗救助更为强调对收入的影响。但医疗救助制度的实际运行可能与其缓解贫困的初衷存有差异，因为从贫困缓解的角度来说，家庭中患病的主要劳动力更应当成为救助对象，但救助制度的实际运行可能更容易选择病重的患者或贫困的家庭，而并不一定是以患者的劳动能力为依据。[①]

三、健康、保障与收入的描述

本文的讨论建立在中国社会科学院经济所健康经济学课题组于 2004 年对山西、重庆、甘肃三省份的农村住户调查数据的基础上。本次调查受到了卫生部国外贷款办的资助，并在卫生系统的协助下完成的，在这三个省份中各选择了两个县、每县大约 200 个住户作为调查对象。全部调查包括 1206 户住户样本，其中救助户与非救助户调查样本分别为 269 户与 937 户，救助对象占全部样本（以户为计算单位）的 22.31%；从个人样本来看，全部个人样本总数为 4536 人，救助户与非救助户所覆盖的个人数量分别为 931 人（占 20.52%[②]）和 3605 人（占 79.48%）。整个样本是根据救助对象与非救助对象分类抽样得到的，在确定救助对象与非救助对象大体比例的前提下，在各自分样本中再进行随机抽样。

在本文中，我们的解释变量是家庭劳动收入，其定义为家庭成员的非农就业收入和家庭农业经营收入之和，前者是家庭成员个人收入基础上的加总。在这一收入概念中，不包括家庭成员所获得的转移收入，[③] 同时也扣除了家庭的生产性支出，但对家庭的自产自用部分根据市场价格折算成了家庭收入。

家庭（成员）的健康状况主要通过以下变量来反映：

（1）家庭成员的健康自我评价；

（2）因病伤不能干活的总天数；

（3）因病伤卧床的总天数。

我们将全部样本划分成三类住户：无医疗保障家庭、有合作医疗家庭、有医疗救助家庭。如果某家庭同时拥有合作医疗与医疗救助，则我们将其归结为

[①] 我们在另一篇研究报告中发现在救助对象的人口年龄构成中，老年人口的比例要远远高于非救助人口（罗楚亮，2006）。

[②] 这一比例大大高于实际中的医疗救助比例。根据相关制度设计规定，医疗救助的规模为当地农业人口的 5%，部分地区由于有其他项目的支持，如重庆的巫溪县另有 DFID（英国国际开发署）的支持，救助规模比这一比例要略高。之所以对救助户抽取这么高的比例，是需要保持医疗救助样本量足够大。

[③] 之所以不考虑家庭的转移性收入，是因为转移性收入度量的是家庭在面临不确定性冲击的情况下所能获得的资助程度，这一收入更主要的是取决于家庭的社会关系网络、社会风俗而非劳动能力。

医疗救助覆盖家庭。这三类家庭的健康状况与收入水平的基本状况如表1所示。

从中不难发现，被医疗救助项目覆盖的家庭的健康状况相对较差，这些家庭中自我感觉不健康的人数以及因病伤而导致的不能干活天数或卧床天数都要高于无医疗保障的家庭或有合作医疗的家庭。但同时也不难发现，有合作医疗的家庭中的健康状况则并没有比无医疗保障的家庭更为恶化。尽管合作医疗和医疗救助都是重要的医疗保障形式，但前者似乎具有更强的保险性质，而后者更为强调救济与保障特征。作为一种保险形式，由于信息不对称的影响，合作医疗中也不可避免地存在逆向选择问题，这种逆向选择不仅表现在健康较差的住户更倾向于选择投保，同时也表现在保险人倾向于选择健康状况较好者作为参保对象。① 如果强调对疾病患者的救助或救济，则在对象选择上将更倾向于那些健康状况较差的群体。特别是，医疗救助制度的设计本身对疾病或疾病费用等健康欠佳状态有非常明确的规定性。

表1　健康状况

	无医疗保障		有合作医疗		有医疗救助	
	均值	标准差	均值	标准差	均值	标准差
自我感觉身体状况差的男性人数	0.466	0.571	0.339	0.500	0.669	0.591
自我感觉身体状况差的女性人数	0.508	0.578	0.476	0.549	0.602	0.574
男性因病伤不能干活的总天数	9.313	14.020	6.917	12.671	12.442	14.741
女性因病伤不能干活的总天数	9.503	13.956	8.233	13.374	11.465	15.499
男性因病伤卧床总天数	3.263	8.546	1.348	5.640	5.476	10.953
女性因病伤卧床总天数	4.165	10.109	2.489	7.682	4.941	10.272

表2　健康状况、医疗保障收入效应的矩阵描述

		健康状况		健康的收入效应
		好（H=0）	差（H=1）	
医疗保障	无（M=0）	$Y(0, 0) = Y(H=0, M=0)$	$Y(1, 0) = Y(H=1, M=0)$	$Y(0, 1) - Y(0, 0)$
	有（M=1）	$Y(0, 1) = Y(H=0, M=1)$	$Y(1, 1) = Y(H=1, M=1)$	$Y(1, 1) - Y(1, 0)$

---

① 当然也可能存在这一情形，无医疗保障的家庭为了获得一些补贴而故意将自己的健康状况低报。

表3 健康状况、医疗保障与家庭人均收入的关系

	无医疗保障	有合作医疗	有医疗救助
无身体欠佳成员	1980.05	2053.56	972.38
有身体欠佳成员	1219.97	1413.76	909.09
"无" - "有" 差额	760.08	639.8	63.29

如果医疗保障是有效的，则 Y(1, 1) – Y(1, 0) < Y(0, 1) – Y(0, 0)。根据这一思路，我们可以计算得到各类医疗保障及健康状况下的家庭收入比较状况。根据对健康状况的自我评价，我们可以得到各类医疗保障覆盖下，健康状况较好家庭（无身体欠佳成员）与较差家庭（有身体欠佳成员）人均收入的差异。表3给出了健康状况与不同医疗保障方式组合下的家庭人均收入情况。

因此，从家庭人均劳动收入来看，表3表明，无医疗保障家庭中健康状况对人均劳动收入有更为显著的影响，无身体欠佳成员家庭的人均收入比有身体欠佳成员家庭高出760元；在合作医疗覆盖的群体中，这一差额为640元左右；而在医疗救助对象中，这两类家庭的人均收入差异则只有63元。医疗救助户的人均劳动收入水平要大大低于前两类家庭。但应当注意到，这可能存在另外两个方面的原因：一是医疗救助具有直接的扶贫目标，因此选择救助范围局限在贫困户；二是救助对象中的健康状况水平普遍较低，健康状况的组内差异性也相对较小。

四、计量分析及结果讨论

1. 健康与收入的关系

进一步地，为了讨论健康对收入的影响，我们以收入函数为基础，控制其他变量对居民收入水平的影响，从而得到健康对收入的效应。设居民收入由以下方程生成：

$$\ln Y = \alpha_0 + \alpha_X X + \beta Hlth + \varepsilon \tag{1}$$

其中，Y 为居民收入，$\ln$ 表示为对数函数，X 为影响收入的其他变量，$Hlth$ 为健康变量。

如果医疗费用的补偿程度将影响到居民获取收入的能力，补偿比例越高则意味着保障的程度越深入，居民因健康而导致的收入能力损失的"修复"程度也就会越强，则不难预期，在存在疾病发生的情况下，医疗费用的补偿比例与居民的收入能力之间存在着正相关性。

表4给出了不同医疗保障方式下健康变量对居民收入的影响。[1] 在控制了影响收入的其他因素的作用下,[2] 有医疗保障覆盖家庭中，健康变量对收入的影响程度并没有比没有医疗保障覆盖家庭中有所下降。

表4　不同医疗保障方式下健康变量对居民收入的影响

被解释变量	个人非农劳动收入			家庭劳动收入		
	无保障	合作医疗	医疗救助	无保障	合作医疗	医疗救助
健康自评	− 0.5197	− 1.055	− 0.8918	− 0.3245	− 0.3324	− 0.3588
	［2.94］***	［3.83］***	［3.46］***	［3.15］***	［3.33］***	［2.16］**
因病不能干活天数	− 0.0233	− 0.0373	− 0.0365	− 0.007	− 0.0046	− 0.0035
	［3.06］***	［3.15］***	［3.91］***	［3.32］***	［1.65］	［1.03］
因病卧床天数	− 0.0366	− 0.0614	− 0.0271	− 0.0079	− 0.0079	− 0.0086
	［3.67］***	［3.45］***	［2.24］**	［2.36］**	［1.85］*	［1.71］*

注：①每个单元格的估计系数与t统计量都来自于一个不同的估计方程；②括号内为经过异方差调整的t统计量；③*、**、***分别表示在10%、5%和1%的置信度水平下显著。以下各表同。

在个人非农劳动收入方程中，"健康自评"与"因病伤不能干活天数"对个人非农劳动收入的影响系数都是最低的，被合作医疗覆盖个人非农劳动收入方程中，这两个变量的影响系数是最高的；只有"因病卧床天数"的影响系数在医疗救助项目覆盖的个人非农劳动收入中是最低的；同样，合作医疗覆盖的人群中，这一变量的影响系数仍是最高的。在家庭劳动收入方程中，"健康自评"与"因病卧床天数"对不同医疗保障覆盖的家庭劳动收入的影响没有明显差异；但"因病不能干活天数"对家庭劳动收入的影响系数中，医疗救助覆盖家庭中是最低的，而无医疗保障覆盖家庭中是最高的。对不同医疗保障制度覆盖家庭中的健康变量与居民收入关系的比较中不难发现，医疗保障制度并没有有效地缓解疾病因素对于居民收入能力的冲击。

2. 补偿比例与收入的关系

如果医疗费用的补偿程度将影响到居民获取收入的能力，补偿比例越高则意味着保障的程度越深入，居民因健康而导致的收入能力损失的"修复"程

---

① 这一结果来自于不同医疗保障方式覆盖人群的收入函数。限于篇幅，这里没有给出完整的收入函数形式的估计结果，有兴趣者可向作者联系索取。

② 这是表4与表3的重要区别。表3在计算不同医疗保障覆盖下的健康因素对居民收入的影响时没有控制其他影响收入因素的作用。

度也就会越强，则不难预期，在存在疾病发生的情况下，医疗费用的补偿比例与居民的收入能力之间存在着正相关性。家庭收入能力与健康状况、医疗费用补偿之间的关系可以表示为：

$$E(\ln Y | sick) = \alpha_0 + \alpha_X X + \beta Hlth + \gamma Ratio \tag{2}$$

其中，$E(\ln Y | sick)$ 指的是有疾病发生状态下的家庭收入的期望值，$Ratio$ 指的是家庭医疗费用的补偿比例。[①] 如果医疗费用的补偿比例体现了保障的力度或程度差异，而这种保障程度与居民收入能力具有正向关联，则有估计参数 γ 显著为正。

表5　报销比例对家庭收入的影响

	系数	t 统计量	系数	t 统计量	系数	t 统计量
同时包括合作医疗与医疗救助						
健康自评	− 0.3950	− 4.1 ***				
因病不能干活天数			− 0.0059	− 2.59 ***		
因病卧床天数					− 0.0096	− 2.84 ***
报销比例	− 0.3201	− 1.3	− 0.2967	− 1.19	− 0.3248	− 1.3
只包括医疗救助，不包括合作医疗						
健康自评	− 0.4038	− 2.37 **				
因病不能干活天数			− 0.0069	− 1.97 **		
因病卧床天数					− 0.0084	− 1.62
报销比例	− 0.4682	− 1.28	− 0.4899	− 1.34	− 0.5016	− 1.37

表5 给出的是报销比例对家庭收入的影响。[②] 被解释变量是家庭劳动收入，所选择的样本限定在医疗救助（与合作医疗）覆盖的在 2004 年发生过医疗费用的家庭。这里所考察的主要解释变量是医疗费用的报销比例。这一比例不是根据各地的制度规定直接得到的，而是来自于住户调查数据，即家庭中报销或减免的医疗费用占家庭医疗总费用的比重。从表5 中可以看到，无论是只考虑医疗救助家庭还是同时考虑到合作医疗与医疗救助覆盖的家庭，医疗费用

---

① 一种选择是以家庭所获得补偿的医疗费用为解释变量，但这一变量与居民的医疗支出是直接相关的，即个人的医疗支出越多，在给定的补偿比例下，则所获得的费用补偿也就越高，这就意味着医疗费用的补偿数量具有很强的内生性。而医疗费用的补偿比例则在较大程度上是由各地制定的补偿规定所确定，因而可能具有更强的外生性。

② 限于篇幅，这里省略了完整的估计形式。有兴趣者可向作者联系索取。

的报销比例对家庭收入的影响系数都不具有显著性。这就意味着，医疗费用的补偿比例对于家庭收入能力的改善并没有显著的影响。

3. 对结果的讨论

不同健康保障制度覆盖家庭中（不）健康状况对家庭收入的影响以及医疗费用补偿比例与家庭收入的关系表明，在目前的情形下，医疗保障对于居民收入能力的恢复并没有显著的影响。这一现象的出现可能与以下几个方面的原因相关联：

（1）补偿对象——人群确定。确定补偿对象实际上牵涉两个问题：补偿谁？补偿什么？如果补偿对象本身是缺乏劳动能力的，那么无论治疗的结果如何，都不会对家庭的收入水平产生重要的影响。而在医疗救助实践中，由于社会观念意识的影响，救助人群通常选择的是观念中的弱势人群，如因长期患有严重疾病而导致劳动能力丧失者、年老体弱者等。对这类对象的救助所能体现的实际上只能是道义上的慰藉，不具有增强获取收入能力的效应。当人们在配置医疗资源时，通常较少进行成本—收益关系的比较分析，资源配置往往偏向于那些似乎更难以忍受病痛折磨的人群。在劳动能力不能直接获得救助这一背景下，试图通过医疗费用的补偿来从收入能力的角度摆脱贫困，是难以奏效的。因此，结合医疗救助对象的确定与收入能力因素，或许可以考虑在医疗救助或医疗保障项目中建立起专门针对劳动力的健康救助，以实现通过健康干预达到贫困减缓的目的。

（2）补偿对象——费用基础。大多数的医疗保障通常都以一定的比例对医疗费用进行补偿。这就意味着，医疗保障补偿的对象是治疗过程中所发生的医疗费用。然而，尽管健康冲击直接影响的是居民的医疗支出，即导致居民医疗费用的上涨；但最为根本的仍在于居民收入能力的损失。如果医疗保障具有保险行为的一般特征，那么恰当的"保险标的"应该为因疾病导致的收入损失。在通常情形下，对于劳动力来说，因健康而导致的收入损失可能要远远大于医疗费用支出数量。

（3）健康损失可能具有不可修复性。医疗保障具有收入效应的一个潜在假定是，不健康状况是可以通过适当的医疗行为而得到"修复"。但医疗保障实践中所存在的另一个偏向是侧重对所谓重大疾病的治疗，而这些疾病的痊愈或许超出了现有的医疗技术制约。

应当指出的是，在本文的样本中，医疗救助并没有通过对患者就医行为的改善等而导致居民收入水平的增长，但这并不意味着否认医疗救助对于居民福利增进的意义。医疗救助制度的推行在一定程度上减轻了贫困人口的医疗费用负担。从居民支出的角度来说，医疗救助制度的推行对于降低医疗支出与非医疗支出之间的替代性、改善家庭内部成员之间的医疗资源分配的不均等性方面具有非常显著的改善作用。

五、总 结

本文在住户调查数据的基础上讨论了医疗保障对于化解健康风险对家庭收入能力冲击的效应。通常的医疗保障制度所确定的费用补偿原则在更大程度上是以医疗费用的数量为基础的，而没有直接针对疾病导致居民获取收入的能力损失，这很有可能导致医疗保障制度并不能使居民获取收入的能力得到有效的恢复。当然，健康以及居民获取收入能力的恢复可能具有长期性，这一效应可能在横截面数据中难以体现；此外，个人的健康状况具有较强的异质性，这也是横截面数据中无法控制的因素。

【参考文献】

樊明，2002：《健康经济学》，社会科学文献出版社。

高梦滔、姚洋，2005：《健康风险冲击对农户收入的影响：基于面板数据的动态估计》，《经济研究》第12期。

高梦滔等，2006：《健康风险冲击下的农户收入能力与村级民主》，《中国人口科学》第1期。

罗楚亮，2006：《健康风险、医疗保障与农村家庭内部资源配置》，研究报告。

魏众，2004：《健康对非农就业及其工资决定的影响》，《经济研究》第2期。

张车伟，2003：《营养、健康与效率》，《经济研究》第1期。

（执笔人：罗楚亮，2006年2月）

健康风险与贫困人口的消费保险[*]

内容提要： 本文以一个县的住户调查数据为基础，讨论了在相关健康保障制度覆盖下的特困人群的健康风险对居民消费行为的影响。通过构造健康变量，本文讨论了家庭所面临的健康风险与居民消费行为之间的动态关系。本文的结论表明，家庭健康风险对居民非医疗性消费支出不具有显著的效应，但对居民医疗支出的影响则是显著的。

关键词： 健康风险　消费保险　贫困　医疗救助

Abstract: According to the household survey in a county covered by some medical insurance systems, the paper discussed how the health risk impacted the household consumption behavior of the extreme poverty population by constructing the variables captured the health risk within family. The conclusions in the paper indicated that the health risk had no influence on the household consumption excluded the medical expenditure but impacted the medical expenditures.

Key Words: Health Risk; Consumption Insurance; Poverty; Medical Aids

一、引　言

无可否认，二十余年的市场化改革推动了我国经济的高速增长。但与此同时，对卫生事业（尤其是在农村地区）公共投入的降低及其相应的市场化改革思路很可能成为农民健康状况改善、化解健康风险的不利因素，因为这一市场化改革在打破原有的农村医疗保障体制的同时并没有建立起新的医疗保障机制，居民将必须自己完全承担潜在的医疗支出风险，被暴露于医疗风险之中。

---

* 作者感谢重庆市巫溪县卫生局李兴书局长及项目办龙云智等在调查中所给予的大力帮助。

特别是近些年来，随着医疗费用的上涨和各种慢性病发病率的增长，使得健康支出日渐成为影响家庭收支决策的重要冲击性因素。

健康状况对家庭收支行为的影响不仅仅表现在健康不佳将导致高额的医疗支出方面，还表现在健康对居民收入水平的潜在影响。显然，健康状况不佳的个人的劳动供给能力很可能受到强烈的约束。大量的研究也表明，不良的健康状况可能成为致贫的重要原因之一。

此外，贫困人口的健康状况相对而言更不容乐观。贫病之间所可能存在的恶性循环使得贫困人口的福利状况很难获得有效的改善。正是基于这一考虑，医疗保障或疾病干预等成为一项重要的社会工作。政府、民间机构及一些国际组织都试图从事某些以医疗干预为方式的扶贫救助。

本文试图讨论健康风险与居民消费行为的关系。风险或不确定性因素对居民消费的影响是近些年来消费领域研究中的重要主题，其中消费保险是重要内容之一。其基本思想是，如果经济中具有充分的风险分散机制，则只有经济中的总量风险才会对居民的消费行为产生影响，而居民所面临的个别风险由于可以通过正规与非正规的风险分散机制得到有效分散，从而对居民的消费行为不会产生显著性的影响。这类研究着重关注3个方面的问题：如何选择合适的测度变量对风险进行描述；居民所面临的风险究竟是被完全分散还是局部分散；以及居民风险分散的机制。

第一个问题属于方法上的。在现有的研究中，常用的测度变量包括，以社区消费、社区虚拟变量、降雨量等描述社区内的消费者所面临的共同风险，而家庭收入对持久性收入的暂时性偏离、健康状况等变量被用以测度居民所面临的个别风险。多数研究认为，居民风险一般能够而且只能够得到局部分散，但Mace（1991）则得到了风险完全分散的结论。在风险分散的机制上，一般将村庄作为风险分散的群体，也有部分研究者将居民的社会网络等代替村庄的作用；但更多的研究倾向于关注消费者的自我保险，如调整资产的持有形式，甚至选择适当的婚配对象等。

显然，疾病或健康风险属于居民所面临的个别风险。在相关健康保障措施覆盖下的贫困人群对此是否具有足够的风险分散能力？这是本文所试图回答的。从风险分散的角度来说，医疗救助等医疗保障机制的主要目的也就在于为特定人群（特困人口）提供一种健康风险的分散途径。从消费风险分散的角度来说，特定人群的健康风险在居民的消费选择中能否得到有效的分散是相关文献所关注的重要主题之一。而本文讨论这一问题还有政策上的意义，如果现有的医疗保障机制不是充分有效的，那么居民所面临的健康风险将构成居民消费行为（这里的居民消费支出不包括健康支出内容）的逆向冲击。

本文的目的在于通过对国家级贫困县——巫溪县的住户调查数据的案例分析，从居民消费的动态变化特征的角度，讨论健康风险与居民消费动态之间的关系。本文的结构安排如下：第二部分将描述本文所使用的数据及巫溪县的医疗救助项目；第三部分是对健康风险测度的说明；第四部分对健康风险与居民消费动态的关系进行计量分析，并对结果进行相应讨论；最后是全文的总结。

二、医疗救助及数据说明

重庆市巫溪县于1998年开始启动特困人口医疗救助工作，当时覆盖687户、2866人。此后，覆盖范围逐年扩大，到2002年覆盖本县内所有乡镇的28074人，占全县农村人口的7.1%。整个项目资金主要来源于世界银行的贷款及英国DFID的赠款（H8SP），及贷款协议约定中的政府配套资金。所提供的医疗服务及费用减免情况为：孕产妇保健服务费的100%补助；计划免疫服务费的100%补助；常见的63种疾病的住院医疗费用减免60%～80%；12岁以下儿童肺炎、腹泻按指定治疗药品费用100%补助；边远山区H8SP试点乡门诊费用60%补偿；五保户住院及门诊费用全免；住院分娩正常费用100%补偿；由CMS①减免合作医疗入保金。项目实施过程中，相关的项目官员对项目进行督导。2004年，民政部门接管医疗救助工作，但与医疗相关的业务仍由原卫生系统的项目办管理。

本文所使用的数据来自于"巫溪县MFA②实施效果及影响因素社会学评估小组"于2002年针对医疗救助对象所做的住户调查。问卷包括家庭成员的一般人口学特征、健康状况、接受医疗服务情况及家庭的收入、支出等方面的详细信息。③ 全部样本共包括3个乡镇、23个村、178户家庭、614个个人。调查数据是横截面（Cross-Sectional）性质的。但对于家庭的收入、支出及健康状况要求被调查者回顾前两年的数据。因此，在本文所关注的范围内，我们有可能得到一个为期3年的面板数据集（Panel Data）。

---

① 指合作医疗，cooperated medical system.

② 即medical financial aid.

③ 出于对实施项目进行评估的需要，问卷中还涉及对项目实施情况及其评价的直接问题。但这些问题在本文的研究中不具有重要意义。

表1 样本户的消费、收入情况及与全国水平的比较

样本户情况

年 份	消 费（元）		收 入（元）		平均消费倾向	
	均值	标准差	均值	标准差	均值	标准差
2002	3633.92	3812.17	3477.97	3050.58	1.134	0.839
2001	3108.96	2154.90	3248.96	2533.04	1.154	0.846
2000	3014.61	2295.34	3120.86	2826.00	1.333	1.401
$\log X_{2002} - \log X_{2001}$	0.1275	0.4748	0.1290	1.0611	—	—
$\log X_{2001} - \log X_{2000}$	0.0650	0.3206	0.0166	0.6704	—	—
$\log X_{2002} - \log X_{2000}$	0.1921	0.5337	0.1456	0.9558	—	—

全国农村情况①

年 份	现金消费支出（元）		收 入（元）		平均消费倾向	
	全国	西部省份	全国	西部省份	全国	西部省份
2002	6061.27	4573.49	10224.35	8011.83	0.593	0.571
2001	5660.93	4231.88	9820.56	7607.66	0.576	0.556
2000	5395.91	4072.56	9464.36	7458.02	0.570	0.546

2000～2002年期间，样本户的收入与消费情况如表1所示。本文中，消费不包括医疗支出。从表1中可以看出，样本户中的消费及收入水平严重低于全国及西部12个省份的平均水平。三年中，样本户的平均消费倾向都在1以上，说明多数家庭处于收不抵支的状态。

三、健康测度

根据问卷设计，本文可以从三个方面构造个人的健康变量：② 一是根据个人的日常活动能力（activities of daily living）；二是对生理与心理症状的自我评估；三是根据这些活动能力的制约而影响家庭日常活动的累积天数。

在日常活动能力方面，本次调查询问了4项基本活动的完成情况，包括行

---

① 全国的数字为人均值，本文已经将该人均值乘以家庭常住人口数得到相应的家庭数值。家庭消费为人均生活消费现金支出乘以平均常住人口；家庭收入为人均纯收入乘以平均常住人口。

② 从表面上看，医疗支出的数量似乎与家庭的消费行为具有更为直接的联系，但这一变量显然是内生的，以此作解释变量将导致估计结果不具有一致性。

走、自我照顾、农活、家务活动。要求回答者对活动的完成情况进行三级评估，其中 1 为没有困难，2 为有一些困难，3 为不能进行。对这四个问题回答的原始分布如表 2 所示。从中我们可以看到，每一单项指标的均值都随时间推移而有所增大，也就是说，普遍的健康状况是在下降的。我们以公式（1）对该四个问题的总得分进行标准化处理，以此作为健康状况的度量指标。

$$H_i = \frac{I_i - \min_I}{\max_I - \min_I} \tag{1}$$

其中，H_i 表示健康状况，I_i 表示本人的原始数值，$\min_I$ 与 $\max_I$ 分别表示全部个人对该项健康状况评价的最低值与最高值。当完成所有的这些活动都没有困难时，$H_i = 0$；当这些活动都不能进行时，$H_i = 1$；其他情形的取值则在 0 到 1 之间。这是一个逆指标，即指标值越大则说明健康状况越差。

在症状方面，询问的两个问题是疼痛不适及焦虑抑郁情况，回答者也被要求根据自身情况进行三级评估，1 为从来没有过，2 为稍有，3 为异常严重。反映症状的两个单项指标值也随着时间推移而略有增大。对这两个选项的总得分也采用（1）式进行标准化处理。

疾病对日常活动的影响天数似乎并没有明显的时间序列变化特征。在对这一问题做出过有效回答的样本中，疾病对日常活动的影响天数将近半年。

表 2　行为能力及症状

	2000 （392）		2001 （399）		2002 （393）	
	均值	标准差	均值	标准差	均值	标准差
行为能力						
行走	1.4413	0.6082	1.4987	0.6335	1.5038	0.6232
自我照顾	1.4286	0.6555	1.4837	0.6756	1.4936	0.6705
农活	1.6378	0.7373	1.6967	0.7541	1.7074	0.7412
家务活动	1.6071	0.7320	1.6591	0.7429	1.6896	0.7391
症状						
疼痛或不适	1.6888	0.7467	1.7494	0.7551	1.7735	0.7438
焦虑、抑郁	1.6862	0.7874	1.7293	0.7969	1.7430	0.7874

注：括号前数字为年份，括号内数字为样本量（表 4 同表 2）。

　　家庭健康指标的构造建立在个人健康指标值的基础上。对于行为能力及症状指标，我们以家庭中患病成员的平均值作为家庭健康指标的度量；而对于日常活动影响天数，则是以家庭中患病成员的影响天数总和作为家庭健康指标的度量。这三个家庭健康指标的描述性统计量及相互之间的相关性分别如表4、表5所示。表5中，粗体部分的相关系数表示不同年份中相同测度方式的健康指标之间的相关性，在0.8到0.9之间；加下划线的相关系数表示同一年份中不同测度方式的健康指标之间的相关性，以行为能力及症状为基础的测度方式得到的健康指标之间具有比较强的相关性，但日常活动影响天数与行为能力及症状之间的相关性相对较弱（特别是症状与日常活动影响天数之间）。这一相关特征说明，不良的健康状况在时间上具有较强的延续性（persistence）；而在贫困家庭中，由于收入水平的低下，即使在健康状况不佳的状态下可能仍然需要从事某些劳动，这又很有可能进一步恶化健康状况。

表3　日常活动影响天数

年　份	样本数	均　值	标准差	最小值	最大值
不将缺失值替换成0值					
2000	302	144.65	150.39	0	365
2001	305	148.23	146.29	0	365
2002	307	146.55	146.73	0	365
将缺失值替换成0值					
2000	614	71.15	127.84	0	365
2001	614	73.63	126.94	0	365
2002	614	73.27	126.99	0	365

表4　家庭健康测度指标的描述

	2000（178）		2001（178）		2002（178）	
	均值	标准差	均值	标准差	均值	标准差
行为能力	0.2977	0.2661	0.3335	0.2714	0.3347	0.2652
症状	0.3904	0.3336	0.4255	0.3270	0.4321	0.3262
影响活动天数	245.42	268.74	253.83	259.15	252.11	258.67

表5 不同健康测度指标之间的相关性

	hadl2000	hadl2001	hadl2002	hsym2000	hsym2001	hsym2002	hsday2000	hsday2001
Hadl2001	**0.8504**							
Hadl2002	**0.8169**	**0.9041**						
Hsym2000	<u>0.685</u>	0.5711	0.5116					
Hsym2001	0.5892	<u>0.6701</u>	0.5884	**0.9091**				
Hsym2002	0.5418	0.607	<u>0.6473</u>	**0.8492**	**0.9271**			
Hsday2000	<u>0.4322</u>	0.3293	0.3129	<u>0.3255</u>	0.2509	0.2322		
Hsday2001	0.3936	<u>0.3401</u>	0.3363	0.3052	<u>0.2693</u>	0.2716	**0.9624**	
Hsday2002	0.3728	0.3298	<u>0.3545</u>	0.2745	0.2427	<u>0.2576</u>	**0.9308**	**0.964**

注：hadl、hsym、hsday 分别表示以行为能力、症状及日常活动的影响天数为基础测度的家庭健康指标，后面的数字表示相应的年份。

四、健康风险与家庭消费、医疗支出

根据本文的数据特征，我们将通过以下几种途径检验家庭消费行为中所表现出的对健康风险的分散特征：

在面板数据的基础上，检验如下方程：

$$\Delta \ln c_i = \alpha + \beta \times \Delta \ln c_{vil} + \delta \times \Delta health_i + \varepsilon_i \qquad \text{方程 I}$$

在横截面数据的基础上检验消费的增长特征：

$$\ln (c_{2002} / c_{2002-t})_i = a + b \times \Delta health_i + d \times Dum_{vil} + u_i \qquad \text{方程 II}$$

方程 I 中，如果风险分散是完全的（full insurance），那么个人的消费变动 $\Delta \ln c_i$ 将完全由所在社区（通常为村庄）的总体消费波动 $\Delta \ln c_{vil}$ 所决定，只有总体风险（aggregate risk）才会影响到居民的消费调整，而居民所面临的个别风险（individual risk），在这里我们以健康风险 $\Delta health_i$ 来表示，则对居民消费调整没有影响。在严格的消费保险（consumption insurance）中，估计参数将表现为：$\beta = 1$、$\delta = 0$。类似地，在方程 II 中，如果风险能够得到有效分散，则估计系数 $b = 0$、$b = 0$；Dum_{vil} 表示一组村庄虚拟变量。

表6给出了以家庭消费为被解释变量，方程 I 与 II 的估计结果。从中可以看出，当控制住村庄的总体特征以后，各种形式测度的健康变量对家庭的消费行为都没有显著的影响。尽管户主在家庭生产与支出决策中通常都具有比较重

要的作用，但当我们考虑户主健康状况与家庭消费行为时，只有 2000~2002 年期间户主的行为能力变化对家庭消费行为具有显著影响。也就是说，从居民的消费行为来看，家庭消费基本上平滑了（smooth）健康风险。

表6　估计结果（家庭消费）

健康测度指标	行为能力		症状		影响活动天数	
	家庭	户主	家庭	户主	家庭	户主
方程 I						
β	0.6213	0.6231	0.6217	0.6255	0.6192	0.6185
	[5.84]***	[5.83]***	[5.84]***	[5.86]***	[5.79]***	[5.82]***
δ	0.0203	-0.0177	-0.0097	-0.0435	-0.0040	-0.0172
	[0.13]	[-0.19]	[-0.06]	[-0.47]	[-0.21]	[-0.89]
F 统计量	17.05	17.06	17.04	17.17	17.07	17.52
方程 II：2001~2002 年						
b	0.4712	0.2279	0.2838	0.1174	-0.0108	0.0261
	[1.51]	[1.21]	[1.21]	[0.81]	[-0.55]	[0.63]
F 统计量	1.14	1.14	1.15	1.14	1.22	1.15
R^2	0.1242	0.1184	0.1099	0.1053	0.1011	0.1059
方程 II：2000~2002 年						
b	0.4223	0.4750	0.2669	0.3493	0.0173	0.0601
	[1.51]	[1.67]*	[1.48]	[1.47]	[0.66]	[1.32]
F 统计量	4.342	4.26	4.26	4.24	4.64	4.29
R^2	0.1270	0.1530	0.1144	0.1308	0.1042	0.1414

注：[ ] 内为 t 统计量，方程 II 中的 t 统计量已经进行了异方差调整；方程 I 使用的是固定效应模型；方程 I 中的常数项及方程 II 中的村虚拟变量、常数项等省略。***、**、* 分别表示回归系数在置信度水平为 1%、5% 和 10% 下显著。以下表 7 同。

　　表 7 是健康风险对家庭医疗支出的影响，同样以村的消费波动作为村变量的控制。家庭的医疗支出行为中，健康风险在大多数的情况下对家庭的医疗支出具有显著的影响，健康状况的恶化导致家庭医疗支出的显著增长。这就意味着家庭的健康支出面临着健康风险的冲击，并且未能完全平滑。由于调查问卷中没有考虑到家庭的医疗支出报销比例，也就是医疗救助与合作医疗等医疗保障形式为家庭所提供的公共医疗支出数量；此外，整个样本也基本上只包括救助对象，因此我们难以对这些医疗保障措施对家庭医疗支出行为所产生的影响

做出更为直接的判断。但家庭医疗支出对健康状况变化比较敏感的事实在一定程度上表明，这些医疗保障行为对健康风险的分散作用只是起到部分保险（partial insurance）的作用。

表7　估计结果（医疗支出）

健康测度指标	行为能力		症　状		影响活动天数	
	家庭	户主	家庭	户主	家庭	户主
方程 I						
β	− 1.1223	− 1.1393	− 1.1706	− 1.1711	− 0.8030	− 1.0912
	[− 1.86] *	[− 1.85] *	[− 1.92] *	[− 1.91] *	[− 1.42]	[− 1.81] *
δ	2.0035	0.1069	1.7485	0.4609	0.5768	0.2481
	[2.22] * *	[0.19]	[1.77] *	[0.84]	[5.68] * * *	[2.34] * *
F 统计量	4.22	1.72	3.29	2.06	18.16	4.48
方程 II：2001～2002 年						
b	0.4563	0.2371	0.0361	0.1967	0.2836	0.1503
	[0.6]	[0.65]	[0.05]	[0.45]	[1.92] *	[0.83]
F 统计量	0.95	1.00	0.92	1.01	1.44	1.35
R^2	0.0998	0.0996	0.0982	0.0992	0.1476	0.1133
方程 II：2000～2002 年						
b	3.9484	3.6567	2.5191	2.7864	0.4179	0.4459
	[2.69] * * *	[3.63] * * *	[1.93] *	[2.70] * * *	[2.61] * *	[2.79] * * *
F 统计量	1.29	2.06	1.02	1.35	1.62	1.83
R^2	0.1618	0.2011	0.1075	0.1422	0.1478	0.1589

五、总　结

本文在住户调查数据的基础上讨论了健康风险对贫困人口消费行为的影响。本文的基本结论表明，从消费的动态特征来看，贫困人口的消费表现出对健康风险具有较强的平滑能力，即家庭所面临的健康风险对家庭消费行为通常没有显著的冲击作用。但尽管在我们所考察的样本中存在着特定的健康风险分散的制度安排，健康风险对居民的医疗支出仍具有较强的冲击作用。当然，本文所讨论的居民消费平滑特征只表明健康风险对居民消费动态的影响形式，并不包含某种价值判断。居民的消费平滑特征也可能是由于贫困人口一直处于相对较低的消费水平而难以得到改善。

【参考文献】

张德平、龙云智，2004：《重庆巫溪 MFA 进展回顾》，内部报告。

Chen Yuyu, 2002, *Intra-household Resource Allocation and Inter Household Risk Sharing* (Chapter 6, Consumption Insurance against Illness Shocks in China). Ph. D Thesis in Australian National University.

Gertler and Gruber, 2002, "Insuring Consumption against Illness", *American Economic Review*, 92 (1), pp. 51 –70.

Jalan and Ravallion, 1999, "Are the Poor Less Well Insured? Evidence on Vulnerability to Income Risk in Rural China", *Journal of Development Economics*, 58 (1), pp. 61 –81.

Mace, 1991, "Full Insurance in the Presence of Aggregate Uncertainty", *Journal of Political Economy*, Vol. 99, pp. 928 –956.

Townsend, 1994, "Risk and Insurance in Village India", *Econometrica*, 62 (3), pp. 539 –591.

（本文发表于《卫生经济研究》2006 年第 1 期。执笔人：罗楚亮，2005 年 8 月）

健康在经济增长中的作用
——基于中国省级面板数据的研究

内容提要：改革开放以来，中国经历了高速经济增长。然而，中国的居民健康状况和卫生事业在此期间并没有得到同步发展。本文利用 1978～1998 年中国省级层面的面板数据，分析了健康对中国经济增长的影响。本文的研究表明，健康对中国经济增长具有显著的促进作用。这一作用在 1978～1991 年期间尤为显著，但在 1992～1998 年期间，健康对中国经济增长没有影响。因此，改善健康服务的供给状况，增加健康存量在当前尤为迫切。

关键词：健康　经济增长　面板数据

Abstract：China has experienced rapid economic growth since reform and opening, which, however, left behind health status of Chinese people and health care sector. Utilizing the Chinese provincial level panel data from 1978 to 1998, this paper estimates the effect of health on economic growth in China. The results show that health contributes significantly to China's economic growth, especially in the period ranging from 1978 to 1991. While between 1992 and 1998, health has no effect on growth in China. To foster China's fast growth, therefore, it is vital to increase the supply of health care and improve the health status of people.

Key Words：Health；Economic Growth；Panel Data

一、引　言

改革开放以来，中国经济一直保持着高速增长的态势。根据第一次经济普查的结果，1979～2004 年中国 GDP 年均增长率为 9.6%，而同一时期世界年平均增长速度仅在 3%～4% 之间（国家统计局，2006）。

　　然而，与经济方面所取得的巨大成就相比，中国的卫生事业在此期间的发展并不尽如人意。这一方面表现在人们的健康状况没有随经济条件的改善而得到相应的提高；另一方面则表现在健康服务的可及性严重不足，"看病难，看病贵"成为这一状况的真实写照。在 2000 年世界卫生组织（WHO）对其 191个成员国的卫生总体绩效排名中，中国仅列第 144 位，位于许多穷国之后。而人口预期寿命增长的步伐在 80 年代以后也基本停止（王绍光，2003）。

　　中国卫生事业发展的滞后引起了众多的关注，这无疑反映了人们对健康的内在价值的追求。而本文则关注健康的工具性价值，分析中国卫生事业的停滞不前究竟有何经济后果。[1]

　　众所周知，健康是人力资本的重要组成部分。从宏观方面来看，国民健康状况的提高能够促进经济增长。而在微观方面，健康状况较好的人劳动生产率较高，而他们的收入水平往往也比较高。国内已有相关文献从微观层面对健康的工具性价值进行了研究，例如魏众（2004）研究了健康状况对农民非农就业的作用，张车伟（2003）则分析了健康对提高农业生产效率和增加农民收入的作用。然而，宏观方面的研究还比较少见。特别地，迄今还未有学者研究健康对中国经济增长的影响。[2] 本文则试图利用中国省级层面的面板数据在这一方面做出努力。

　　本文的研究也具有较强的政策含义。如果健康对经济增长具有显著的促进作用，那么改革开放以来中国卫生事业的相对滞后，无疑就在一定程度上影响了经济增长。这说明，要使经济增长的潜力得到进一步释放，就必须对现行的医疗卫生体制进行改革。

　　本文的结构安排如下。第二节介绍了研究背景和相关文献。第三节给出了分析框架并对本文所使用的数据以及变量定义做了说明。第四节报告了计量模型的估计结果并进行了讨论和分析。第五节总结全文。

----

　　① 王曲和刘民权（2005）将健康的价值分为内在价值和工具性价值两大类，其中内在价值体现在健康本身即是人类发展的首要目标之一。而工具性价值则指健康对经济增长、增加个人收入、提高劳动生产率等方面的促进作用。

　　② 尽管国际上已有一些文献讨论了健康对经济增长的作用，但是这些研究都是基于国家层面的面板数据而做出的。

二、研究背景和相关文献

20 世纪 80 年代以来，中国的经济增长举世瞩目。[1] 然而，令人遗憾的是，中国的卫生事业在此期间并没有得到相应的发展，一些健康指标甚至出现倒退的趋势。以婴儿死亡率为例，尽管其在 60 年代以来逐渐得以降低，但在 80 年代以后反而有所上升。国际比较更是让人意识到问题的严重性。虽然印度的婴儿死亡率目前要远高于中国，但印度的婴儿死亡率一直下降，如果这一趋势持续下去，那么中国的婴儿死亡率在几十年后可能会超过印度（张晓波，2002b）。

跨国比较表明，在 1980 ~ 1998 年间中国人的总体健康状况的改善程度相对其他国家而言要较为缓慢。以人均寿命为例，在此期间，低收入国家平均增加了三岁，中等收入国家五岁，高收入国家四岁，全世界平均四岁，而中国不过两岁（王绍光，2003）。而在中国内部，健康状况的分布也并不均衡，健康水平在城乡之间、地区之间以及不同收入组别之间也存在较大的差异。例如，农村儿童和孕产妇死亡率要高出城市一倍。农村儿童的营养状况与城市相比也有明显的差距。2000 年农村 5 岁以下儿童低体重率为 13.8%，城市为 3.0%，农村是城市的四倍以上；农村 5 岁以下儿童生长迟缓率为 20.3%，城市为 2.9%，农村为城市的六倍以上（UNDP，2005）。[2] 与中国地区之间在收入水平方面存在巨大差异的现象相类似，健康水平的地区差异也同样存在。例如，2002 年西部地区的平均预期寿命为 68.4 岁，比东部地区低 3.5 岁。西部地区的孕产妇死亡率要高于东部地区，而西部地区的儿童低体重率和生长迟缓率都要高于东部地区（UNDP，2005）。随着医疗制度的逐渐市场化，家庭收入水平成为决定健康服务需求的重要因素。自然，收入水平较低的人群享受到的健康服务在数量和质量上就要低于收入水平较高的人群。因而也就不难理解，农村

---

[1] 一些经济学家对官方公布的经济增长率存有疑虑。例如，Rawski（2001）根据中国能源增长率、国内航空客运的增长等大大低于经济增长率的现象，对中国的实际经济增长率提出了质疑。而Wang and Meng（2001）认为，中国的 GDP 在 1978 年到 1991 年间只有 1.3% 的年增长率，而在 1992 ~ 1997 年期间，年增长率为 3.2%。任若恩（2002）则从方法论的角度指出了上述两项研究的缺陷，认为他们的结论不一定正确。然而，尽管对 GDP 增长速度的具体数字尚存有争议，但中国的高速经济增长终究是一个不容置疑的事实。

[2] Liu et al.（1999）利用卫生部在 1985 年、1986 年和 1993 年三次调查的数据，也得出了健康状况的城乡差距在逐渐扩大的判断。

贫困地区特困家庭的两周患病率、两周患病天数、两周休工天数和两周卧床天数均明显高于全国水平（UNDP，2005）。

公共卫生投入的不足以及医疗制度方面的缺失被认为是导致中国公共卫生事业停滞不前的原因所在。王绍光（2003）发现，由卫生事业费和卫生基建投资组成的政府卫生支出，其占财政总支出和 GDP 的比例，在改革开放初期最高，然后开始持续下降，到 1997 年以后才略微有所回升。公共卫生与医疗保健资源的分配在城乡之间和地区之间也是不均衡的。例如，西部贫困山区的一些村庄没有卫生室，当地患病农民只能到乡镇或县城就医。同时，不同地区之间卫生技术人员的拥有量亦有差异：东部地区平均每千人口卫生技术人员拥有量为 3.9 人，中部地区为 3.2 人，西部地区为 3.0 人（UNDP，2005）。

从制度背景来看，农村合作医疗制度（CMS）的瓦解、城市医疗保险覆盖率的下降等，对中国的整体健康状况和健康的平等性产生了明显的负面影响（张晓波，2002a）。在农村，各地原有的合作医疗制度在人民公社解体以后失去了制度支撑，也随之纷纷解体。1979 年 90% 的村实行了农村合作医疗制度，到 1989 年，这一比例下降到了 4.8%（Eggleston et al.，2005）。与此同时，农村的防疫体系也遭到破坏，预防为主向治疗为主的思路调整也使得农民的医疗费用大幅上升。为了改善医疗卫生服务在农村的可及性，减少因病致贫、因病返贫的现象，从 2002 年起中国政府开始在农村推行新型农村合作医疗制度，而针对农村特困群体的医疗救助制度也得到重视和支持。而在城镇地区，目前大概只有 50% 的城镇居民被医疗保险制度所覆盖（Eggleston et al.，2005）。随着改革的深入，城镇职工医疗费用的自负比例逐渐上升。大病统筹、小病自负的医疗费用分担模式更是使得城镇职工的医疗需求进一步萎缩。

中国的健康问题已经引起人们的警醒，而关于医疗卫生体制改革的激烈争论目前仍在继续。然而，相比于对健康本身的关注，弄清楚健康的经济价值可能会使医疗卫生体制改革的重要性更加凸显。经济学家对此做出了一些努力。例如，张车伟（2003）的研究显示，营养状况的改善与健康状况的提高有助于增加种植业收入。魏众（2004）的分析表明，提高健康资本存量对于农民获得非农就业机会具有重要的作用。高梦滔等（2006）讨论了健康风险对农户收入的负面影响，发现大病冲击在随后的 12 年周期里对农户人均纯收入都有显著的负面影响。然而，这些研究都是微观层面的，从在宏观层面分析健康的经济价值的研究迄今为止尚未出现。本文则力图分析健康对经济增长的作用，进而揭示中国卫生事业的相对滞后对经济增长的负面影响。①

国际上有一些文献分析了健康对经济增长的影响。例如 Barro（1997）利用跨国的面板数据，发现预期寿命对经济增长具有显著的正向作用。Bloom et al.（2001）的研究得出了类似的结论。Bhargava et al.（2001）则使用成年存活率作为健康状况的代理变量，其研究结果表明成年存活率的提高会促进经济增长，特别是对收入较低的国家而言。②

本文的分析则建立在中国省级层面的面板数据的基础之上。类似的数据也被许多经济学家用来分析中国的经济增长，尽管他们的研究出发点并不完全相同。一些经济学家将研究的重点置于财政分权对经济增长的作用，如 Zhang and Zou（1998）、Lin and Liu（2000）、张晏和龚六堂（2005）、沈坤荣和付文林（2005）等。除了 Zhang and Zou（1998）以外，其他作者都认同财政分权有利于中国的经济增长。由于这些研究在分析时也考虑了其他影响经济增长的变量，因此也得出了其他一些有意义的结论。例如 Lin and Liu（2000）的研究表明，家庭联产承包责任制在农村的推行、非国有部门的发展对中国经济增长的影响都是正向的。Démurger（2001）利用中国1985~1998年期间24个省份的面板数据，分析了基础设施对经济增长的影响，她发现交通设施以及电信发展水平显著影响经济增长。Démurger et al.（2002）则从区位和政策优惠方面理解中国的经济增长，她们认为，更为宽松的政策环境使得沿海地区获得了比中国其他地区更好的发展。而沈坤荣和李剑（2003）发现，国际贸易能够促进经济增长，然而国内贸易的增加却阻碍了经济增长，因为国内贸易使得市场分割现象更加严重。以上提到的这些研究都没有在他们的模型中包括健康因素，因而健康对中国经济增长的作用也就无从而知。而本文则试图在模型中引入健康因素，以分析和量化健康对中国经济增长的作用。

三、模型框架和数据描述

本文的研究使用面板数据的分析方法。这主要是基于以下几个方面的原因。第一，影响经济增长的因素非常多，由于数据的限制，我们不可能得到对所有影响因素的度量，因而也就无法将其纳入到回归方程中来，这样就会出现

① Eggleston et al.（2005）认为中国20世纪50年代到70年代之间在卫生事业的巨大投资，直接并显著地促进了经济增长。然而，他们并没有检验这一假说。

② 王曲和刘民权（2005）就健康对经济增长的影响做了一个较为详细的文献综述。

遗漏变量所导致的误差（omitted variable bias）。第二，还有一些影响经济增长的因素（比如文化和社会心理）我们无从观测。自然，这些不可观测的因素（unobserved heterogeneity）也就无法纳入分析，这也会导致偏差的产生。而面板数据的使用则有助于消除这些偏差，从而得到较为可信的系数估计值。[1]

我们可以用下面的模型来估计经济增长：

$$Y_{it} = \beta_1 x_{it1} + \beta_2 x_{it2} + \cdots + \beta_k x_{itk} + \alpha_i + u_{it} \tag{1}$$

其中下标 $i = 1$，2，$\cdots$，N，表示特定省份；$t = 1$，2，$\cdots$，T 代表特定年份。因此，Y_{it} 代表对第 i 个省份第 t 年的经济增长的度量。x 为影响经济增长的各个因素。式（1）中 u_{it} 表示随时间变化的影响经济增长的非观测因素。α_i 则为在时间上恒定的影响经济增长的非观测因素。根据对 α_i 的假设不同，式（1）可以是固定效应（fixed effects）模型，也可以是随机效应（random effects）模型。如果假定 α_i 与其他自变量没有相关性，那么式（1）就是随机效应模型，正式的，$Cov(x_{itj}, \alpha_i) = 0$，$t = 1$，$2$，$\cdots$，$T$；$j = 1$，$2$，$\cdots$，$k$。反之，如果 α_i 与其他自变量相关，那么固定效应模型就成为首选。尽管有充分的理由先验地认为式（1）是固定效应模型，[2] 但为了慎重起见，我们还是对固定效应模型和随机效应模型都做了估计，并借助 Hausman 检验来判断模型的选择。

Bhargava（2001）利用 PWT（Penn World Table）92 个国家的数据和 WDI（World Development Indicators）73 个国家的数据分析了健康对经济增长的影响。本文则使用 1978～1998 年间中国的省级面板数据。前已述及，专注于中国内部的研究首先是因为该问题在中国的重要性。而在另一方面，一国内部的数据相对跨国数据而言，质量更能得到保证。毕竟，统计体系和具体统计指标的生成在不同国家之间可能差异很大，但在一国内部几乎就可以忽略不计。[3]

本文所使用的数据来自《新中国五十年统计资料汇编》，变量的定义都是基于省级层面的。根据各省的商品零售指数，我们对人均 GDP 进行了消胀处理，得到人均实际 GDP（PGDP）。为了直观地说明人均实际 GDP 的变动，我们选择人均实际 GDP 的对数（PGDPLOG）作为因变量。考虑到中国经济增长的决定机制，同时也根据数据的可得性，我们选择了如表 1 所示的若干自变量。

---

[1] 面板数据在经济增长领域中的应用由来已久。例如，Islam（1995）认为，使用面板数据能够控制不可观察的"国家效应"，同时也能解决遗漏变量偏差，因此可以得到比横截面数据更好的结果。Barro（1997）则利用了将近 100 个国家的面板数据，检验了条件趋同的存在。

[2] 诸如社会观念等不可观测因素 α_i，一般而言既影响各省的经济增长，也与自变量如开放程度等相关。

[3] 在评述教育对经济增长的相关文献时，Krueger and Mikael（2001）认为，利用一国内部的数据而非跨国数据的研究是这一领域今后的发展方向，因为跨国数据在某些关键变量的质量上存在明显不足。

表 1　变量定义

变　量	含　义	单　位
EMPLOYED	全社会从业人员总数	亿人
PINV	人均实际固定资产投资	千元
URBAN	城市化比率	%
REFORM	非国有企业产出占总产出的比重	%
OPEN	开放程度	赋值
DOCTOR	医生总数	万人

其中 EMPLOYED 直接来自《新中国五十年统计资料汇编》。PINV 是将消胀后的全社会固定资产投资除以人口总数后得到。URBAN 是总人口中非农业人口的比例。REFORM 则是非国有企业产出占总产出的比重，这一指标也被沈坤荣和李剑（2003）以及 Lin and Liu（2002）采用。与沈坤荣和付文林（2005）的研究相同，我们的 OPEN 变量也来自 Démurger et al.（2002）的定义。[①]《新中国五十年统计资料汇编》的度量健康的指标并不多，只有死亡率、每万人所拥有的医生人数和每万人所拥有的病床数。我们结合人口总数和每万人所拥有的医生人数，生成了医生总数作为健康状况的度量。严格来说，这一指标度量的是健康服务而不是健康状况本身，因而它只是一个代理变量。[②] 为了更加清楚地报告回归结果，我们对变量的度量单位进行了相应调整。具体的变量定义和度量单位请见表 1。

因此，式（1）可以改写为：

$$PGDPLOG_{it} = \beta_1 EMPLOYED_{it} + \beta_2 PINV_{it} + \beta_3 URBAN_{it} + \beta_4 REFORM_{it} +$$
$$\beta_5 OPEN_{it} + \beta_6 DOCTOR_{it} + \alpha_t + u_{it} \qquad (2)$$

考虑到当期的因变量和自变量的作用方向并不明朗，我们对自变量都进行了滞后一期处理，这样有效样本个数也相应有所减少。由于重庆成为直辖市的时间较短，数据的缺失情况比较严重，因而我们在数据中删除了重庆。海南和西藏的情况也比较特殊，我们也依据 Zhang and Zou（1998）、Lin and Liu（2000）以及张晏和龚六堂（2006）的做法，删除了这两个省份的数据。但

---

① Démurger et al.（2002）根据开放城市的有无以及具体类型来给 OPEN 变量赋值，具体如下：经济特区和浦东经济开发区取值为 3，经济技术开发区和边境经济合作区取值为 2，而沿海、沿江、沿边开放地区等取值为 1，如果没有任何种类的开放地区，则赋值为 0。

② Strauss and Thomas（1998）讨论了若干健康指标的优缺点。国际上研究健康对经济增长的文献通常使用预期寿命作为健康状况的代理变量。然而，与国别研究相比，预期寿命在一国内部的变异很小，因此就本文的研究而言，预期寿命可能不是一个很好的选择。另外，数据的可得性也是一个问题，目前能够得到的只是 1990 和 2000 年的分省预期寿命。

是，某些省份的若干年的某些变量有缺失值，因此我们的数据仍是一个不平衡的样本（unbalanced panel data）。然而，计量经济理论告诉我们，只要数据缺失的原因与 u_{it} 无关，那么基于不平衡样本的分析也不会出现较大的偏差。有充分的理由可以认为，我们数据中的缺失情况是统计遗漏所致，与经济增长及其影响因素并没有关系，因此我们在下面的分析中使用不平衡样本。[①] 表 2 提供了因变量和各项自变量的时序变动情况。

从表 2 可知，人均实际 GDP 的增长和医生总数的增加具有正相关性。简单回归可知，它们之间的相关性在 0.01 的水平上显著。然而，人均实际 GDP 和医生总数之间的作用是相互的。健康服务的改善会提高人们的健康状况，进而导致经济的增长；而经济增长反过来又会使得增加健康服务的供给成为可能。考虑到 PGDP 和 DOCTOR 变量之间的交互作用，我们在模型估计中对 DOCTOR 变量进行滞后一期处理。图 1 显示，滞后一期的医生总数正向作用于人均实际 GDP。这似乎说明了，健康供给的增加会促进经济增长。然而，除了健康变量以外，还有其他一些影响经济增长的因素。我们必须控制这些因素，才能分离出健康变量对经济增长的贡献。比如城市化程度一方面通过经济集聚以及规模经济来促进经济增长；而在另一方面，在中国的语境中，公共卫生资源在城乡之间的分配是极为不平等的，这样城市化程度同时也在一定程度上影响到健康变量本身的大小。这便是我们在下一节中的任务。

四 、估 计 结 果

我们对式（2）分别估计了固定效应模型和随机效应模型，表 3 报告了相应的估计结果。可以看到，在固定效应模型和随机效应模型的估计结果中，健康变量都对经济增长具有显著的正向作用。健康变量在两个模型中的系数估计值相差不大，尽管其在随机效应模型中的显著性要稍强。根据 Hausman 检验，我们得到的 χ^2 统计量为 99.37，从而在 1% 的显著性水平拒绝了该面板模型是随机效应模型的原假设。[②] 因此，我们着重讨论固定效应模型的回归结果。

[①] 我们也根据平衡样本（删除了有缺失值的省份）进行了分析，但回归结果与非平衡样本的结果大致相同。

[②] 从可决系数来看，固定效应模型有着最高的组内可决系数，因而也意味着它最好地解释了组内差异。但固定效应模型的组间和总体可决系数都要低于随机效应模型。然而，可决系数不能成为我们在固定效应模型和随机效应模型之间进行选择的依据。在固定效应模型或随机效应模型得到确定的情况下，可决系数能够为如何进一步选择特定的函数设定形式提供一些信息（Verbeek，2000，p. 321）。

表2　各项统计指标的时序变动（1978～1998 年）

省　份	PGDP	EMPLOYED	PINV	URBAN	REFORM	OPEN	DOCTOR
北京	2.76	1.40	7.38	1.19	5.75	2	2.76
天津	3.63	1.39	6.36	1.16	4.03	2	1.99
河北	5.10	1.60	9.78	1.70	3.25	2	1.54
山西	3.73	1.45	5.11	1.60	3.78	1	1.75
内蒙古	4.29	1.61	1.96	1.33	3.21	2	2.06
辽宁	3.55	1.59	4.53	1.44	4.55	2	1.89
吉林	4.00	1.92	4.88	1.41	2.47	2	1.94
黑龙江	3.23	1.69	5.91	1.24	3.42	2	1.68
上海	2.74	1.20	14.25	1.24	9.00	3	1.50
江苏	5.93	1.33	23.92	2.15	2.28	2	1.44
浙江	7.99	1.46	15.76	1.78	2.41	2	2.15
安徽	5.12	1.80	9.61	1.77	3.98	2	1.61
福建	9.05	1.75	14.17	1.45	3.56	3	1.88
江西	4.22	1.67	11.08	1.47	2.97	1	1.73
山东	7.82	1.78	12.09	2.96	2.45	2	2.37
河南	6.49	1.78	7.61	2.19	2.74	1	2.44
湖北	4.81	1.38	7.18	1.88	3.49	2	1.74
湖南	3.88	1.58	7.47	1.80	3.27	1	1.36
广东	7.03	1.66	16.16	1.92	2.47	3	2.19
广西	4.24	1.72	9.95	1.63	3.36	2	2.28
四川	3.97	1.47	10.79	1.58	4.23	2	1.76
贵州	3.35	1.75	5.18	1.23	2.48	1	2.09
云南	4.92	1.71	8.47	1.39	3.48	2	1.90
陕西	3.20	1.66	5.03	1.48	3.68	1	1.79
甘肃	2.65	2.22	7.01	1.40	8.29	1	1.68
青海	2.43	1.75	2.97	1.11	1.73	1	1.60
宁夏	2.98	1.88	4.33	1.65	2.76	1	1.22
新疆	4.79	1.39	5.49	1.31	3.11	2	2.56
全国	4.57	1.63	8.73	1.59	3.65	1.79	1.89

注：一些省份的某些变量在1978 年和1998 年有缺失的情形，这时用该省最近年份的数据替代。这样，内蒙古、辽宁、安徽、河南、青海、新疆的 PINV 变量的基期值分别是1985 年、1980 年、1980 年、1981 年、1980 年、1981 年的数字。山西的 REFORM 变量的期末值取的则是1997 年的值。OPEN 变量的变化是用期末值减去基期值得到，而其余变量的变化都是用期末值除以基期值得到的。

资料来源：作者根据《新中国五十年统计资料汇编》相关数据计算。

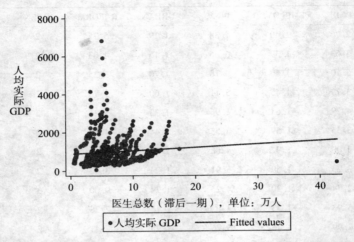

图1　人均实际 GDP 与医生总数（滞后一期）的散点图和简单拟合图

　　资本和劳动历来就被认为是促进经济增长函数的重要变量。这里的估计结果也正如人们所预期的，就业人口总数对经济增长有显著的正向作用，而人均实际固定资产投资额作为资本存量的代理变量，也在显著地促进经济增长。城市化程度的提高，对经济增长的作用也是显著的。这也是符合经济学理论的，随着城市化程度的提高，交易成本不断降低而专业化分工程度则不断加深，经济增长得以从规模经济中获得动力。作为中国经济起飞的两大引擎，REFORM 和 OPEN 对经济增长具有显著的正向作用。这也是合乎我们的预期的。遗憾的是，由于 REFORM 和 OPEN 的度量并不一致，我们无法判断改革和开放对经济增长而言究竟谁更重要。最后，我们来观察我们最为关注的健康指标的估计系数和相关统计量。可以看到，DOCTOR 的系数显著地为正。这说明，健康对中国经济增长具有显著的贡献。这也是同前面提到的一些跨国研究的结论相一致的。因此，反过来说，中国卫生事业的相对落后，就对经济增长具有一定的负面影响。如果中国对公共卫生事业的重视在改革开放以来继续得以维持，那么目前取得的经济实绩可能要更高。这也为目前进行的医疗卫生改革以及政府加大在医疗卫生事业的投入从效率的角度提供了某种依据。

　　为了形象地说明健康的增长对经济增长的贡献，我们可以利用 DOCTOR 变量的系数来做一个简单的模拟。从表3可以得到，DOCTOR 变量的系数为0.008，也即医生总数增加一万人，人均实际 GDP 就会增长0.8%。与之相照的是，全社会从业人员增加约15万人，才能达到同样的促进经济增长的效果。也就是说，一个医生对经济增长的贡献大致等同于 15 个社会平均意义上的劳动力。①

表 3　回归结果

PGDPLOG	固定效应模型		随机效应模型	
	系数估计值	标准误	系数估计值	标准误
EMPLOYED	5.221 ***	(0.494)	1.089 ***	(0.248)
PINV	0.139 ***	(0.045)	0.038	(0.045)
URBAN	2.525 ***	(0.507)	3.708 ***	(0.169)
REFORM	0.894 ***	(0.122)	1.409 ***	(0.109)
OPEN	0.043 ***	(0.014)	0.053 ***	(0.015)
DOCTOR	0.008 *	(0.004)	0.009 **	(0.004)
Constant	4.635 ***	(0.094)	4.926 ***	(0.060)
Within R^2	0.8399		0.8159	
Between R^2	0.1559		0.9008	
Overall R^2	0.3420		0.8585	
No. of observations	541			
No. of provinces	28			

注：括号中的数字为标准误。* * *、* *、* 分别表示该系数估计值在 1%、5%、10% 的水平上显著。以下本文各表同。

　　前已述及，中国居民健康状况的改善在改革开放以来并没有像经济增长那样令人瞩目。因而，随着时间的流逝，健康状况越来越相对滞后于经济增长。与之相关的一个饶有兴味的问题就是，健康对中国经济增长的影响是否也随着时间的延续而有所变化。为了考察这个问题，我们也分时期考察了健康对经济增长的影响。1992 年邓小平南方谈话和党的十四大无疑开创了改革开放的新局面，因此本文选择了 1992 年作为改革开放以来两个时期的分界点。选择这一分界点也保证了两个时期的子样本具有较大的样本容量。表 4 报告了 1978 ~

---

　　① 应该说明的是，这一比较还是很粗糙的，舍象了很多因素。例如社会从业人员本身就包含了医生。因而，医生对经济增长的贡献是边际意义上的而非平均意义上的。而且，我们还必须考虑到增加医生人数的成本，比如工资、教育和培训成本等。我们在这里进行数值模拟的目的只是为了获得一个直观印象。

1991 年和 1992～1998 年两个子样本的固定效应模型估计结果。[①] 可以看到，健康在改革开放的前一时期对经济增长尚有显著的正向作用，但到了后一时期，健康对经济增长就没有影响了。而且健康在 1978～1991 年期间对经济增长的作用要大于整个改革开放期间。在此期间，医生总数每增加一万人，人均实际 GDP 就会提高 1.2 个百分点。健康对经济增长作用的变化在一方面反映了经济增长对健康的要求有所提高，另一方面则间接反映了健康状况在改革开放的后一时期更加恶化。这也说明了，改善健康服务的供给状况，增加健康存量已经尤为迫切。

表 4 分时间段的子样本分析：固定效应模型

PGDPLOG	1978～1991 年		1992～1998 年	
	系数估计值	标准误	系数估计值	标准误
EMPLOYED	7.094 * * *	(0.837)	1.978 * * *	(0.713)
PINV	0.220	(0.158)	0.123 * * *	(0.030)
URBAN	2.562 * * *	(0.701)	6.065 * * *	(0.920)
REFORM	0.067	(0.294)	0.711 * * *	(0.096)
OPEN	0.015	(0.021)	0.024 *	(0.013)
DOCTOR	0.012 * *	(0.005)	0.003	(0.015)
Constant	4.496 * * *	(0.134)	4.550 * * *	(0.170)
Within R^2	0.6487		0.8671	
Between R^2	0.0468		0.8057	
Overall R^2	0.1016		0.7878	
No. of observations	345		196	
No. of provinces	28		28	

五、结　论

本文利用中国 1978～1998 年间的省级面板数据，研究了健康对中国经济增长的作用。本文的分析表明，总体而言，健康对中国的经济增长具有显著的

---

①　1978～1991 年和 1992～1998 年模型的 χ^2 统计量分别为 60.05 和 39.98，因而 Hausman 检验在 1% 的水平上拒绝了随机效应模型。为了节省篇幅，我们没有报告随机效应模型的估计结果。

正向作用。如果医生总数增加 1 万人，那么人均实际 GDP 就会增长 0.8 个百分点。健康对经济增长的影响在不同时期也有所差异，健康在 1978～1991 年期间对健康有显著的正向作用，但在 1992～1998 年期间，健康对经济增长没有影响。

本文的政策含义是显而易见的。健康对于经济增长至关重要，而且随着经济的进一步增长，对人力资本质量的要求越来越高，这样健康状况的重要性更加凸显。如果改革开放以来卫生事业的相对滞后状态继续下去，那么势必给现在和未来的经济增长造成负面影响。因此，必须推进医疗卫生体制改革，增加政府对公共医疗卫生的投入，提高健康服务水平，增加健康存量。国家在公共卫生事业上对中西部地区的倾斜，不仅是合乎公平的，而且从效率的角度看也会极大地促进当地的经济增长。

【参考文献】

高梦滔、甘立、徐立新、姚洋，2006：《健康风险冲击下的农户收入能力与村级民主》，《中国人口科学》第 1 期。

国家统计局国民经济核算司，2006：《经济普查后中国 GDP 数据解读之一：GDP 总量、增长速度及人均 GDP》，http://www.stats.gov.cn/zgjjpc/cgfb/t20060307_402309437.htm.

国家统计局国民经济综合统计司，1999：《新中国五十年统计资料汇编》，中国统计出版社。

任若恩，2002：《中国 GDP 统计水分有多大》，《经济学（季刊)》，第 2 卷第 1 期。

沈坤荣、付文林，2005：《中国的财政分权制度与地区经济增长》，《管理世界》第 1 期。

沈坤荣、李剑，2003：《中国贸易发展与经济增长影响机制的经验研究》，《经济研究》，第 5 期。

王曲、刘民权，2005：《健康的价值及若干决定因素》，《经济学（季刊)》，第 5 卷第 1 期。

王绍光，2003：《中国公共卫生的危机与转机》，《比较》，第 6 期。

魏众，2004：《健康对非农就业及其工资决定的影响》，《经济研究》，第 2 期。

张车伟，2003：《营养、健康与效率》，《经济研究》，第 1 期。

张晓波，2002a：《健康不平等及其成因》，《经济学（季刊)》，第 2 卷第 2 期。

张晓波，2002b：《中国教育和医疗卫生中的不平等问题》，《经济学（季刊）》，第 2 卷第 2 期。

张晏、龚六堂，2005：《分税制改革、财政分权与中国经济增长》，《经济学（季刊）》，第 5 卷第 1 期。

Barro, R. J. , 1997, *Determinants of Economic Growth: A Cross-Country Empirical Study*, MIT Press, Cambridge, MA.

Bloom, David, David Canning and Jaypee Sevilla, 2001, The Effect of Health on Economic Growth: Theory and Evidence, *NBER Working Paper* No. 8587.

Bhargava, Alok, Dean Jamison, Lawrence Lau and Christopher Murray, 2001, Modeling the Effects of Health on Economic Growth, *Journal of Health Economics*, Vol. 20, pp. 423 – 440.

Démurger, Sylvie, 2001, Infrastructure Development and Economic Growth: An Explanation for Regional Disparities in China? *Journal of Comparative Economics*, Vol. 29, pp. 95 – 117.

Démurger, Sylvie, Jeffrey D. Sachs, Wing-Thye Woo, Shuming Bao, and Gene Chang, 2002, The Relative Contributions of Location and Preferential Policies in China's Regional Development: Being in the Right Place and Having the Right Incentives, *China Economic Review*, Vol. 13, pp. 444 – 465.

Eggleston, Karen, Jian Wang and Keqin Rao, 2005, From Plan to Market in the Health Sector? *Working Paper*, Department of Economics, Tufts University.

Islam, Nazrul, 1995, Growth Empirics: A Panel Data Approach, *Quarterly Journal of Economics*, Vol. 110, pp. 1127 – 1170.

Krueger, Alan and Mikael Lindahl, 2001, Education for Growth: Why and for Whom? *Journal of Economic Literature*, Vol. 39, pp. 1101 – 1136.

Lin, Justin Yifu and Zhiqiang Liu, 2000, Fiscal Decentralization and Economic Growth in China, *Economic Development and Cultural Change*, Vol. 49, pp. 1 – 21.

Liu, Yuanli, William Hisao and Karen Eggleston, 1999, Equity in Health and Health Care: the Chinese Experience, *Social Science & Medicine*, Vol. 49, pp. 1349 – 1356.

Rawski, Thomas, 2001, What is Happening to China's GDP Statistics, *China Economic Review*, Vol. 12, pp. 347 – 354.

Strauss, John and Duncan Thomas, 1998, Health, Nutrition, and Economic Development, *Journal of Economic Literature*, Vol. 36, pp. 766 – 817.

UNDP, 2005,《中国人类发展报告 2005》，中国对外翻译出版公司。

Wang Xiaolu and Lian Meng, 2001, A Reevaluation of China's Economic Growth, *China Economic Review*, Vol. 12, pp. 338 – 346.

Verbeek, Marno, 2000, A Guide to Modern Econometrics, John Wiley & Sons Ltd.

Zhang, Tao and Heng-fu Zou, 1998, Fiscal Decentralization, Public Spending, and Economic Growth in China, *Journal of Public Economics*, Vol. 67, pp. 221 – 240.

（本文发表于《浙江学刊》2007 年第 1 期。执笔人：邓曲恒，2006 年 11 月）

第二编
合作医疗与医疗救助

新型合作医疗制度统计分析报告

内容提要：根据"新型农村合作医疗家庭健康调查"部分地区的数据，本报告初步讨论了新型合作医疗制度实施中是否存在收入门槛的问题，即是否高收入人群由于医疗服务能力更强而在合作医疗中受益更多，从而导致低收入人群补贴高收入人群的问题。本报告的结论表明，这一效应并不存在。

Abstract: According to parts of the survey on "Household Health in New Cooperate Medical System", this report primarily discussed the income threshold in NCMS, i. e. the richer benefit more from the NCMS because of the high accessibility of health service, or even there is inverse transfer in NCMS. The evidence in the report shows such effects don't exist.

一、收入等级确定

本报告将讨论不同人群组收入水平的差异对于新型农村合作医疗以及其他医疗保障方式的利用差异，特别是贫困人口与非贫困人口之间的差异性。

鉴于这一目的，我们首先根据收入水平将住户划分为不同类型。在本报告中，我们将住户划分为4种类型：特困户、低收入户、一般收入户与高收入户。在分类方式上，我们最初的想法是根据调查问题——是否被当地列为贫困户或低保户——将全部样本进一步分成4种类型：分别以贫困户（或低保户）与非贫困户（低保户）人均纯收入的中位数为界，定义家庭人均纯收入低于贫困户人均纯收入中位数的住户为特困户；定义家庭人均纯收入高于贫困户人均纯收入中位数的为低收入户；定义家庭人均纯收入低于非贫困户人均纯收入中位数的为一般收入户；定义家庭人均纯收入高于非贫困户人均纯收入中位数的为较高收入户。但从表1不难发现，这种根据调查问卷直接确定住户类型的方式可能存在问题，无论是全部样本还是8个县的数据结果都显示，低收入户的人均纯收入水平要大大高于一般收入户，高出幅度达1000元以上。

因此，本报告拟根据人均纯收入水平重新确定住户类型。尽管有关部门对于贫困户与低收入户都有比较明确的数量标准，① 但考虑到这些标准在不同地区的执行中可能会存在一定的差异性，因此我们在考虑住户类型的划分时，尽可能注意到这种地区差异的影响，并保证各类人群都具有足够大的样本。本报告对于住户类型的具体划分方式为：①在 8 个包括全部样本的调查县②中，我们将人均纯收入最低的 6% 住户定义为特困户；人均纯收入最低的 6% ~25% 人口定义为低收入户；其余样本则均等地划分为两个人群组，一般收入户与较高收入户。②对于这 8 个县以外的样本，由于原调查问卷都直接认定为贫困户，因此我们以 1000 元为标准，人均纯收入低于 1000 元的被归结为特困户，人均纯收入高于 1000 元的被归结为低收入户。这种根据分地区收入水平排序得到的不同住户类型的家庭人均纯收入状况避免了根据问卷直接确定住户类型所遇到的人群组间收入水平差距的异常变化。特困户的人均纯收入不到 700 元，而较高收入户的人群纯收入为 4944 元，后者是前者的 7 倍；低收入户的人群收入比一般收入户的人均纯收入水平低 500 多元。

表1　不同收入组的人均收入水平

住户类型	根据问卷确定			根据收入水平排序确定		
	平均值（元）	标准差	样本数	平均值（元）	标准差	样本数
	全部样本			全部样本		
特困户	732.95	248.45	571	699.21	266.68	687
低收入户	2495.07	1614.15	561	1712.40	1141.89	1398
一般收入户	1475.59	492.14	2294	2229.36	886.41	1800
较高收入户	4684.07	3866.48	2252	4944.03	4318.08	1793
	8 县样本			8 县样本		
特困户	708.15	186.91	124	692.81	281.15	289
低收入户	2123.42	1707.12	124	1323.40	510.55	912
一般收入户	1475.59	492.14	2294	2229.36	886.41	1800
较高收入户	4684.07	3866.48	2252	4944.03	4318.08	1793

① 如国家统计局规定 2004 年农村的贫困标准为人均 668 元，低收入标准为 924 元（国家统计局农村社会经济调查司，《2005，中国农村贫困检测报告》，中国统计出版社 2006 年版，第 9 页）。

② 包括公安、开化、洛川、宁阳、宣威、岳西、忠县、睢县。根据国家统计局发布的《2005，中国农村贫困检测报告》，2004 年全国贫困发生率为 2.8%，其中贫困县为 8.1%；低收入人口占全国乡村人口的比重为 5.3%，其中贫困县中这一比例为 12.9%。

二、新型农村合作医疗实施状况的
人群组差异性（住户）

1. 获取各类政府补助的人群组差异

从调查前一年所获得国家或集体补助的情况来看（见图1），贫困户获得各类补助的比例要大大高于非贫困户。特困户与低收入户获得国家或集体各类补助的比率分别为76%与70%，而非困难户中这一比率在60%左右，① 大大低于贫困户，其中一般收入户与较高收入户中，这一比率分别为63%与60%，较高收入户获得各类政府补助的比例要比特困户低16个百分点。总体上说，获得各类补助的可能性同家庭人均收入水平之间表现出反向变动关系，也就是说，高收入家庭中获得各类补助的可能性越低。

各类收入家庭所获得的补助金额可见表2。总体上说，贫困户中所获得的补助金额要高于非贫困户。但同时也值得指出的是，特困户所获得的各项补助金额比低收入户要低90元左右，这一差额与非贫困户所获得的补助金额大体相当。尽管没有关于补助金来源的具体信息，但不难理解，特困户所获得的补助金通常是针对其生活困难的救济型转移支付；而一般收入户与较高收入户所获得的补助金大多来自国家对于农业生产活动的补贴；低收入户之所以获得相对较高的补助金，可能表明他们一方面因生活困难而获得救济型转移支付，另一方面由于其具有生产劳动能力，因此也获得了国家对于农业生产的补贴。

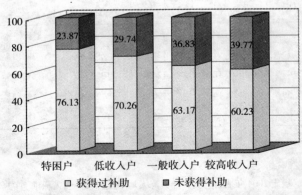

图1　获得各类国家与集体补助比例与收入水平的关系

---

① 至于非贫困户中获得各类补助的比例较高，因为最近几年中央出台不少普惠性涉农政策。

表2　不同收入组所获得的补助金额（元）

住户类型	平均值	标准差①	样本数
特困户	336.88	2329.10	687
低收入户	428.20	4546.21	1399
一般收入户	84.54	374.64	1800
较高收入户	86.84	362.28	1798

2. 新型合作医疗制度实施

图2给出了不同收入组人群对所在村是否实施了新型农村合作医疗的回答，这一问题同时也在一定程度上反映了不同收入组人群对于新型农村合作医疗的知晓情况。从图2看来，低收入户认为所在村实施了新型农村合作医疗的比例是最低的，为84.42%，比特困户要低3个百分点，比一般收入户与高收入户要低2个百分点。低收入户与特困户对于本村是否实施了新型农村合作医疗的知晓程度则相对是比较低的，对本村是否实施了新型农村合作医疗回答为"不知道"的比例分别为4%和3.64%，大大高于一般收入户与较高收入户。导致这一现象的原因可能是高收入人群一般具有更多的信息渠道，或对于政策动向更为敏感，因此能够较易获知所在村的各类信息，这使得他们对于本村是否实施了新型农村合作医疗有更为明确的了解。

从不同收入组人群对新型农村合作医疗的参与情况来看，图3显示出，收入水平越高则参与率也相应越高，"从未参加"的人群比例则越低。比较特困户与较高收入户不难发现，特困户中新型农村合作医疗的参与率约为83%，比较高收入户要低6个百分点；特困户中"从未参加"的人群比例为12%，高于较高收入户将近5个百分点。因此，可以推断，收入水平的高低对于新型农村合作医疗的参合选择具有重要影响,② 低收入可能成为新型农村合作医疗参合率的一个重要制约因素。

---

① 特困户与低收入户的补助金额具有较高的标准差，这主要是由异常值引起的。在特困户中，有一户获得了60000元的补助，剔除这一样本，平均值与标准差分别降为250.38元和477.82元；类似地，低收入户中也有一户获得了168000元的补助，剔除这一样本，平均值与标准差分别为308.28元和753.64元。但我们同时也缺乏足够的证据表明，这两个异常值就必然是应当被剔除的。

② 这一点从没有参加合作医疗或退出合作医疗的原因中可能表现得更明显。在没有参与或退出合作医疗的特困户中，64%的是因为"付不起参合费"，而在低收入户、一般收入户与高收入户中，这一比重分别为32%、22%和11%。显然，因"付不起参合费"而未能参加合作医疗的人群比重随着收入组的提升而逐渐下降。

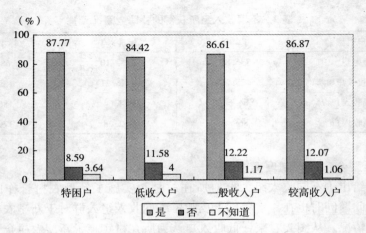

图2 所在村是否实施了新型农村合作医疗

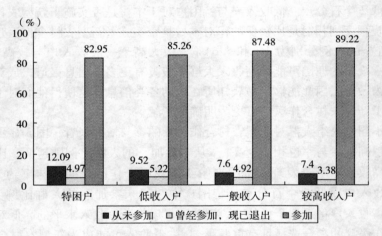

图3 不同收入组的新型农村合作医疗的参与情况

不同收入组人群参合费的缴纳方式存在一定程度的差异。这首先表现在，特困户与低收入户中存在着一定比例的人群是通过减免的方式缴纳参合费的，两类住户中这一比例分别为12.7%和6.2%，但以减免方式缴纳参合费在一般收入户及高收入户中则基本上不存在。由于存在减免这一缴费方式，特困户与低收入户中以"上门收取"与"主动去交"这两种缴费方式的人群比例也就明显较低。但从特困户与低收入户中"代扣代缴"比例略高于一般收入户与较高收入户的事实可能在一定程度上表明，低收入人群的参合主动性相对要低，这也与图3中低收入人群参合率较低的状况是一致的。

表3　不同收入组缴纳参合费的方式

	上门收取	主动去交	代扣代缴	减　免	其　他	合　计
特困户	191 (38.51)	146 (29.44)	93 (18.75)	63 (12.7)	3 (0.6)	496 (100)
低收入户	474 (47.4)	259 (25.9)	202 (20.2)	62 (6.2)	3 (0.3)	1000 (100)
一般收入户	705 (51.91)	417 (30.71)	227 (16.72)	7 (0.52)	2 (0.15)	1358 (100)
较高收入户	667 (48.23)	477 (34.49)	238 (17.21)	0 (0)	1 (0.07)	1383 (100)
合　计	2037 (48.08)	1299 (30.66)	760 (17.94)	132 (3.12)	9 (0.21)	4237 (100)

　　注：每个单元格的第一个数字表示观测值的个数；括号内数字表示所占百分比。以下表4、表5、表6同。

　　就参合原因而言，总体上说，大多数人群参与新型农村合作医疗具有较强的主动性与自发性。大部分农户能够正确认识到新型合作医疗能够有助于抵抗疾病风险、可以报销或减免医疗费用。特困户中，出自这两类参合动机的占70%以上，低收入人群中也占63%，明显高于一般收入户与较高收入户。这可能与宣传对象选择有关。由于新型合作医疗实施过程中，担心低收入人群缺乏参与的积极性，活期参合选择可能会受到经济实力的制约，相关部门可能对特困户、低收入户的宣传发动工作做得更为细致，使得这部分人群对于新型合作医疗的意义和作用有更为明确的认识。

　　从参加合作医疗以来的医疗费用报销情况来看（见表4），特困户中从未报销过任何费用的比例最低，而低收入户的这一比例最高。但这里的报销情况只询问了是否有过报销经历，并没有涉及报销金额的问题。因此，这一问题的回答状况并不能为合作医疗实施中门槛的存在是否会导致穷人收益程度相对较低的猜想提供充分有效的证据。但从免费体检来看（见图4），各收入组获得免费体检的机会差异并不明显。

　　图5显示，除了特困户外，知晓其他人报销过医疗费用的比例随着收入组的上升而增加。低收入户对于其他人是否报销过医疗费用的知晓度最低，这可能也与低收入户"未报销过任何费用"比例最高有关（见表5），这类人群对于合作医疗报销信息的公布情况的知晓度也最低，接近一半的低收入户不知道合作医疗信息是否公布。导致这一现象的另一个可能的解释是，新型农村合作

医疗针对特困户的宣传发动工作可能做得更为细致，而高收人人群组本身具有比较良好的信息渠道，从而中低收入人群可能处于信息上的弱势地位。

表4　不同收入组的参合原因

	可以抵抗疾病风险	可以报销或减免	响应政府号召	周围多数人参加了	无所谓，未考虑	不参加不行	其 他	合 计
特困户	210 (42.34)	141 (28.43)	98 (19.76)	25 (5.04)	5 (1.01)	6 (1.21)	11 (2.22)	496 (100)
低收入户	402 (40.08)	237 (23.63)	253 (25.22)	54 (5.38)	21 (2.09)	20 (1.99)	16 (1.6)	1003 (100)
一般收入户	497 (36.57)	301 (22.15)	400 (29.43)	90 (6.62)	38 (2.8)	25 (1.84)	8 (0.59)	1359 (100)
较高收入户	519 (37.53)	274 (19.81)	431 (31.16)	93 (6.72)	44 (3.18)	15 (1.08)	7 (0.51)	1383 (100)
合 计	1628 (38.39)	953 (22.47)	1182 (27.87)	262 (6.18)	108 (2.55)	66 (1.56)	42 (0.99)	4241 (100)

表5　参加合作医疗以来是否报销过医疗费

	报销了住院费	报销了门诊费	住院门诊均报销过	未报销过任何费用	合 计
特困户	29 (5.85)	245 (49.4)	37 (7.46)	185 (37.3)	496 (100)
低收入户	66 (6.58)	414 (41.28)	84 (8.37)	439 (43.77)	1003 (100)
一般收入户	76 (5.59)	632 (46.47)	104 (7.65)	548 (40.29)	1360 (100)
较高收入户	66 (4.78)	650 (47.03)	105 (7.6)	561 (40.59)	1382 (100)
合 计	237 (5.59)	1941 (45.77)	330 (7.78)	1733 (40.86)	4241 (100)

三、地区差异性

在不同地区之间，收入水平与合作医疗参合情况之间的相关性也有所不同。例如，在岳西县，不同收入组之间的参合率没有明显的差异性，但在忠县和宣威，特困户的合作医疗参合率要比较高收入组低将近 20 个百分点。从参加合作医疗以来的费用报销情况来看，洛川、宣威和忠县的特困户中没有报销过医疗费用的住户比重要明显高于其他收入组。

四、医疗服务利用信息知晓度的
人群组差异性（个人）

表 7 与表 8 分别给出了分收入组的两周病伤就诊及住院费用补偿信息知晓度情况。这里所考虑的是已经发生过疾病、利用过医疗服务的个人对医疗费用报销等相关信息的认知程度。

对于两周病伤，我们只考虑了就诊人员的情况。从两周内看医生的次数来看，不同收入组人群之间没有显著的差异性。但从看病时对医药费用报销的知晓度来看，特困户中明确知道能报销的比重最低，只有 1/4 的特困户明确知道看病所发生的医疗费用可以报销；这一比例最高的为较高收入户，但也只有 34%。在特困户中，将近有一半的住户认为医药费是不能报销的，在各收入组中，这一人群比例是最高的，这一比例最低的为低收入组，为 41%。总体来说，各收入组两周病伤就诊费用都相对较高，尤其是低收入户与较高收入户都超过了 200 元，但这两组人群的医疗费用相对较高在较大程度上是由于异常值造成的。在低收入户中，有两个样本的医疗费用超过了 20000 元，如果剔除这两个样本，则这一人群组的两周医疗费用支出为 172 元；类似地，如果在较高收入户中剔除掉一个医疗费用达到 20000 元的样本，则这一人群组的两周医疗费用支出均值为 175 元。这就意味着，除了特困户以外，其他收入组的两周医疗费用支出水平都大体上处于 170 元的水平，比特困户的两周医疗费用支出要低 20 元以上。

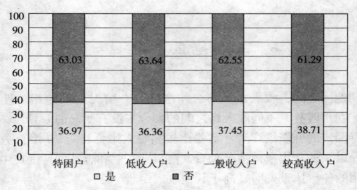

图 4 不同收入组的免费体检情况

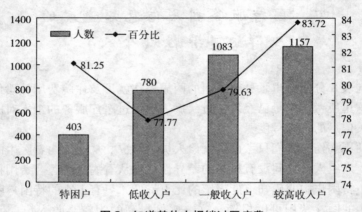

图 5 知道其他人报销过医疗费

表 6 合作医疗报销信息的公布情况

	定期公布	不定期公布	从不公布	不知道	合　计
特困户	136 (27.42)	114 (22.98)	34 (6.85)	212 (42.74)	496 (100)
低收入户	301 (30.01)	148 (14.76)	53 (5.28)	501 (49.95)	1003 (100)
一般收入户	508 (37.41)	183 (13.48)	54 (3.98)	613 (45.14)	1358 (100)
较高收入户	524 (37.92)	204 (14.76)	53 (3.84)	601 (43.49)	1382 (100)
合　计	1469 (34.65)	649 (15.31)	194 (4.58)	1927 (45.46)	4239 (100)

表7　各县不同收入组新型合作医疗参与、服务利用与信息知晓

	公安	开化	洛川	宁阳	宣威	岳西	忠县
参合率（%）							
特困户	75.00	88.24	94.44	88.57	71.43	97.22	50.00
低收入户	85.71	88.50	95.50	92.11	82.14	96.49	51.38
一般收入户	86.10	95.50	96.89	92.89	87.89	95.56	57.85
较高收入户	81.53	94.22	96.88	93.75	93.30	96.89	69.06
合　计	83.64	93.27	96.48	92.81	87.88	96.33	60.44
参加合作医疗以来，从未报销过医疗费用的住户比重（%）							
特困户	7.41	77.42	70.59	9.68	40.00	14.29	64.71
低收入户	18.75	88.00	72.38	9.71	30.43	20.91	67.86
一般收入户	13.61	89.52	64.52	11.65	31.12	17.67	57.48
较高收入户	17.51	87.56	59.63	15.38	36.59	10.09	57.33
合　计	15.68	87.82	64.46	12.59	33.59	15.22	59.43
听说过他人报销的住户比重（%）							
特困户	66.67	80.65	79.41	64.52	76.00	97.14	88.24
低收入户	80.21	87.00	76.19	62.14	76.09	96.36	91.07
一般收入户	80.63	81.43	86.18	57.28	71.94	95.81	85.83
较高收入户	91.53	84.69	86.24	79.02	79.02	94.04	84.67
合　计	83.71	83.64	83.97	61.68	75.68	95.33	86.29

　　在调查时点上，越是高收入组越能比较清楚地知道所能报销的数量。但与看病时相比，各收入组中知道医药费用不能报销的人群比重都有所上升，而知道能报销的人群比重有所下降。这可能在一定程度上体现了参合农民对于合作医疗费用补偿抱有过高的预期。这种高预期可能与合作医疗制度的宣传方式相关。在部分地区的合作医疗宣传中，过分强调了合作医疗对于报销医疗费用的作用，忽视了对参合农民在合作医疗制度中的权利与义务对等关系的强调。这种对合作医疗在医疗费用补偿中的高预期可能不利于合作医疗制度的持续健康发展。在清楚医疗费用报销数量的人群中，特困户所能报销的医疗费用数量的估计值要略高于其他收入组，对能报销的医疗费用数量估计值最低的是较高收入户，比特困户要低10元左右。在已经对报销方便程度进行了回答的样本中，我们不难发现，各收入组对此的评价总体上都是非常积极、正面的，但有效回答的样本规模并不多。

表8　两周病伤就诊情况

	特困户	低收入户	一般收入户	较高收入户
14 天内看医生的次数（次）	1.96	1.79	1.86	1.89
有效回答样本数	292	611	814	676
看病时是否知道能报销医药费				
知道能报（%）	25.00	33.72	31.33	34.47
知道不能报（%）	51.03	40.59	47.17	44.38
不清楚（%）	23.97	25.70	21.50	21.15
有效回答样本数	292	611	814	676
14 天的医疗费用（元）	194.02	242.05	175.69	202.50
有效回答样本数	290	606	797	669
现在是否清楚报销数量				
知道（%）	19.31	27.72	26.28	30.13
不清楚（%）	24.83	27.23	22.53	20.69
不能报（%）	55.86	45.05	51.19	49.18
有效回答样本数	290	606	799	667
医疗费能报销多少 （只包括清楚报销数量者，元）	30.99	25.93	22.55	20.87
有效回答样本数	56	166	206	200
对报销方便程度的评价				
很好（%）	53.19	45.07	54.82	53.55
较好（%）	36.17	38.03	31.33	32.26
一般（%）	10.64	15.49	13.25	14.19
较差（%）	0	1.41	0.6	0
有效回答样本数	47	142	166	155

　　从住院情况来看，各收入组人群的住院天数并没有明显的差异。与两周病伤就诊不同的是，看病时明确"知道能报销医药费"的人口比重要高得多，在60%左右；对报销不清楚的人口比重则明显要低。与其他收入组相比，特困户中在看病时明确知道能报销医药费的人口比重最低，明确知道不能报的比重最高，因此特困户对报销情况缺乏明确的认识。从住院医疗费用来看，特困户的住院医疗费用支出是最高的，比最低的（较高收入户）高出800多元。比较看病时与调查时点上关于医疗费用报销的知晓程度，可以发现住院病人对相关费用报销情况认知差异要低于两周病伤就诊费用报销认知差异。这在很大

程度上可能来自于各地合作医疗制度对住院费用的报销规定要比门诊费用更为明确；或者由于住院费用通常开支较大，因此患者在就医选择时也会更加详细地了解相关的报销规定。后一种原因所暗示的就医选择行为则在一定程度上显示了就医费用支出与收入水平对居民就医住院选择行为的制约作用。

表9　前一年出院病人住院情况

	特困户	低收入户	一般收入户	较高收入户
住院天数	9.65	8.84	8.74	9.93
有效回答样本数	72	153	199	191
看病时是否知道能报销医药费				
知道能报（%）	59.15	63.82	61.93	63.16
知道不能报（%）	23.94	17.11	20.30	20.00
不清楚（%）	16.90	19.08	17.77	16.84
有效回答样本数	71	152	197	190
本次住院医疗费用总计（元）	3694.5	3135.64	2998.85	2817.54
有效回答样本数	72	152	200	191
现在是否知道报销数量				
知道（%）	57.75	60.53	61.62	60.21
不清楚（%）	18.31	15.13	12.63	12.57
不能报（%）	23.94	24.34	25.76	27.23
有效回答样本数	71	152	198	191
从合作医疗中能报销金额（只包括清楚报销数量者，元）	676.52	641.57	681.67	689.65
有效回答样本数	39	90	122	115
从其他医疗保障制度中能报销金额（只包括清楚报销数量者，元）	2.70	85.71	22.52	51.56
有效回答样本数	37	91	119	113
对报销方便程度的评价				
很好（%）	40.54	33.33	35.04	48.60
较好（%）	40.54	46.43	43.59	29.91
一般（%）	13.51	17.86	18.80	21.50
较差（%）	5.41	2.38	2.56	0.00
有效回答样本数	37	84	117	107

注：这里只考虑有过住院经历的个人。

　　从对住院费用报销数量的估计中可以看出，尽管从合作医疗中能报销的数量在各收入组中没有明显的差异，但特困户从其他医疗保障制度中所能报销的医疗费用数量则远远低于其他收入组。与两周病伤报销情况的评价类似，大部分农户对住院费用的报销手续简便程度都具有较高的满意程度，并且在不同收入组之间没有明显的差异。

（执笔人：罗楚亮，2006 年 5 月）

合作医疗与农户健康风险冲击

——以苏州地区农村医疗保障体系为例

内容提要：本文旨在考察苏州地区农村合作医疗体系的历史变迁、新发展及运作效果。本文的研究发现：健康因素而非收支类因素，是当地农村居民在生病情况下是否愿意就医、是否获得合作医疗补偿的重要因素；合作医疗体系在应对健康风险冲击方面对于低收入组有特别重要的意义：虽然低收入组面临最严重的健康风险，但合作医疗对这些户的风险冲击的缓解也是最大而且显著的；当地完善的制度安排以及发达的医疗服务体系使村卫生室与乡镇卫生院成为患病者主要的就医地点，即成为体系中医疗服务的主要提供者；合作医疗的受补偿者与未受补偿者，在支出的绝对数量方面，除了非生活必需品外，其他支出上的差异较小，而在支出的结构方面（相对值），整体上两者差异较小，这也在一定程度上说明了合作医疗对于维持家庭支出结构方面的意义。

关键词：合作医疗　苏州农村地区　健康　风险

Abstract：This paper studies the historical changes, recent developments and effects of Suzhou's rural cooperative medical sytems (CMS). We find that health, rather than income or expense, is the key factor for local rural people to want to be hospitalized and to be reimbursed by CMS when they are ill. CMS is particularly important for low-income people: the effects of relieving health risk impacts are quite substantial and significant, though low-income people are exposed to the most serious health risks. Village clinics and town hospitals are main medical service suppliers for local mature institutional arrangements and developed medical systems. Reimbursed households and non-reimbursed households have similar expense structures, and have few differences in expense amounts of daily necessities, which might show CMS's effect of maintaining a rural household's certain expense structure.

Key Words：Cooperative Medical Systems; Suzhou's Rural Area; Health; Risk

一、研究背景

我国新型农村合作医疗体制的建设，在 20 世纪 90 年代就开始了试验，起初的政策目标是解决农民因病致贫和农村就医难的问题。进入 21 世纪，政策目标逐渐提升为向农村居民提供基本卫生保健服务。[①] 2002 年 4 月 29 日，卫生部等九部委（会、局）联合下发了《中国农村初级卫生保健发展纲要（2001 ~ 2010 年）》（以下简称《纲要》），其中明确指出了农村初级卫生保健（primary health care，PHC，以下简称"初保"）是农村居民应该人人享有的，与农村经济社会发展相适应的基本卫生保健服务；实施农村初保是我国社会经济发展总体目标的组成部分，是各级政府的重要职责。《纲要》中确立的我国 2001 ~ 2010 年农村初保发展的总目标是：通过深化改革，健全农村卫生服务体系，完善服务功能，实行多种形式的农民医疗保障制度，解决农民基本医疗和预防保健问题，努力控制危害严重的传染病、地方病，使广大农村居民享受到与经济社会发展相适应的基本卫生保健服务，不断提高农民的健康水平和生活质量。

2002 年 10 月 19 日，中共中央、国务院发布了《关于进一步加强农村卫生工作的决定》（以下简称《决定》）。[②]《决定》明确指出，农村卫生工作是我国卫生工作的重点，要坚持以农村为重点的卫生工作方针，全面落实初级卫生保健发展纲要。《决定》确立了我国今后农村卫生工作的目标，即到 2010 年，在全国农村基本建立起适应社会主义市场经济体制要求和农村经济社会发展水平的农村卫生服务体系和农村合作医疗制度。其中的具体目标包括：建立以大病统筹为主的新型合作医疗制度和医疗救助制度，使农民人人享有初级卫生保健，主要健康指标达到发展中国家的先进水平；沿海经济发达地区要率先实现上述目标。

自 2003 年 7 月开始，全国开展了农民自愿参加，由中央财政、地方财政和农民共同筹资，以大病补助为主的新型农村合作医疗试点工作。当年全国

[①] 蒋中一：《城乡一体化和农村新型合作医疗制度的政策目标》，2005 年 12 月 5 日，http://www.rcre.cn/userArticle/ArticleFile/2005125143753223.doc。

[②] 中华人民共和国卫生部网页 http://www.moh.gov.cn/newshtml/8347.htm，2004 年 7 月 23 日。

620 个县和大约覆盖农村人口 21% 的地区开展了试点工作。① 截至 2007 年 3 月 31 日，全国新型农村合作医疗试点县（市、区、旗）已达到 2319 个，占全国县（市、区、旗）总数的 81.03%，新型农村合作医疗覆盖农业人口 7.99 亿人，占全国农业人口的 91.93%，实际参合农民 6.85 亿人，参合率达 85.7%。② 截至 2006 年 6 月底，全国共补偿参加新型合作医疗的农民 2.82 亿人次，补偿资金支出 144.12 亿元人民币。③ 2006 年 1 月卫生部等七部委局下发的《关于加快推进新型农村合作医疗试点工作的通知》明确提出，2008 年在全国基本推行新型农村合作医疗；2010 年实现新型农村合作医疗制度基本覆盖农村居民的目标。④

2003 年 11 月 18 日，根据《决定》的精神，民政部、卫生部、财政部发布了《关于实施农村医疗救助的意见》（以下简称《意见》），《意见》确立了今后我国农村卫生工作的指导思想、目标，以及农村医疗救助工作的性质、内容、目标、原则。

目前全国各地已经建设或者正在建设的农村医疗保障体系（包括新型农村合作医疗制度与农村医疗救助制度），其基本功能是应对农户健康风险冲击，减少农户因病致贫、因病返贫的可能性，并体现对弱势农民群体的关怀，那么，在我国正在发生深刻的结构转型、农村卫生工作大力开展的大背景下，及时探讨农村医疗保障体系与农户健康风险冲击的关系，总结已有工作的经验与教训，无疑对今后的农村卫生工作有积极而重要的意义。

本研究以苏州地区农村医疗保障体系为例，从经验上讨论合作医疗在应对农户健康风险冲击方面的作用。之所以选择该地区为例，主要出于以下考虑：苏州的农村地区是我国最早实现农村工业化的地方，目前，传统意义上的农户在这里几乎已经不存在了；本地区也是合作医疗工作历史悠久、组织成熟、成效突出、代表性很强的农村地区。本地区在长期的合作医疗工作中，积累了大量宝贵的经验；同时，本地区的今天很可能正是我国其他不发达农村地区的明

---

① 具体要求是，中央财政和地方财政在试点县按农村人口出资 10 元/人年，农民自筹不低于 10 元/人年，同时按不低于 30 元/人年的筹资水平建立新型合作医疗基金（蒋中一，2005）。从 2006 年起，中央财政对中西部地区除市区以外的参加新型农村合作医疗的农民的补助由 10 元/人年提高到 20 元/人年（参见卫生部等七部委局《关于加快推进新型农村合作医疗试点工作的通知》）。

② 金羊网：《约 8 亿农民参加合作医疗》，2007 年 7 月 13 日，http://www.ycwb.com/myjjb/2007-07/13/content_1548174.htm。

③ 国务院新闻办公室：《中国老龄事业的发展》（白皮书），2006 年版。http://news.xinhuanet.com/politics/2006-12/12/content_5473205.htm。

④ 新华网：http://news.xinhuanet.com/politics/2006-01/19/content_4071514.htm，2006 年 1 月 19 日。

天。根据针对本地区的调查，我们不仅可以从经验上比较全面地探讨合作医疗应对农户健康风险冲击的作用，还可以为我国其他农村地区（特别是在经济起飞后）以后的卫生工作提供有益的借鉴。

二、苏州地区农村合作医疗制度的历史沿革

江苏省特别是苏南地区的农村合作医疗制度有着非常悠久的历史，并且整体上一直未中断过。本地区农村合作医疗自 1955 年兴起以来，多年来虽有一些反复，但各种形式的合作医疗覆盖率一直稳定在 60% 左右。[1] 20 世纪 90 年代初期，全国仅存的合作医疗即主要分布在上海和苏南地区。[2] 表 1 与表 2 列示了苏州地区各年农村合作医疗行政村覆盖率与人口覆盖率情况。

府采芹等（2004）、官波等（2005）对苏州地区农村合作医疗制度的变迁做了较详细的回顾。根据他们的总结，新中国成立以来，这一变迁过程大致可分为五个阶段：[3]

1. 萌芽期

早在 1955 年农业合作化高潮时期，常熟县归市乡（现常熟市董浜镇归市村）新民农业生产合作社，为提高社员福利，与乡诊所签订了医疗合同，规定社员在乡诊所看病，可在合作社公益金中报销 40% ~60% 的医药费。1958 年该县东张乡正式将此种制度取名为农村合作医疗。

2. 发展期

20 世纪 60 年代中期以来，建立在计划经济和集体经济基础上的合作医疗体制普遍成为苏州地区农村医疗保障的基本形式。该体制的基本特点是：①以生产大队为单位，广泛设立卫生室，基本上做到村村有卫生室；②村卫生室主要由"赤脚医生"或农村"土医生"[4] 负责；③生产大队负担一部分个人医

① 夏迎秋：《全省新型农村合作医疗进展情况及问题与建议》，2005 年 1 月 28 日，http://www.jsass.com.cn/article_show.asp? ArticleID =346.

② "中国农村卫生服务筹资和农村医生报酬机制研究"课题组：《中国农村卫生服务筹资和农村医生报酬机制研究》，《中国初级卫生保健》，2000 年第 7 期，第 3 ~10 页。

③ 府采芹等：《苏州市新型农村合作医疗运行效果研究》，《中国初级卫生保健》，2004 年第 10 期，第 1 ~5 页。官波、姚强：《苏州市农村合作医疗保险制度改革的分析与思考》，《卫生软科学》，2005 年第 8 期，第 219 ~223 页。

④ 其中85%以上人员未经过正规医学院校培训，仅参加了县乡两级"医疗短训班"。他们一般是村里具有高初中文化并经过短期培训的青年农民，部分来自社会医生，一般不脱离集体劳动，基本收入来源于大队补贴工分。

药费，个人负担部分通常以在年终结算时减扣个人工分的方法来支付。在这一时期，与低收入水平相适应，农村合作医疗使苏州农村地区建立了"低水平、广覆盖"的医疗保障网；同时，农民的常见病、多发病也得到了初步诊治。1979 年，《农村合作医疗章程》（试行草案）发布，① 在新的社会政治环境下，与全国一样，苏州地区的农村合作医疗得到迅猛发展。1980 年左右，苏州地区和苏州市所辖的常熟县（现为常熟市）、无锡县（现为无锡市锡山区）、江阴县（现为无锡市江阴市）、沙洲县（现为张家港市）、吴县（现为吴中区与相城区）、太仓县（现为太仓市）、昆山县（现为昆山市）、吴江县（现为吴江市）、郊区（现为虎丘区）的农村合作医疗行政村覆盖率达到 100%。同时，随着苏南乡镇企业与小城镇在 20 世纪 80 年代初期异军突起，农民收入水平快速提高，来自乡镇企业"以工补医"的投入占合作医疗总费用的一半以上。由于乡村经济的迅速繁荣，在这一时期，农村合作医疗得到迅速发展和完善，不少村卫生室转升为卫生所，人员、设备也得到了相应的扩充，大多数医务人员通过考试获得了乡村医生资格，苏州地区合作医疗事业达到鼎盛时期。

3. 衰退期

自 20 世纪 80 年代中后期开始，在经历了辉煌之后苏州地区农村合作医疗模式急剧衰落下去。这主要由于以下几方面原因（官波等，2005）：①随着乡镇企业产权的改组、改制，乡镇、村组失去了以往的经济来源，农村合作医疗由于资金短缺而难以维系，面临危机。②随着农民收入水平和生活质量的提高，健康需求及对医疗水平的要求迅速提高，富裕起来的农民对合作医疗提供的低水平医疗服务已不再满意。③发达便捷的交通网络以及城市医疗服务资源向乡村的渗透，在市场机制的作用下也使农村合作医疗陷入困境。尽管此时苏州农村合作医疗行政村覆盖率尚稳定在 70% 左右，但实际上仍是在政府强烈干预下的极低水准的医疗保障。针对苏州地区这一时期农村合作医疗体制的弊端，官波等（2005）做了很切实的评价：

（1）原有合作医疗体制仅以解决缺医少药为目标，提倡"一根针、一把草"，这种目标对于当地大批进入小康乃至富裕起来的农民，逐渐失去吸引力。

----

① 1979 年，卫生部、农业部、财政部、国家医药总局、全国合作供销总社根据宪法的精神和当时的实际情况，联合发布了《农村合作医疗章程》（试行草案）。其中第一条规定："农村合作医疗是人民公社社员依靠集体力量，在自愿互助的基础上建立起来的一种社会主义性质的医疗制度，是社员群众的集体福利事业。"第二条规定："根据宪法的规定，国家积极支持、发展合作医疗事业，使医疗卫生工作更好地为保护人民公社社员身体健康，发展农业生产服务。对于经济困难的社队，国家给予必要的扶植。"

表1 苏州地区各县（市、区）农村合作医疗行政村覆盖率（%）

年 份	1970	1975	1980	1985	1990	1995	2000	2002	2004
全 市	99.7	98.6	99.9	85.6	76.5	93.2	97.4	99	100
张家港	99.8	98.9	100	83.7	79.4	93.4	97.4	100	100
常 熟	99.9	97.1	100	97.6	78.1	86.5	98.3	100	100
昆 山	97.8	99.3	100	97.6	95.1	96.6	97.6	100	100
太 仓	100	100	100	99.7	100	100	94.8	100	100
吴 江	100	99.4	99.4	78.7	64.1	95.4	93.6	96.7	100
吴 中	99.5	99.1	99.7	68.2	63.3	100	100	100	100
相 城								100	100
园 区						74.4	100	100	100
虎丘区	100	100	100	100	66.1	83.5	100	96	100

注：经国务院批复同意，2001年1月12日江苏省人民政府正式通知，撤销吴县市，设立苏州市吴中区、相城区。同年3月1日，吴中区、相城区正式分别办公。表中2002年以前吴江区与相城区的合并数据是前吴县的数据。1994年2月11日国务院下达批复，同意苏州市同新加坡有关方面合作开发建设苏州工业园区。故表中园区仅有1995年及以后的数据。虎丘区始建于1951年，当时称郊区，2000年9月8日被批准改名为虎丘区。表中虎丘区2000年以前的数据是前郊区（不含新区）的数据。以下表2同。

资料来源：府采芹等：《苏州市新型农村合作医疗运行效果研究》，《中国初级卫生保健》，2004年第10期，第1~5页。以下表2同。

表2 苏州地区各县（市、区）农村合作医疗人口覆盖率（%）

年 份	1996	1998	2000	2002	2004
全 市	82.5	81.5	91.9	84.7	92.0
张家港	83.8	94.8	95.2	74.8	86.8
常 熟	76.1	68.5	81.6	86.3	92.3
昆 山	78.9	81.5	95.3	85.9	99.7
太 仓	88.0	58.0	92.3	79.0	95.0
吴 江	92.3	96.3	92.8	94.8	95.1
吴 中	80.7	86.0	100	93.6	98.0
相 城				88.7	92.1
园 区	85.5	73.4	83.0	92.7	98.3
虎丘区	82.0	66.7	79.0	50.0	91.9

（2）基层干部和群众一般认为包得越多越好，个人受益面越大越好，这造成合作医疗经费的平均和分散。"保小不保大"这一福利型模式忽视了医疗风险的特殊性，削弱了补偿机制的保险性。

（3）资金不足是农村合作医疗运行困难和解体的重要原因，而原有合作医疗制度中经费由集体统包，政府投入少，投入渠道单一，这些是资金不足的主要原因。

（4）原有体制大致的类形是：村办镇管理、村办村管理、乡村医生自己管理。它们在管理机制上不健全，存在条块分割、政事不分、制度不严等弊端。在管理办法上，主要靠行政手段，不能有效调动积极性。在管理制度上，对医患双方制约手段不力，缺乏对供方的有效制约，致使经费超支。

（5）许多村镇放松了对村卫生室的管理，集体办村卫生室名存实亡，变相个体经营行为流行，农村医疗秩序混乱，三级医疗预防保健的网底破损，整个网络的功能得不到应有的发挥。

（6）苏南有些地区，乡村医生、集体办医的个人，变相个体行医或承包后，个人年收入陡增，这使乡村医生的行为产生变异，利益取向在医疗行为中极其明显。个体行医或承包，一方面使村卫生室的治疗功能强化，另一方面又使预防保健、健康教育、计划生育指导等功能严重受到削弱。

（7）由于农村合作医疗衰落，医疗保障功能降低，贫困农民往往有病不看，小病拖成大病。而变相个体行医者千方百计截留病人，开大处方，用高价药，这极大地增加了农民患者的负担，浪费了有限的卫生资源。

（8）据统计，江苏省1997年农村贫困户中约70%是因病致贫户或因病返贫户。整体经济水平高的地区，农民因病致贫的比例略高于经济水平低的地区。太仓市1999年调查了12000户，其中贫困户255户，占2.1%，其中因病致贫户又占78.6%。由于合作医疗覆盖面小，许多农民独自承担着难以预料的医疗风险，有的地方虽然办了合作医疗，但层次较低，其抵御风险的能力也很弱。因病致贫亦成为制约苏州农村经济发展和社会稳定的重要社会问题。

4. 改革期

1993年，苏州市农村合作医疗主管部门在全市范围内开展合作医疗学术大讨论，同时组织力量深入农村基层开展实地调查研究，提出了以县（市、区）为统筹单位的大病风险型合作医疗保障模式的设想。其目的是：重点解决以乡、村为统筹单位无法解决的部分群众因患大病、重病而产生的高额医药费用问题以及可能由此产生的因病致贫、因病返贫的社会问题。之后，市卫生行政部门曾一度在常熟、张家港、昆山等地区做试点前的宣传发动等准备工作，并愿意拿出一定数量的试点资助资金，常熟市还制定了详细的实施章程。

然而，由于各地乡镇主要领导思想认识不一致，并未将设想付诸行动。

1994年，苏州市吴县人民政府在大量调查研究、总结经验基础上，果断得出：举办"县级大病医疗统筹"是解决部分群众因患大病、重病而负担高额医药费用，防治因病致贫、因病返贫的唯一有效途径，也是解决农村居民基本医疗保障、发展传统型农村合作医疗的有效实现形式。为此，县委、县政府在国内率先做出建立县级农村大病风险医疗制度的决定。县政府专门下发了《关于建立县乡两级农村大病风险医疗制度的意见》（吴政发［1994］33号），其中规定，县级大病医疗统筹基金1.5元/人年，县财政按0.5元/人年划拨，另外1.0元/人年由乡财政按所辖人口上划县基金专用账户；乡级大病医疗统筹基金5元/人年，由乡财政、村集体、个人共同筹集组成。参加大病统筹的农民患病时，医药费在500~6000元的，由乡级大病医疗统筹基金按规定补偿；在6000元以上的，由县级大病医疗统筹基金补偿，其中医药费在6000元~1万元的，补偿60%，在1万~2万元的，补偿65%，在2万元以上的，补偿70%；县级实际补偿总金额不超过1万元。之后，郊区、太仓市、昆山市、常熟市、吴江市、张家港市等地均在市（区）财政资助下，先后建立了以市（县、区）为统筹单位的农村大病风险型合作医疗制度。

5. 创新期

在全国逐渐推行新型农村合作医疗试点的新时期，苏州市政府在已有经验与现实情况的基础上，又提出了实施"农村合作医疗保险"的新概念，并于2003年5月制定了《苏州市农村合作医疗保险管理办法》。[①] 其中明确规定，"农村合作医疗保险"[②] 是指实行政府组织引导、农村居民参保、集体扶持、财政资助相结合，以大病统筹为主的医疗互助共济制度，其宗旨是维护农村居民身心健康，实现人人享有卫生保健，促进农村经济发展和社会稳定。此办法自同年7月1日起实施，在合作医疗的方方面面都有了新而重大的突破，为建立城乡统一的社会基本医疗保险模式，做了非常有益的探索与尝试。

为保护农村弱势群体，体现健康公平，2003年8月，苏州市卫生局等四局还制定了《苏州市农村特困人群医疗救助管理办法》。合作医疗保险与医疗

---

① 该《办法》于2003年4月30日由苏州市人民政府第6次常务会议审议通过，于2003年5月10日苏州市人民政府令第34号公布。该《办法》的详细内容（即新型农村医疗保障制度的安排）请参见 http://www.chinalaw.gov.cn/jsp/contentpub/browser/contentpro.jsp? contentid = co6621713307.

② 农村合作医疗体系本质上是农户健康风险共同防范与分担机制，出于强调农村合作医疗体系的这一性质，也为了区别于本地传统的合作医疗制度，苏州地区自《办法》施行之日起，将本地区的新型农村合作医疗体系特别称做"农村合作医疗保险"。本文中则不强调称谓上的差别，只统一称做"农村合作医疗"（或简称 CMS）。

救助制度"捆绑"出台，实现了"补"与"救"的结合，可以更充分地发挥对各类人群的医疗保障作用。《2004 年苏州市国民经济和社会发展统计公报》显示，2004 年，苏州市新型农村合作医疗保险参保人口覆盖率超过 95%。

　　总体来看，尽管苏州地区农村合作医疗制度有着相当长的历史，并一直在全国处于领先地位，但它的发展也不是一帆风顺的，同全国其他地区农村合作医疗的兴起、衰退、再兴起一样，苏州地区的合作医疗也经历了起起落落。然而，与其他经济发达及落后的农村地区不同的是，苏州农村地区一直有着合作互助的集体主义传统，扎根于传统文化土壤之上的合作医疗制度在当地又有着特殊的生命力。在经济迅速发展的条件下，健康风险冲击引起的机会成本日益增加，从而农户的健康风险防范意识日益增强，农户对新形势下的医疗保障体系有了更高的需求，而政府的积极作为，传统精神的继承，都为新型农村合作医疗制度的产生奠定了基础。

　　本研究即针对苏州地区当前的医疗保障制度，研究该制度在应对农户健康风险方面的作用。

三、调查的一般情况

1. 被调查户情况概览

　　2005 年 4 月，中国社会科学院经济研究所课题组为了深入研究我国农村医疗保障体系对农户福利的影响，在我国农村合作医疗工作开展得相当成功的苏州地区进行了一次综合的调查。本次调查主要采用田野调查方法，其中既包括对农村家庭及个人 2004 年情况的抽样问卷调查，又包括典型案例调查。此外，课题组还走访了从中央到地方的各级医疗保障主管部门及当地的各级医疗机构。本文进行研究的数据基础即本次调查获得的关于苏州地区农村家庭及个人 2004 年情况的横截面数据。[①] 抽样县、乡、村等方面的总体情况参见表 3 ~ 表 5。

　　从表 3 看，被调查户的合作医疗（CMS）参加率（即被调查户中 CMS 参加户总数与被调查户总数之比），无论从地、县、乡哪个层面上看都非常高，各乡的 CMS 参加率普遍在 95% 以上。这与《2004 年苏州市国民经济和社会发展统计公报》（以下简称《公报》）关于苏州市全地区农村医疗保险覆盖率的介绍一致。[②] 这是该地区尤为突出的整体性特征。

---

①　如无特别说明，本文所讨论的均是农户或个人在 2004 年的情况。

②　参见 http://www.sztjj.gov.cn/news/2005/1/18/tjj/tjj-01-05-12-577.shtml，2005 年 1 月 18 日。

全部被调查户的人均纯收入为 8987.85 元/人（见表4），高于《公报》中介绍的 7460 元/人，这种差异可能主要是因为我们在计算纯收入时考虑了农户的转移收入以及未经过市场交换的实物收入，并将实物收入参照市场价格做了货币化折算。从表4与表5来看，无论在全地区层面还是在各县层面，被调查户的人均纯收入普遍较高（普遍高于 6000 元/人）且户均健康普遍较佳（普遍低于 0.25），这反映了当地社会经济发达、群众生活普遍富裕、健康状况普遍良好的现实；但各地区人均纯收入与户均健康也都存在比较大的差别，同时，户纯收入与户健康与 Gini 系数也都比较高，即在户层面，收入与健康的不均等程度都较高。这些说明，苏州地区虽然整体上富裕，但仍存在一定比例贫困程度较深的农户。整体来看，各地区被调查户的人均纯收入与户均健康之间、户纯收入 Gini 系数与户健康 Gini 系数之间都没有清晰的相关关系。

总地来说，本套横截面数据具有较强的代表性，在很大程度上能反映苏州农村地区的现实情况。

表 3　被调查户的户数与人口概览

县(市)	乡(镇)	村	全体户		CMS 户		CMS补偿户	CMS非补偿户	非 CMS 户	
			户数	人口	户数	人口	户数	户数	户数	人口
张家港	塘桥	韩山	50	171	46	159	44	2	4	12
	南丰	海坝	51	163	48	154	30	18	3	9
	锦丰	西港	54	173	53	170	46	7	1	3
	乐余	齐心	49	160	49	160	46	3	0	0
	县合计 (96.08%)		204	667	196	643	166	30	8	24
吴江	七都	群幸	50	204	41	164	7	34	9	40
	横扇	北横	50	201	48	194	1	47	2	7
	同里	九里湖	49	152	49	152	0	49	0	0
		田库	51	167	48	159	10	38	3	8
	县合计 (93%)		200	724	186	669	18	168	14	55
常熟	支塘	枫塘	50	190	50	190	33	17	0	0
	虞山	梦兰	49	220	47	212	29	18	2	8
	练塘	练东	52	164	50	158	36	14	2	6
		鸳鸯桥	50	160	50	160	11	39	0	0
	县合计 (98.01%)		201	734	197	720	109	88	4	14
总计 (95.70%)			605	2125	579	2032	293	286	26	93

注：括号内的数字为当地被调查户的 CMS 参加率。

表4　被调查户按地区分组：人均纯收入与户均健康

县	乡	人均纯收入	户均健康
张家港	塘桥	12834.79	0.2137913
	南丰	8385.30	0.1581788
	锦丰	17702.38	0.1807005
	乐余	6604.85	0.333993
	全县	11515.50	0.2200008
吴江	七都	10302.42	0.2487729
	横扇	1783.14	0.1608216
	同里	8225.70	0.1378712
	全县	7022.24	0.1713342
常熟	支塘	5495.36	0.3717774
	虞山	6772.18	0.3023789
	练塘	11729.15	0.1215763
	全县	8629.76	0.2278916
全市水平		8987.85	0.2065343

注：各地区人均纯收入（单位：元/人）等于本地区被调查户的纯收入总和除以本地区被调查户的总人口；各地区户均健康等于本地区被调查户的户健康指标总和除以本地区被调查户的总户数。户健康指标等于本户各家庭成员健康指标值的最大值。本文所采用的健康指标请参见本书附录。

表5　被调查户按地区分组：户纯收入与户健康的 Gini 系数

县	张家港	吴江	常熟	全市水平
户纯收入	0.4797	0.5218	0.3413	0.4565
户健康	0.5356	0.6386	0.5486	0.5752

注：Gini 系数的计算以户为单位。

2. 被调查户按人均纯收入分组的情况

全部调查户的户人均纯收入的中位数为7486.67元/人，它非常接近《公报》公布的全市农民人均纯收入；而第1个四分位数为3902元/人，它基本上等于中位数的一半。于是，我们对所有被调查户按人均纯收入由低到高的次序作四分位分组，不妨分别称这些组为低收入组、中低收入组、中高收入组、高收入组。每组的户数为总户数的四分之一。四分位组的一般情况见表6。

表 6 被调查户按户人均纯收入分组：一般情况

四分位组	低收入组	中低收入组	中高收入组	高收入组
组户数	151	152	151	151
组人口	506	604	536	479
户均健康	0.248792	0.24991	0.1756515	0.1514967
户均无劳动能力者数	0.099338	0.052632	0.02649	0.019868
户均长期卧床者数	0.013245	0.019737	0.019868	0.006623
户均儿童数	0.390729	0.539474	0.423841	0.284768
户均老人数	0.774835	0.776316	0.390729	0.403974
户均党员数	0.1655629	0.125	0.185431	0.344371
户均当过干部者数	0.059603	0.138158	0.072848	0.211921
户均参过军者数	0.112583	0.085526	0.046358	0.072848

注：本表列出的各种户均值为各分位组的户均值。

表 7 列示了各收入组的收入情况，从中我们可以看到，除了劳动实物收入的人均值以外，无论哪种收入变量，无论人均值还是户均值，更高收入级别的分位组都具有更大的均值，这些在一定程度上可以说明，整体上本地区低收入农户在各类收入上都低于高收入农户，农户在收入上的差异是多层面的。同时，表 7 还表明，苏州地区的农户已不是传统意义上的农户，其无论哪个收入组，劳动现金收入都远远高于其他类收入，成为主要收入来源。这里的工业化与市场化开展的时期早，发展也非常迅速。这些都是本地区与广大中西部农村地区迥然不同的地方。

表 8 列示了各收入组的生活支出（不包括医疗支出）情况。我们不难看到，就实物支出及食物类支出而言，无论是人均值还是户均值，各收入级别的分位组的支出均值相差不大；而就现金支出、教育类支出、住房类支出而言，无论是人均值还是户均值，高收入级别的分位组的支出均值都更高。这些说明，各收入组在生活支出方面的差异主要源于现金支出与非食物类支出，特别是住房类支出；或者说，整体上本地区各收入级别的农户在基本消费方面（主要以食物类支出为代表）并没有明显的差异，不同农户在支出上的差异主要体现在非基本消费方面。

表7 被调查户按户人均纯收入分组：收入情况 单位：元

		低收入组	中低收入组	中高收入组	高收入组
户人均 纯收入	最小值	-7911	3902	7534	11405
	最大值	3870	7486.67	11383	250000
	中位值	1475	5671.75	9386	15370
纯收入	人均	1568.97	5719.67	9370.52	20517.76
	户均	5257.60	22728.17	33262.23	65086.15
转移 现金收入	人均	143.28	231.16	408.40	717.75
	户均	480.13	918.55	1449.67	2276.82
劳动 现金收入	人均	4279.52	4714.42	8208.02	18481.21
	户均	14340.64	18733.62	29135.76	58625.83
劳动 实物收入	人均	1091.04	1046.09	1264.64	1683.27
	户均	3656.07	4156.82	4489.05	5339.63

注：表中"低收入组"的户人均纯收入最小值是绝对值很大的负数，这是由于其中某些户生产性支出过大而劳动收入相对小（或者说这些户当年投资效益不佳），未必表明这些户很贫困。全部数据中有4户属于此种情况。

表8 被调查户按户人均纯收入分组：生活支出情况 单位：元

四分位组		低收入组	中低收入组	中高收入组	高收入组
生活支出：分类一					
现金	人均	4084.65	5304.97	8800.91	11343.21
	户均	13687.63	21080.26	31240.31	35982.78
实物	人均	792.24	653.96	874.26	846.63
	户均	2654.80	2598.64	3103.33	2685.67
生活支出：分类二					
食物类	人均	1688.88	1443.18	1676.25	2055.87
	户均	5659.44	5734.76	5950.12	6521.59
教育类	人均	336.54	422.70	583.42	701.15
	户均	1127.75	1679.67	2070.94	2224.17
其他日常	人均	2501.27	2204.60	2701.88	4499.53
	户均	8381.74	8760.40	9590.80	14273.34
住房类	人均	350.20	1888.44	4713.62	4933.30
	户均	1173.51	7504.08	16731.79	15649.34

注：生活支出不包括医疗支出，但包括住房类支出（住房维修及购买支出）。

四、CMS 户获得补偿的影响因素分析

一般来说，CMS 户是否能够获得 CMS 补偿，主要取决于 4 方面因素：一是 CMS 户的健康状况，只有 CMS 户成员生病，该户才可能涉及补偿与否的问题；二是 CMS 户成员在生病情况下的就医意愿，当 CMS 户成员生病时，只有其愿意就医，该户才可能涉及补偿与否的问题；三是 CMS 户的收入水平，当 CMS 户成员生病并且愿意就医时，只有该户能够并且愿意负担自负费用，CMS 户才可能获得补偿；四是 CMS 户成员的医疗费用（它一般因病情而异），如果 CMS 设立了补偿的起付线，则只有当医疗费用达到某一最低额度（即该起付线）时，CMS 户才可能获得补偿。显然，如果 CMS 体系在补偿上能够尽量削弱收入因素的作用而尽量提高健康因素的作用，即 CMS 户获得补偿主要是因为健康因素，而较少受到收入的约束，那么它将大幅提高 CMS 户的福利水平。

表 9 ~ 表 10 列示了 CMS 补偿户与 CMS 非补偿户在收入及健康方面的比较。从表 9 可以看出，在苏州地、县、乡各层面上，被补偿户的健康均值普遍高于非补偿户（即平均而言被补偿户的健康状况较差）；而被补偿户的人均纯收入并不普遍区别于非补偿户。表 10 进一步显示，在全地区层面上，在 1% 的显著水平上，CMS 补偿户与 CMS 非补偿户的户纯收入及户健康在分布上都存在显著差异；在各县层面上，在 5% 的显著水平上，在张家港市，这两类户的这两个户变量在分布上都没有显著差异；在吴江市，这两类户的这两个户变量在分布上都存在显著差异；而在常熟市，这两类户的户健康存在显著差异，户纯收入则不存在显著差异；无论在哪个县或在全地区，整体上 CMS 补偿户的户纯收入要高于 CMS 非补偿户，而 CMS 补偿户的健康状况要差于 CMS 非补偿户。这些在一定程度上说明，整体上看，在苏州地区，CMS 户是否获得 CMS 补偿可能主要受到健康状况与收入状况的影响。

我们运用二值 probit 模型具体分析影响 CMS 户获得补偿的各种因素。解释变量方面我们主要考虑 CMS 户的与健康、收入、支出、社会资本等方面有关的变量。表 11 表明，（除哑元与常数项外）显著的变量是家里无劳动能力者数、家里长期卧床者数、家里参军人数、户人口、户健康，以及现金收入类变量。值得指出的是，虽然现金收入类变量的系数估计值显著，但它们的绝对值非常小，也就是说，现金收入对 CMS 户被补偿的概率的影响其实很小。而户健康（其值越小，表示越健康）与 CMS 户被补偿的概率有显著的正向变动关系，并且它们的绝对值相对很大，这说明 CMS 户的健康状况显著影响其是

否获得 CMS 补偿，健康状况越差，越可能获得补偿。家里参军者数对被补偿的概率有负面影响，这其中的原因也许同前面对参加 CMS 概率的影响类似，有成员参军的家庭可能从其他渠道获得了补偿，从而没有通过 CMS 获得补偿。

综上可以判断，CMS 户获得补偿主要是由于健康原因，而非收支类原因。这突出表现了 CMS 在应对健康风险冲击方面的积极作用。

表9　CMS 户交叉分组：人均纯收入与户均健康

县	乡	人均纯收入（元）		户均健康	
		CMS 补偿户	CMS 非补偿户	CMS 补偿户	CMS 非补偿户
张家港	塘桥	11970.78	10567.63	0.2081225	0.203198
	南丰	9229.39	7377.98	0.1503452	0.197598
	锦丰	13333.79	47007.34	0.2004957	0.0764324
	乐余	6713.63	5263.27	0.3239105	0.4885919
	全县	10420.34	16275.80	0.2276532	0.1987987
吴江	七都	6933.23	10423.94	0.1799457	0.2735426
	横扇	1079.38	1847.39	0.5859011	0.1468173
	同里	9624.23	8093.37	0.3096797	0.1105475
	全县	7990.89	6624.74	0.2745733	0.1536815
常熟	支塘	4921.32	6502.00	0.3414213	0.4307038
	虞山	7665.56	5597.79	0.353261	0.2539998
	练塘	9769.83	13747.03	0.1774017	0.0730058
	全县	7656.37	10086.64	0.2738473	0.179128
全市水平		8890.52	9143.69	0.2477205	0.1662438

表10　CMS 补偿户与 CMS 非补偿户的户纯收入与户健康的同分布检验

县	Kolmogorov-Smirnov 检验（KS）		Kruskal-Wallis 检验（KW）		Wilcoxon 秩和检验（W）	
	户纯收入	户健康	户纯收入	户健康	户纯收入	户健康
张家港	D = 0.1333 P = 0.702	D = 0.1880 P = 0.289	$\chi^2 = 0.029$ P = 0.8639	$\chi^2 = 0.956$ P = 0.3283	z = -0.171 P > |z| = 0.8639 Pd = 0.490	z = -0.995 P > |z| = 0.3199 Pd = 0.444
吴江	D = 0.3611 P = 0.021	D = 0.3175 P = 0.057	$\chi^2 = 4.598$ P = 0.0320	$\chi^2 = 4.818$ P = 0.0282	z = -2.144 P > |z| = 0.0320 Pd = 0.346	z = -2.342 P > |z| = 0.0192 Pd = 0.342

续表

县	Kolmogorov-Smirnov 检验（KS）		Kruskal-Wallis 检验（KW）		Wilcoxon 秩和检验（W）	
	户纯收入	户健康	户纯收入	户健康	户纯收入	户健康
常熟	D = 0.1590 P = (0.133)	D = 0.2890 P = (0.000)	$\chi^2 = 0.799$ P = 0.3715	$\chi^2 = 9.251$ P = 0.0024	z = 0.894 P > |z| = 0.3715 Pd = 0.537	z = −3.093 P > |z| = 0.0020 Pd = 0.374
全部	D = 0.1422 P = (0.004)	D = 0.2337 P = (0.000)	$\chi^2 = 9.520$ P = 0.0020	$\chi^2 = 24.140$ P = 0.0001	z = −3.085 P > |z| = 0.0020 Pd = 0.426	z = −5.050 P > |z| = 0.0000 Pd = 0.382

注：户纯收入的单位是元。三种检验的原假设均是，做比较的两组的户变量服从同一分布。各检验结果中，第一行是检验统计量值，第二行的 P 值即拒绝原假设所犯的弃真错误的概率。KS 检验中，带括号的数字为修正检验的（corrected）P 值，无括号的 P 值是精确检验的（exact）P 值。W 检验中，Pd 值指非 CMS 户的户变量大于 CMS 户，或 CMS 非补偿户的变量大于 CMS 补偿户的概率的估计值。

表 11　影响因素分析：是否参加 CMS 与是否被 CMS 补偿

自变量	CMS 户被补偿的概率	
	系数估计值	P > z
无劳动能力者数	− 0.585081	0.078
长期卧床者数	1.380987	0.020
儿童数	0.0977634	0.498
老人数	0.0116953	0.896
党员数	0.2052153	0.208
当过干部者数	− 0.0704277	0.750
参过军者数	− 0.5486649	0.041
户人口	0.1245786	0.089
户健康	0.7813125	0.021
户转移收入（元）	0.0000335	0.041
户劳动现金收入（元）	− 4.10E − 06	0.023
户劳动实物收入（元）	1.91E − 06	0.850
户生产现金支出（元）	− 0.0000191	0.128
户消费现金支出（元）	− 1.28E − 06	0.256
户消费实物支出（元）	− 0.0000206	0.447
县哑元（吴江 =1，其他 =2）	− 2.45212	0.000
县哑元（常熟 =1，其他 =2）	− 0.990175	0.000
常数项	0.6581541	0.004
$P > \chi^2$	0.0000	
仿 R^2	0.3574	

注："P > z" 表示基于稳健标准差的单参数检验的显著水平。共线性检验结果表明：各自变量的 VIF 均不大于 2。

五、医疗支出与 CMS 补偿

本节讨论被调查户的医疗支出及 CMS 体系对参加户补偿的情况。CMS 体系应对农户健康风险冲击这种作用的力度集中表现在它对农户医疗支出补偿的力度，或者说，它在多大程度上放松了农户的融资约束。显然，农户在遭遇健康风险冲击时，CMS 体系对农户融资约束的缓解将直接影响到农户的福利水平。

1．2004 年当年医疗支出及 CMS 补偿情况

表 12 分收入级别列示了全部被调查户 2004 年的医疗支出情况。从中我们可以看出，低收入组的户均医疗支出最多，医疗支出占纯收入的比重、占非生产支出的比重也最大，并且这三个指标值明显区别于其他三组；此外，低收入组的健康状况也较差。这说明低收入组不仅（由于收入水平低）抗风险能力最差，而且可能面临最严重的健康风险冲击。我们不难想象，低收入组可能更需要医疗保障，而运行良好的 CMS 体系将可能大大缓解低收入组遭遇的健康风险冲击。

表 12　被调查户按户人均纯收入分组：医疗支出情况

四分位组	低收入组	中低收入组	中高收入组	高收入组
户均健康	0.2487915	0.2499101	0.1756515	0.1514967
户均纯收入（元）	5257.60	22728.17	33262.23	65086.15
户均非生产支出（元）	19116.80	25324.63	35913.57	40313.21
户均医疗支出（元）	2774.37	1645.72	1569.93	1644.77
占户均纯收入比例	52.77%	7.24%	4.72%	2.53%
占户均非生产支出比例	14.51%	6.50%	4.37%	4.08%

注："非生产支出"即"医疗支出"与"生活支出"之和。以下同。

表 13 分收入级别列示了非 CMS 户的医疗支出情况。我们看到，对于非 CMS 户而言，虽然低收入组的户均医疗支出不是最多的（也不是最少的），但是其医疗支出占纯收入的比重是最大的；高收入组的健康状况最差，其户均医疗支出最多，医疗支出占非生产支出的比重最大。这些也许说明，高收入组由于抗风险能力强，即使遭遇较严重的健康风险冲击，发生较多的医疗支出，可能也不加入 CMS 体系；而低收入组仍然可能面临严重的健康风险冲击。

　　表14分收入级别列示了 CMS 非补偿户的医疗支出情况。我们可以看到，CMS 非补偿户有一个明显的现象：随着收入级别的依次提高，户均医疗支出越来越少，而医疗支出占纯收入的比重、占非生产支出的比重也越来越小，同时低收入组的这三个指标值明显区别于其他三组。这些说明，在未获得补偿的 CMS 户中，健康风险冲击的严重程度随着收入级别的提高而降低；低收入组仍然面临最严重的健康风险冲击，但这些农户并未获得补偿。

表13　非 CMS 户按户人均纯收入分组：医疗支出情况

四分位组	低收入组	中低收入组	中高收入组	高收入组
户均健康	0.1959999	0.1670105	0.0471518	0.2387037
户均纯收入（元）	5539.67	22527.06	34435.13	68184.59
户均非生产支出（元）	37380.17	115416.10	23074.63	167333.40
户均医疗支出（元）	433.33	1240.00	200.00	4290.91
占户均纯收入比例	7.82%	5.50%	0.58%	6.29%
占户均非生产支出比例	1.16%	1.07%	0.87%	2.56%

表14　CMS 非补偿户按户人均纯收入分组：医疗支出情况

四分位组	低收入组	中低收入组	中高收入组	高收入组
户均健康	0.1987506	0.2282626	0.1174349	0.1056178
户均纯收入（元）	4852.65	22017.15	32824.57	69107.62
户均非生产支出（元）	22029.56	24808.85	35177.58	32307.06
户均医疗支出（元）	2375.35	826.14	662.70	456.72
占户均纯收入比例	48.95%	3.75%	2.02%	0.66%
占户均非生产支出比例	10.78%	3.33%	1.88%	1.41%

　　表15分收入级别列示了 CMS 补偿户的医疗支出及补偿情况。就全体被补偿户而言，补偿力度（补偿额占医疗支出的比重）在 24.71%。就不同收入组而言，低收入组的户均医疗支出最多，医疗支出占纯收入的比重、占非生产支出的比重也最大，并且健康状况也最差，但是由于获得了 CMS 补偿，低收入组的户均补偿额、补偿额占纯收入的比重、占非生产支出的比重也最大，并且这些指标值都明显区别于其他三组。虽然低收入组的补偿力度不是最大，但仍然高于所有被补偿户的平均水平。这些都一致说明了，CMS 体系在应对健康风险冲击方面对于低收入组有特别重要的意义：虽然低收入组面临最严重的健

康风险冲击，但 CMS 对这些户的风险冲击的缓解也是最大而且显著的（由补偿额占纯收入及非生产支出的比重体现）。

当然，将表 15 与表 14 做比较，我们也许能说出一些 CMS 户未获补偿的部分原因。同表 15 相比，表 14 中各收入组医疗支出占纯收入及非生产支出的比重都更小，因此这部分农户即使遭遇了健康风险可能也未获得补偿。此外，我们还能看到一点：对于各个收入组而言，扣除掉所获得的补偿后，补偿户的医疗支出占纯收入及非生产支出的比重都仍普遍高于非补偿户，这可能说明，只有那些遭遇很严重的风险冲击的农户才获得了补偿。这样，我们推断，一些 CMS 户未获得补偿，可能由于两方面原因：在这些农户自己看来，所受风险冲击并不严重，因此未到 CMS 体系指定的医疗机构就医，从而未获得补偿；CMS 设立了起付线，只有医疗支出较高（从而占纯收入及非生产支出的比重较高）的农户才获得补偿。

表 15　CMS 补偿户按户人均纯收入分组：医疗支出与 CMS 补偿情况

四分位组	全部 CMS 补偿户	低收入组	中低收入组	中高收入组	高收入组
人均纯收入（元）	9143.69	1984.58	5753.50	9205.58	18766.96
人均医疗支出（元）	741.73	1225.72	594.63	635.65	719.66
户均健康	0.2477205	0.3271012	0.2749727	0.225433	0.180464
户均纯收入（元）	32112.13	5819.18	23387.62	33534.61	60928.34
户均非生产支出（元）	25597.19	13013.80	19943.41	37076.95	28521.31
户均医疗支出（元）	2604.92	3594.07	2417.14	2315.60	2336.44
占户均纯收入比例	8.11%	61.76%	10.34%	6.91%	3.83%
占户均非生产支出比例	10.18%	27.62%	12.12%	6.25%	8.19%
户均 CMS 补偿额（元）	643.57	942.54	573.90	710.00	399.00
占户均医疗支出比例	24.71%	26.22%	23.74%	30.66%	17.08%
占户均纯收入比例	2.00%	16.20%	2.45%	2.12%	0.65%
占户均非生产支出比例	2.51%	7.24%	2.88%	1.91%	1.40%

2. 1998～2004 年大病[①]支出及补偿情况

表 16 分收入级别列示了全部被调查户中在 1998～2004 年患大病户的医疗

[①] 本文中的"大病"包括：（1）1998～2004 年间累计医疗支出超过 1000 元或经过住院治疗的病伤；（2）1998 年以来久治不愈的病。此外本数据中，患大病户全都是 CMS 户，且每个患大病户仅患 1 人次大病。

支出情况，我们从中可以了解到大病对低收入组的农户产生了最严重的冲击：低收入组患大病户的户均累计因病负债额最大，户均未偿还债务最多，并且这两个指标远远高于其他组的患大病户；此外，低收入组患大病户的人次均累计总支出及人次均累计医疗支出明显高于中低收入组与中高收入组的患大病户。

表 16　被调查户（亦 CMS 户）中患大病户的情况（1998～2004 年）

四分位组	低收入组	中低收入组	中高收入组	高收入组
累计患病人次	17	13	18	11
累计患病户数	17	13	18	11
（2004 年）户均纯收入（元）	6057.28	21391.23	32720.06	69490.64
人次均累计总支出（元）	17917.38	10883.33	10848	83405
人次均累计医疗支出（元）	15096.75	10211.11	10210	76870
人次均累计住院支出（元）	8844	5169.23	4155.56	40245.45
户均累计因病负债（元）	5941.18	3076.92	166.67	27272.72
目前户均负债余额（元）	2294.12	384.62	166.67	0

注：大病总支出指由患大病引起的各种支出的总和，包括与治疗过程有关的交通费用、生活费用等。

表 17　CMS 户中大病补偿户的情况（1998～2004 年）

四分位组		低收入组	中低收入组	中高收入组	高收入组
（2004 年）户均纯收入（元）		5659.89	20297.43	39489.93	54487
累计补偿人次		13	7	7	8
人次均累计总支出（元）		16959.85	11471.43	11314.29	94668.75
人次均累计医疗支出（元）		14234.46	10657.14	10574.29	89412.50
人次均累计住院支出（元）		7488.31	7300	6928.57	53162.50
人次均累计补偿额（元）		2127.69	3000	1312.86	9658.75
人次均累计医疗支出补偿比		14.95%	28.15%	12.42%	10.80%
单人次累计医疗支出补偿比	最大值	49.12%	100%	100%	28.57%
	最小值	0.73%	3.00%	6.13%	5.33%
户均累计因病负债（元）		5000	8000	375	33333.33
目前户均负债余额（元）		230.77	1000	375	0

表17 则分收入级别列示了 CMS 户中患大病且被补偿的户的医疗支出及补偿情况。我们从中看到，高收入组大病补偿户的人次均累计补偿额最高（9658.75 元/人次），并且远远高于其他组；人次均累计医疗支出补偿比最高的是中低收入组（28.15%）；单人次累计医疗支出补偿比最低的大病补偿户在低收入组（0.73%）；而低收入组大病补偿户的人次均累计总支出、人次均累计医疗支出、人次均累计住院支出都高于中低收入组与中高收入组的大病补偿户。在大病补偿方面，低收入组患大病户并没有享受到更大的补偿额以及补偿比，这可能与这些户难以支付或不愿意支付更高的自负医疗费用有关。一般来说，在制度设计上补偿比及补偿额往往随着累计医疗支出额的增加而增加，大病治疗常常需要较高的医疗费用，因此只有那些能够并且愿意支付得起自负费用的农户才能享受到更大的补偿额或补偿力度。

六、就医意愿及其影响因素分析

由于个人就医意愿实际上是在生病情况下的就医意愿，而影响就医意愿的因素也可能同时影响生病的可能性，因此，我们采用 biprobit 模型来分析个人在生病条件下就医意愿的影响因素。我们重点考察性别、婚姻状况、是否是儿童、是否是老人、个体健康、个体劳动现金收入等个体特征及户人口、户收支类变量、参加 CMS 情况等户特征。表18 与表19 列示了被调查个人生病及就医情况以及估计结果。

biprobit 模型显示，（除哑元外）显著的变量是，个人健康、户转移收入、户劳动实物收入、户生产现金支出，但收支类变量无论显著与否，边际效应的绝对值都非常小，因此它们的影响实际很小。个人健康显著且效应估计值为负，表明个人健康状况越好，个人在生病情况下越可能就医，这可能反映了本地区人们对健康的重视。值得指出的是，是否参加 CMS 对个人在生病情况下的就医意愿也没有显著影响。表19 整体上说明，个人在生病情况下是否愿意就医主要考虑了个人的健康状况，有些收支类因素尽管显著但影响并不很大，而诸多其他个体特征或户特征并没有显著的影响。

这里特别要指出的一点是，表18 显示，非 CMS 户的个人在生病条件下不会不就医（生病且不就医的人数为零）。虽然这些个人（的家庭）并没有参加 CMS，但这并不表示他们不重视健康，他们在生病条件下都愿意就医。

表18 被调查个人生病及就医情况

		全 部	生 病		生病且就医		生病且不就医	
			CMS	非 CMS	CMS	非 CMS	CMS	非 CMS
人数		2125	890	41	841	41	49	0
性别	男性人数	1072	446	21	419	21	27	0
	女性人数	1042	440	20	418	20	22	0
婚姻	未婚人数	508	179	7	166	7	13	0
	其他人数	1616	710	34	674	34	36	0
（不满 14 岁）儿童人数		248	86	6	80	6	6	0
（满 60 岁）老人人数		355	168	9	158	9	10	0
（满 15 岁）个人健康均值		0.12559	0.13911	0.11429	0.13292	0.11429	0.24878	0
（满 15 岁）个人现金收入均值（元）		9721	8414	11134	8220	11134	11849	0

注：由于缺失部分观测值，因而本表的各数据未必相互照应。

表19 （满15岁）个人在生病情况下就医意愿的影响因素的边际效应

被解释变量：个人在生病条件下愿意就医的概率

（biprobit 模型）预测值：0.94554

解释变量	效应估计值	P > z
性别（男 =1，女 =0）	0.0001311	0.975
婚姻（未婚 =0，其他 =1）	0.0080242	0.642
老人（满 60 岁 =1，其他 =1）	0.0136905	0.303
个人健康	− 0.1670809	0.012
个人劳动现金收入（元）	−6.98E − 08	0.844
户人口	0.0006777	0.721
户转移收入（元）	− 8.26E − 06	0.024
户劳动现金收入（元）	− 4.37E − 07	0.225
户劳动实物收入（元）	3.63E − 06	0.000
户生产现金支出（元）	6.90E − 07	0.076
户消费现金支出（元）	1.71E − 08	0.439
户消费实物支出（元）	− 2.13E − 06	0.629
CMS 户（是 =1，其他 =0）	− 0.0125626	0.405
县哑元（吴江 =1，其他 =2）	0.0796842	0.004
县哑元（常熟 =1，其他 =2）	0.089662	0.003
观测值数	1873	

七、就医方式选择

一般来说，就医方式选择取决于以下几点：①生病者所患疾病的严重程度；②某种就医方式对应的医疗服务质量（包括生病者对所对应服务质量的信任程度）；③某种就医方式对应的成本（包括所对应的便利程度）。

苏州地区在医疗服务提供上的普遍特征是，高服务标准与高便利程度。苏州地区在地形上主要以平原为主，交通便利，无论居住在哪里，人们基本上都可以在很短的时间内到达其他各乡乃至各县，交通条件基本上不构成人们选择就医方式的约束。此外，苏州地区各级医疗机构都具有非常高的医疗服务水平，即使是村卫生室与乡镇卫生院在软件与硬件上都很先进，这一点很不同于内地的一般情况，与西部贫困地区更是相差悬殊。普遍地，苏州地区的乡镇卫生院的医疗服务水平及硬件设施甚至高于内地许多地区的县医院，许多很严重的疾病都可以在乡镇卫生院得到有效治疗，因此在该地区各种就医方式间的可替代性其实很大，它们表现了很强的"无差异性"。

在生病且愿意就医的情况下，被调查者（共882人）对就医方式的选择见表20，其结果印证了本地区的上述特点。我们看到，在这些表达就医意愿的被调查者中，只选择一种就医方式的共有694人（占78.68%）；而其中只选择村卫生室的有441人（恰好占50%），只选择乡镇卫生院的有155人（占17%），只选择其他几种就医方式之一的共有103人（占11.68%）。在选择复合就医方式（即至少选择两种就医方式）的188人当中，复合就医方式中包含村卫生室的共有160人，包含乡镇卫生院的共有119人，同时包含且只包含村卫生室与乡镇卫生院的共有52人。这些一致说明了，在苏州地区，村卫生室与乡镇卫生院在医疗服务可及性方面已经发挥了基础而主要的作用：在生病且愿意就医的情况下，很大比例（85.71%）的居民（共756人）会选择去村卫生室或去乡镇卫生院，并且很大比例（72.9%）的居民（共643人）没有选择除村卫生室或乡镇卫生院以外的就医方式，2/3以上的居民只选择去村卫生室或去乡镇卫生院其中之一，一半的居民只选择了去村卫生室。去村卫生室或去乡镇卫生院已经成为主要的就医方式，并且许多治疗实际上只通过这两种方式（或其中一种）而不需再通过其他就医方式就可以实现。

表20　在生病且愿意就医情况下的（复合）就医方式选择

村卫生室	乡镇卫生院	中心卫生院	县医院	私人诊所	其他机构	医生出诊	人数
1							441
	1						150
		1					61
1							52
1		1					40
1			1				36
		1					21
		1					18
						1	17
1		1					9
1			1				5
				1			3
1		1	1	1	1		2
				1			2
		1	1	1			1
1						1	1
1							1
		1					1
						1	1
其他就医方式							20
合　计							882

注："1"表示选择了此种就医方式，空白表示未选择。

八、合作医疗与家庭支出结构

遭遇健康风险冲击的农户，如果存在融资约束，则该农户很可能出现医疗支出挤出或替代普通商品（组合）消费的现象，而这种挤出效应本身也可以看做是健康风险冲击的另一种内容。反过来，从经验上说，我们也可以这样认为，如果我们发现遭遇健康风险冲击的农户出现了上述挤出现象，则我们可以认为该农户存在融资约束。于是，农户是否参加 CMS，以及是否获得 CMS 补偿，与该农户的支出结构之间的关系，就可能为我们提供 CMS 是否能够缓解农户融资约束、减轻健康风险冲击的信息。我们接下来即讨论合作医疗与家庭支出结构的关系。表21列示了不同分组的户在各类非生产支出的人均值方面的差异。

图1分别列示了 CMS 户与非 CMS 户之间、CMS 补偿户与 CMS 非补偿户之间在各类生活支出（不考虑住房支出以及医疗支出）的人均值中相对值的差异。我们可以发现，CMS 户与非 CMS 户主要在学杂费比重方面存在较大差异，两类户的学杂费比重分别是 9.42% 与 19.36%；而 CMS 补偿户与 CMS 非补偿户则在各类生活支出的比重方面没有太大的差异。不同分组户在消费结构上的这种差异也许主要说明了不同分组户在收入上的差异，如前几节所言，非CMS 户一般是收入更高的户，因此在教育方面的支出比重可能更高。需要特别指出的是，补偿户的学杂费支出与人情支出在绝对值与相对值上都高于非补偿户，而补偿户一般而言又是医疗支出更多的户，这可能说明，补偿户并没有因为医疗支出增加而降低教育支出；同时，补偿户由于患病人次显然高于非补偿户，而患病期间更可能获得他人的某种帮助，因此更可能发生人情支出。

表21　各分组的户非生产支出的人均值的绝对值　单位：元

户支出变量	CMS 户	非 CMS 户	CMS 补偿户	非 CMS 补偿户
主食	123.94	51.61	94.09	154.58
副食	797.28	674.73	829.75	763.97
实物消费	796.78	547.92	606.11	992.39
燃料	140.50	123.66	101.19	180.83
水电	217.86	261.40	190.77	245.66
衣服	538.92	650.54	524.74	553.46
烟酒	517.64	407.53	390.48	648.10
交通	205.24	267.31	207.24	203.19
通讯	403.64	467.20	340.43	468.50
学杂	482.17	1015.05	508.71	454.94
人情	596.13	527.96	607.92	584.04
耐用消费品	296.30	247.31	289.90	302.87
房屋维修	166.03	2419.35	139.04	193.72
购/建房	1811.02	21129.03	1716.23	1908.28
医疗	535.19	610.75	736.19	328.97
其他	0.15	0.00	0.29	0.00
非生产支出总计	7628.79	29401.36	7283.07	7983.47

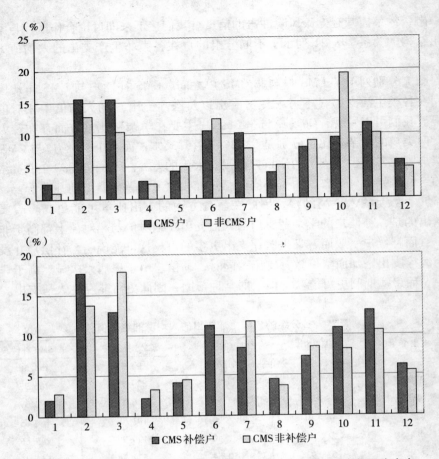

图1　分组户非生产支出的人均值的相对值：不考虑住房支出与医疗支出

1：主食；2：副食；3：实物消费；4：燃料；5：水电；6：衣服；7：烟酒；8：交通；
9：通讯；10：学杂；11：人情；12：耐用消费品

综合前面的各种结果，总地来说，就各类户支出变量（不考虑住房支出
以及医疗支出）的人均值而言，对于大部分的普通消费品，是否加入 CMS，
以及是否获得 CMS 补偿，农户的消费结构可能并没有太大的变化；就各类户
支出变量的绝对值而言，是否加入 CMS，以及是否获得 CMS 补偿，农户在许
多普通商品的消费量方面可能存在较大差异。

九、结　论

　　对苏州地区农村合作医疗体系的多方位考察，有助于我们今后推广合作医疗的工作。我们看到，苏州地区的合作医疗也并不总是一帆风顺的，也会遇到困难与挫折。当地合作医疗能比以往更繁荣地发展，并继续走在全国的前面，其中固然有当地经济发达、资金充裕的原因，但敏锐地把握社会形势的发展，积极切实了解群众的要求，善于总结以往的经验与教训，勇于探索新模式、新道路的精神是其成功的更重要的原因。政府对自身责任的清晰定位，有力度、有效率的行政工作，也是本地合作医疗成功的关键。苏州地区有着很长时期的合作医疗的传统，但在新形势下，不让传统成为包袱而让其成为新发展的基础，这是尤其值得其他地区借鉴的。从医疗服务需求方即广大农民来说，合作医疗制度的生命力很大程度上在于，它能否增强参加者抵抗健康风险的能力。而我们的研究结果表明，健康而非收支类因素，既是参加合作医疗的主要因素，也是参加者获得补偿、愿意继续参加合作医疗的主要因素。普遍地，收入没有构成生病就医行为的重要约束，这突出表现了苏州地区合作医疗应对健康风险的作用。从实际补偿的情况上看，合作医疗体系在应对健康风险冲击方面对于低收入组有特别重要的意义：虽然低收入组面临最严重的健康风险冲击，但合作医疗对这些户的风险冲击的缓解也是最大而且显著的（由补偿额占纯收入及非生产支出的比重体现）。农户及个人的收入水平与健康的显著关系表明，合作医疗通过对健康的保护作用而对收入能力的维护与提高有重要意义。

【参考文献】

　　樊明：《健康经济学：健康对劳动市场表现的影响》，社会科学文献出版社 2002 年版。

　　府采芹等：《苏州市新型农村合作医疗运行效果研究》，《中国初级卫生保健》2004 年第 10 期。

　　高梦滔、姚洋：《健康风险冲击对农户收入的影响》，《经济研究》2005年第 12 期。

　　高梦滔、甘立、徐立新、姚洋：《健康风险冲击下的农户收入能力与村级民主》，《中国人口科学》2006 年第 1 期。

　　高梦滔、姚洋：《农户收入差距的微观基础：物质资本还是人力资本》，《经济研究》2006 年第 12 期。

顾昕、方黎明：《自愿性与强制性之间——中国农村合作医疗的制度嵌入性与可持续性发展分析》，《社会学研究》2004 年第 5 期。

官波、姚强：《苏州市农村合作医疗保险制度改革的分析与思考》，《卫生软科学》2005 年第 8 期。

国家统计局：《2004 年中国农村贫困状况监测公报》，2005 年 4 月 21 日，http://www.stats.gov.cn/tjgb/qttjgb/qgqttjgb/t20050421_402244388.htm.

国务院新闻办公室：《中国老龄事业的发展》（白皮书），2006 年版。

蒋长流：《就业身份锁定下农民工健康风险冲击及其管理》，《中国卫生经济》2006 年第 12 期。

蒋中一：《城乡一体化和农村新型合作医疗制度的政策目标》，2005 年 12 月 5 日，http://www.rcre.cn/userArticle/ArticleFile/2005125143753223.doc.

李实、B. 古斯塔夫森：《八十年代末中国贫困规模和程度的估计》，《中国社会科学》1996 年第 6 期。

林闻钢：《中国农村合作医疗制度的公共政策分析》，《江海学刊》2002 年第 3 期。

苏州市统计局：《2004 年苏州市国民经济和社会发展统计公报》，2005 年 1 月 18 日，http://www.sztjj.gov.cn/news/2005/1/18/tjj/tjj-01-05-12-577.shtml.

王则柯、左再思、李志强：《经济学拓扑方法》，北京大学出版社 2002 版。

卫生部：《1 月 10 日卫生部例行新闻发布会实录》，2007 年 1 月 10 日，http://www.moh.gov.cn/newshtml/17370.htm.

魏众、B. 古斯塔夫森：《中国居民医疗支出不公平性分析》，《经济研究》2005 年第 12 期。

夏迎秋：《全省新型农村合作医疗进展情况及问题与建议》，2005 年 1 月 28 日，http://www.jsass.com.cn/article_show.asp? ArticleID = 346.

新华网：《我国新型农村合作医疗参合农民已达 4. 06 亿人》，2006 年 12 月 27 日，http://news.xinhuanet.com/society/2006-12/27/content_5539870.htm.

张车伟：《营养、健康与效率》，《经济研究》2003 年第 1 期。

赵忠：《使用自评健康数据度量我国健康的不平等》，2005 年第五届中国经济学年会论文。

赵忠、侯振刚：《我国城镇居民的健康需求与 Grossman 模型——来自截面数据的证据》，《经济研究》2005 年第 10 期。

赵忠：《我国农村人口的健康状况及影响因素》，《管理世界》2006 年第 3 期。

"中国农村卫生服务筹资和农村医生报酬机制研究"课题组：《中国农村

卫生服务筹资和农村医生报酬机制研究》，《中国初级卫生保健》2000 年第 7 期。

中华人民共和国卫生部网页 http://www. moh. gov. cn/newshtml/8347. htm，2004 年 7 月 23 日。

朱玲：《乡村医疗保险和医疗救助》，2000 年 3 月 26 日，http://ie. cass. cn/yjlw/01. asp? id＝257.

朱玲：《医疗保险、救济与健康风险管理》，2002 年 2 月 25 日，http://ie. cass. cn/yjy/zhuling/09. htm.

朱玲：《青海农牧民健康风险与基层疾病预防》，2003 年 12 月 25 日，http://ie. cass. cn/window/xslw/qhnmm. htm.

朱玲：《农牧人口的健康风险和健康服务》，2005 年 1 月 25 日，http://ie. cass. cn/yjy/person. asp? id＝8.

邹珺：《合作医疗的制度分析——90 年代以来中国江苏农村居民医疗保障机制的研究》（博士论文），2003，http://e-sociology. cass. cn/wcm/shxsnw/xxgx/yjslw/2003/P020041202309421560795. pdf.

Adam Wagstaff：《缓解健康冲击事件对家庭的影响》，2006 年 12 月 18 日。http://siteresources. worldbank. org/INTPUBSERV/Resources/477250-1165612792742/Wagstaff. health_shocks. chinese. dec06. pdf.

Adriaan Kalwij and Frederic Vermeulen, "Health and Labor Force Participation of the Elderly in Europe：What Do Objective Health Measures Add to the Analysis?", Discussion Paper 87, Tilburg University, Center for Economic Research, 2006.

Andrew D. Foster, "Nutrition and Health Investement", *American Economic Review*, Vol. 85, No. 2, 1995.

Angus Deaton, *The Analysis of Household Surveys：A Microeconometric Approach to Development Policy*, The Johns Hopkins University Press, 1997, Baltimore, Maryland, USA.

Eddy van Doorslaer, and Andrew M. Jones, "Inequalities in Self-reported Health：Validation of a New Approach to Measurement", *Journal of Health Economics*, Vol. 22, 2003.

James Foster, Joel Greer, Erik Thorbecke, "A Class of Decomposable Poverty Measures", *Econometrica*, 52 (3), 1984.

James M. Lattin, J. Douglas Carroll and Paul E. Green, *Analyzing Multivariate Data*, China Machine Press, 2003.

Jinyong Hahn, "Bootstrapping Quantile Regression Estimators", *Econometric Theory*, Vol. 11, No. 1, 1995.

J. Strauss and D. Thomas, "Health, Nutrition and Economic Development", *Journal of Economic Literature*, Vol. 36, No. 2, 1998.

Michael Baker, Mark Stabile and Catherine Deri, 2001, "What Do Self-reported, Objective, Measures of Health Measure?", *NBER working paper* 8419.

R. Andrew Allison and James E. Foster, "Measuring Health Inequality Using Qualitative Data", *Journal of Health Economics*, Vol. 23, 2003, pp. 505 – 524.

Roger Koenker and Gilbert Bassett, "Regression Quantile", *Econometrica*, Vol. 46, No. 1, 1978.

Roger Koenker and Kevin F. Hallock, "Quantile Regression", *The Journal of Economic Perspectives*, Vol. 15, No. 4, 2001.

Susan Allen, et al, "Design of a Health Indicator System: A 'How-to' Manual for State Medicaid Programs", 2000, http://www. ritecareresearch. org/reportspubs/other/design. hlth. indic. syst. pdf.

（执笔人：金成武，2007 年 4 月）

农村住院医疗保险制度案例分析[*]

内容提要：自1978年中国农村实行联产承包责任制开始，以家庭为单位的经营方式大大地提高了生产效率，农民的生活水平也显著提高。但随着中国农村的集体化道路走向尽头，以集体经济为依托的农村合作医疗制度也迅速地衰落。尽管有关方面一直进行新型农村社会医疗保险制度的探索，但成功的案例却十分鲜见。基于对苏南江阴市农村住院医疗保险制度的调查，本文对其以"征管分离"运作方式为特征的医疗保险模式进行了分析。本文认为，由于遵循了分工原理，该模式在筹资方式方面获得了相当的成功，由于选择了比较好的筹资方式，该模式在运行中也维持了比较低的管理成本，并较好地体现了社会保险的公平性原则，对于商业医疗保险中存在的逆向选择和道德风险也具有一定的防范和规避作用。本文同时指出，尽管该模式对于解决社会医疗保险筹资难问题具有一定的借鉴意义，但该模式的一些先决条件提醒我们，对于千差万别的广大中国农村地区，照搬该模式可能是有害的。以该模式确定的筹资水平来看，尽管农村中等发达地区农民也具备了相当的支付能力，但这些地区政府的财政支付能力会成为社会医疗保险的阻碍因素。对于农民和政府支付能力和意愿均不足的西部欠发达地区，社会医疗救助仍将是适合当地情况的重要选择。

关键词：社会医疗保险　筹资　征管分离　管理成本　公平

Abstract：Since the rural reform began in 1978, the household-based operation method enhanced the rural productivities. While with the collective economy collapsed, the collaborative medical system which based on the collective economy turns down and down. Although there are some efforts to establish the new pattern of rural

---

* 本调研完成于2002年4月，在调研过程中得到江阴市卫生局和江阴太平洋保险公司的大力协助和支持。在论文写作和修改过程中得到朱玲教授和姚洋教授的评点，另外，本文中的图1由高梦滔博士协助完成，在此一并表示感谢。

social health care insurance system, very few of them are succeeded. Based on survey on Jiangyin Rural Inpatient Insurance System in South Jiangsu Province, the author analyzed the health insurance model featured by its "collection independent of operation" method. The author concludes that following the labor division principle the most successful feature of the system is its financing mode. This financing mode ensured to maintain a low administration cost and to achieve both the vertical and horizontal equity, and is helpful to avoid the moral hazard and adverse selection commonly existed in commercial insurance. Although the succeed in Jiangyin is referential to other regions, its pre-condition remind us that it is not suitable to commonly used in various rural regions. As in medium developed regions, rural residents is ability to afford the payment to health care system according to the payment level in Jiangyin, but the low financial ability may hindered the government of supporting the social health insurance system; While in underdevelopment region in the west, for the ability and willingness to pay are lower in both residents and government, social health assistance is more suitable to these areas.

Key Words: Social Health Insurance; Finance; Collection Independent of Operation; Administration Cost; Equity

一、社会医疗保险概览：工业化国家、发展中国家和中国

社会医疗保险在国外基本上可以分为两种模式：[①] 以美国为代表的风险模式和以欧洲、日本为代表的福利模式（周弘，2002）。前者指对多数人实行自愿选择保险的方式，而对少数弱势群体实行强制性社会医疗救助，如在美国主要以老龄人口和残疾人口为主要保障对象的 Medicare 和以无力支付医疗费用和因病致贫的人口为主要保障对象的 Medicaid 等，这种模式仅存在于美国等极少数国家；而后者，尽管在筹资方式等方面各自不同，但具有一个共同特征：对所有的居民一视同仁实行国民健康保险，欧洲、日本、加拿大等绝大多数发达国家都采取了这样的模式。这里需要进一步说明的是，尽管美国的社会

---

① 或可以类似地根据社会保障的情况分为四种模式：福利国家型、社会保障型、社会保险型和公办自我保障型。

医疗救助覆盖人群只占全部人群的少数，但覆盖了相当部分的脆弱人群。而就卫生总费用而言，美国社会公共医疗支出超过了私人医疗保险赔付支出，在1995 年美国全国卫生费用总支出中，公共卫生项目（Medicare 和 Medicaid）占 46%，私人健康保险占 31%，自费医疗比例占 19%（Kindig，2001）。

在广大的发展中国家，社会医疗保险的模式大多以就业相关的医疗保险为主，只有智利和新加坡等少数国家例外。在那些就业相关的医疗保险体系中，主要覆盖那些在正规部门就业的人群，而对于一些脆弱人群医疗保险也大多依附于就业人口进行，如对就业者家庭成员进行的保险（Dependant Insurance），但大多数农村人口，由于他们分散在家庭中或就业于非正规部门，往往被排除在社会医疗保险体系之外。而即便从发达工业化国家社会保险体系的经验来看，农民也大多是最后才被纳入整个体系之中的（如德国）。医疗保险体系建立难，而农民医疗保险体系建立更难。这一状况和农民一家一户的经营活动以及居住相对分散的特征密不可分，因为这样的特征会导致较高的医疗保险筹资成本。

中国的医疗保险体系尚处于寻找出路的阶段，整体思路也还不甚清晰。就模式的选择而言，始终在福利模式和风险模式之间摇摆不定：1978 年以前的城镇职工免费医疗制度和农村合作医疗制度基本上沿袭了福利模式；① 1978 年以后对上述医疗制度的改革，又或多或少受到了美国风险模式思路的影响。但总体而言，中国的社会医疗保险呈现出与其他发展中国家类似的鲜明二元结构特征：以就业相关保险为主，覆盖人群以城镇居民为主，农村地区居民十分缺乏乃至几乎没有任何的社会医疗保险。这种状况的出现更大程度上是由于制度安排导致的，比如卫生资源向城市倾斜、社会保障制度首先在城市建立、农村乡镇村等基层组织的财政状况大多不佳等。

从支出的角度考察，1991～1999 年，中国的卫生费用总支出不出所料地出现了快速增长，不仅如此，其支出结构也发生了巨大的变化。居民个人卫生支出（即自费支出）占总费用的比例迅速增长，从 1991 年的 38.8% 提高到1999 年的 59.2%；而公共卫生支持比重出现明显的下降，从 1991 年的 22.8%降低为 1999 年的 15.3%（见图 1）。

目前农村社会医疗保险覆盖率处于低水平的波动状态。全国卫生调查结果显示，1993 年农村的社会医疗保险人口覆盖率为 9.9%，而到了 1998 年该比率下降到 6.6%，5 年间下降 1/3（卫生部，1999）。即便根据最新的统计，农

---

① 需要指出的是当时的制度更多受到前苏联等社会主义国家的社会保障制度的影响，但从相近或相同的历史根源来看，两者还是有很多相似之处。

村居民新型合作医疗的覆盖率也只有13%左右。即便再加上其他参加商业保险和职工保险的农业人口，预计覆盖率仍不会超过20%。

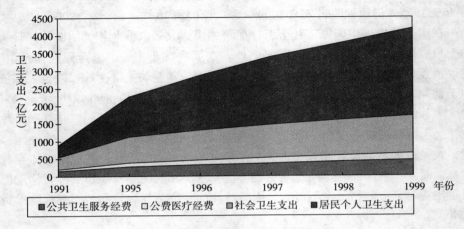

图1　中国20世纪90年代卫生总费用

资料来源：历年《中国卫生年鉴》。

根据卫生部制定的《2000年人人享有卫生保健最低限标准（以县为单位）》，到2000年农村集资医疗保健制度的覆盖率（以县为单位）应当达到50%~60%，而实际情况并不乐观。到1998年合作医疗人口覆盖率只有6.61%，村级覆盖率也只达到13%。虽然缺乏县级覆盖率指标，但可以估计到两者差距之大。

二、医疗保险的经济学解释与中国农村的现实

与一般商品相比医疗具有一些不同的特点，其中最具代表性的就是生病的不确定性、治疗效果的不确定性以及医生和患者之间严重的信息不对称。首先来看不确定性，1963年Arrow在《美国经济评论》上发表了题为"Uncertainty and the Welfare Economics of Medical Care"的论文中，对疾病的性质进行了探讨，并从一个经济学家的视角对医疗的性质进行了精辟的概括，该文章在随后的几十年时间里不仅被健康经济学界奉为经典，更被一些健康经济学家认定为健康经济学的发端之作。但简而言之，该论文重点提出并分析的问题无非有两个（两个不确定性）——生病的不确定性和治疗效果及费用的不确定性。由

不确定性的存在出发，健康经济学家们对信息不对称又进行了深入的讨论。在健康和医疗领域明显地存在着信息不对称，医疗过程中的信息不对称主要表现在医患关系上，如医生一般具有对疾病较为完备的了解，而通常患者却对此一无所知；这种信息不对称也表现在治疗费用等方面，患者对于治疗所需的时间和金额几乎完全不了解，相反，医生往往有较为清醒的认识。而在医疗保险领域，则又具有另外一种信息不对称，由于医生对疾病及大致的支出的真实情况拥有完全的知识，患者对于所患疾病拥有较为完备的知识，而保险公司对于疾病的真实情况并不了解，所以当患者出于骗取保费的目的与医生进行合作（或无须与医生合作）时，保险公司就会出现一些预料之外的风险。

医疗保险的最基本假定在于：由于前文提到的两种不确定性的存在，又由于人们通常是风险厌恶（Risk Aversion）的，从而产生了人们对医疗保险的需求。但一个医疗保险能否建立并保持可持续性，仅仅依靠上述的需求动机是不够的，还需要一些其他条件："为使医疗保险运行正常，有一些需要遵循的基本原则：尽可能降低道德风险，尽可能减少管理成本，建立与风险相适应的保险金标准。这样一个原则，无论对于私人保险和公共保险都是适用的"（Sorkin, 1983）。Sorkin 的这样一番话，正说明了医疗保险中最常遇到的一些问题：逆向选择和道德风险、管理成本以及对筹资水平及规模的合理测算。下面我们将结合中国农村社会医疗保险对上述问题进行简要的分析。

逆向选择和道德风险主要体现在保险领域，它们是信息不对称的某种体现。就社会医疗保险而言，逆向选择是指倾向于参加保险的人大多是比较可能患病或伤残的人群甚至正在患病（尤其是慢性病）和已经残疾的人口，而那些患病和残疾的可能性相对较小的人群则倾向于不参加保险。道德风险一般发生在加入健康保险之后，具体又分为两种道德风险，一种是隐藏信息的道德风险（Hidden information Moral Hazard），一种是隐藏行为的道德风险（Hidden Action Moral Hazard）。前者是指参与医疗保险的个人过度使用医疗服务资源，或夸大实际医疗支出。后者指拥有健康保险的人更容易放纵自己，从而造成整个保险的风险。

在国内农村医疗保险的博弈双方中，由于政策制定和实施者占有绝对有利的地位，而参加医疗保险的人群处于非常不利的接受者地位，从而导致国内相关恢复试验大多将防范逆向选择和道德风险置于最优先的位置。这种博弈双方力量的非均衡导致几乎所有的政策都更有利于医疗保险的供给方，而往往损害了医疗保险的需求方。由于农村社会医疗保险的特殊性，逆向选择和道德风险的问题得到了相对良好的解决，在一些研究者看来甚至出现了对逆向选择和道德风险的过度防范。首先是逆向选择问题，由于农村社会医疗保险遵循自愿的原则，造成了与私人保险相同的逆向选择问题。但在我们所调查的几乎所有实行过和正在实行合作医疗试验的地区，对于全家加入和个人加入都采取了不同报销比例的方法，从而尽可能地控制了逆向选择导致的问题。而由于目前国内农村社会医疗保险的报销比例还很低（一般为20% ~40%），隐藏行为的道德风险得到了明显的抑制，在隐藏信息的道德风险中，过度使用医疗资源的风险也得到控制，但夸大病情乃至支出的风险则或多或少地存在着。

我们再来看一下管理成本。由于医疗保险问题的复杂性，医疗保险中监管的重要性不言而喻。在任何国家，医疗保险中的管理成本都是比较高的。就总成本而言，这项管理成本与所服务的人群规模密切相关，医疗保险服务的人群规模越大，总管理成本越高。但就平均成本而言，人均管理成本（或称为搭载费用，Load Fee）则不仅与人口规模相关，还与参保的人口密度、筹资规模相关。由于管理成本中包括了一定的固定成本，人群规模越大，固定成本通常就会摊薄，从而使人均管理成本下降；而参保的人口密度高，也可以降低交易费用，从而导致较低的人均管理成本；另外，筹资水平越高，管理成本的比重也越低。

在私人保险中，就是努力通过以上三种方式达到摊薄管理成本的目的。但应当指出的是，在私人医疗保险中，搭载费用还是比较高的，即便在管理比较规范的美国，对于管理成本相对较低的集体参保（Group Insurance）情况而言，管理成本也高达保险金的15% ~30%；而对于非集体参保情况而言，管理成本甚至可能等于全部的保险金（Phelps, 1992）[1]。同样在中国，商业保险公司基于同样的原则首先选择了人口规模大、人口密度高而且支付能力也强的沿海地区大中城市作为销售重点，如江阴市太平洋保险公司的销售额甚至就超过了安徽全省太平洋保险公司的总销售额。在社会医疗保险中，由于覆盖人群广，交易费用低，所以从理论上讲，其人均管理成本应当低于商业保险。但在中国农村，由于政策制定者和接受者之间的力量不均衡，政策制定者人为增加管理成本的情况屡有发生。在我们曾经调查过的地区，大多存在将医疗保险筹集的资金挪用的情况，有的用于补贴乡镇卫生院和村卫生所医生的工资，有的用于当地医疗卫生机构的建设，还有的用于应当由政府承担的预防和保健支出，[2] 更有甚者将社会医疗保险筹集的资金用于非医疗领域，从而人为地增加

---

① 由于美国可以将保险金用于投资，所以100%的管理成本并不意味着保险公司完全无力赔付，但的确可能出现较高的风险从而引起赔付困难。

② 根据社会医疗保险的相关理论，乡镇卫生院和村卫生所作为公共医疗机构，需要由政府通过补贴等方式给予支持。此处的做法违背了这样的原则，是政府推卸应负义务的典型情况。

了管理成本。

由于支付能力有限，医疗保险的筹资成为发展中国家实行社会医疗保险的关键问题。有鉴于此，国内外对于社会医疗保险的研究大多集中在对筹资水平和支付意愿的研究方面（Gertler 和 Hammer，1997）。应当看到，筹资之所以成为发展中国家进行医疗保险的突出问题是和医疗保险管理的复杂性及筹资的低水平相联系的。

中国社会医疗保险的症结也突出地集中在筹资的问题上。根据调查中对有关机构和人员的访谈发现，资金筹集成为很多地区建立社会医疗保险制度的难中之难。根据国家有关规定，农民可以自愿选择参加或不参加；从政府的角度，政府承诺的补贴投入往往不能到位；建立的范围大多偏小，无法达到分担风险，尤其是较大风险的规模；另外，由于保险是一个新事物，农民对此还不习惯也是其中的重要原因。一方面是政府的信用，另一方面是农民的低收入水平和不高的积极性，共同造成了资金筹集困难的局面。根据我们的观察，能够建立并持续的保险大多存在这样一些先决条件：第一，由政府机构代扣代缴，或尽可能减少上门收缴的比例；第二，各级政府的配套支出（补贴）足够大，大到可以对冲掉交易费用。

第三个基本原则则涉及对风险的计算问题，即精算能力。它是一项医疗保险制度可持续性的关键所在。从理论上讲，它是将一项保险制度的风险控制到最小的主要因素，但在发展中国家，比之于筹资问题，精算能力的缺乏尚处于次要地位。

由于广大农村缺乏具有相当素质的精算人员，在目前中国农村的医疗保险体制中，征收的数额大多由政府有关部门"拍脑袋"决定，制定的标准无论是保险金标准还是报销比例大都缺乏科学根据，致使一些社会医疗保险试验陷入尴尬的境地。受到国家有关政策的影响，在试图恢复合作医疗的很多县存在一哄而起、急功近利的情况。举办合作医疗之前并没有对当地居民健康和治疗状况进行调查研究，对一些与医疗保险息息相关的指标如居民两周患病率、就诊率、年住院率、门诊次均费用、住院次均费用等，均缺乏准确的测算，因而无法根据当地的实际情况对筹资水平和报销比例制定科学标准。这种匆匆忙忙上阵最终导致潦潦草草收场也是情理之中的事情。

在上面的讨论中我们已经了解了社会医疗保险制度建立的一些必要条件及其在中国和其他发展中国家的状况，在后文中，我们将结合江阴建立的住院医疗保险体系这一案例进行分析。下文将分为这样几个部分：制度背景、制度设计和实施、江阴模式的启示和评价。

三、江阴实施住院医疗保险的制度背景

　　一项制度的建立与其所在地区的制度背景是密不可分的。住院医疗保险形式在江阴能够较为顺利地进行是和当地的财政、人民生活和整体社会保障制度建设密切相关的。

　　江阴市是一个县级市，隶属江苏省无锡市。毗邻宜兴、常熟、张家港和无锡，北靠长江。南有锡澄高速公路与无锡相连，北有江阴长江大桥与苏北的靖江市相通。水网密布，交通便利。江阴全市总面积 988 平方公里，人口 115 万人。2001 年全市国内生产总值 365 亿元，预算内财政收入 36.03 亿元，均为全省第一，此外工业利税、工业投入等也是全省第一。全市有 10 家上市公司，为全国县级市之冠。拥有省级和国家级企业集团数量全国第一，20 多个名牌产品的市场占有率全国第一，一些村镇如华西村、周庄镇在全国都有相当的名气。江阴的城镇人均可支配收入 8650 元，农村人均可支配收入也达到 5599 元。我们堆砌了这样一些资料只是为了说明一个基本事实：即便在富庶的苏南地区江阴也属于比较富裕的市县。这是制度建设的一项重要前提。

　　从整个社会保障体系来看，江阴的社会保障体系不仅建立较早而且发展得也比较齐全。既有面向城镇居民的城镇职工社会养老保险制度、城镇职工医疗保险制度、城镇企业职工大病统筹保险制度、城镇职工工伤保险制度、城镇职工失业救济制度、城镇职工生育保险制度等，也有面向农村居民的农村居民社会养老保险制度、农村居民住院医疗制度等。此外，江阴还实行了城市和农村居民最低生活保障线制度以及针对特殊老年人群的社会福利制度。[①] 而在医疗方面，除依然保持了集体所有的村级卫生所外，还建立了完善的育龄妇女保健卡制度和儿童计划免疫保健制度。

　　即便在目前的住院医疗保险制度实施以前，江阴就一直在尝试建立这样或类似的社会医疗保险制度。早在 20 世纪 60 年代中后期，与全国其他地区一样，江阴已经开始着手建立农村合作医疗制度、三级卫生保健网络和赤脚医生制度（即当时所谓"卫生战线的三面红旗"或"农村卫生的三大支柱"），该制度一直延续到 80 年代初期。随着农村生产责任制的实行，以报销（部分）医疗费用为主要特征的合作医疗制度中断了十几年，但包括集体所有的村级卫

---

　　① 未专门了解具体内容，但得知其中的一项，70 岁以上的老年人口凭老人证可以免费乘坐公共汽车。

生所在内的初级卫生保健制度一直坚持到现在。①

　　1994 年江阴在江苏省首家获得卫生城市称号。受到这样的鼓舞，在 1995 年江阴学习了周围其他市县的经验，开始进行农民住院保险制度恢复工作，当时缴费方法及补贴标准为：个人缴纳 10 元，市里补贴每人 0.5 元，镇里补贴每人 1.0 元，在管理方面实行的是镇办镇管。住院金额一次一报，起付线为 500 元，每年 1 万元（补偿额）封顶。由卫生院指派专人负责，一年或半年结报一次。监督管理工作主要由卫生局负责，一些补偿金额比较低的费用报销（补偿额 6000 元以内）由各乡镇报销，大额补偿的（补偿额 6000 元以上）由市里审计，决定是否予以报销。在乡镇一级医疗保险出现收不抵支的情况下，由市里另外提供 50 万元作为风险基金。其间中国人寿保险公司曾经承担农村住院医疗保险制度的征管工作，但最终以失败告终。

　　这个方案的问题在于：首先，政府投入偏低、起付线（Deduction）太高、封顶线（Ceiling）较低。由于农民还缺乏保险意识和保险习惯，需要由政府提供补贴作为诱导性因素，因而政府投入低和起付线高会造成群众参与热情不高，而封顶（止付线）偏低，会降低分担风险的作用，从而不能完全防止因病致贫的现象。其次，缺乏有效监管，公平性很难得到保证。由于以镇为单位筹集、支付和管理，会造成对于居住在不同乡镇的居民出现不同的赔偿标准，而每个镇的总体医疗保险基金规模相对有限，承担风险的能力相对较低。以上种种情形夹杂在一起导致了一些不公平现象的发生，突出表现在：①不能保证应该报销的医药费得到全部报销；②与镇村干部关系的亲疏远近不同也会导致不同的实际报销比例。再次，理赔速度比较慢，通常实行半年报销一次或一年报销一次，由于基金规模有限导致的信用危机时时出现，农民因而可能无法得到应获得的补偿。最后，以前的住院医疗保险制度实行时，个别镇资金不到位。这在其他地区的社会医疗保险制度建设过程中也经常出现，它并非制度设计本身的问题，而是社会医疗保险制度之外的其他因素导致的，是政府缺乏信用造成的。到 2000 年全市 20 个乡镇（以前为 28 个乡镇）中只有 10 个乡镇还在坚持进行着住院医疗保险。在这种情况下，江阴太平洋人寿保险公司提出承办农村住院保险工作的请求。

---

　　①　在江苏，合作医疗专指拥有集体所有的村级卫生所，这与一般的合作医疗概念有所不同，所以此处用初级卫生保健制度代指包括集体村级卫生所在内的公共医疗和保健制度，而以报销医疗费用的合作医疗制度代表与一般意义相同的合作医疗制度，以示区别。

四、住院医疗保险制度设计和实施的过程

1. 制度设计过程中的利益动机和合约达成

尽管原有的模式似乎已经走向没落，但该制度还是留给后来者一些启迪。提出新模式的太平洋人寿保险公司首先对江苏省各县市农村住院医疗保险的情况进行了较为深入的调查，了解到在江苏农村社会医疗保险制度主要存在两种模式：政府包揽包办和完全交由商业保险公司运作。他们分析认为，前者具有征缴方面的天然优势，后者可以运用专业化知识、技术进行管理，两者之间具有较强的互补性，从而为商业保险公司的介入提供了可能。但在提出承办之前，太平洋人寿保险公司首先在三个镇对农村住院行为进行了调研，并对中国人寿保险公司承办的经验和教训进行了总结，事实上太平洋人寿保险公司的部分主要领导此前就曾参与了中国人寿保险公司的农村住院医疗保险的管理工作。在仔细考虑了有利和不利因素以后，该公司主动向当地政府提出了他们自己的制度设想和承办意愿。

随着城镇各项社会保障制度的建立以及农村社会养老保险体系和农村最低生活保障线制度的建立，出于完善社会保障体系的目的，江阴市政府正在考虑重新建立农村住院医疗保险体系。但是以前的镇办镇管方式的失败让政府感到需要一种新的模式来进行。市政府的考虑在于只有扩大基金的总体规模，即由市里统一执行才有可能最大限度地降低风险，为实现该制度的可持续性问题，政府也在考虑提高补贴数额和比重以吸引更多的群众参加医疗保险。但考虑到当地居民对社会医疗保险制度尚存在疑虑，政府方面认为应当以诱导群众参加医疗保险为主，这就是农村社会保障的主导原则"低水平，广覆盖"。

在双方共同的利益动机驱动下，太平洋人寿保险公司与政府最终达成协定，由太平洋人寿保险公司承办农村住院医疗保险制度的管理和具体运作，订立三年合约，在这三年中，如果基金运作出现盈余则所有盈余转入下一年度基金使用，如果出现数额不太大的亏损，就由太平洋人寿保险公司总公司包下来。为此，在筹集的医疗保险基金中提取 2% 作为太平洋人寿保险公司的风险基金。但如果亏损额巨大，就要重新考虑政府补贴标准。值得一提的是，太平洋人寿保险总公司总经理亲自带精算专家参与了制度设计和谈判，也表现了太平洋人寿保险公司对该项创新的重视。

2. 制度设计

根据以往的经验教训，并参考其他县市模式的特点，该项制度尽可能利用

政府和商业保险公司各自的优势。实行"征管分离，行政监督"的运行机制，即主要通过政府及相关机构承担征缴的责任，根据征缴的情况将所征缴保险金的3%返还给征缴单位。而由太平洋人寿保险公司负责基金的运作和赔付，基金的具体运作由太平洋人寿保险公司负责，由江阴太平洋人寿保险公司负责具体赔付。该制度的主要内容如下：

第一，覆盖人群。为解决应给予保障人员识别方面的困难，此次制度所覆盖的人群由农业户口人口增加为所有未参加城镇职工医疗保险和城镇职工大病医疗保险的农业和非农人口。即与一般的农村合作医疗制度相比，主要增加了两部分人口：城镇个体工商业者和城镇不在业人口（包括学生和非劳动力）。

第二，征缴方式、缴费标准及补贴情况。该制度最具特色之处就在于其征缴方式。总体而言是由政府出面进行住院医疗保险金的征缴，具体而言就是通过地税部门对企业征收、由乡镇政府对农户征收、由工商部门对个体经营者征收，由教育系统对学生征收。

根据缴费对象不同分为6类，相应实行3种缴费标准。具体为纯农民及无固定收入的非农人口每人缴纳10元，由市镇政府各补贴5元，其中贫困人口（即低保对象及五保户）无须缴纳保险金直接进入受益者范围，其所应缴纳的保险金完全由市镇政府补贴，为简便起见，我们将这部分人群称为10元人群；中小学生每人缴纳20元，幼儿园学生每人缴纳30元，同样出于简便的考虑我们称之为20元人群；企业工人、个体工商业者及其雇员、镇村中其他有固定收入的人员每人缴纳30元，另外由其所在集体（企业）每人补贴20元（见表1）。

第三，起付线（报销起点）和止付线（最高补偿金额）。所有人群的起付线均由以前的500元降低为300元，而止付线的情况要复杂些。根据是否具有学生身份确定了不同的止付线标准，但所有人群的最高赔偿金额均比以前的1万元要高。其中非学生人群的止付线为2万元，学生为6万元。不仅如此，基于是否是学生的身份特征确定了不同的补偿标准（见表2）。另外，对于那些非全家参保的人口采取按应补偿标准的70%给予补偿。

第四，管理和协调。太平洋人寿保险公司建立了驻守在县级医院和镇卫生院的专管员队伍，这是该制度创新的一个重要方面。需要说明的是，由于是住院医疗保险，所以公司只需要向乡镇卫生院以上的医疗机构派出专管员，每卫生院1人，大医院2人，总人数不到40人。在支公司总部，作为该制度运行的管理机构，设立了农村住院医疗保险管理中心，根据职能的不同分别设立业务科、审稽科和计算机房，该中心雇员人数仅仅需要不足10人。合计该公司共投入人力不足50人。作为运行费用，太平洋人寿保险公司江阴支公司在医疗保险基金中提取 4.5% 作为运行成本可以自行支配，主要用于太平洋人寿保险公司医疗管理中心业务运行和驻院专管人员工资、奖金及其他必需开支。

表1　江阴住院医疗保险的征缴对象、标准、方式和补贴

参保对象类别	征缴标准	征缴方式	补贴与自负
贫困人口（民政局核准的最低生活保障线以下的对象及五保户）	20元/人	全市统一	市镇财政补贴各10元
纯农户及无固定收入的非农人口	20元/人	以村和居委会为单位，由镇、村和居委会负责征收	市镇财政补贴各5元，个人自负10元
各类企业职工	50元/人	以企业为单位，由镇政府与地税部门核定在职职工（含临时工及外乡镇在本单位的职工）的人数，由地税部门代收	企业承担20元，个人自负30元
个体工商业主及雇工	50元/人	由镇政府与地税部门核定在职职工（含临时工及外乡镇在本单位的职工）的人数，由工商部门代收	企业承担20元，个人自负30元
镇村其他有固定收入的在职人员	50元/人	由镇、村负责征收	企业承担20元，个人自负30元
在校学生	大中小学生20元/人 幼儿园学生30元/人	以镇、教委为单位，由教委委托各学校负责征收	个人自负

表2　江阴住院医疗保险的补偿标准

补偿标准（元）	学生以外的其他人口	补偿标准（元）	学　生
301～2000	30%	301～1000	55%
2001～5000	40%	1001～4000	60%
5001～10000	60%	4001～7000	70%
10001～20000	70%	7001～1000	80%
		10001～30000	90%
		30001～60000	95%

在政府方面，成立了由常务副市长担任组长的农村住院医疗保险制度领导小组，由分管副市长担任副组长。该小组由政府办公室、农村工作部、宣传部、卫生局、公安局、财政局、地税局、社保局、教委、民政局和太平洋人寿保险公司江阴支公司有关负责人组成。该组织的主要职能在于协调相关管理机构的协作关系并对运行过程中出现的重大问题做出最终裁决。领导小组下设办公室负责具体事务，办公室设在卫生局，由卫生局分管副局长担任办公室主任。作为农村住院保险制度的常设机构，在市卫生局设立医疗保险监督管理办公室，负责在太平洋人寿保险公司和医院之间进行协调和监督，从医疗保险基金中提取 0.5% 作为医疗保险监督管理办公室的日常运行和管理费用。

3. 实施过程及运行效果

作为承保方的太平洋人寿保险公司首先在 2001 年 9 月开始在两个镇进行了该制度的试运行，取得了一些基本的数据资料，也为即将推开的农村住院医疗保险积累了相当的经验。在试运行中，太平洋人寿保险公司主要采集了住院率和平均住院费用两个指标，再结合近 10 年的住院率和平均住院费用资料的变化情况，他们认为所执行的费用标准基本可以保持大体平衡。

太平洋人寿保险公司在实施过程中采取的另一项重要步骤是加强宣传。考虑到作为一项新兴事物，对投保人而言，农村医疗保险制度需要一个熟悉的过程，太平洋人寿保险公司印制了 40 万册农村住院医疗保险宣传书，每家每户一份。政府也要求有关征缴部门加强宣传工作。但在一段时间内情况还是不尽如人意，仍然有相当一部分老百姓对政策了解不够，所以该公司正考虑以多种形式进一步加强宣传和推广工作。

在服务和管理方面，该公司采取了统一制定社会保障号码，通过建立网络实现远程审核、远程赔付的方法。该公司最初曾经设想使用公安系统的统计资料作为农村住院医疗保险的人口数据资料，但没有得到公安系统的认可。所以，他们就重新对所有符合农村住院医疗保险制度的居民进行登记，建立人口资料数据库，统一制定社会保障号码（镇、村、户、人、性别），截至 2002年中期，该工作已经基本完成。利用自身的技术优势，太平洋人寿保险公司农保管理中心通过宽带网与派驻各医疗单位的专管员实现对接，由专管员输入治疗单据，通过网络向管理中心提交，由管理中心进行审核，经审核后的单据发回专管员手中，由专管员通知院财务科当场予以赔付，[①] 从而大大提高了理赔速度。以前由于缺乏专业人员，病人至少需要 3 个月才能得到补偿，现在病人

---

① 根据江阴农村住院医疗保险制度有关规定，赔付金额由院方垫付，保险公司在一段时间后与院方结算。

则大多可以当天拿到补偿金。即便遇到疑问较大或数额较高的情况，病人通常也仅需要 3 天到 1 周的时间获得补偿。

通过一系列的精心准备，这一新的制度在 2001 年 11 月 1 日重新启动。在应参保的 90 多万人中，实际参保人数达到 80.1 万人，占应参保人数的 86.9%，超过预期覆盖率 85% 的目标。而在正式运行 5 个月时（即截至 2002 年 3 月底），已有 10000 多人得到补偿，补偿额最高已经达到 20000 元上限，总补偿金额 516 万元。即便考虑到补偿人数和补偿金额有稳步上升趋势，但在制度实施的第一年，医疗保险基金预计会保持略有盈余的局面。

4. 参与各方的利益及冲突

市政府通过实行农村住院医疗保险制度，在江苏乃至全国造成了影响，这种新的模式被称为"江阴模式"。不仅如此，农村住院医疗保险制度的建立使江阴的农村社会保障体系更趋完整。尽管存在领导者对政绩的考虑，但更为重要的是它对于进一步提升江阴的地位起到了相当重要的作用，而且从客观上使当地居民从中受益，并达成了提高江阴整体的社会福利的目的。在制度建设和实施过程中，政府扮演了一个积极的组织和协调者角色。在与承保的太平洋人寿保险公司关系方面，政府密切配合，并承担了相应的义务。出于稳定和长期发展农村住院医疗保险制度的考虑，政府还为计算机系统建设等制度建设所需的投入提供了一定的资金支持。① 在基金征缴方面，显然地，政府也作出了不遗余力的贡献。在与医疗机构关系方面，政府通过卫生主管机构（市卫生局）对医疗机构进行管理，并设立机构，协调医疗机构和保险机构之间的关系。在与投保人关系方面，政府不仅通过提高补贴标准，财政资金投入到位，赢得了投保人的信任，而且还承担了一些宣传工作。总体来看，政府既没有推卸自身应当承担的责任，也没有越俎代庖做职责之外的事情，与各利益主体之间的关系也理得比较顺。

太平洋人寿保险公司通过承担农村住院医疗保险工作，大大提升了知名度，基本达到其承办时所设想的目标。如通过这样一项社会公益工作，扩大在潜在用户中的地位和知名度，并为今后拓宽商业保险业务积累经验；通过这项工作，可以培养当地居民的保险习惯，进而延伸业务，推广补充保险。由于目前的报销额和补偿额上限还不是很高，这样的止付线标准几乎没有对商业保险公司的业务产生挤出效应，反而与商业保险公司的大病保险有相当的互补性；另外，通过专管员形成延伸到镇卫生院的销售网络，为医疗商业保险推广服务提供了人员和系统的储备。据该公司领导人介绍，自从承担农村住院医疗保险

---

① 根据对太平洋人寿保险公司江阴支公司的访谈，政府投入 100 万元，占全部投入的一半左右。

工作以来，该公司从上到下都感到今年的业务比以前好做，因为大家比较认可该公司。该公司 2001 年全年的保费收入为 8500 万元，而在 2002 年的第一季度保费收入就达到 8600 万元，不仅在江苏省各支公司中居于首位，就是在全国县级市一级的公司中也位居第一。预计全年保费收入可以达到 2 亿 ~ 2.3 亿元，这将是一个中等发达省份分公司的保费收入总量。

该公司与政府关系比较紧密，由于还处于"蜜月期"，双方并未发生明显的冲突，而医疗保险监督管理办公室与太平洋人寿保险公司经常的接触（医疗保险监督管理办公室在太平洋人寿保险公司驻有代表）使得双方的很多问题可以很好地协商解决。在与投保人关系方面，由于提高了理赔速度，投保人的满意度逐步提高，但由于对有关政策，主要是可报销的药物范围缺乏了解，投保人和保险方的个别冲突还存在，这种冲突直接引发了保险机构和医疗机构之间的矛盾。由于还是"第三方交费"（Third Party Payment），以业务收入为中心的医院与进行风险管理并负责赔付的太平洋人寿保险公司之间本身就具有不可调和的矛盾，这一矛盾在一些医疗机构表现得尤为明显。但在协调机构的努力下，这一矛盾得到了一定的控制，保险公司也在考虑采取加派专管员、向住院患者宣传药品报销范围和比例等措施以加强监管。但另一方面我们也应当看到，保险机构和医疗机构之间也存在协作关系，理赔速度提高的功劳一半应归功于医疗机构财务的垫付。

医疗机构作为治疗方也大多获得了利益。通过实行医疗保险制度，一些慢性病患者也来到医院就诊，镇卫生院的住院人数上升，既提高了卫生院住院率，又相应增加了卫生院的业务收入。而市二级医疗机构的情况就不那么简单，一方面制度的实施同样会增加总就诊人数进而提高住院率，但另一方面，在乡镇卫生院就诊可以按照 100% 的标准报销，而在市二级医疗机构只能按额定标准的 70% 报销的规定，又会或多或少影响其经济效益。另外，保险公司对自费药物和控制药物报销的限制对于自费和控制药物使用较多的市二级医院会产生比较大的影响。根据对市人民医院的调查，尽管在农村住院医疗保险推行的几个月间业务收入仍然继续增加，但其增长速度仅仅与未实行该制度的邻近市县二级医疗机构的增长速度持平，并没有表现出制度带来的收入和效益方面的提高。

在医疗机构调研中我们明显可以感觉到医疗机构对农村住院医疗保险制度的漠不关心态度，这成为该制度生存与发展的一个重要阻碍因素。医疗机构普遍认为政府将此事抛给了太平洋保险公司，赔付是公司的事情，医院没有必要关心。但实际上，农村住院医疗保险制度将几个主体联系在了一起，可谓"一荣俱荣，一损俱损"，如果任何一方出现问题都可能导致整个体系运作的停顿乃至崩溃。尽管作为差额拨款的单位，医院有追求利润最大化的倾向，住院保险制度对于基本药物、控制药物和自费药物在报销比例方面的区分限制了医院这一动机，两者的矛盾在一定意义上是不可避免的，但医疗保险毕竟提高了居民的医疗需求，从而增加了医疗机构的收入，总体而言，它们之间存在既冲突又合作的关系。在这种情况下，政府应当承担更多的协调责任，而且政府部门也具备了协调的可能：卫生局、医疗保险监督管理办公室与医疗机构具有天然的联系，很多卫生局的干部都来自医院或卫生院。

而作为投保人的企业和个人也基本上接受和认可了该制度。尽管此次调查没能对制度的最终用户——企业主、企业职工、纯农户和学生进行调查，但通过侧面了解和相关的研究资料也可以大体了解他们的想法。政府一方财政确确实实的投入和保险公司一方理赔速度和服务质量的提高，都有助于增强投保人的信心，投保人满意度也逐步提高。但作为政策的被动接受者，他们在"吃透政策、用足政策"方面仍存在一定的差距。

五、江阴模式的评价及分析

江阴模式最突出的特征是对农村医疗保险制度建立过程中筹资难问题提出了一个较好的解决方案并具有一定的普遍意义。我们知道，无论在中国还是其他发展中国家，社会医疗保险中的筹资都是一个十分突出的难题。这一难题的破解主要来自两个方面：筹资方式的选择和筹资水平的确定。这两个方面又分别影响到补偿标准的多少、人群覆盖面的大小和管理成本的高低，进而会影响到对于逆向选择和道德风险问题的防范。

第一，来看一下筹资方式的选择，这也是江阴模式最具特色之处。

筹资方式的选择充分体现了经济学的专业分工思想。由具有大量下设分支机构的政府负责征缴，由具有专业特长的商业保险公司负责管理，这一"征管分离"方式本身就已经充分说明了这种思想。但更进一步来看，在征缴机构选择方面，分别由政府对个人、地税对企业、教委对学校学生的这样一种征缴方式将分工思想几乎发挥到了极致，从而也将征缴的难度降到相当低的程度。尽管经历了近几年的企业转制，但由于苏南模式传统的集体经济特征，政府对企业仍然具有一定的控制力和影响力，再加上对企业的征缴基本上是强制进行的，所以大多数企业（尤其是大中型企业）能够根据要求上缴保险金，这部分人群的征缴情况还是比较好的，同样的情况也发生在学校。但对于纯农户而言，征缴的难度比较大一些，因为各乡镇的经济发达程度不尽相同，各村镇的集体收入差异也较大，一些经济相对薄弱的村镇征缴情况相对较差，但总体而言这部分人群的征缴情况也好过预想。

由于采取了政府征缴的方式，筹资问题基本得到了解决，但任何事情都不可能完美无缺。一些与政府关系相对疏远的人员和机构参与的情况相对较差，一些小型私营企业对这样的征缴采取了回避的态度，另外，个体工商业户的征缴情况也不乐观，但将近87%的覆盖率足以证明该筹资方式选择的正确性。

由于采取了最为经济有效的征缴方式，只要政府有关部门继续保持足够的重视，征缴方面就基本可以得到保证。由于对各征缴单位之间的征缴费用分配方式了解不够，它对于未来征缴的影响还不可知。根据以下的数据可以看出，乡镇筹集的金额仅为全部筹资的1/4，但参保人数却占全部的1/2以上，即使有1/3的纯农户由村集体统一包下，1/3由村给予部分补贴，1/3自负部分全额征缴，但这还是征缴比较困难的一个群体。而20元人群（学生）和50元人群（企业职工）分别由教委和地税部门征缴，覆盖人口只占不到1/2，但征缴金额却占全部的3/4，征缴难度相对比较小。如果仅仅按照筹集金额分配征缴费用，则乡镇村政府组织的筹资积极性会受到挫伤（见表3）。

表3　参保人数和基金规模

	10元人群	20元人群	50元人群	合　计
参保人数	426749	207302	167131	801182
个人承担费用（元）	4267490	4146040	5013930	13427460
政府和企业补贴（元）	4267490		3342620	7610110
基金规模合计	8534980	4146040	8356550	21037570

注：对10元人群的补贴由政府提供，对50元人群的补贴由企业提供。个人支付及政府和企业补贴根据参保人数估算，但由于贫困人群（1万多人）的参保费用全部由政府提供，所以对10元人群的政府补贴应比表中数字高20万~30万元，相应地，该部分人群个人承担费用应低20万~30万元。

第二，我们来看一下筹资水平的确定。

筹资水平的确定包含了政府和保险公司双方的考虑和估计，最终双方达到了合作博弈的均衡。保险公司方面对保险方案进行了精密的计算，而政府方面则充分考虑了当地财政能力和人民生活水平（支付能力），在此基础上双方共同提出了较为适当的筹资标准。

在政府方面，就农村社会医疗保险问题早已进行过多次讨论，准备重新实施农村住院医疗保险制度。政府方面最初的方案责成卫生局研究提出，在卫生局最初提出的方案中，市里和乡镇的补贴比以前提高一倍，分别达到

1 元/人和 2 元/人，但政府在对财政状况进行分析以后提高了补贴标准，分别为市政府每人补贴 2 元、镇政府每人补贴 3 元。[1] 但就总体而言，政府提供的全部补贴只相当于当年财政收入的 1.1‰。在筹资水平方面，市政府对保险公司提出的方案进行了分析，认为平均每人 20 元的自付金额只相当于当地人均收入的 4‰，一般居民能够支付得起。而且这一标准还根据收入状况进行了相应的调整，因而该方案是基本可行的。

作为商业保险公司，太平洋人寿保险公司对可能出现的财务盈亏状况进行了细致的分析。该公司首先在两个镇进行试验，获得了一些第一手的数据资料和保险方案所必需的两个关键指标：住院率和平均住院费用。根据他们的测算，当地的年人均住院率为 3.2% ~ 3.8%，每人次平均住院费用为 1800 ~ 2300 元（使用公费标准衡量的可报销费用）。而另一方面，他们又收集到当地近 10 年的住院率统计，历史统计显示，当地住院率变化状况表现为 3 个阶段：20 世纪 90 年代初为第一阶段，住院率稳定在 1.1%。90 年代中期为第二阶段，该阶段住院率以突飞猛进的速度发展，从 1.1% 上升到 3%，第三阶段为近 3 ~ 4 年，住院率基本稳定在 3.3% 左右，而且在该阶段，每人次平均住院费用（可报销部分）也基本保持稳定。江阴公司就此提出了包括补偿标准在内的整体方案。太平洋人寿保险公司总部也派专家对江阴公司提出的方案进行了精算，认为该方案总体上没有什么问题。不仅如此，总公司给予江阴扶持政策，承诺一旦发生亏损时，由总公司帮助江阴提供补偿金。

第三，维持了较低的管理成本。

根据前文对江阴模式的描述，我们大致可以匡算出该方案的管理成本，管理成本具体分为 4 项：①征缴费用为征缴数额的 3%，计 48 万元，[2] 分别返还给乡镇政府等征缴单位。②运行成本为基金总额的 4.5%，计 90 万元，作为太平洋人寿保险公司医管中心业务和专管人员工资奖金及其他必需开支。③监督费用为基金总额的 0.5%，计 10 万元，作为医疗保险监督管理办公室协调和管理费用。④风险基金为基金总额的 2%，计 40 万元，交太平洋人寿保险公司总公司，作为一旦出现亏损时的风险费用。全部管理成本还不足基金总额的 10%，比国外商业保险 10% ~ 15% 的运行成本都要低。

由于是第一年，还存在许多前期的固定投入，如宽带网络建设和医疗保险

---

① 具体实施时变为政府对纯农民及城镇无业人员每人分别补贴 5 元，但总体补贴规模与政府的承诺基本一致。参见表 3。

② 征缴金额为实际上缴数（含企业补贴），但不包括政府补贴，总数应在 1600 万元左右。参见表 3 及说明。

数据库建设等费用，估计费用在 200 万元左右。该项费用在基金之外列支，由当地政府和太平洋人寿保险公司共同分担，因为是前期的一次性投入，这笔费用以后就比较少了。而在管理费用方面，根据当地的工资水平，政府给予的费用还不足以弥补保险公司相关人员的工资支出，更不要说一些日常运转的费用了，但通过实施该制度，公司提高了知名度，扩大了影响，从而节省了一半的广告费用，总体算来保险公司还是合算的。

第四，建立了转移支付功能，体现了公平原则。

这种转移支付功能首先表现在政府补贴方面。根据最终的实施情况，在支付能力较低的纯农民和贫困人群中实施了较低的缴费标准，而由政府进行相应的补贴，其中对纯农民提供了相当于其自付保险金的补贴，而对于贫困人群则给予了全额拨付。由于政府的财政收入更多地来自于较高收入人群，所以这里的补贴毫无疑义地体现了收入转移支付的思想。

公平的原则表现在 3 个方面。[①] 首先是对不同收入状况的人群实行了不同的筹资标准，表现在对收入较高的企业职工征缴的自付保险金较多，而一般无稳定收入的人口则缴费较少，以及前面提到的对一些较为贫困的个人（大约占应参保人数的 1.1%）给予全额拨付等。其次，对不同发病可能的人群实行了不同标准。比如对工作危险和紧张程度较低的农民收取了较低的保险金，而对于工作危险和紧张程度较高的企业职工收取了较高的保险金，这里面特别值得一提的是，由于企业职工的高发病率与工作紧密相关，所以其所在企业为此提供了部分补贴，与前一种情况一样，这也体现了垂直公平（Vertical Equity）原则。第三，对同样的医疗服务利用给予同样的补偿，在不同的病人得同样疾病并获得同等服务的情况下，将可以得到同样的补偿金额，这体现了水平公平（Horizontal Equity）原则。

政府的补贴还起到了引致需求的重要作用，在中国农村医疗保险自愿加入的制度背景下，补贴成为吸引农民参加医疗保险的重要手段。不仅如此，补贴对于补偿医疗保险基金效率损失（或管理成本）方面的作用也是不容忽视的。但在多数地区，特别是那些未能持续进行医疗保险试点的地区，政府补贴不能及时到位是改革失败的一项重要原因。但在江阴的改革试验中，政府的补贴，尽管在一些人看来数额不高，即便是制度设计者也同样觉得补贴较低的情况下，比其他地区农村医疗保险制度设计中政府补贴的额度都要高很多。[②]

---

① 学生群体情况比较复杂，此处的讨论不涉及该群体。

② 在其他地区的调查中，政府补贴从每人 0.5 元到 2 元不等，但大多没有超过 2 元/人的标准。而且即便是如此之低的补贴，资金也还经常不能到位。我们观察到很多地区政府补贴的承诺最终没有兑现。

不同的筹资标准和补贴对于筹资最难的纯农民等群体还会带来一些意想不到的结果。从家庭决策的角度看，由于缴费较高的企业职工和学生分别在企业和学校参加保险，那么对于家庭中其他成员而言，其加入医疗保险的边际成本明显降低，从而有助于吸引更多的剩余成员参加保险。在另一方面，全家加入与非全家加入所规定的不同补偿标准又进一步推动了家庭其他成员参加到住院保险体系中来。

但凡事有利就有弊，不同的筹资标准和补贴在带来了以上诸多好处的同时又提供了较多的寻租空间，并造成了新的不公平。由于对有收入人群和无收入人群（学生除外）采用了不同的缴费标准，却又享受同样的补偿标准，必然留下一些寻租的空间。一些私企职工以纯农户的形式参加医疗保险，这种方式在得到村镇默认的情况下对于企业主和职工都是有利的；另外难以监控的城镇个体工商业者，在访谈中，很少有人提及他们的征缴情况，估计除较大比例的未参保人员以外，其中相当一部分人也可能以无固定收入的人员形式参加进来。这两种情况都会导致应缴纳基金总量的减少，从而相对提高了风险程度，它同时也导致了不公平性的存在。

另一个和公平问题相关的方面是就诊单位选择、基本药物的使用和实际报销比例情况。由于对在市二级医疗机构住院的患者执行正常报销标准的70%，该规定对医疗使用的公平性问题上就存在某种疑问，一方面往往是那些收入水平较高的人选择去这些医疗机构就诊和住院，但另一方面，那些在镇卫生院无法确诊和治疗的患者也会到更高级别的医疗机构（如市级医院）就诊。对于前者，该规定体现了垂直公平原则，但对于后者，该规定则造成了更大的不公平，因为重症患者往往（或即将）对家庭产生严重的冲击，甚至导致家庭的贫困，而这正是江阴建立住院医疗保险体系的初衷。

在江阴乃至全国的农村社会医疗保险中，报销金额的确定明显受到城镇职工医疗制度的影响。全部药品划分为报销范围以内的基本药物、可以得到部分报销的控制药物和不予报销的自费药物。但一般而言，随着疾病严重程度的增加和治疗效果的提高，使用的自费药比例会相应地提高，从而对那些急需补偿的人造成了不公平。当然，这种情况是一种全国性乃至全球性的现象，我们不应当对江阴过分苛求。

但这两种情况却可能对接受补偿者产生消极的影响。因为对于一般患者家庭而言，他们只关注在总医疗支出中最终获得补偿的比例。下面我们就以江阴的一个实际案例为例进行说明：① 某居民住院医疗花费9000多元，报销范围

---

① 该案例来自江阴市卫生局汇报材料。

7608 元，获得补偿 2285.76 元。而如果所使用药物全部属于基本药物，而且所有的诊疗都在乡镇一级卫生院，则其所获得的补偿金额将为 4110 元（以治疗费用 9000 元计，下同），补偿比例将近 60%，补偿金额为目前执行补偿金额的 2 倍。再假设一种情况，如果该居民在市医院就医，自费药物和基本药物比例各占 50%，则该居民可报销范围只有 4500 元，又由于市医院报销标准为乡镇卫生院的 70%，则补偿金额将只有 1057 元。实际补偿比例仅有 11%，补偿金额将不足目前执行补偿金额的 1/2。

第五，逆向选择问题基本消除，但道德风险问题尚未彻底解决。

首先是对逆向选择的防范。在江阴的模式中，承保方的太平洋人寿保险公司本身作为商业保险公司对逆向选择的防范具有相当的经验。而由于社会医疗保险具有覆盖面广的特点，逆向选择发生的可能性已经大大降低了，但在本方案中鼓励全家参加保险而不鼓励个人参保的政策进一步限制了逆向选择发生的可能性。从实施的效果来看，由于参加人口足够多，而且大多以家庭、企业为单位，所以逆向选择问题基本得到解决。

其次，道德风险依然存在。根据前文对道德风险的论述，参加住院保险的人群可能更倾向于放纵自己，造成隐藏行为的道德风险，但由于目前执行制度的实际报销比例还不高，所以隐藏行为的道德风险应当还很小，而且根据当地的消费水平，居民也基本不会产生将小病拖成大病的故意。尽管没能得到有关的数据，但可以预计的是，隐藏信息的道德风险依然存在，而且其影响程度还会比较大，这种道德风险又具体分为两种类型：其一，本身不需要住院治疗的投保人也去住院治疗以获得收益；其二，没有支出或支出很少的投保人伪造单据以获取较多的补偿。从体制上分析，这些情况的存在与第三方交费和保险金的预付制有关。

六、江阴模式的启示

在全国农村缺乏社会医疗保险的情况下，江阴模式无疑为人们提供了一个新的思路，其成功的经验对于其他省市农村建立社会医疗保险都具有借鉴意义。但不得不指出的是，江阴模式在一些方面也有其较为严格的条件限制，从而对于该模式的适用范围需要加以认真考虑。

首先，江阴模式依赖于一个强势的政府及其支持，政府在征缴方面的作用直接关系到了该制度实施的状况、效果和持续性问题。从每人 20 元的缴费标准来看，大体只相当于中等发达地区农民人均纯收入的 1%，低于 20 世纪 70

年代合作医疗5%的比例。这样的支付水平对于一般的农民是可以接受的，结合其他地区的调查情况可以得到这样的初步结论：政府是否愿意参与并提供补贴是建立农村医疗保险的主要障碍。比较江阴及其他地区一些不成功的社会医疗保险，这是江阴模式给人印象最为深刻的一点。

其次，江阴的模式对当地情况的适应也是成功的关键。以往（包括其他一些地区）的征缴不利，大多与当地的情况不适应有关，而江阴的成功在于认真分析了当地的实际情况，在筹资方式的选择等方面进行了制度创新，最终达到了良好的效果。

第三，应当注意到，江阴所具备的一些条件是其他地区所不具备的。首先是比较高的人口密度和购买力水平，这意味着当地几乎不存在所谓的"市场失灵"问题，而一般来讲，市场失灵才是政府介入并实施社会保险的原因所在。恰恰由于市场是有效的，才会出现保险公司承办社会保险这一新鲜事物。其次是雄厚的财政能力，为制度提供了足够的启动资金和补贴。另外，当地存在大量具有一定规模的乡镇企业，而这些企业与政府又存在相对紧密的联系，从而降低了征缴的难度。这样一些条件，在人口密度低、人均收入低、财政能力弱、乡镇企业少的西部地区是不具备的，因而很难模仿该制度。但反过来，在东部一些地区，同样具备或大体具备了这样一些条件，从而也就产生了复制江阴模式的可能。

由于调研时间有限，本研究还存在这样或那样的不足。具体说来主要表现在两个方面：首先是缺乏对医疗保险的支付方——当地的企业和居民的深入了解和分析。作为医疗保险的支付者（当然同时也是潜在的受益者），居民的意愿和态度究竟如何仍在困扰着我们。如在制度建立之初当地居民的态度究竟如何，征缴过程中居民的支付意愿怎样，以及在制度实施后他们的态度是否有所转变，等等。而作为补贴的重要提供者，究竟有多大比例的企业自愿支付每人30元的补贴，多少企业是迫于压力缴纳的补贴也还了解得很不够。但有一种现象有助于该问题的解释：只有极少数中小型私人企业消极地抵制了这次征缴。另外一个有关该制度持续性的问题在于，较低的征缴费用在调动负责征缴的镇政府、税务机构和中小学校的积极性方面究竟起到了多大的作用？

最后还有一点题外话。尽管国内的一些农村社会医疗保险的研究者投入大量的精力研究农村社会医疗保险的可行性、筹资方式和水平等问题，但对于其可持续性的分析则远远不够。简单地看一下国内的合作医疗恢复试验屡屡出现的失败案例就可以给予我们一些粗浅但基本的印象：农村全面实行社会医疗保险的时机似乎还不够成熟，毕竟像江阴这样的情况还是少之又少，而且即便像江阴模式还存在一系列先决条件，如财政能力、企业与政府关系、保险公司与政府关系等。而如果从防范风险的角度出发，建立以脆弱人群为主要保护对象的农村社会医疗救助体系或许是目前多数农业地区的理性选择。

【参考文献】

维克多·福克斯，2000：《谁将生存？健康，经济学和社会选择》（中译本），上海人民出版社。

卫生部，1999：《国家卫生服务研究——1998 年第二次国家卫生服务调查分析报告》（上册），内部资料。

周弘，2001：《福利国家何处去?》，《中国社会科学》第 3 期。

Gertler，Paul J.，Hammer，Jeffery S.，1997，"Strategies for Pricing Publicly Provided Health Services"，World Bank policy research working paper No. 1762.

Jack，Williams，1999，Principles of Health Economics in Developing Countries，The World Bank.

Kindig，David A.，2001：《为人群购买健康》（中译本），人民卫生出版社。

Phelps，Charles E.，1992，"Health Economics"，Harper Collins.

Sokin，Alan L.，1983，"Health Economics：An Introduction"（Second and Revised Edition），Lexington Books.

Zhu Ling，2002a，"Farmer Preferences in Choosing Health Programs with Insurance Components"，World Economy & China，No. 1，Beijing.

（本文发表于《中国人口科学》2003 年第 6 期。执笔人：魏众，2003 年 11 月）

特困人口医疗救助的制度安排

课题组本次调查的山西省、重庆市与甘肃省（以下简称"三省"）在救助对象资格、救助对象选举程序、救助内容等方面的总体制度规定基本相同，但各地区由于在经济发展水平、人口状况、项目开展进程、项目资金来源等方面存在许多差异，具体的细节安排也各有其特色。①

下面首先介绍三省 MFA 的一般方案。

一、实施的一般方案

1. 救助对象一般为本地区农业人口中最贫困的人群，救助对象以户为单位。

2. 卫生Ⅷ项目县救助人口总数一般不低于本县农业总人口的5%。同一项目县内，不同的乡/镇、村/组由于经济发展不平衡，各乡/镇、村/组的救助人口比例可以不同。

3. 免费提供孕产期保健服务，包括产前检查4次，产后访视3次，新法接生。

4. 免费提供儿童计划免疫服务，即0~7岁儿童按免疫程序免费接受预防接种，包括卡介苗、脊髓灰质炎疫苗、百白破混合制剂和麻疹疫苗、乙肝疫苗以及预防其他传染病的措施。

5. 开展合作医疗的试点乡，减免救助对象的参合费用。

6. 不予补偿的范围：打架斗殴、服毒、自杀、第三方造成的交通事故致伤、慢性糖尿病、冠心病、CT检查、婚前检查、未经准许住（转）院、自购药品等所发生的费用不得以救助金补偿。

7. 特困救助对象的确定程序：坚持"公平、公正、公开"的原则。

---

① 这里需要指出的是，由于 MFA 项目并不是在各地区以同一进度、同一深度、同一广度展开的，同一时期内，各地区的制度安排可能差别很大；并且由于 MFA 项目本身的试验性特征，每一地区（包括从省到乡各级）在不同时期的制度安排一般都会变化。我们这里描述的是各地区截至2004年年底的最一般的 MFA 制度安排。本节所有参考资料均来自各省或县卫生Ⅷ项目办公室所印发的文件或其他材料，以及与项目办、乡镇卫生院等机构负责人访谈的记录。

（1）农民本人申请在村委会报名，并登记入表。

（2）村委会召开村民代表大会或村民大会，对报名的各户按贫困程度排序，并根据上级分配的救助人口指标数确定初定户。救助对象以户为单位，但救助比例以人口计。

（3）初定户名单向全体村民张榜公布，以吸收群众的意见，并加以修正。

（4）村委会组织人员填写救助对象申报表，填写意见并盖章后上报乡政府。

（5）乡政府集体审查评议申报表，签意见并盖章后上报县卫生Ⅷ项目办公室。

（6）县项目办组织人员审核申报表，签意见并盖章，然后为每位救助对象印制 MFA 卡，由乡政府将 MFA 卡发给救助对象。

（7）每一年度，乡主管部门按同样的程序对本乡救助对象进行审核，广泛听取群众意见，按贫困程度调整救助对象，并回收作废的 MFA 卡，向新确定的救助对象发放 MFA 卡。

8. 定点医院与持卡就医。

只补偿在定点医院（包括各级医院）持 MFA 卡接受医疗服务的费用。MFA 卡只能救助对象本户使用，不得转借，也不得使用作废的 MFA 卡。

9. 医生按专用处方治疗。

接下来介绍三省 MFA 方案中各自的特色。

二、山西省卫生Ⅷ项目特困人口医疗救助实施方案中的特色

山西省虽开展了卫生Ⅷ特困人口医疗救助项目，但该项目并没有利用世界银行贷款及 DFID 赠款，救助资金完全靠地方政府自筹。除一般性制度安排外，山西省的具体补偿方案如下：

（1）常见病门诊医疗费用在定点乡镇卫生院补偿20%；

（2）常见病住院医疗费用在定点乡镇卫生院补偿50%；

（3）常见病住院医疗费用在定点县级医疗单位补偿40%。

三、重庆市卫生Ⅷ项目及 H8SP 特困人口医疗救助实施方案中的特色

重庆市的卫生Ⅷ特困人口医疗救助项目除利用世界银行贷款筹集救助金

外，由于巫溪县、黔江区还是 H8SP 试点县（区），两县（区）的试点乡（镇）还可利用英国 DFID 赠款进一步扩大救助范围及补偿比例。

重庆市的救助制度规定，非 H8SP 试点乡的医疗救助只补偿住院费用，不补偿门诊费用，而 H8SP 试点乡同时补偿门诊费用与住院费用。H8SP 试点乡门诊补偿比例一般在 30% 左右，但全年每户的补偿总额不超过 40 元；同时，五保户门诊费用全额补偿，但全年每个五保户的补偿总额不超过 60 元。

H8SP 试点乡与非 H8SP 试点乡的医疗救助在住院费用补偿方面都采用单元制，单元费用标准也相同，乡镇卫生院的住院费用单元为 280 元/人次，县医院的住院费用单元为 1700 元/人次，但两者的补偿比例不同。当受救助人的医疗费用不超过单元费用时，对于在乡镇卫生院住院，非 H8SP 试点乡补偿实际发生的医疗费用的 40%，而 H8SP 试点乡补偿 80%；对于在县医院住院，非 H8SP 试点乡补偿实际发生的医疗费用的 60%，而 H8SP 试点乡补偿 80%；当医疗费用超过单元费用时，超过部分不予补偿。

此外，重庆市 H8SP 试点乡的救助人口比例一般规定在 8% 左右。

补偿费用的方式是，救助对象在付医疗费用时直接获得减免，减免部分由医院垫支，医院按季度向项目主管部门报销。

四、甘肃省卫生Ⅷ项目及 H8SP 特困人口医疗救助实施方案

甘肃省的康乐县、岷县、宕昌县是 H8SP 试点县。除与重庆市在许多方面相同之外，甘肃省还有自己显著的特色。

甘肃省规定，项目县各乡的救助比例可以存在差异，但每乡的救助比例不能低于本乡农业总人口的 3%。H8SP 试点县可将救助比例增加至 10%。

救助对象的一般标准：凡持有本省农业户口的贫困群众，因患重大疾病、医药费用超过家庭承受能力的，可以申请享受医疗救助。重点救助对象是：五保户，特困户，三等甲级以下伤残军人、革命烈士家属、因公牺牲军人家属、老复员军人中的贫困户，独生子女领证户和二女结扎户中的贫困户，因重大疾病造成家庭生活特别困难的。

甘肃省所有县都同时补偿门诊费用与住院费用，但 H8SP 试点乡的各种补偿比例较高。门诊费用补偿，女性、儿童在非 H8SP 试点乡减免 50% ~70%，在 H8SP 试点乡减免 60% ~70%；男性在非 H8SP 试点乡减免 40% ~60%，在 H8SP 试点乡减免 50% ~60%；门诊次均费用控制在 15 元。常见病住院费用

补偿，在乡镇卫生院住院与在县医院住院的补偿比例相同，且每人次补偿总额一般不超过220元。在非H8SP试点乡，无论男女，一律补偿50%；在H8SP试点乡，女性、儿童可被补偿80%，男性可被补偿70%。

各种补偿均是直接减免，由医院垫支补偿费用，并按季度向主管部门报销。

甘肃省MFA最大的特点是针对本地少数民族人口多、经济发展水平普遍落后、民族风俗传统较强的事实，对妇女（儿童）执行更优惠的补偿比例。

以下以康乐县（见表1）、岷县（见表2）为例，列出两县乡镇卫生院的救助比例。

表1　康乐县四乡镇卫生院救助比例（单位:%）
与每年每人补偿上限（单位:元/人年）或每人次补偿上限（单位:元/人次）

乡/镇	门诊救助				住院救助（每年最多3次）			
	女（童）		男		女（童）		男	
	比例	上限	比例	上限	比例	每人次上限	比例	每人次上限
流川	50	35	40	30	50	110	50	110
八松	60	35	50	30	80	220	70	220
上湾	50	35	40	30	80	100	50	100
苏集	60	35	50	30	80	220	70	220

说明：苏集镇、八松乡为H8SP试点乡/镇。其中八松乡男女每年门诊救助上限2004年均提至70元/人。表中数据均来自于与各乡镇卫生院负责人的访谈。下表同。

表2　岷县四乡镇卫生院救助比例（单位:%）与每人次补偿上限（单位:元/人次）

乡/镇	门诊救助				住院救助（每年每人最多300元）			
	女（童）		男		女（童）		男	
	比例	上限	比例	上限	比例	上限	比例	上限
梅川	70	15	60	15	80	220	70	220
清水	70	15	60	15	50	220	50	220
茶埠	70	15	60	15	50	220	50	220
西寨	70	15	60	15	80	220	70	220

说明：梅川乡与西寨镇为H8SP试点乡/镇。

（执笔人：金成武，2005年8月）

医疗救助制度下农户就医行为分析

内容提要：根据国外的研究，在发达国家的医疗救助制度下，穷人医疗救助的可及性得以提高，但穷人与富人在医疗服务利用方面尚未达到绝对公平的程度。但那些研究大多建立在较高的医疗保障水平基础之上，在保障水平相对较低的发展中国家，这些结论的有效性究竟怎样还有待进一步研究。利用课题组 2005 年在中西部 6 县进行的医疗救助调查数据为基础，本文对医疗救助制度下农户的就医行为进行了分析。发现在中国的中西部贫困地区，医疗救助制度对农户决定是否就医的决策不具有显著性作用，但在选择医疗机构的过程中则具备了一定的作用。本文对这一现象进行了分析解释，并在此基础上给出了相应的政策建议。

Abstract：Studied by foreign researchers, the accessbility to medical care of the poor increased under the Medicaid system, but on using medical service, the poor and the rich is still inequity. For those research are based on a high level social health care security system in developed countries, it is a question on how it performed in developing countries, further research is still needed. Using the 2005 survey data in six counties in middle and west China, the medical care service decision behaviour is analysed in the paper, the main finding of the paper is that, in poverty areas in middle and west China, MFA has no significant impact on whether go to see a doctor., but it do impact on which medical care institute to choose. The phenominen is analysed in the paper and some policy implications are given based on the research.

一、引 言

医疗救助，是指政府和社会对贫困人口中因病而无经济能力进行治疗的人实施专项帮助和支持的行为，它是社会救助体系的重要组成部分。尽管在许多发达国家，医疗救助制度早已成为其社会保障体系的一个有机组成部分，但在我国，医疗救助制度还是一个新生事物。

医疗救助的产生与发展是同我国经济社会发展，尤其是医疗制度的变革联系在一起的。20 世纪 50～70 年代，在我国农村，一直实行以集体经济负担为主的合作医疗制度。随着"文革"中合作医疗制度的基本瓦解，改革开放后公费医疗制度向医疗保险制度的转变，农村贫困人口的就医难问题凸显，从而使有关方面在一些国际组织和非政府组织的协助下，进行了一些农村医疗救助的试点工作。但在相当长的一个时期，医疗救助始终没有提上日程。在 20 世纪 80～90 年代，医疗救助的概念和做法仅散见于农村扶贫或加强农村初级卫生保健的政府文件中。直到 2002 年《中共中央国务院关于进一步加强农村卫生工作的决定》的发表才通过官方文件的形式对医疗救助给予认可。

早在中央有关文件颁布之前，卫生部有关机构在有关国际组织的支持下，已经开始进行了一些农村特困人群医疗救助试验。其中，在世界银行、英国国际发展部、福特基金会以及美国中华基金与中国卫生部合作进行的"中国基本卫生服务项目"（卫生Ⅷ项目）中进行的"特困人口医疗救助计划"就是其中最著名也最具规模的一个试验（刘运国等，2000）。

该项目以"改善贫困地区卫生服务能力和提高卫生服务利用水平，保证当地居民获得基本医疗保健服务，在农村贫困县人口实现可持续发展的健康改善"为目标，预算总投资规模为 10688.7 万美元，其中利用世界银行贷款 7000 万美元，英国政府通过卫生Ⅷ支持性项目提供 1501 万英镑的赠款，其他国际组织也给予一定的赠款支持。项目于 1998 年 10 月正式启动，原计划 2004 年 6 月结束，经协商延期至 2007 年 6 月截止。卫生Ⅷ项目专门将实施农村特困人口医疗救助计划（Medical Financial Assistance，MFA）作为卫生Ⅷ项目的一个重要组成部分（马培生，2005）。

卫生Ⅷ项目中农村特困人口医疗救助计划的主要内容包括：

（1）通过设立特困家庭医疗救助金，使占项目县农业人口 5%～8% 的特困家庭享受减免费用的基本卫生服务。

（2）特困家庭成员持卡享受基本医疗保健服务：①享受妇女孕产期保健服务费用补偿；②享受计划免疫费用补偿；③享受常见病住院医疗费用的 40%～70%；④减免开展合作医疗的乡、村的救助对象的合作医疗入保；⑤项目地区开展重点疾病干预工作时给予群众相应费用补偿（陶成文，2002）。

作为课题研究报告之一，本报告将着重讨论农村特困群体医疗救助对于农户医疗服务利用的影响。

基于研究的需要，本报告将分为如下几部分：第一部分为引言，对研究背景以及全文框架进行介绍；第二部分为文献回顾，对于国内外关于就医行为和医疗需求的文献进行总结，同时将对卫生Ⅷ项目中"特困人口医疗救助计划"的已有研究进行总结；第三部分为数据与方法；第四部分利用有关模型对就医选择和医疗需求进行估计；第五部分为研究结论和政策建议。

二、文献回顾

一般认为，人们的就医行为是一系列主观和客观因素相互影响的结果。而卫生经济学的就医行为理论建立在 Grossman（1972a，1972b）的经典模型之上，从病人自身的角度出发，研究病人在各种客观条件制约之下对健康及医疗服务的需求。Grossman 认为消费者所需要的不是医疗保健而是健康，但通过医疗保健投入来增加健康存量。人们的健康水平并不是外生的，而是依据人们对自身拥有的稀缺资源（比如时间和资本）进行分配来生产健康。一般情况下，人们对健康的需求无外乎有两方面的原因，一是作为消费品，健康可以直接进入效用函数，患病降低了人们的效用水平；另一方面是作为投资品，健康决定了可以用于市场和非市场活动的时间，较高的健康资本可以增加工作时间，从而增加收入。这成为以后医疗需求研究的起点。

有关医疗需求的研究大多从美国开始，早期的研究提出了一些基本的概念。如 Martin Feldstein（1973）在对医疗保险的福利损失进行估计后认为，保险的需求量和保险所引起的道德风险会相互作用，从而提高医疗保健的价格，并使价格高于单个因素的影响。他进而发现，提高共付率将降低超额保险的成本，但也会因抵御风险的能力下降而减少保险的收益。

而在消费者选择和医疗需求方面，国外也有过很多的研究。如 Acton（1975）发现路途时间和等候时间对门诊就诊有一个负的作用，而对于家庭医生上门就诊有一个正的作用。Coffey（1983）则发现，时间价格与最初寻找卫生保健的决策以及消费量有关。Mueller 和 Monheit（1988）基于他们对牙医需求的研究发现，时间价格弹性严重影响牙医的需求。

在发展中国家方面，Mwabu 等人（1993）对肯尼亚的案例进行了分析，结果发现，不同医疗机构之间的相关价格比较会导致消费者在医疗提供者之间进行选择，而医疗机构较高的价格将使一些医疗保健的消费者转而使用传统的治疗方法或实行自我治疗。

美国的医疗救助制度（Medicaid）在林登·约翰逊总统在任的 20 世纪 60 年代开始推行。其法律依据来自美国的《社会保障法》，由联邦政府和州政府配合实施。其功能设定为向贫困个人及低收入家庭提供医疗救助，它主要覆盖了贫困的美国儿童和妇女，从 1984 年开始，美国不断地扩大医疗救助的范围，特别是针对怀孕妇女和儿童的救助计划不断地扩大。一些研究证实，Medicaid 计划已成功地解决了其目标人群的医疗服务可及性问题。

伴随着美国 Medicaid 计划的实施，一些问题也开始显现。首先是费用的增长超过一般人的预期，于是相关的研究开始出现，结果发现其主要原因来自覆盖范围的扩大、医疗技术的提高以及医疗机构的低效率。其中，Cutler and Meara（1997）的研究发现婴儿和老人医疗保健费用的增长远远超过其他群体，而通过进一步的研究，他们认为这主要是由于这些群体是高成本保健的使用者。Davis and Reynolds（1976）检验了公共补助计划对医疗保健可及性的效果，在控制了健康状况并对符合条件的受助群体和非受助群体进行比较后发现，提高医疗筹资的可及性对服务利用有相当强的效果。在医疗服务利用公平性方面，Starr（1986）认为，在健康和残疾可比的条件下，贫困者对医疗服务的利用水平明显偏低。Baker（2000）在他的一篇文献中，专门评述了医疗救助对人们就医行为的影响，他发现美国的医疗救助确实有效，医疗救助水平每提高 10% 的比率，穷人向基层医生（office-based physician）的就医比率就会提高 3.4%，而向公共医生（public physician）就医的比率就会降低 3%，由于向基础医生就医的数量显著提高，所以总的效应水平是：医疗救助每提高 10%，穷人的就医比率就会提高 2.5%。

在 Medicaid 是否有助于改善穷人的健康状况问题上，早期的研究和后来的研究结论有较大的不同。在早期的计量分析中，卫生保健对死亡率仅仅有不显著的微弱影响，而在兰德实验中则发现，卫生保健利用的增加对健康状况的影响极少乃至几乎没有。但 20 世纪 80 年代以来的研究则得到了不同的结论，如 Hadley（1982，1988）的研究发现，Medicaid 对死亡率有显著的效果，而且他还发现该计划对较为贫困的黑人群体具有更强的影响，但在相对状况较好的白人群体中，作用则不够明显。Reichman and Florio（1996）的研究得到了类似的结果，在针对新泽西州案例进行的健康生产函数估计中，他们发现被医疗救助覆盖的黑人家庭新生儿体重增加，住院费用降低，但他们同样没有在白人群体中得到同样的结论。

从上面的文献可以看出，在美国 Medicaid 计划下，穷人医疗救助的可及性得以提高，但穷人与富人在医疗服务利用方面尚未达到绝对公平的程度。而该计划似乎对于总体较为贫困的种族或群体有更为明显的效果，而对于总体状况较好的群体而言，其效果却并不显著。但需要指出的是，由于上述研究大都建立在美国较高的医疗保障水平基础之上，在保障水平相对较低的发展中国家，这些结论的有效性究竟怎样还有待进一步研究。

　　在大量有关医疗服务利用的文献中，也存在一些有关中国居民医疗服务利用的研究，Yip 等人（1998）使用北京顺义县的有关数据对中国农村的医疗需求进行了分析，他们使用 MNL 模型对当地居民就医地点的选择进行了分析。Mocan 等人（2000）使用 1995 年中国社会科学院经济研究所收入分配课题组的城市调查数据，使用 TWO-PART 模型对中国城镇居民的医疗需求进行了分析。饶克勤（2000）则根据中国的医疗服务情况提出了医疗需求估计的"四步模型"，即"门诊两步模型"和"住院两步模型"。门诊两步模型就是把就诊分成两个组成部分：一是就诊概率模型，另一个是就诊费用模型。住院两步模型主要包括住院概率模型和住院费用模型。在此基础上，将上述模型中有关等式的期望值有机结合，进而对每一个人的医疗总费用加以预测。

　　一项与本研究有关的最新研究成果来自世界银行的 Wagstaff and Yu（2005），他们使用甘肃的 Panel 数据对卫生Ⅷ项目的预期目标进行了分析，结果发现，卫生Ⅷ项目部分成功地实现了设计目标：总体上提高了居民的自评健康，降低了儿童的发病率，增加了医疗服务利用，减少了家庭医疗方面的灾难性支出。但他们同时指出，卫生Ⅷ项目没能够显著地降低家庭医疗支出水平，并鼓励至少是儿童去使用高水平的医疗服务机构，从而加速了村卫生服务的衰落，并进而降低了免疫率。在医疗服务供给方面，没有证据显示村级卫生室的水平得到了充实，而无论是村卫生室还是乡镇卫生院，都没有证据显示其医疗服务质量得到提高。

三、数据和方法

1. 研究数据简介

　　本文所使用的数据是中国社会科学院经济所"农村特困群体医疗救助效果研究"课题组于 2005 年对山西、重庆、甘肃三省市进行的农村住户调查数据。该课题受到了卫生部国外贷款办公室的资助，并在有关地方卫生系统的协助下完成。作为卫生Ⅷ项目的一项研究，本课题组在这三个省市中各选择了两个县、每县大约 200 个农村住户作为调查对象。全部调查包括 1206 户住户样本，其中救助户与非救助户调查样本分别为 269 户与 937 户，救助对象占全部样本（以户为计算单位）的 22.31%；从个人样本来看，全部个人样本总数为

4536 人，救助户与非救助户所覆盖的个人数量分别为 931 人（占 20.52%①）和 3605 人（占 79.48%）。考虑到研究的需要，调查的样本整体分为两个部分，分别对 MFA 救助对象与非 MFA 救助对象进行抽样，适当扩大了 MFA 救助对象在整个样本中的比例，在确定救助对象与非救助对象大体比例的前提下，在各自分样本中再进行随机抽样。因此，不能以两者简单的合并来代表总体。另外，考虑到乡镇卫生院和村卫生室竞争情况，所选取的村落相对靠近乡镇及乡镇卫生院所在地。

样本县卫生项目和医疗救助资金筹集的主要特征见表 1。

2. 模型方法：就医决策和地点选择的模型估计方法

个人是否就医的决策是一个典型的二元离散变量模型，适合使用线性概率模型（Linear Possibility Model，LPM）。而就医地点的选择则是一个多元离散变量选择模型，适合使用多元选择模型（Multinomial Logit Model，MLM）。本文所使用的模型方法与一般就医决策和就医地点选择模型是一样的，如 Yip 等人 1993 年的模型方法。具体模型方法如下。

在因变量选择方面，首先选择 30 天内有病感的人群作为研究对象，受到健康变量的限制，本文将只对 15 岁以上人口进行分析。在就医地点选择方面，使用村及村以下医疗机构（含个人诊所），乡镇卫生院与中心卫生院，县及县以上医院作为备择对象，将未就诊人群作为对比组。

表 1　样本县卫生项目和医疗救助资金筹集的主要特征

县	项目覆盖	医疗救助的资金来源	MFA 抽样比例
巫溪	卫生Ⅷ项目、H8SP	卫生Ⅷ项目、H8SP	25%
云阳	卫生Ⅷ项目	卫生Ⅷ项目	25%
康乐	卫生Ⅷ项目、H8SP	卫生Ⅷ项目、H8SP	25%
岷县	卫生Ⅷ项目、H8SP	卫生Ⅷ项目、H8SP	25%
左权	卫生Ⅷ项目	自筹	8%
榆社	卫生Ⅷ项目	自筹	8%

注：由于山西调查县医疗救助资金属于自筹，很难找到足够的 MFA 覆盖户，造成调查样本中 MFA 覆盖的人群比例较低。

———————————

① 这一比例大大高于实际中的医疗救助比例。根据相关制度设计规定，医疗救助的规模为当地农业人口的 5%，部分地区由于有其他项目的支持，如重庆的巫溪县等另有 DFID（英国国际开发署）的支持，救助规模比这一比例要略高。之所以对救助户抽取这么高的比例，是需要保持医疗救助样本量足够大。

在具体自变量的选择方面，基于实地观察的结果并受到调查内容的限制，本文采用了一些不同于 Yip 等人的自变量。我们认为，无论是否就医还是就医地点选择都受到这样一些因素的影响：

医疗机构特征：在我们的调查中，包括了村医供给能力的调查，但缺乏乡镇及县医院医疗服务提供能力的详细指标。我们的考虑是从各级医疗机构竞争的角度进行的。因此，我们选择村医服务提供能力作为村级以及村以下卫生服务机构的特征变量。而选择了患者所在村庄与乡镇卫生院以及县医院的距离作为前往乡镇及县医院就医交通成本的特征变量。此外，考虑到各个医疗机构之间的竞争关系，选取与该村庄与最近的药店距离就医的负面因素。

个人及其所处家庭的收入财产状况：一般认为，个人的收入状况与就医决策以及就医地点选择有一定的相关性，即收入越高的人，医疗服务利用越多。从持久收入假说出发，这样的判断大体是不错的。但在现实生活中，健康状况的恶化一方面导致医疗支出的增长，而与此同时又造成当年（甚至以后）获取收入能力的下降。因此当使用横截面数据进行分析时，不可避免地会受到内生性的困扰。因此，我们使用了家庭财产变量作为持久收入的代理变量，如家庭房屋价值、耕种土地的面积等。此外，使用去年因看病借钱的数量作为去年收入的负指标。

个人及其所处家庭的其他社会经济状况：其他社会经济状况也会影响健康状况。比较突出的有年龄、性别、婚姻状况、受教育情况、职业特征及种族（或民族）等，由于所调查地区中，康乐县是少数民族聚居县，所以民族变量在本文中不作考虑。而在中国农村的现实社会中，一些社会资本也可能对就医行为产生影响，所以我们选用了是否党员作为当前的社会资本代理变量，并使用个人一些以往经历作为社会资本存量的辅助指标。

个人医疗保障状况：根据我们的调查，所调查地区的样本的医疗保障主要被合作医疗和医疗救助覆盖，所以在两个模型中都使用了合作医疗和医疗救助两个虚拟变量来评价这个制度对于医疗服务利用的作用。需要说明的是，对于既被医疗救助覆盖又被合作医疗覆盖的样本，根据实地调查得知，均是由医疗救助资金提供了合作医疗的参合费用，又考虑到样本数量有限，所以将它们的贡献统一放置在医疗救助的效应一方，而没有单独估计合作医疗和医疗救助并行的政策效果。

个人健康状况：个人健康状况使用了本课题组拟定的健康变量（见本书附录）。其基本含义在于，该健康变量值越大，健康状况越差。

四、就医行为模型估计

1. 就诊决策的模型估计

根据前面已经列举的自变量，我们使用 LPM 模型分别对全部样本和人均收入低于 924 元的贫困和低收入群体的就医决策进行了分析，模型估计结果见表 2。

在 15 岁以上人口是否就医的选择模型估计中，无论是全体样本还是贫困人口样本，健康状况和县医院的距离因素都是非常显著的。健康状况越差，越可能就诊；而距离县医院越远，越可能就诊。

在较高的房屋价值以及家庭中的儿童数量因素方面，两个模型的估计结果从符号方向到显著性都趋于一致，即收入越高越可能在有病的情况下前去就诊，而较高的房产价值也倾向于前去就诊。只是模型的估计系数不同，即在贫困人口估计中，较高的房产价值和较多的儿童人数令他们更可能前去就诊。其中，较高房产价值这一变量可能揭示着持久收入对就诊决策的重要作用，也预示着某种摆脱暂时性贫困的效应存在。另外，一个家庭中残疾或丧失劳动力的成年人数量越多，该家庭的成员在患病后越不可能去就诊。在全体样本的模型估计中人均纯收入和丧失劳动能力人口的数量也比较显著；而这些变量在贫困人群估计中并不显著。相应地，贫困估计方程中，初中及以上文化程度以及上年曾经外出打工对于去就诊都有一个显著的负向作用。

在医疗服务利用的优先序方面，重庆巫溪的管理人员发现，"从人群结构分析，妇女利用水平较高，其次为儿童，老人利用水平最低"（修蓉、赖维云，2002），但该研究是在没有控制其他变量的基础上作出的，且使用的全部是 MFA 覆盖户。

在控制了其他变量的前提下，我们得到全体样本前往就诊的优先序如下，40～59 岁人口优先于 60 岁以上人口，后者又优先于 15～40 岁人口，男性略微优先于女性，但这些效应都不够显著。而在贫困人群方面，就诊的优先序有明显的差异，40～59 岁人口优先于 15～40 岁人口，后者又优先于 60 岁以上人口，其中 40～59 岁年龄组系数是显著的，同样也获得了男性就诊略微优先于女性的结论（但很不显著）。可见，在一般家庭中，就诊与否的优先序已不很明显；而在贫困家庭中，由于可利用经济资源依然有限，所以仍在某种程度上存在就诊的优先序问题。

无论是全体样本还是贫困样本，医疗保障制度对于诱导居民前去就诊起到了一定的作用。从模型中可以看到，无论是医疗救助还是合作医疗都有助于提高患病人群的就诊率，但这个效应同样是不显著的。值得一提的是对于贫困人口而言，医疗救助和合作医疗的估计系数远大于全体样本，这意味着这两项制度对于增加贫困人口医疗服务利用的作用要明显强于全体样本，其中，医疗救助的作用更强一些。

除距离县医院的距离以外，在两个方程估计中，较远的乡镇卫生院和较高的卫生室服务能力有助于提高就诊率，而在问题的另一方面，药店距离越近，病人越倾向于不去看病，但以上的效应也不显著。

表2　影响农户就医决策的模型估计

		全部样本		贫困及低收入人群	
		估计系数	标准差	估计系数	标准差
个人变量	15～39岁	-0.0285	0.2847	0.3915	0.4303
	40～59岁	0.1563	0.2809	0.7466 *	0.4451
	男性	0.0428	0.1480	0.0251	0.2446
	已婚	0.3175	0.2064	0.0706	0.3063
	小学文化	0.0438	0.2100	-0.1676	0.3342
	初中及以上文化程度	-0.2578	0.2534	-0.6850 *	0.3716
	健康指标	1.2091 ***	0.4074	1.5508 **	0.6109
	农业劳动者	-0.2643	0.2071	-0.4185	0.3351
	党员	0.2548	0.3117	0.2586	0.4577
	上年曾经外出打工	-0.2987	0.2921	-0.8970 *	0.4809
	曾经担任干部	-0.3424	0.3308	-0.0881	0.4845
	曾经参军	0.5257	0.3845	0.5970	0.6548
家庭变量	人均纯收入	0.0001 *	0.0001	0.0009	0.0006
	耕地较多	0.2330	0.2050	0.1584	0.2895
	中低房屋价值	-0.0692	0.2528	0.1017	0.3588
	中等以上房屋价值	0.6384 **	0.2662	1.2467 ***	0.4738
	因病借款	0.0000	0.0000	0.0000	0.0000
	老人数量	-0.0827	0.1840	0.2065	0.2772
	儿童数量	0.2327 *	0.1318	0.3644 **	0.1839
	劳力、半劳力数量	0.0062	0.0867	0.0051	0.1458
	残疾或丧失劳动力的成年人数量	-0.1908 **	0.0832	-0.1055	0.1172

续表

		全部样本		贫困及低收入人群	
		估计系数	标准差	估计系数	标准差
制度变量	医疗救助覆盖	0.1627	0.2383	0.4558	0.3348
	合作医疗覆盖	0.1625	0.2865	0.2938	0.4044
	供给方变量				
	乡镇卫生院距离	0.0079	0.0075	0.0000	0.0122
	县医院距离	0.0590***	0.0218	0.0584*	0.0327
	药店距离	−0.0635	0.0780	−0.0406	0.0470
	村医服务能力	0.0196	0.0341	0.0674	0.1098
常数项		−0.1480	0.5626	−0.7999	0.8402
观测值数量		1069		454	
Wald 卡方检验		64.48***		40.88***	
拟 R^2 检验		0.0719		0.1117	
Log pseudo likelihood		−523.71		−232.00	

*** 、** 、* 分别表示回归系数在置信度水平为 1% 、5% 和 10% 下显著。以下各表同。

2. 就医地点选择模型估计

就医地点选择模型估计使用了多值 LOGIT 模型，其中的对比试验组是未就诊人群。模型估计结果见表 3。

表3　医疗救助对就医地点的选择（基于全部样本的估计）

	村卫生室及私人诊所		乡镇及中心卫生院		县级及以上医院	
	估计系数	RRR	估计系数	RRR	估计系数	RRR
个人变量						
15~39 岁	0.0446	1.0457	−0.3010	0.7401	0.2321	1.2612
	(0.3193)		(0.3820)		(0.4527)	
40~59 岁	0.3687	1.4459	−0.0886	0.9152	0.1513	1.1634
	(0.3122)		(0.3770)		(0.4415)	
男性	0.0632	1.0652	−0.1389	0.8703	0.4339*	1.5432
	(0.1643)		(0.1781)		(0.2343)	
已婚	0.0803	1.0836	0.5551**	1.7422	0.4946	1.6398
	(0.2416)		(0.2599)		(0.3402)	

续表

	村卫生室及私人诊所		乡镇及中心卫生院		县级及以上医院	
	估计系数	RRR	估计系数	RRR	估计系数	RRR
小学文化	−0.1021	0.9029	0.1287	1.1374	0.0893	1.0934
	(0.2337)		(0.2581)		(0.3445)	
初中及以上文化程度	−0.4725*	0.6235	−0.2594	0.7715	0.0749	1.0778
	(0.2846)		(0.3000)		(0.4153)	
健康指标	1.2611***	3.5292	0.8067*	2.2406	2.5733***	13.1092
	(0.4752)		(0.4661)		(0.5830)	
农业劳动者	−0.3877*	0.6786	−0.1484	0.8621	−0.0534	0.9480
	(0.2323)		(0.2482)		(0.2994)	
党员	−0.0102	0.9898	0.4685	1.5976	0.5907	1.8053
	(0.3628)		(0.3927)		(0.4492)	
上年曾经外出打工	0.0092	1.0092	−0.6167	0.5397	−0.7024	0.4954
	(0.3148)		(0.3947)		(0.5562)	
曾经担任干部	−0.0801	0.9230	−0.5533	0.5751	−0.4642	0.6287
	(0.3806)		(0.4153)		(0.4677)	
曾经参军	0.7493*	2.1156	0.1225	1.1303	0.8286	2.2902
	(0.4402)		(0.4775)		(0.5079)	
家庭变量						
人均纯收入	0.0001	1.0001	0.0001	1.0001	0.0001	1.0001
	(0.0001)		(0.0001)		(0.0001)	
耕地较多	0.1220	1.1298	0.2641	1.3023	0.3991	1.4905
	(0.2401)		(0.2472)		(0.2894)	
中低房屋价值	−0.1963	0.8218	0.1535	1.1659	−0.1384	0.8708
	(0.3011)		(0.3151)		(0.3620)	
中等以上房屋价值	0.3733	1.4525	1.0381***	2.8238	0.2431	1.2752
	(0.2969)		(0.3232)		(0.3490)	
因病借款	0.0000	1.0000	0.0000	1.0000	0.0000	1.0000
	(0.0000)		(0.0000)		(0.0000)	
老人数量	0.2189	1.2447	−0.3984	0.6714	−0.3029	0.7386
	(0.2052)		(0.2451)		(0.2695)	

续表

	村卫生室及私人诊所		乡镇及中心卫生院		县级及以上医院	
	估计系数	RRR	估计系数	RRR	估计系数	RRR
儿童数量	0.4023***	1.4952	0.1219	1.1297	-0.1723	0.8417
	(0.1480)		(0.1643)		(0.2069)	
劳力、半劳力数量	0.1676*	1.1825	-0.1991	0.8195	0.0643	1.0664
	(0.1015)		(0.1090)		(0.1332)	
丧失劳动力的成年人数量	-0.0693	0.9331	-0.3520***	0.7033	-0.1234	0.8839
	(0.1007)		(0.1114)		(0.1293)	
制度变量						
医疗救助覆盖	-0.3730	0.8337	0.6446**	2.2668	0.1769	0.5520
	(0.3395)		(0.3280)		(0.3623)	
合作医疗覆盖	-0.1819	0.6887	0.8184***	1.9053	-0.5941	1.1935
	(0.2839)		(0.2979)		(0.3640)	
供给方变量						
乡镇卫生院距离	0.0064	1.0064	0.0173*	1.0174	-0.0133	0.9868
	(0.0088)		(0.0092)		(0.0131)	
县医院距离	0.0889***	1.0929	0.0339	1.0345	-0.0130	0.9871
	(0.0239)		(0.0337)		(0.0366)	
药店距离	-0.1022	0.9029	0.0176	1.0178	-0.0391	0.9616
	(0.0976)		(0.0868)		(0.1025)	
村医服务能力	0.0318	1.0323	-0.0001	0.9999	0.0435	1.0444
	(0.0395)		(0.0427)		(0.0546)	
常数项	-1.2139		-0.8630		-2.5675	
	(0.6407)		(0.6889)		(0.9526)	
观测值数量	1039					
Wald 卡方检验	207.52***					
拟 R^2 检验	0.0998					
Log pseudo likelihood	-1231.12					

注：括号内为稳健标准误差（Robust Standard Error）。

　　从基于全体 15 岁以上样本作出的模型估计中可以得到这样一些结论：

　　与就诊决策模型估计类似，在就医地点的选择模型中，个人的健康指标始终发挥显著的作用，但在选择乡镇卫生院时，该指标的显著性有所减弱。而在制度因素方面，与村级和县级医疗机构就诊的模型估计系数不显著有所不同的是，医疗救助和合作医疗两个制度因素在乡镇及中心卫生院就诊模型中的估计系数较大而且显著。由此可以作出这样的判断：两个制度因素在选择乡镇医疗机构显著的系数估计在一定程度上削弱了健康因素的重要性。

由此可见，医疗救助和合作医疗制度的出现，在减轻了农民疾病负担的同时，也对农户的就医行为产生了制度性扭曲，制度覆盖人群明显有向卫生院集中的趋势，而相应地对村级医疗服务和县级医疗服务的利用程度有所减弱。这其中，医疗救助的制度效应比合作医疗更大一些。

在村级医疗服务选择中，距离县医院越远，越明显地选择村级及以下医疗服务。

如果对合作医疗和医疗救助制度设计中的核心社区卫生服务中心——乡镇及中心卫生院选择模型进行分析，就会发现，尽管不够显著，但两制度的一些政策目标仍有所体现，一个是老年人口前往乡镇卫生院的就诊概率高于其他15岁以上人口，另一个是妇女前往乡镇卫生院就诊的概率高于男性。这表明，在乡镇卫生院一级，政策设计中对老年人口和妇女就诊的帮助得到了一定程度的体现。

从基于15岁以上的贫困人口样本作出的模型估计中可以得到这样一些结论：

与就诊决策模型估计类似，在就医地点的选择模型中，个人的健康指标始终发挥显著的作用。可能与其家庭成员疾病较为严重有关，在选择就医地点时，较差的健康状况使他们更倾向于前往县及县以上医疗机构，而后是乡镇卫生院、村及村以下医疗机构。

而在制度因素方面，由于贫困家庭平均的社会经济状况不如样本整体，造成政策效果方面的差异。总体而言，医疗救助对贫困人口选择乡镇卫生院方面的效应更强。与调查的整个群体相比，救助更有助于他们使用村及村以下医疗机构，而不利于他们选择县及县以上医院就诊。合作医疗的系数估计都不显著，但也表现出与医疗救助同方向的制度效应。可以看出，在医疗救助条件下，贫困人口与全体样本的估计结果方向一致，只是乡镇估计系数更高，这意味着医疗救助对贫困人口前往乡镇医疗机构就诊的效应更强；而在合作医疗方面，则是乡镇及更高的医疗机构的效应变弱，而对于村医疗服务利用的边际倾向增强。

在村卫生服务能力和交通成本方面，其估计系数更加不显著。其中，乡镇卫生院距离变量系数也明显减弱。这似乎表明，在医疗救助的主要瞄准人群中，在医疗救助这一制度效应增强后，其他很多效应减弱。

在贫困人口的估计中，有关医疗救助的政策目标只有部分得到一定程度的实现。在前往村及乡镇卫生院就诊的模型估计中，女性的优先序得到进一步增强，但在年龄分组的分析中，一如前面有关就诊决策模型估计所得到的结论：不同年龄组的就诊优先序为 40~59 岁、15~39 岁，最后是 60 岁及以上。

而在文化程度的影响方面，可能受到贫困人口过去就医比例较低的影响，文化程度越高，前往村医疗机构的可能性越低。这其中，一种可能的解释是贫困地区村级医疗服务机构的能力有限，无法吸引自感病轻的患者就诊，另一方面，则可能由于贫困人群在经济资源有限的情况下，具有一定知识从而拥有一定医学知识的人，对自己病情的过分自信或侥幸心理。

表4　医疗救助对就医地点的选择（基于贫困样本的估计）

	村卫生室及私人诊所		乡镇及中心卫生院		县级及以上医院	
	估计系数	RRR	估计系数	RRR	估计系数	RRR
个人变量						
15~39 岁	0.3602	1.4336	0.0116	1.0117	1.1151	3.0500
	(0.4827)		(0.6629)		(0.6818)	
40~59 岁	0.7835	2.1891	0.7255	2.0658	0.7477	2.1121
	(0.4989)		(0.6630)		(0.6828)	
男性	-0.0344	0.9662	-0.2371	0.7889	0.2690	1.3087
	(0.2613)		(0.3162)		(0.3923)	
已婚	-0.2902	0.7481	0.5706	1.7693	0.4181	1.5191
	(0.3760)		(0.4092)		(0.5486)	
小学文化	-0.2883	0.7496	-0.1881	0.8285	0.3121	1.3662
	(0.3725)		(0.4181)		(0.5516)	
初中及以上文化程度	-1.3627***	0.2560	-0.5039	0.6042	0.0536	1.0550
	(0.4674)		(0.4515)		(0.6405)	
健康指标	1.3091*	3.7028	1.7896**	5.9868	2.1396**	8.4956
	(0.7189)		(0.7437)		(0.8682)	
农业劳动者	-0.4688	0.6258	-0.4102	0.6635	-0.0355	0.9651
	(0.3771)		(0.2678)		(0.4828)	
党员	0.0291	1.0295	0.2159	1.2410	0.9600	2.6117
	(0.5271)		(0.4036)		(0.6384)	
上年曾经外出打工	-0.3712	0.6899	-1.1749	0.3089	-1.1621*	0.3128
	(0.5159)		(0.7727)		(0.6863)	

续表

	村卫生室及私人诊所		乡镇及中心卫生院		县级及以上医院	
	估计系数	RRR	估计系数	RRR	估计系数	RRR
曾经担任干部	0.0063	1.0063	0.3731	1.4522	-0.6513	0.5214
	(0.5578)		(0.8700)		(0.6622)	
曾经参军	1.2344	3.4362	-0.5903	0.5541	0.7010	2.0157
	(0.7759)		(1.0490)		(0.9146)	
家庭变量						
人均纯收入	0.0004	1.0004	0.0017**	1.0017	0.0009	1.0009
	(0.0007)		(0.0007)		(0.0009)	
耕地较多	-0.2002	0.8186	0.5756	1.7782	0.5347	1.7069
	(0.3893)		(0.3644)		(0.4348)	
中低房屋价值	0.1374	1.1473	0.1906	1.2100	-0.0048	0.9952
	(0.4351)		(0.5058)		(0.5605)	
中等以上房屋价值	0.8903	2.4359	1.7887***	5.9819	1.0597*	2.8856
	(0.5662)		(0.5337)		(0.5632)	
因病借款	0.0000	1.0000	0.0000	1.0000	0.0000	1.0000
	(0.0000)		(0.0000)		(0.0000)	
老人数量	0.5836*	1.7925	-0.4726	0.6234	0.0586	1.0603
	(0.3187)		(0.4488)		(0.4107)	
儿童数量	0.5211**	1.6839	0.3114	1.3653	-0.1966	0.8215
	(0.2101)		(0.2451)		(0.2874)	
劳力、半劳力数量	0.1871	1.2057	-0.5133***	0.5985	0.1913	1.2109
	(0.1701)		(0.1807)		(0.2315)	
丧失劳动力的成年人数量	0.0331	1.0337	-0.4380***	0.6453	0.0329	1.0334
	(0.1431)		(0.1636)		(0.2124)	
制度变量						
医疗救助覆盖	-0.1060	0.8994	1.4778***	4.3831	-1.0548*	0.3483
	(0.4445)		(0.4249)		(0.5956)	
合作医疗覆盖	0.1398	1.1500	0.5398	1.7157	-0.2256	0.7981
	(0.5186)		(0.4930)		(0.5380)	

续表

	村卫生室及私人诊所		乡镇及中心卫生院		县级及以上医院	
	估计系数	RRR	估计系数	RRR	估计系数	RRR
供给方变量						
乡镇卫生院距离	− 0.0030	0.9970	0.0101	1.0101	− 0.0008	0.9992
	(0.0162)		(0.0142)		(0.0261)	
县医院距离	0.0863 **	1.0901	− 0.0489	0.9523	0.0690	1.0714
	(0.0388)		(0.0639)		(0.0532)	
村医服务能力	− 0.0346	1.0870	− 0.0489	1.1777	0.0050	0.9968
	(0.6177)		(0.0590)		(0.0785)	
药店距离	0.0834	0.9660	0.1636	0.9523	− 0.0032	1.0050
	(0.1531)		(0.1318)		(0.1591)	
常数项	− 1.3389		− 1.8560		− 4.2996	
	(0.9680)		(1.1316)		(1.6987)	
观测值数量	443					
Wald 卡方检验	162.33 ***					
拟 R^2 检验	0.1741					
Log pseudo likelihood	− 484.70					

注：括号内为稳健标准误差（Robust Standard Error）。

五、主要发现和政策建议

从前面的分析中，我们大体可以得到这样的一些主要发现：

尽管就诊率在医疗救助和非医疗救助组之间差异并不显著，但在控制了其他因素之后，该结论有所改变，即医疗救助提高了覆盖人群的就诊率，而对于贫困人口而言，这一提高更为明显。虽然医疗救助对农户特别是低收入组农户的总医疗支出没有显著影响，但是医疗救助对覆盖人群就诊的边际影响比较明显。

在家庭内部资源分配方面，贫困人群与样本整体存在一定的差异，其中贫困人群更倾向于集中家庭资源首先解决家庭劳动力的疾病问题，而从全体人群的角度看，这一优先序并不十分清晰。

自由选择医疗机构的无任何保险的居民在医疗机构选择方面与合作医疗和

医疗救助覆盖的人群出现了差异。这表明制度设计对就医地点选择产生了一定的扭曲效应。

在健康与是否就诊以及就诊地点选择方面，效应是显著的。无论样本整体还是贫困人群的估计都证实，患者基于自己对健康状况的总体判断决定是否就诊以及在什么医疗机构就诊。

基于本文前面的一系列分析，我们可以得到这样一些政策建议：

第一，重新审视制度设计的目标人群瞄准。从目标瞄准的分析中，我们看到，在制度设计和乡村规则之间存在着一定的差异。制度设计着重贫困人口的覆盖，而乡村规则却偏向需要支出大笔医疗费用的家庭。按照前者的规则，覆盖的人群较为固定，其患病及需要救助的力度都有明确的计算，在资金有限的情况下这种选择是可取的。而后者的确更符合中国农村的社会道德观，在主要由村级自治组织决定救助人群的时候，这个问题就不可避免，但后者将意味着在医疗救助制度中出现一个严重的逆向选择，这在任何一个制度设计中都是不可取的。由于医疗救助的资金是有限的，在目前的条件下，即便是覆盖全部的贫困人群尚且无法做到，更不用说兼顾贫困和疾病的双重目标，因此，如何协调两者之间的关系，如何让乡村规则与医疗救助的理论原则相一致是医疗救助制度必须考虑的问题。

第二，对制度设计本身的目标给予清晰的界定。目前医疗救助制度设计的目标大多定义为解决因病致贫问题，但在目前的制度框架下，这一目标是很难实现的。因为目前的覆盖人群应当是贫困人口，其中因病致贫的那部分人口因为此前并没有医疗救助项目，造成了目前久病不愈的状况而导致贫困，但实际上，这部分久病不愈的家庭成员总体而言是比较难以治愈的，即他们并不容易恢复健康，从而并不一定能够实现缓贫甚至脱贫的效果。

在以贫困人口作为瞄准对象的条件下，医疗救助的一个重要目标固然是努力帮助那些有治愈希望的贫困家庭患者恢复健康，但正如前面分析中谈到的，该目标实现并不容易。因此另外的一个目标就值得重视：尽力避免贫困家庭出现新的久病不愈现象，即通过医疗救助使贫困家庭的更多一般成员能够看得起病。在这方面，医疗救助还是有所作为的。这样有助于避免这些家庭的贫困程度进一步加深。

另一方面，可以认定医疗救助对于解决因病致贫问题的帮助是有限的。可以设想这样的一种情形：很多家庭原本并非贫困家庭，自然也不会被医疗救助制度所覆盖，但一场大病袭来，既造成家庭巨额的医疗支出又导致家庭劳动力数量的减少，从而产生新的贫困，这就是典型的"因病致贫"。但我们目前的医疗救助制度对这种情况基本上是束手无策的。

第三，增强村医疗机构服务能力，合理使用医疗保障的价格杠杆作用。从非 MFA 组别的就医地点选择来看，村及村以下医疗机构是一般居民首先选择的医疗机构，而由于制度效应，导致 MFA 和 CMS 覆盖的人群更倾向于前往乡镇卫生院就诊。这一制度扭曲效应带来的问题就是在尽可能提高居民就医从而享受福利的同时，令医疗服务利用的方便程度降低。尽管作为一项社会救济制度，医疗救助并不能够彻底解决医疗机构管理方面存在的问题，但通过医疗救助以及合作医疗等制度造就对供方的良好管理是具有一定可能性的。因此，如何考虑增加对村医疗机构的投入力度，从而最大限度地方便患者就医是我们的卫生管理部门下一步应当考虑的问题。

增加对村医疗服务机构的投入，最终目的在于提高村级医疗服务能力，但这并不会导致三级医疗服务机构的错位，而最终将有利于提高医疗服务利用率——让那些不太信服村医疗机构水平的人前往村医疗机构就诊，从而提高就诊率。

在县乡医疗机构方面，应当考虑通过在乡镇和县医疗机构的本身价格差别以及医疗救助和合作医疗对乡镇和县医疗机构就诊报销比例的差异，以实际补偿比作为价格杠杆对医疗服务资源的合理分配进行调节，尽可能减少医疗保障制度对就诊地点选择行为的影响。

第四，进一步加大医疗救助的筹资和救助力度。以一个家庭获得医疗救助的力度而言，当前的医疗救助包括合作医疗在实际补偿比例方面仍远不尽如人意。以家庭年度医疗支出与获得补偿之比的情况来看，补偿金额只占当年医疗支出的 12% 左右，而在大病的补偿中，补偿金额更是只占到实际发生全部医疗费用的 7.5%。这样的补偿比例说明，在目前的医疗救助框架下，救助的力度显然还是不够的。其主要原因有二：起付线过高或封顶线偏低。其中，尤其以后者最为突出。因为根据我们的实地调查，在大多数实施卫生Ⅷ医疗救助项目的地区都实行了单元制，以控制医疗费用的增长。但由单元制带来的问题是，封顶线显然偏低，如根据某县的规定，一个看病单元为 330 元，而一年最多可以使用两个单元，即最多补偿 660 元。而县级医疗机构的补偿封顶线也仅仅每单元 1000 元。这样的规定对于那些需要巨额医疗费用的大病而言，还不能起到显著的帮助作用，甚至会造成医疗费用较高的家庭补偿比例反而较低的状况，这对于提高抵御大病风险能力并没有明显的帮助。

但这种问题的出现也在很大程度上是无奈之举，因为用于医疗救助的资金毕竟是有限的。所以，解决问题更重要的方面在于增加医疗救助的筹资力度，当然，这多少有点远水不解近渴之嫌。实际上，只有在合作医疗相对普及，实际补偿比例不断提高，而且医疗救助覆盖率逐渐提高，且实际补偿比例逐步提高的情况下，这个问题才能得到较为明显的缓解。而且也只有那样，农村家庭抵御大病风险的能力才大大提高，重症病人恢复健康才更加可能，从而更大程度上达到阻断因病致贫的政策目标。

【参考文献】

福克斯，1998：《谁将生存？》（中译本），上海世纪出版集团。

刘运国、沈霜红，1999：《世界银行贷款"卫生Ⅷ"项目概况与进展》，《卫生经济研究》第9期。

刘运国、沈霜红、高军、黄东祖，2000：《卫生Ⅷ项目第一批28个县社会经济概况》，《卫生经济研究》第2期。

马培生，2005：《农村医疗救助制度亟须改革》，《中国合作经济》第6期。

陶成文，2000：《我国医疗救助制度研究》，《中国卫生经济》第9期。

王禄生，2000：《卫生Ⅷ项目县乡镇卫生院供需状况分析》，《卫生经济研究》第2期。

王禄生，2000：《卫生Ⅷ项目县乡镇卫生院卫生服务设施状况分析报告》，《卫生经济研究》第5期。

修蓉、赖维云，2002：《卫生Ⅷ支持性项目中卫生服务提供与利用现状调查分析》，《中国初级卫生保健》第12期。

张振忠，2002：《在中国农村建立贫困人口医疗救助制度研究》，《中国卫生经济》第21卷第11期。

Acton, Jan P., 1975, "Noemonetary Factors in the Demand for Medical Services: Some Empirical Evidence", *Journal of Political Economy*, 83: 595 – 614.

Baker, Laurence C., and Anne Beeson Royalty, 2000, "Medicaid Policy Phsician Behavior, and Health Care for Low-come Population", *The Journal of Human Resource*, Vol. 35 (3), 480 – 502.

Coffey, Rosanna M., 1983, "The Effect of Time Price on the Demand for Medical Care Services", *Journal of Human Resources*, 18, 407 – 424.

Cutler, David M., and Ellen Meara, 1997, "The Medical Cost of the Young and the Old: A Fourty Year Perspective", *NBER Working Paper* 6114, Jul.

Davis, Karen, and Roger Reynolds, 1976, "The Impact of Medicare and Medicaid on Access to Medical Care", In Richard Rosett (eds), The Role of Health Insurance in the United States Health Service Sector, NY: Neal Watson.

Feldstein, Martin S., 1973, "The Welfare Loss of Excess Health Insurance",

The Journal of Political Economy, Vol. 81 (2), 251 – 280.

Grossman, Michael, 1972b, "On the Concept of Health Capital and the Demand for Health", *Journal of Political Economy* 80, 223 – 255.

Grossman, Michael, 1972a, *The Demand for Health: A Theoretical and Empirical Investigation*, New York: Columbia University Press.

Hadley, Jack, 1982, *More Medical Care, Better Health?* Washington DC: Urban Institute.

Hadley, Jack, 1988, *Medicare Spending and Mortality Rates of the Elderly*, Inquiry 25: 485 – 493.

Mocan, H. Naci, Erdal Tekin, Jeffrey S. Zax, 2000, "The Demand for Medical Care in Urban China", World Bank Working Paper.

Mueller, Curt D., and Alan C. Monheit, 1988, "Insurance Coverage and the Demand for Dental Care", *Journal of Health Economics*, 7, 59 – 72.

Mwabu, Germano, Martha Ainsworth and Andrew Myamete, 1993, "Quality of Medical Care and Choice of Medical Treatment in Kenya: An Empirical Analysis", *Journal of Human Resources* 28, 838 – 862.

Reichman, Nancy E., and Maryanne J. Florio, 1996, "The Effect of Enriched Prenatal Care Services on Medicaid Birth Outcomes in New Jersey", *Journal of Health Economics* 15, 455 – 476.

Starr, Paul, 1986, "Health Care for the Poor: The Past Twenty Years", in Sheldon Danziger and Daniel Weinberg (eds), Fighting Poverty: What Works and What Don't, Cambridge: Harvard.

Wagstaff, Adam, and Shengchao Yu, 2005, "Do Health Sector Reforms Have Their Intended Impacts? The World Bank's Health VIII Project in Gansu Province, China", World Bank Working Paper.

Yip, Winnie, Wang Hong, and Liu Yuanli, 1998, "Determinants of Patient Choice of Medical Provider: A Case Study in Rural China", Health Policy and Planning, 13 (3).

Zweifel, Peter, 1981, "Supplier-induced Demand in a Model of Physician Behavior", in Jacques van der Gaag Morris Perlman (eds), "Health, Economics and Health Economics", pp. 245 – 67. Amsterdam: North-Holland.

（执笔人：魏众、王晶、王震，2006 年 7 月）

医疗救助制度对农户医疗支出的影响

内容提要：尽管已有相当多的研究关注了医疗救助问题，但对该制度对于减轻农村居民医疗支出负担的研究尚不多见。本文对医疗救助制度覆盖组及其未覆盖组进行了一系列的描述比较分析，发现医疗救助制度对于其原本规划的目标人群减少医疗支出的作用并不显著，这一方面与该目标人群疾病的复杂性有关，另一方面也受到医疗救助资金有限的影响。对过去几年患大病人群的研究发现，无论是否被医疗救助制度覆盖，大病患者基本上都会前往医疗机构就诊，但受到制度设计的影响，两组人群的就医选择有所不同。而在为治疗大病而进行的筹资中，民间救助仍发挥了一定的作用。

Abstract: There were quite a lot research concern about the medical financial assistance system（MFA）, but few research on the role of lessen the burden due to the system. In this paper, comparative analysis on MFA covered roup and Non-MFA group is made, and found that MFA did not significantly reduce the targeting population's medical care expenditure as its original designation. On the one hand, it is because of the complexity of the disease by targeting population, on the other hand, it is affected by the limited budget of MFA. Looking at the population who got serious disease in past years, we found that, usually those people with serious disease can get madical care serviceno matter they were covered by MFA or not. But affeced by the designation of MFA, their choice on hospitalization is different. Another finding from this part is that, private transfer played a certain role on financing for the serious disease.

一、引　言

目前，在我国广大农村地区，医疗支出负担已成为农村居民致贫的主要因素之一。2003 年的国家卫生服务调查中，50% 的受访者说他们在过去两周内曾经患病但没去看病，30%的受访者说医生曾建议他们住院治疗但他们却没有选择住院。在住院的病人中，几乎一半的人没有遵医嘱继续住院治疗，而选择了出院。尽管有许多重要的因素影响人们是否去看病的决定，但费用因素变得越来越突出。在2003年国家卫生服务调查中，大多数人说他们应当住院但却没有住院的原因是因为付不起钱，他们中75%来自农村，85%属于全国最贫困的五分之一的人口。①

医疗费用高昂和收入水平低下很显然是制约农村居民就医的重要因素，但是与这两个因素并重的农村居民的医疗保障问题。目前，农村主要的医疗保障形式有两种：合作医疗和商业保险，而多数的农民没有被任何医疗保障覆盖。（见图1）

新型合作医疗制度自2003年开始在试点地区运行，目前已经开始向全国推广。新型合作医疗制度的初衷是想建立一种地区性的社会医疗保险，使大部分农村居民都能被这种医疗保障形式所覆盖。但是作为一种新型的医疗保险形式，其绩效不能简单地以所覆盖的人群比例来衡量，在试点地区，2003年合作医疗覆盖人群已经达到了全部农村人口的70%，但是合作医疗保障实施低水平自愿筹资的方式，以目前的水平看它对缓解农村居民的医疗支出压力作用还不是很明显。

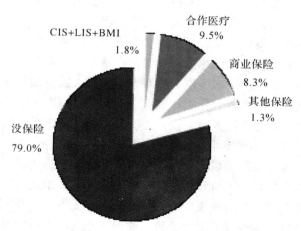

图1 各种医疗保障形式的覆盖情况

资料来源：2003国家卫生服务调查。

---

① 参见《2003年国家卫生服务调查》。

　　商业保险在农村也是一种重要的医疗保险形式的补充。相对于合作医疗，商业保险的赔付水平更高，因此目前商业保险在经济比较发达的东部地区比较受欢迎。从农村商业保险参保人群的特征看，商业保险的主要参与人群还是农村中的中高收入人群，大部分低收入人群都被商业保险高额的参保费用排斥在外。同时商业保险是一种私人保险，它具有私人保险固有的本性，即排斥高危群体，所以农村中健康状况不良或具有潜在疾病威胁的群体也不大可能参与到商业保险之中。

　　上述两种医疗保障形式在提高我国农村居民的医疗服务利用方面取得了一定的作用，但对于贫困人口看病问题的缓解则还存在一定的问题。出于缓解近几年农村大量出现的"因病致贫"问题的考虑，我国政府期望利用"农村特困人口医疗救助制度"来减轻医疗支出压力对农村居民收入水平造成的强烈冲击。

　　近几年，伴随着医疗救助制度实施，有关医疗救助的研究也开始出现。以本研究涉及的由卫生部主持的卫生Ⅷ项目下的医疗救助制度（MFA）为例，相应的研究既有来自理论工作者的阐述，也有来自一线卫生管理者的观察。这些讨论大体可以分为这样一些方面：

　　首先是卫生Ⅷ项目对农村卫生工作的促进。在这方面，山西卫生管理人员的体会较为深刻，他们认为："20 世纪 90 年代之前，山西省农村卫生投入主要针对卫生服务供方，以解决卫生人员工资、建设医疗业务用房、装备专业仪器设备为主要内容。受世界银行卫生项目投资模式以及国家宏观卫生政策的影响，目前，山西省卫生投入的思路和方向正在逐渐发生着改变，由过去单独的卫生服务供方投入转向卫生服务供、需双方同时投入或更加关注服务需方投入上来。而且，随着新型农村合作医疗试点启动和逐步推广，以及特困人口医疗救助政策的实施，对卫生服务需方投入力度会不断加大，对贫困人口的医疗保健状况会更加关注。"（张睿孚，柴志凯，2003）

　　其次是实施医疗救助的目标。在目标阐述方面，张振忠教授认为："健康损伤是导致中国农村贫困人口致贫的主要原因之一，贫困人口对卫生服务利用水平低下是影响其健康的最重要因素；经济困难、无力支付高额的医疗费用是影响贫困人口利用卫生服务的最大障碍。通过实施贫困人口的医疗救助，建立起经济上可以负担且具有可持续性的卫生服务提供及筹资方案，以减少贫困人口获得基本卫生服务的筹资障碍，是阻断'因病致贫、因贫致病'的恶性循环，从而达到提高中国农村贫困人口对卫生服务可及性，进而改善其健康状况的有效途径。"（张振忠，2002）

　　而在后来的研究中，吴明等人也认为："在目标阐述方面，实施 MFA 是为了减少或消除贫困人口获得基本卫生服务的筹资障碍，提高贫困人口对基本卫生服务利用的可及性，从而达到在一定程度上缓解农村因病致贫、因病返贫现象和提高其健康水平的目的。"（吴明等人，2004）

另外一些研究者则从合作医疗制度实施角度考虑医疗救助体系的建设问题。如陆长苏（2004）认为："构建医疗救助体系，解决困难群众和弱势群体的就医问题，是实践'三个代表'重要思想的具体体现，是新型农村合作医疗的重要组成部分。"李士雪等人（2005）在分析了合作医疗现存的一些问题时则认为："超过起付线的病人往往是有经济能力能够较多利用住院医疗服务的人；没有得到补偿，即低于起付线的病人大多是没有经济能力较少利用住院服务的人，当然不排除病情较轻或是慢性病需回家调养的病人。这实际上反映出了方案设计中的'马太效应'问题。"

另外的一些文献对 MFA 的理论和实践意义进行了阐述。

如吴群鸿等人（2001）认为："目前在世界银行支持的卫生Ⅷ项目和秦巴卫生项目地区，已经开展了特困人口医疗救助工作的大规模的人群试验，在卫生Ⅷ项目的 7 个项目省和秦巴项目所覆盖的 3 个项目省中全部开展了特困人口的医疗救助计划，并制定了特困人口的筛选和评定程序，特困人口医疗救助金的筹集、管理与使用的制度与办法，特困人口医疗救助不同服务包的选择，特困人口医疗救助各项管理制度及监督机制，并同时开展了对特困人口医疗救助的实施效果的评价工作。这些项目工作的开展对于探讨在中国目前的背景条件下，如何建立起可持续性的特困人口医疗救助制度具有重要的理论和实践意义。同时，在如此大的范围内开展特困人口的医疗救助工作，如果能对其经验进行及时总结的话，则必将对中国未来开展贫困人口医疗救助计划提供十分宝贵的经验。"

最后是关于医疗服务利用方面的问题。

这部分主要来自基层管理者的观察发现。如甘肃岷县的管理人员发现，许多患者特别是特困人口，因无力支付医药费用而不得不放弃对卫生服务的利用（周钦等人，2002）。而来自甘肃宕昌的管理人员则对一部分特困户利用较低或没有利用的原因进行了分析，认为其主要原因有三：①距定点医院较远，走路几小时或乘车，不划算；②自付部分无力支付；③家中无人识字，不知道如何使用救助卡（何如玺等人，2002）。

张新平等人（2005）认为："由于特困医疗救助制度的实施，特困救助对象住院治疗费用得到一定程度的减免，因此，患者有支付能力接受各种必要的检查，接受一些适合病情需要的药物治疗，住院时间也相对较长，促进了救助对象的服务利用。同时使救助对象治愈率得以较高，提高了服务质量。"他们则进一步指出：上面列举的各种现象"提示特困医疗救助对特困救助者恢复健康的重要作用，同时也提示非特困救助者由于经济条件限制而提前出院现象的存在"。

杨耀文（2002）则对山西省特困救助利用率低的原因归结为这样几个方面："①特困家庭无力承担减免以外的住院费用，住不起院。②县里担心后期配套资金不能按时足额到位，不敢花钱。③宣传不到位，特困户对自己应享受的权益不清楚。④领导对此工作重视程度不够。⑤配套资金不能保证。各县虽在特困救助专用账户上都筹集到了一定资金，但都担心后期资金的到位问题。县政府虽对资金做出了承诺，但没有具体的措施保证资金到位。⑥特困救助定点医院管理跟不上。个别医院有开大处方、超目录用药、弄虚作假现象。⑦督导、检查力度不够。有个别县缺乏专人分管特困救助工作。"并进而提出，"在后期的工作中，要明确规定更合理的付费方式，努力兼顾定点服务医院和特困家庭双方的利益，同时加强检查、督导，逐步完善各项管理制度，及时推广好的经验，增加研讨，沟通信息，交流经验，以推动特困救助工作的开展。"

以上的研究大多对卫生Ⅷ项目医疗救助的整体进行了分析，其研究重点大多放在了供方一侧，而对于属于需方的医疗支出则讨论不多。为此，本文的研究重点将放在分析医疗救助制度在医疗支出方面的影响，特别对大病或伤残的情况下，医疗救助制度对农户的就医行为和医疗支出的影响进行了分析。此外，在相应的描述统计部分中，也将对医疗救助制度的资格认定情况，以及不同分组人群的社会经济特征进行简要的介绍。

二、MFA覆盖人群和未覆盖人群的基本特征比较

本文所使用的数据是中国社会科学院经济所课题组于2005年对山西、重庆、甘肃三省市进行的农村住户调查数据。该课题受到了卫生部国外贷款办公室的资助，并在有关地方卫生系统的协助下完成。作为卫生Ⅷ项目的一项研究，本课题组在这三个省市中各选择了两个县、每县大约200个农村住户作为调查对象。全部调查包括1206户住户样本，其中救助户与非救助户调查样本分别为269户与937户，救助对象占全部样本（以户为计算单位）的22.31%；从个人样本来看，全部个人样本总数为4536人，救助户与非救助户

所覆盖的个人数量分别为 931 人（占 20.52%①）和 3605 人（占 79.48%）。考虑到研究的需要，调查的样本整体分为两个部分，分别对 MFA 救助对象与非 MFA 救助对象进行抽样，适当扩大了 MFA 救助对象在整个样本中的比例，在确定救助对象与非救助对象大体比例的前提下，在各自分样本中再进行随机抽样。因此，不能以两者简单的合并来代表总体。另外，考虑到乡镇卫生院和村卫生室竞争情况，所选取的村落相对靠近乡镇及乡镇卫生院所在地。以下是基于两个不同分组人群的描述统计分析结果及其相应分析。

1. 医疗救助户选择的原则与乡村规则：初步验证

在国内的研究中，已有研究者将医疗救助对象选择中存在的问题提了出来，如郑向涛、武瑞雪（2005）认为："医疗救助对象存在不公平性……农村弱势群体患病者无医疗救助，即使得到救助也并非'应保尽保'，往往只有 16% ~50% 的贫困者能得到救济。"

对于这样的判断我们心存疑虑，但关于医疗救助户的选择标准的确是我们需要认真观察的，所以本文根据家庭人均纯收入 924 元这一国家划定的农村家庭低收入线作为是否贫困的标准。而根据身体是否健康的划分标准将二维的健康与贫困分组改为一个一维的分组，其中，考虑到不同健康指标的敏感性问题，设定三种身体是否健康的标准，这 3 种标准分别代表着农村居民对需要医疗救助的家庭成员健康状况界限的理解差异，其中第一种情况假定农民仅将那些家中有长期卧床或残疾人口的家庭看做家里有需要照顾的病人的家庭；而第二种分组除第一组的条件外，还将那些家中曾经有人得过大病的家庭看做有病人需要照顾的家庭；第三种分组则进一步将家中有长期较为虚弱的人口的家庭作为非健康组别的家庭。如此，将两维分组依次划分为健康且非贫困组、健康且贫困组、非健康非贫困组、贫困且非健康组，见表 1。

根据医疗救助的原理，医疗救助应当是对贫困人群进行的救助。换言之，医疗救助应当尽可能覆盖更多的贫困家庭，而不论该家庭是否有病人或有相对巨额的医疗费用支出，但从表 1 所体现的不是这样。从表 1 中不难发现，在被 MFA 覆盖的人群中，将近一半的人群不是贫困家庭（46.5%）。其中，除第一种分组以外，被 MFA 覆盖的人群中，有人患病但收入在贫困线以上的家庭比例明显高于那些没有病人的贫困家庭。而根据第一种分组，无缘由的被覆盖家

---

① 这一比例大大高于实际中的医疗救助比例。根据相关制度设计规定，医疗救助的规模为当地农业人口的5%，部分地区由于有其他项目的支持，如重庆的巫溪县等另有 DFID（英国国际开发署）的支持，救助规模比这一比例要略高。之所以对救助户抽取这么高的比例，是需要保持医疗救助样本量足够大。

庭比例显然过高，与田野调查的结果不符，所以我们认为农民不可能仅仅以家中是否有长期卧床的病人作为参与医疗救助的健康标准。

表 1　健康与疾病分组

分组规则	第 1 种分组		第 2 种分组		第 3 种分组	
	非 MFA 组	MFA 组	非 MFA 组	MFA 组	非 MFA 组	MFA 组
健康且非贫困组						
观测值	551	88	321	37	281	24
列百分比（%）	58.80	32.71	34.26	13.75	29.99	8.92
健康且贫困组						
观测值	250	82	128	32	99	21
列百分比（%）	26.68	30.48	13.66	11.90	10.57	7.81
非健康非贫困组						
观测值	75	37	305	88	345	101
列百分比（%）	8.00	13.75	32.55	32.71	36.82	37.55
贫困且非健康组						
观测值	61	62	183	112	212	123
列百分比（%）	6.51	23.05	19.53	41.64	22.63	45.72
合计	937	269	937	269	937	269

　　注：第 1 种分组基于家中有人长期卧病或残疾划分健康组别。第 2 种分组基于家中有人长期卧病或残疾以及以往 6 年期间有人得大病划分健康组别。第 3 种分组基于家中有人长期卧病或残疾，以往 6 年期间有人得大病，以及家中平均健康指数小于 0.5 划分健康组别。

　　由于医疗对象的选取主要是根据村组群众或村民代表选举产生的，那么，这样的一个结果体现了农民在医疗救助对象选取方面的考虑与医疗救助理论之间存在了差异。即农民更愿意选择家里有病人的家庭而不是没有病人的贫困家庭作为医疗救助的对象。如此，造成了后续一系列研究中的分析结果与理论的偏离。

2. MFA 覆盖人群与 MFA 未覆盖人群的人口学特征

　　受制度设计的影响以及资格认定标准的局限，MFA 覆盖人群组与非 MFA 覆盖人群组在一些人口学特征方面也存在一定的差异。

　　首先来看一下年龄分组方面的差异（见表 2）。从年龄分组情况看，MFA 覆盖人群与 MFA 未覆盖人群的人群构成有较为明显的差异。MFA 覆盖人群组中，老龄人口相对较多，且长期卧病和丧失劳动力的成年人比重较高；而

MFA 未覆盖人群组中，儿童比例相对较高，而且劳动力和半劳动力的比重相对较高。这意味着，不同组别的患病可能性存在差异，即 MFA 组别中包括了更多较高医疗服务利用可能的人群，而非 MFA 组别相应人群比重较低。如果不考虑家庭收入造成的局限，则在医疗服务利用方面，终将造成不同组别的医疗服务利用差异。

表2　对比试验组的年龄分组情况比较

	非 MFA 组		MFA 组	
	观测值	百分比	观测值	百分比
14 岁以下儿童	711	19.8	142	15.3
60 岁以上	454	12.6	195	21.0
健康成年人	2385	66.3	546	58.8
长期卧床和丧失劳动能力的成年人	49	1.4	45	4.8
合计	3599	100.0	928	100.0

本样本调查的性别分布与以往的一些全国性调查有所不同（见表3），男性比例明显高于女性。其主要原因在于所调查地区多为贫困地区，受家庭社会经济状况的局限，造成了性别比失调。其中，值得注意的是 MFA 组别男性比例更要高出非 MFA 组别。结合前文中对 MFA 对象认定的分析，我们会发现，由于男性患重大疾病的可能高于女性，所以造成 MFA 覆盖家庭中男性比例较高的现象。

考虑到婚姻状况对年龄的限制，我们选取 21 岁及以上人口作为婚姻状况描述分析的对象。从表4 中可以清晰地看出 MFA 和非 MFA 组别在婚姻状况方面的差异。在非 MFA 组别中，在婚人口比例远大于 MFA 组别。而 MFA 组别的未婚及离异、丧偶等婚姻状况比重高于非 MFA 组别。其中，未婚比例的差异几乎可以全部由男性的未婚比例解释，MFA 组别中未婚男子比例高达26.2%，为非 MFA 组别相应比例的 2 倍。而离异、丧偶及其他婚姻状况的差异则更多地来自于女性的差异。但在在婚比例方面，无论是 MFA 组别还是非MFA 组别，女性在婚比例均明显高于男性。其中，MFA 组别的在婚人口性别比例差异更大。如果去除掉未婚状况，则无论是在 MFA 分组还是非 MFA 分组，女性比例都要稍稍高出男性比例，与一般的性别比例一致。考虑到家庭婚姻状况对健康的影响，可以预期，MFA 组别的人群健康状况应不如非 MFA组别。

3. 人力资本、社会资本、家庭规模以及家庭经济状况①

首先让我们来看一下对比组的人力资本方面的情况（见表5）。很显然，MFA 组的教育人力资本存量明显低于非 MFA 组。比较明显的区别在于教育资本的最高最低两组，MFA 组的文盲率是非 MFA 组的1.7倍，而非 MFA 组的初中及以上文化程度人口的比例为 MFA 组的2.2倍。

表3 对比试验组的性别分组情况比较

	非 MFA 组		MFA 组	
	观测值	百分比	观测值	百分比
女性	1711	47.8	427	46.4
男性	1872	52.2	494	53.6
合计	3583	100.0	921	100.0

表4 对比试验组 21 岁及以上人口的婚姻状况与性别分组 　　单位:%

	非 MFA 组			MFA 组		
	女性	男性	合计	女性	男性	合计
在婚	87.6	81.9	84.7	78.9	64.4	70.8
未婚	4.8	13.0	9.1	4.5	26.2	16.6
离异、丧偶及其他	7.5	5.1	6.3	16.6	9.4	12.6

表5 对比组人群教育人力资本

	非 MFA 组	MFA 组
文盲	25.0	42.9
小学	35.3	39.3
初中及以上	39.7	17.8
合计	100.0	100.0

从不同组别的职业特征分布来看（见表6），非 MFA 组别从事非农产业人口比例明显高于 MFA 组，而 MFA 组恰恰相反，不仅农林牧渔业从业人员比例更高，而且以残疾人口和老年人口为主的其他非劳动力比例也较高。

---

① 需要说明的是，本部分描述统计的对象是全体 15 岁以上人口。

表6 对比组人群职业特征

	非 MFA 组	MFA 组
农林牧渔业	51.6	57.0
非农产业	12.4	6.7
学生及儿童	22.7	18.1
非劳动力	7.4	11.2
其他行业	5.9	7.0
合计	100.0	100.0

从对比组的社会资本存量来看（见表7），也存在一定的差异。在 MFA 组中，党员比例以及曾经担任过各种干部的比例明显低于非 MFA 组，而在上年外出打工经历方面，两组差异不明显。在曾经当过军人的比例方面，MFA 组反而超过非 MFA 组，这可能是在一些地区将优抚对象纳入医疗救助对象所致。

从反映家庭经济状况的有关指标来看（见表8），对比组之间也存在一定的差异。非 MFA 组的一系列指标均好于 MFA 组，前者的家庭人均纯收入为后者的1.7倍，房屋财产及耕种土地分别为后者的2.4倍和1.3倍；作为收入的负指标，在2004年家庭因病借款这一项指标方面，MFA 组是非 MFA 组的1.9倍。

表7 社会资本特征

	非 MFA 组	MFA 组
党员	17.6	10.9
上年外出打工	16.2	16.8
干部经历	15.3	11.5
军人经历	7.1	8.9
合计	100.0	100.0

表8 有关的家庭变量

	非 MFA 组	MFA 组
人均纯收入（元）	2131.3	1226.6
房屋财产现值（元）	16876.6	6911.5
家庭耕种土地（亩）	4.5	3.5
去年全家因病借款（元）	893.9	1699.1

三、医疗救助对农户医疗支出的影响

医疗救助对农户就医行为的影响首先表现在对医疗支出的影响上，通过对医疗支出的影响进而影响农户的就医行为。为了尽可能地控制农户家庭收入的影响，我们根据收入进行分组对比。在控制住收入的影响后，我们按照下面的标准分组：低收入组，户人均收入低于 924 元（国家低收入线）；中低收入组，户人均收入高于 924 元，低于 1929.463 元（样本户人均收入均值）；中高收入组，户人均收入高于 1929.463 元，低于 3858.926 元（样本户人均收入均值的 2 倍）；较高收入组，户人均收入高于 3858.926 元。

对于第一组而言，总医疗支出在救助组和非救助组之间的差异并不显著；虽然二者之间的绝对值相差 298.28 元。在第二组中，救助组的医疗支出比非救助组的医疗支出少，但差异也不显著。在医疗支出上差异显著的是第四组，即高收入组。在高收入组中，接受救助的总医疗支出均值为 3250 元，远远高于非救助组的 1100 元。这表明，在接受医疗救助的高收入组中，其医疗支出确实很高。在接受补偿后，救助组的自付医疗支出只有第二组的差异显著。第一组在接受补偿后虽然医疗支出均值下降了 181.42 元，但仍然不显著。第二组在接受医疗救助后，自付医疗支出下降到 885.2 元，接受和不接受医疗救助的医疗支出差异显著。对于第四组，医疗救助发挥了显著的作用，原来的总医疗支出差异显著，而自付医疗支出的差异不显著，说明医疗救助对于高收入者的作用明显。从上面的分析可以看出，医疗救助对贫困家庭而言，在医疗支出上并没有明显的作用；但对高收入家庭，其作用是明显的，大大减少了其净医疗支出（见表 9）。

那么，在接受医疗救助的人群中，医疗救助的补偿额是否显著地改变了医疗支出水平呢？如果从这个角度出发，医疗救助的补偿额在接受救助的家庭中，并没有对医疗支出水平产生显著的影响（见表 10）。

从医疗支出与救助组和非救助组的家庭收入—支出结构的关系中（见表 11），可以发现，对于低收入家庭而言（第一组），医疗支出占家庭总收入的比例大于 1（均值），而且救助户与非救助户的这个比例的差异非常显著；也就是说，虽然在医疗支出上，救助组与非救助组没有明显差异，但是，接受救助的家庭的总体收入能力很低，相同的医疗支出，在两类家庭中的影响不同。这一点在医疗支出占家庭总支出的比例中也得到了验证。接受医疗救助户的收入能力和支出水平都显著地低于没有接受救助的户。如果将家庭人口考虑进去，经过人口的平滑，医疗支出占家庭人均收入和支出的比例在两类家庭之间的差异就不显著了。对于高收入组，医疗支出占家庭收入的比例在两类家庭之间是有显著差异的；这至少表明在高收入组中，那些接受医疗救助的家庭的医疗支出相对于与未接受救助的家庭的医疗支出明显偏高。这也间接验证了上文中确定医疗救助的乡村规则，即主要是救助了那些有病的家庭，而不是贫困家庭。

表9　不同组别总医疗支出及自付医疗支出

医疗支出状况	总医疗支出（均值，元）		自付医疗支出（均值，元）	
	非 MFA 组	MFA 组	非 MFA 组	MFA 组
低收入组	1880.38	2178.66	1830.38	1997.24
方差检验 p 值	0.6375	不显著	0.8534	不显著
中低收入组	1953.78	1049.5	1953.78	885.2
方差检验 p 值	0.0968	不显著	0.0493	显著
中高收入组	1737.77	2762.5	1737.77	2524.22
方差检验 p 值	0.1256	不显著	0.2337	不显著
较高收入组	1100.04	3250	1100.04	1785
方差检验 p 值	0.0361	显著	0.4667	不显著

注：净医疗支出是指扣除医疗救助补偿后的医疗支出，不包括合作医疗补偿。对于那些既参加合作医疗又接受医疗救助的家庭（44 户），我们将合作医疗补偿也包括进医疗救助补偿。

表10　医疗救助户医疗支出及补偿情况

	总医疗支出	净医疗支出	补偿额（均值，元）	补偿额占总医疗支出的比例（%）
低收入组	2178.66	1997.24	57.42	8.5
方差检验 p 值	0.846	不显著		
中低收入组	1049.5	885.2	30.17	4.3
方差检验 p 值	0.4491	不显著		
中高收入组	2762.5	2524.22	46.18	4.0
方差检验 p 值	0.843	不显著		
较高收入组	3250	1785	54.26	2.1
方差检验 p 值	0.6396	不显著		

注：分组标准同表9。

从上面的分组分析中，可以发现医疗救助对于农户的医疗支出在总体上并没有显著的影响。但是，可能的一种情况是虽然对总体医疗支出没有显著影响，但医疗救助对农户的就医行为会产生较高的边际影响。

需要说明的是，在本文的研究中，以低收入线取代了官方的贫困线来使用，相应地，低于低收入线的家庭就被定义为贫困家庭。而实际上，这个低收入线恰恰与目前贫困研究和扶贫机构使用的贫困线较为接近。从未来的政策设计考虑，使用这样的贫困线标准应当是比较合适的。

表11　医疗支出占如下项目的比重

医疗支出比例（%）	家庭总收入		家庭人均收入		家庭总支出		家庭人均支出	
	非 MFA 组	MFA 组	非 MFA 组	MFA 组	非 MFA 组	MFA 组	非 MFA 组	MFA 组
低收入组	1.74	4.18	5.7	8.72	0.21	0.305	0.75	0.81
方差检验 p 值	0.024	显著	0.1858	不显著	0.0004	显著	0.4619	不显著
中低收入组	0.49	0.25	1.47	0.85	0.19	0.22	0.67	0.78
方差检验 p 值	0.2245	不显著	0.1563	不显著	0.2006	不显著	0.3531	不显著
中高收入组	0.17	0.34	0.66	0.97	0.15	0.26	0.59	0.9
方差检验 p 值	0.0179	显著	0.1862	不显著	0.0003	显著	0.0081	显著
较高收入组	0.064	0.23	0.19	0.72	0.11	0.23	0.34	0.74
方差检验 p 值	0.19	显著	0.0109	显著	0.1631	不显著	0.0952	不显著

注：分组标准同表9。

四、医疗救助对重大疾病就医及医疗支出影响

本研究定义的重大病伤基于问卷中对 1998～2004 年家庭成员患重大疾病或重大伤残以及医疗情况进行的调查。具体标准为：①在此期间累计花费超过 1000 元或经过住院治疗的每种病伤；②其他 1998 年以来久病未愈的疾病。重大病伤的研究主要是对医疗救助的主要瞄准对象之一——大病患者进行的分析。而这种大病带来的冲击是我们的研究也非常重视的一种情况。

1. 大病患者的就医地点选择及其与治愈率的关系

由于大病的就诊等情况是对过去 7 年的全部大病状态的总结，所以现有的一些指标对于大病的解释偏差会比较大，所以我们将不使用描述当前状态的指标进行分析，而只基于大病发生当期的一些情况进行分析。首先让我们看一下

对比组在遭遇大病时的就诊地点选择以及疾病的治愈率方面的情况，见表12。

表12　大病的就医地点选择以及治愈率比较

	就医选择			治愈情况		
	全体样本	非 MFA 组	MFA 组	全体样本	非 MFA 组	MFA 组
自我保健						
观测值	53	45	8	7	6	1
列百分比（%）	6.6	6.8	5.5	13.2	13.3	12.5
村卫生室及个体诊所						
观测值	207	169	38	30	28	2
列百分比（%）	25.7	25.5	26.2	14.5	16.6	5.3
乡镇及中心卫生院						
观测值	357	260	97	78	62	16
列百分比（%）	44.2	39.3	66.9	21.8	23.8	16.5
县医院及以上						
观测值	492	438	54	154	135	19
列百分比（%）	61.0	66.2	37.2	31.3	30.8	35.2
全体样本						
观测值	807	662	145	223	193	30
列百分比（%）	100	100	100	27.6	29.2	20.7

注：因为存在多项选择，就医选择的列百分比之和超过100%。治愈情况部分的百分比为治愈率，MFA 组的划分基于发病时是否被 MFA 覆盖划分。

从表12可以得到这样一些主要结论：接受医疗救助的户中有重病的个人疾病的严重和复杂程度超过非 MFA 组别，另外，医疗救助对重大疾病患者的医疗机构选择产生影响，首先是接受医疗救助的农户比未覆盖农户在遭遇重大疾病的时候相对较少地选择自我保健，医疗救助户选择自我保健的比例只有5.5%，而非医疗救助户选择自我保健的人群比重则有6.8%；另外，在前往医疗机构就诊方面，MFA 覆盖的家庭，在遭遇重大疾病困扰时，在村级医疗机构以及个人诊所选择方面与非 MFA 组基本持平（医疗救助户的26.2%对非医疗救助户的25.5%），他们会更多地选择乡镇一级的卫生机构（医疗救助户的66.9%对对比组的39.3%），而在选择县级及以上医疗机构方面情况刚好倒了过来（医疗救助户的37.3%对非医疗救助户的66.1%）。如果再考虑到医疗救助户和非医疗救助户在收入方面的差异，则医疗救助对于农户面临重大疾病时选择就医的积极作用是明显的。

而在治愈率方面，则可以看出，MFA 组别的疾病总治愈率（20.7%）低于非 MFA 组别（29.2%）。从分组的情况可以看出，在县级及以上医疗机构的治愈比例方面，MFA 组别的治愈率与非 MFA 组别持平甚至高出，但在乡镇卫生院和中心卫生院方面，则远低于非 MFA 组别。由此可以初步判断，MFA 组别患者的疾病复杂程度比对比组要高一些，因而需要在较好的医疗条件下才有治愈的可能，因为在较好（县及县以上医疗机构）的医疗条件之下，MFA 组别患者治愈的希望与对比组基本持平。但由于费用方面存在的差异，以及一些制度的限制，目前 MFA 组别大病患者的治疗被更多地留在了乡镇一级，但因为病情相对严重，而乡镇医疗机构卫生服务能力又有限，所以尽管 MFA 覆盖人群的医疗需求增加，但他们患大病的治愈情况却还不够理想。

因此，在现有的 MFA 划分标准情况下，如何通过医疗救助使得 MFA 组别居民能够具有上县及县以上医院看病的能力是一种主要的解决手段；而在医疗服务的供给方，在目前严格的转诊制度条件下，如何尽快提高乡镇一级医疗机构的服务能力是亟待考虑的。

2. 医疗保障制度与疾病治愈率的关系

正如前面提到的，医疗保障程度在某种程度上表现为患者医疗服务价格的下降幅度，由于不同的医疗保障制度的保障程度不同，它们对于大病患者医疗服务利用乃至疾病治疗所需资金的自给能力都有所不同。

在过去 7 年的时间里，患大病人口未被任何医疗保障覆盖的占全部样本的近 2/3，考虑到医疗救助户抽样比例较高的现实，其实际比例应当更高。其疾病的自我感觉治愈率与合作医疗制度大体持平。商业保险及其他保险由于保障程度较高，而覆盖人群的社会经济状况相对较好，所以其治愈率远高于其他分组，但其人口覆盖率有限。表格中最为引人注目的是医疗救助，在其覆盖下人群遭遇大病的自我感觉治愈率为所有分组中最低的。这是否意味着医疗救助的效果不佳呢？我们认为医疗救助制度对于大病的治疗还是具有一定效果的，但在目前的一定条件下，其治愈率仍旧不高是由于这样 3 方面原因造成的：其一，体制释放效应。由于以前很长一段时间几乎没有医疗保险覆盖，更没有专门为贫困人群设计的医疗救助项目，造成该部分人群所患疾病大多是积重难返之疾病，相对其他人群难以治愈。其二，社会经济条件影响。尽管有医疗救助项目，但该项目覆盖的大部分人群社会经济条件处于社会底层，仍然支付不起为恢复健康所需花费的巨额医疗费用，造成治疗效果不佳。其三，制度设计原因。出于费用支出的考虑，目前的医疗救助制度设计将工作重点放在乡镇（中心）卫生院一级，造成需要更好治疗条件的 MFA 覆盖人群更多地集中在乡镇卫生院进行治疗。但显然，乡镇卫生院对于该部分人群的治疗效果，即便与非 MFA 覆盖人群相比也是比较差的。

表 13　医疗保障与治愈率

	样本比例（%）	治愈率（%）
无医疗保险	65.3	27.9
合作医疗	15.5	27.8
医疗救助	18.0	20.7
商业保险和其他保险	3.1	52
各类保障	100.0	27.7

3. 大病的总医疗支出及其结构

本节主要对大病的医疗支出及其结构进行分析，同时将对医疗保障制度的补偿情况、自有资金的充裕情况、亲戚及乡邻的资金支持情况、个人治疗导致的借贷情况以及贷款归还情况进行一个简要的分析。

由于农民此前很长一段时间没有被任何医疗保险和救助制度覆盖，造成了较为严重的有病不就医的情况发生。在医疗保障制度出现的初期，不可避免地出现了一个体制释放效应，即一些原本放弃治疗的重病病人开始前往医院就诊。这样就造成了表格中合作医疗、医疗救助以及其他保险覆盖人群的次均医疗费用超过无保险人群的情况。另外的一个可能性则是无论医疗救助还是合作医疗中都存在较为严重的逆向选择问题，在前面分析中，医疗救助中存在的逆向选择是明显的，但合作医疗的逆向选择是否存在还不很清晰。尽管根据国外的一些经验，在各种医疗保障覆盖下，医疗服务价格可能攀升，但由于所调查地区是同样的，只是被制度覆盖的情况不同，而且同一地区医疗服务价格应当是一致的。所以在这里不同制度下次均大病医疗费用的差异应当不包含价格上涨因素的影响。

由于医疗救助的报销制度规定更细，封顶线也往往较低，再加上平均医疗费用相对偏低，造成医疗救助的实际补偿比例并不很高。但其补偿比例赶不上合作医疗的现象仍然值得关注，根据实地调查，这种现象存在的一个可能解释在于一些样本地区存在的事后医疗救济情况，这种救济大多出现在一些本来未被医疗救助覆盖的家庭发生巨额医疗支出以后，出于社会救济的理论基础和工作方式，医疗救助的管理部门也给予他们一点安慰性的补偿；另外的一种解释与之较为相似，同样发生在需要巨额医疗支出的家庭，在开始得病并花费大量医疗支出的时候并没有得到医疗救助的覆盖，而后及时或不很及时地将该家庭列入医疗救助对象范围，但在开始能够得到报销时，主要的医疗支出已经发生并无法得到报销，产生较高医疗支出却只有较少报销比例的情况。

表 14　大病的医疗支出、补偿及借贷情况　　　　　单位：元

	无保险	合作医疗	医疗救助	商业保险及其他
总医疗费用	3724.9	5245.5	4652.7	18814.3
医疗的直接费用	3397.2	4353.9	4239.5	17574.8
买药吃的花费	1104.7	1029.5	1034.9	2040.0
门诊医药费	913.9	1202.7	1632.3	3214.8
住院的床位费和医药费	1378.6	2121.8	1572.3	12320.0
医疗的间接费用	327.7	891.6	413.2	1239.5
住院生活费和陪同人员花费	182.0	415.0	296.0	834.1
治疗期间发生的交通费	93.0	106.3	64.7	269.7
治疗期间发生的其他费用	52.6	370.3	52.5	135.7
报销和减免的费用	1.8	556.1	347.0	7164.9
占住院费用的比例	0.1	26.2	22.1	58.2
自付医疗费用	3723.1	4689.4	4305.7	11649.4
自有资金支付	1788.7	1369.0	1686.1	5738.3
因病伤借钱的情况				
因病伤治疗筹集资金总额	1934.4	3320.4	2619.6	5911.1
其中，无须归还的钱数	134.6	373.3	489.2	1925.9
其中，需要归还的钱数	1799.9	2947.2	2130.4	3985.2
已归还的钱数	814.0	1014.6	661.6	1888.9

在我们的例子中，只有大约16%的MFA覆盖农户同时被合作医疗所覆盖。这样这里的医疗救助补偿比例大体反映的是单独开展医疗救助地区的补偿比例。再考虑到医疗救助较高的人均管理和运行成本，单独开展医疗救助固然可以为贫困人群增加福利，但和合作医疗配合起来的方式既可以适当降低运行和管理成本，也会进一步增加贫困人口的福利。由此看来，合作医疗和医疗救助结合，由合作医疗先负责补偿，而后由医疗救助提供大病的二次补偿应当是目前情况下的合理选择。

再一个需要关注的是民间存在的非正规救助，即表格中的无须归还的钱数。在广大的农村地区，一家遭灾，多家支援的现象仍广泛存在。从表格中可

见，在每一组中，都有民间互助的影子，在无保险、合作医疗、医疗救助和其他保险中，这种民间互助占总医疗费用的比例分别为：3.7%、7.5%、10.5%和10.2%，其中对医疗救助人群和其他保险人群的救助更高一些。而在我们以往的研究中发现，转移收入与收入之间呈现正相关关系，即收入越高的家庭得到来自其他家庭的收入转移越高，而那些收入较低家庭能够得到的转移收入则相对有限，但这里得到的民间医疗互助的结果与该结论似乎不太一致。这种差异恰恰说明了这样一个现实：在中国乡村中，救急和救穷的行为是不同的。救穷是一个长期性行为，很难得到乡村居民的支持；而类似巨额医疗支出这样的突发事件则相对容易得到亲戚、朋友和乡邻的帮助。这正应了一句老话："救急不救穷"。

五、主要结论

从前面的分析中，我们可以得到如下结论：

首先，通过对不同收入水平之下，接受医疗救助和未接受医疗救助的农户医疗支出水平进行比较，可以看出：医疗救助对于医疗救助制度覆盖的低收入及中低收入水平农户的医疗支出能力并没有表现出显著的作用，而对于该制度覆盖下中高收入和高收入水平农户的作用是比较显著的。应该说，这样的结果与制度设计的初衷存在一定的差异。因为医疗救助制度原本是为了减少或消除贫困人口获得基本卫生服务的筹资障碍，提高贫困人口对基本卫生服务利用的可及性。然而由于在制度实施过程中，经常会将救助对象扩大到一些非贫困但是遭遇重大疾病的家庭，造成了瞄准目标的问题。这样的一个结果一方面证明了目前有限的医疗救助资金并不能起到缓解贫困家庭经济压力的作用；另一方面也提出了新的问题，即当出现大病时如何帮助那些原本属于中等或中上的家庭，以避免其落入贫困。因为即便是在医疗方面微小的帮助也会大大降低他们沦为贫困人口的可能性。

其次，从大病就诊的分析可以看出，在一个家庭遭遇大病时，无论家庭经济状况好坏，不去就诊的可能是比较低的。但是比较医疗救助组和非救助组在不同层级医疗机构的治愈情况之后，我们发现，救助组只有在县级及其他医疗机构一级上与非救助组治愈率大体持平，这说明了救助组本身的大病情况更加复杂，比较难以治愈；而基于四种不同保障形式的疾病治愈率比较中，医疗救助制度下的治愈率水平最低这一发现，进一步证明了该组别人群疾病的复杂性。医疗救助制度本身在一定程度上提高了农村居民整体的就医倾向，但受到制度本身运行的诸多前提和条件限制，也造成其对大病居民治愈率的影响不够显著。

其三，当农村居民遭遇大病时，向其他家庭筹集看病的费用是重要的资金来源。对于贫困家庭而言，这种筹资形式是相当重要的。特别需要注意的是，这种筹资中的相当部分并不需要借款人偿还，从而成为社区内部居民之间的一种重要的互助形式。

【参考文献】

柴志凯，2005：《山西省卫生Ⅷ项目存在的问题判断与实施重点思考》，《中国初级卫生保健》第 5 期。

陈娟、郭岩，2002：《世界银行贷款卫生Ⅵ项目特困医疗救助资金筹集的问题与建议》，《中国初级卫生保健》第 7 期。

丁维平、马得全、曹领泽、桑国林，2002：《甘肃省康乐县卫生Ⅷ支持性项目 H8SP 试点工作项目管理的若干体会和思考》，《中国初级卫生保健》第 12 期。

段明月、刘运国、吴茸茸、王华、晏波，2000：《28 个卫生Ⅷ项目县基本卫生状况分析》，《中国农村卫生事业管理》第 2 期。

冯占春、贾红英、方鹏骞、张剑，2002：《卫Ⅵ项目特困家庭医疗救助病种费用及其补偿情况分析》，《中国妇幼保健》第 9 期。

福克斯，1998：《谁将生存？》（中译本），上海世纪出版集团。

甘肃岷县卫生Ⅷ项目办公室，2005：《岷县西寨镇合作医疗试点制约因素分析与思考》，《中国初级卫生保健》第 5 期。

高博、安燕波、李宁秀、廖明军，2005：《贫困地区乡镇卫生院抗生素使用情况分析》，《中国初级卫生保健》第 10 期。

韩雷亚、张振忠，1999：《对贫困人口实施医疗救助》，《中国卫生经济》第 11 期。

何如玺、陈平、后志贤、管金战，2002：《H8SP 项目对特困人口医疗救助利用情况分析》，《中国初级卫生保健》第 12 期。

洪庆、杨秀岭、朱宏明、赖维云、杨秀坤，2005：《秀山县影响特困人口住院卫生服务利用因素社会评估报告》，《中国初级卫生保健》第 5 期。

胡长焘，1999：《在中国基本卫生服务项目（卫生Ⅷ项目）第二批项目县项目启动会开幕式上的致辞》，《中国农村卫生事业管理》第 7 期。

贾京成、何海明、刘亚斌，2002：《甘肃省岷县卫生Ⅷ支持性项目试点重点干预措施及初步成效分析》，《中国初级卫生保健》第 12 期。

康楚云、王晓莉、李子贵，2003：《105 个项目县村卫生人员状况研究》，

《中国农村卫生事业管理》第 2 期。

雷振华，2004：《宁夏世行贷款项目特困人口医疗救助面临的问题及对策》，《中国农村卫生事业管理》第 10 期。

李红星、吴建，2002：《实施特困人口医疗救助难点初探》，《中国初级卫生保健》第 12 期。

李士雪、杨金侠，2005：《新型农村合作医疗运行中的四个隐性问题》，《山东医药》第 8 期。

李兴书、罗莹桂，2002：《实施卫生Ⅷ支持性项目对农村人口健康需求的影响分析》，《中国初级卫生保健》第 12 期。

刘伟、郑新民、文梅，2001：《中国农村家庭卫生支出的社会性别分析》，《卫生软科学》第 6 期。

陆长苏，2004：《完善新型农村合作医疗制度之我见》，《中国卫生经济》第 23 卷第 10 期。

青海省卫生Ⅷ项目办公室，2002：《青海省大通县实施医疗救助的实践与思考》，《中国初级卫生保健》第 12 期。

任天元、卢美林，2000：《结合贫困地区特点，推行农村合作医疗制度——巫溪县实施合作医疗的做法与体会》，《中国农村卫生事业管理》第 6 期。

沈霜红、刘运国、黄东祖、陈育德，2000：《卫生Ⅷ第一批项目县居民健康状况分析》，《卫生经济研究》第 4 期。

王和平、赵晖、毛辉青、李琰、苏克俭、杨立嵘、吴焕才、孙晶、杨华、周琳，2004：《青海省卫Ⅷ项目县与非卫Ⅷ项目县农村卫生服务比较研究》，《卫生经济研究》第 12 期。

吴建，2000：《世界银行贷款"基本卫生服务项目"特困人口医疗救助实施工作中存在的问题及建议》，《中国卫生事业管理》第 12 期。

吴明、张振忠、赵琨、黄春芳、崔斌、王慧慧、辛英，2004：《中国农村贫困医疗救助监测与评价指标体系的理论框架研究》，《中国卫生资源》第 7 卷第 3 期。

吴群鸿、张振忠、刘运国，2001：《关于中国建立特困人口医疗救助制度的必要性探讨》，《中国农村卫生事业管理》第 21 卷第 6 期。

杨耀文，2002：《山西省卫生Ⅷ项目监督评价指标分析报告》，《中国农村卫生事业管理》第 1 期。

张德平，2002：《卫生Ⅷ支持性项目在改善贫困人群的医疗救助的思考》，《中国初级卫生保健》第 12 期。

张俊青，1999：《榆社县推行合作医疗保健制度的实践与思考》，《中国农村卫生事业管理》第 11 期。

张亮、刘运国、高军，2000：《卫生Ⅷ项目县乡村卫生机构经济状况分析》，《卫生经济研究》第 6 期。

张睿孚、柴志凯，2003：《山西实施世界银行卫生贷款项目的效果与体会》，《中国农村卫生事业管理》第 12 期。

张翔、冯占春、张亮、刘会田、鲁新，2004：《贫困地区农村弱势人群卫生服务利用现状定性分析》，《中国妇幼保健》第 18 期。

张翔、张亮、张洁欣、刘会田、鲁新，2004：《农村弱势人群卫生服务需求现状及影响因素的社会学评估》，《中国卫生事业管理》第 7 期。

张振忠、徐玲、高军、郝艳华、崔斌，2000：《卫生Ⅷ贷款项目第一批项目县贫困人口状况与卫生服务利用》，《卫生经济研究》第 3 期。

张振忠，2002：《在中国农村建立贫困人口医疗救助制度研究》，《中国卫生经济》第 21 卷第 11 期。

张新平、杨家宏、杨军华，2005：《农村贫困地区医疗救助制度与乡镇卫生院合理用药》，《医学与社会》第 18 卷第 11 期。

郑向涛、武瑞雪，2005：《农村医疗救助体系存在的问题及其完善思路》，《卫生经济研究》第 4 期。

中华人民共和国卫生部国外贷款办公室，2005：《中国基本卫生服务项目（卫生Ⅷ项目）研究前言》，《中国初级卫生保健》第 5 期。

周钦、贾京成、杨治平，2002：《甘肃省岷县卫生Ⅷ支持性项目试点项目管理体会》，《中国初级卫生保健》第 12 期。

（执笔人：魏众、王晶、王震，2006 年 7 月）

医疗救助项目的管理成本与效率[*]

内容提要： 农村医疗救助项目资金流程复杂，救助实施过程涉及众多政府职能部门、医疗服务机构、村庄自治组织、农户和个人。这些利益相关者之间协调难度大，项目运行成本高。本文用案例分析表明，世界银行在华贷款卫生Ⅷ项目中的医疗救助子项目，虽然管理制度设计精密，但救助基金总量不足，管理经费欠缺，因而参与医疗救助管理的各方机构、村委会和农户用不同方式简化程序，分散成本。这就不免使制度在实践中变形，甚至带来项目效率降低的后果。因此，中央和省级政府有必要重点加大对贫困县医疗救助专项资金的转移支付。同时，在中国政府完全利用国内资源推行的医疗救助项目中，鼓励基层管理机构探索简便易行的制度。为了明晰管理成本和提高项目效率，还需要从现在开始进行公共开支追踪监测，并以监测结果作为考察政府部门政绩和敦促管理机构改善工作的参考资料。

关键词： 农村　医疗救助　管理与效率

Abstract： Rural medical financial assistance programs are complicated in their implementation, because it involves numerous actors, including various government departments at different levels, health service providers, self-governing village organizations, rural households, and individuals. The operational costs of these programs are rather high, since it is difficult to achieve a smooth coordination among these stakeholders. This paper reveals that a considerable number of management offices tried to pass some management costs onto other participating institutions due to the

---

[*] 2004 年，中国社会科学院经济研究所课题组受卫生部国外贷款办公室委托，对世界银行在华贷款卫生Ⅷ项目（即"加强中国农村贫困地区基本卫生服务项目"）执行过程中实施医疗救助的效果，加以评估。本文乃项目评估报告中的一篇。课题组在研究期间，受到贷款办和各级管理机构的大力帮助，还得到调研地区村委会、村民小组和农户的友好配合。其中有关苏州地区的对照案例，来自加拿大国际发展研究中心和福特基金会资助本课题组的健康扶贫政策研究。金成武协助搜寻文献和制作表格，在此一并致谢。

shortage of program funds and management outlays. This led to various distortions of the management system in practice and reduced the effectiveness of the programs. Therefore, it is necessary for both central and provincial governments to intensify the transfer of medical financial assistance funds to poor counties. At the same time, institutional innovation should be encouraged in order to create a simpler and more effective management system. In addition, implementation process of these programs should be constantly monitored with the Public Expenditure Tracking Survey.

Key Words: Rural Area; Medical Financial Assistance; Management and Efficiency

当前，我国实施医疗救助项目使用的资金无论是来自国外发展组织，还是来自中央和地方政府，都是以财政转移的形式拨付基金管理机构，通过报销或减免部分医药费，以及代缴合作医疗入保费等形式，最终使救助对象受益。整个项目实属公共开支，其资源分配过程不但包括资金流经的财政、金融、民政和卫生行政部门，而且涉及提供卫生服务的多层医疗机构。① 此外，还有乡镇政府、村委会和村民参与救助对象资格的认定，并有县及县以上政府和项目管理机构的督导检查。此间发生的管理成本数额至今少有系统而又明晰的统计。这一方面极有可能是由于制度新生，尚未进入常规管理状态。另一方面，也许是决策机构低估了医疗救济制度实施的复杂性，误以为这只不过是增加特困救济数额的事情，现有行政系统并未满负荷运行，追加些工作量并无大碍。事实上，明晰管理成本的意义首先在于，这是项目预算不可或缺的部分。倘若项目管理资金不足，既可能导致其他资金被挪用；又可能造成管理粗糙，以致降低整个项目的运行效率。其次，明晰管理成本实为项目监测之必需，它有助于发现低效的管理环节，排除不必要的管理程序，提高项目运行的合理化程度，从而节约财政资源，增强医疗救助资金使用的有效性。再次，即使管理预算是充分的，以救助资金及时抵达预定受益对象（即目标人群）作为尺度来衡量，项目实施中也可能出现因资金滥用或实际受益群体偏离目标人群而带来的"资源渗漏"，或出现因行政系统低效率以及资金被挪用而产生的时间拖延。资源渗漏和资源传递时间拖延，在我国和其他发展中国家的财政转移项目中也不鲜见。因此，追踪资金流程，观察资金传递成本和目标人群瞄准状况，也是

---

① 卫生Ⅷ项目中的医疗救助资金不经过民政机构。中国政府完全利用国内资源在农村贫困地区推行的医疗救助制度，项目资金由民政部门管理。

保证救助对象权益和提高救助项目效率的一个有效工具。正因为缺少有关医疗救助项目管理成本的观察数据，本文只是从重点文献中引申出需要研究的问题，并利用中国社会科学院经济研究所课题组获得的案例调查信息，① 讨论观察到的一些现象，以便为今后的专题研究积累思想材料。

一、项目管理中的两难问题

若要讨论医疗救助项目管理成本的高低，只有将其与项目运行效率联系起来考察才有意义。如何测量项目的运行效率呢？世界银行自2000年始在非洲国家开展的年度公共开支追踪监测（Public Expenditure Tracking Survey，简称PETS），提供了可资借鉴的指标和方法。监测的开支项目，是项目国的常用药物分配、初等学校教学材料和学生的学费补贴。设定的关键监测指标只有两个，第一，从学费补贴、教学材料和药物自教育部和卫生部分配出来始，到援助对象收到这些资源为止，在资源流经的每一个环节上，比预定计划时间拖延了多少天（time delays）；第二，教育部和卫生部最初拨付的资源最终有多少抵达援助对象手中，换句话说，有多少资源在财政转移流程中渗漏或偏离（transfer discrepancies）。

监测结果往往有振聋发聩的警示作用。以塞拉利昂（Sierra Leone）为例，世行PETS专家组和该国财政部对其2002年度的公共开支项目的追踪监测表明，中央政府拨出98080万里拉的学费补贴，学校总共只收到了其中的45.1%；拨出价值21亿里拉的教学材料，学校总共收到了其中的71.4%。前一项资源到位的时间比计划期限拖延了236～417天，后一项拖延的时间在177～299天之间。中央政府拨出的价值17亿里拉的常用药品，从中央药店抵达医务主管人员（Medical Officers）手中的药品价值仅为9660万里拉，占全部拨付药品价值的5.7%。药品到位的时间比计划期限拖延了223天。这一评估结果极有说服力地证明，被监测的公共开支项目效率低下，从而简明扼要地显示出改善公共教育和医疗资源分配流程的紧迫性和必要性。有鉴于塞拉利昂的教育卫生资源分配过程缺少记录，而这两类资源分配又属于常规公共开支项目，加之世行的追踪监测并非是财务审计，专家组的报告并未明确指出，发生

① 2005年，本课题组在山西、重庆和甘肃省的世行在华贷款卫生Ⅷ项目县中，共选择6个县（左权、榆社、巫溪、云阳、岷县、康乐）开展农户和个人抽样调查；2006年第一季度，分别在安徽、浙江、云南、山东、四川、陕西、湖北和湖南省进行典型调查，利用9个县的最新信息做了案例研究。

转移偏离的资源究竟流向了何方。该报告只是在政策建议中婉转地提出，对学费补贴分配过程中发生的管理费用，应当做附加财政预算，而不是从学费专项补贴中扣除。

反观中国的医疗救助项目，在 20 世纪 90 年代开始实施的世行卫生Ⅷ贷款项目中，尚属制度创新试点；在民政部门主管的社会工作中，它 2003 年才列入新增救济范围，尚未成为常规预算项目。截至目前，虽然卫生Ⅷ项目县中的医疗救助子项目与民政部负责的医疗救助项目实现了对接，有些项目县还实现了医疗救助制度与新型合作医疗制度的对接，但整个项目运行实质上仍然处于试运行阶段，各项目区之间的运行状况也千差万别。本课题组对医疗救助制度实施效果的研究，在设计中即聚焦于农村医疗救助对象的资格认定、救助引致的贫困人口就医行为变化和救助对农民家庭经济安全的影响。因此，我们在农村调查中着重观察的对象是农户和个人，而非公共支出流程。尽管如此，我们也注意到，在调研县中，医疗救助项目普遍存在两个基础性问题。其一，相对于贫困人口规模，医疗救助基金总量微小且数量不确定；其二，项目管理缺乏资金支持。由此带来如下管理难题：

（1）救助基金总量和救助对象规模微小，项目管理缺少规模效益，这表现为管理成本相对高昂。若要降低相对管理成本（量），必须增强救助力度，或扩大救助对象规模，或提高单个受益者救助额乃至增加救助基金总量，如此则又遭遇基金不足的限制。

（2）为了提高项目效率，管理制度设计严密，然而管理越精密，成本越高昂。在项目经费不变或者增量微弱的前提下，为了降低绝对管理成本（量），最便利的出路就在于简化管理程序，如此则导致制度变形甚至粗放管理，从而极有可能降低项目效率。

针对这些两难问题，各个项目县都在探寻解决方案，试图通过制度创新或其他变通措施来降低管理成本，提高项目运行效率。以下拟将我们在调研县观察到的现象加以分类并讨论。

二、精密管理与资金不足的矛盾

与上述非洲国家卫生领域的两类常规公共开支项目相比，中国的医疗救助项目管理要复杂得多。第一，与医疗领域中的不确定性相联系，医疗救助需求也存在不确定性。医疗救助制度预定瞄准的目标群体，是特定项目区内一定比例的最贫困人群。这就意味着，救助对象必须既是穷人又是病人，或者说在穷人患病尤其是遭遇灾难性疾病的时候，需要同时采用医疗措施和经济补助及时予以救济。有鉴于单个人的健康风险不确定，特定患者需要的医疗措施、其治疗结果和自身康复能力不确定，因此，不同的个人即使同样属于医疗救助对象，对救助资金量和救助时间的需求也不确定。在甄别受益者资格和确定救助力度方面的管理难度，远远超过塞拉利昂案例中的教育补贴发放和常用药品分配。

第二，医疗救助项目实质上意味着用公共开支为救助对象购买部分医疗服务，为此，救助基金管理机构不得不承担医疗成本控制和医疗质量监督的责任。然而医疗是一个专业性极强的行业，未受过医学专业训练的基金管理人员难以判断单个患者发生的医疗费用是否合理、服务机构采取的医疗措施是否得当。为救助基金管理配备专业人员，是估算项目管理成本时必须考虑的一个因素。

第三，医疗救助项目的实施横跨多个社会保障和公共服务领域，组织协调难度大。救助本质上属于社会保障领域，其最基本的功能是覆盖正规和非正规保障制度残留的风险，即发挥"补余"作用。因此，医疗救助对象的认定、救助标准的制定和救助实施的过程，都需要与农村其他社会经济管理制度和社会保障措施相衔接，进而也就需要职能不同的管理部门之间的协调、不同层次的行政机构之间的协调，例如负责社会行政的民政部门与负责卫生行政的卫生部门之间的协调，这两个部门与财政部门的协调，等等。由此产生的组织成本，必然高于单一社会救济或医疗保险项目。

第四，正由于医疗救助涉及多个公共和私人领域，为规范和协调多方利益相关者而产生的项目管理制度，相应地也就内容复杂、种类多样。以世行卫生Ⅷ项目县为例，为了实施医疗救助子项目，各县都设有县乡两级政府项目领导小组和县项目办公室，并制定了一系列的项目规则，例如项目组织结构制度、救助对象资格确认制度、特困人口就医制度、报账审核审计制度、救助资格逐年审核制度、特困人口医疗救济卡管理制度、双向转诊制度和督导检查制度，等等。整套制度体系内容之广泛、规则之复杂，是单纯财政转移项目所不可比拟的。

第五，上述制度的实施和监管需要多方参与，除了政府职能部门和项目管理机构以外，按照规定还需要村民小组和村委会参与。这样，由多方参与而产生信息交流需求，从巨大的信息交流量中又产生技术支持和信息管理需求。单个行政系统内部纵向信息传递和反馈，不同行政系统在同一层次的横向信息传递和反馈，项目管理机构、医疗服务机构与农户及个人之间的信息交流，与项目的有效性息息相关。在当今这样一个计算机和信息技术日益普及的时代，为提高信息记录、传递和反馈的效率，采用计算机网络和信息管理技术，多半会是一个必然的选择。然而，在实施医疗救助的贫困县，计算机系统购置、信息管理人员培训和信息系统的运行维护费用，相对于其捉襟见肘的财政状况，虽则必需却又近乎"奢侈"。

依据上述情况可以推测，即使不计算乡镇政府、村民自治组织和农户参与项目管理活动所发生的直接成本和机会成本，仅仅是项目管理机构和医疗机构严格按照制度规定履行职责，所发生的直接管理费用相对于贫困县政府的财力就必定数额巨大。问题是，在大多数项目县，非但管理经费没有着落，就连医疗救助基金本身，相对于项目设计功能也总量不足。首先，考虑到近年来医疗服务费用的上涨，世行项目中的医疗救助基金测算标准明显偏低。世行秦巴卫生项目附件 11 规定："本项目要求每个项目县的扶贫资金至少要覆盖 20% 的最贫困家庭。""根据 1993 年国家卫生服务总调查的结果，贫困地区的年平均住院率为 33‰，平均住院费用为 448 元（不包括除外责任），假设住院的补偿率为 60%，则人均住院扶贫基金为（33‰×448）×20%×60% = 1.77 元。"当包括秦巴项目在内的世行卫生项目进展到本世纪的时候，住院病人的人均医疗费用至少翻了两番。[1] 相形之下，项目县医疗救助基金总量的增长率，远远不及医疗价格的涨幅。

其次，从医疗救助项目开展伊始，资金筹集的稳定性和资金到位的及时性就都成问题。根据救助基金筹资类型，世行项目县可分为 3 种：其一，使用项目区地方政府对整个世行卫生Ⅷ项目的配套资金，也就是说需要各级政府自筹。按规定，省市级政府的筹资比例占救助基金总量的 43%，县乡政府配套资金占 57%。省级筹资取自政府对世行项目的财政配套资金，县级配套资金从扶贫资金、财政发展资金和民政救济金解决，乡镇一级的资金来源是乡财政。其二，世行贷款加地方政府自筹，资金各占 50%。其三，在世行贷款和地方政府配套的基础上，附加英国发展部给予的支持性赠款。

显然，第一类项目县的救济基金筹集困难最大。在我们的调研县当中，山西省榆社县和左权县即属于这一类。根据笔者从这两个县卫生Ⅷ项目办公室收集的信息，1999～2004 年期间，榆社县的医疗救助基金应到账 20 万元，实际到账金额仅 6 万元。该县农业人口 11.5 万人，平均每人每年大约 0.09 元。左权县农业人口将近 14.5 万人，同期总共筹集医疗救助基金 12 万元，平均每人每年将近 0.14 元（参见表 1）。榆社县和左权县这样的筹资量，分别相当于前

---

① 根据卫生部网站 2004 年 4 月 27 日发布的《2003 年中国卫生事业发展情况统计公报》，2003 年县属综合医院出院病人的人均医疗费用为 1901 元。www. moh. gov. cn/public/open. aspx? n_id = 7999（2006 年 7 月 10 日）。

述世行秦巴项目人均筹资标准的 5% 和 8%。这两个县都是国家贫困县，绝大多数乡镇都没有分担配套资金的财政能力，县财政支出项目配套资金也困难。各类专项发展项目几乎都需要地方提供配套资金，这种做法虽然有减少受援地区政府依赖思想的作用，但是在配套资金要求超出地方财政能力的情况下，只会削弱项目管理制度的权威性，甚至降低项目执行效率。在山西省 11 个卫生Ⅷ项目县中，大约有一半不能按计划提供配套资金。该省项目办公室在公开发表的一篇报告指出："项目实施以来，……配套资金始终是困扰项目健康发展的一个难题"（柴志凯，2005）。

表1　抽样调查县卫生Ⅷ项目医疗救助实施情况一览表

县	左权	榆社	巫溪	云阳	岷县	康乐
年份	2004	2004	2003	2003	2003	2004
总人口（万人）	16.2	13.7	51	125.9	44.8	24.3
农业人口（万人）	14.5	11.5	46.8	113.3	40.9	23.0
覆盖人口（个人）	3878	—	31976	58902	20895	14133
占农业人口比例（%）	2.95	—	6.83	5.20	5.11	6.14
时期	2000~2004	1999~2004	1998~2003	1999~2003	1999~2003	2000~2004
计划救助资金（万元）	—	20	—	240.11		
实际到位资金（万元）	12	6	329.86	120.17	56	
世行贷款	—	—	—			35.5
DFID 赠款	无	无	220.41	无		75.5
各级政府配套	12	6				
实际门诊救助人次	176		237967	无	6153	39988
实际门诊救助金额	1.2		197.78	无	4.47	23.75
实际住院救助人次累计	149	39	2678	3707	640	1558
实际住院救助金额累计	3.7	1.2	107.53	66.96	10.19	36.57

注："年份"栏目下的人口统计为当年情况；"时期"栏目下的数字为当期以内的累计数；"—"表示数据不详。

资料来源：①山西省左权县和榆社县的数据，分别来自县卫生Ⅷ项目办公室的项目介绍和笔者对项目办工作人员的访谈。②重庆市卫生局、重庆市卫生Ⅷ项目办公室，2004：《重庆市 2003 年度项目监督评价指标分析报告》、《重庆市特困人口医疗救助工作进度统计表》。③张德平、龙云智，2004：《重庆巫溪 MFA 进展回顾》。④云阳县卫生Ⅷ项目办公室，2004：《特困救助实施情况》。⑤岷县人民政府，2003：《岷县卫生Ⅷ/H8SP 特困人口医疗救助第二阶段实施计划》；岷县卫生Ⅷ项目办公室，2004：《岷县特困人口医疗救助卫生服务利用影响因素社会评估方案》。⑥康乐县卫生Ⅷ项目办公室，2005：《康乐县特困人口医疗救助利用情况统计表》、《康乐县卫生Ⅷ/H8SP 县级项目监测与评价报表》。

在大多数项目县，由于卫生项目往往被视为卫生局的事情，项目办公室又设在县卫生局，地方筹资的责任最终落在项目办实际上是卫生局的头上。卫生局并非经营机构，从正常行政经费中筹集项目资金无异于违反财务制度。在这种情况下，唯一能够激励县卫生局和项目办想方设法筹资的因素，是卫生Ⅷ项目中的乡镇卫生院改造投资，与医疗救助基金筹资挂钩。项目文件规定，卫生院土建投资拨付与否，取决于地方政府筹集的医疗救助资金是否进入专户。在当前地方官员的公共职能排序表中，社会救济原本不占先，因为它不似有形物质资本投入那样，既能赋予官员配置资源的权力，又可在短期内展示官员政绩。因此，卫生Ⅷ项目设计包含这样的激励机制，对引导政府机构和地方官员的行为是有效的。尽管如此，上有政策、下有对策的现象，在资金筹集环节中几乎也成了一种常态，或者是部分资金到位后又被抽走，或者是不能按时到位。在这个意义上，第二类和第三类项目县的筹资方式，是对第一类筹资方式的实质性修正。

在我们的调研县中，云阳县的医疗救助基金筹集属于第二种类型，巫溪、岷县和康乐属于第三类。如果以农业人口年人均医疗救济基金额为指标，比较这几个调研县的筹资水平，根据表1列举的农业人口规模、救助资金到位额及其相关时期，可以计算出，云阳县的筹资水平为0.2元。在资金来源相对最多的巫溪和岷县，筹资水平分别为1.17元和0.27元。这4个县的筹资水平虽然明显高于山西的左权和榆社，却也没有达到世行秦巴项目设计的1.77元的标准。这其中的关键原因，依然是配套资金未及时足额到位。表2的统计数据说明，1999～2003年期间，在云阳县的医疗救助基金计划金额中，有1/2没有到位。

表2　1999～2003年期间云阳县卫生Ⅷ项目特困人口医疗救助情况概览

年度	救助卡领取户/人		发卡人数占农业人口比例（%）	卫生Ⅷ项目配套资金		实际住院救助人次	实际住院救助金额
	户数	人数		全年计划	实际到位		
1999	1467	4436	2.68	9.16	4.7	5	0.3
2000	4971	15190	4.20	22.76	18.7	81	0.89
2001	8794	24776	4.32	35.08	32.25	167	2.45
2002	15802	47051	3.92	48.36	16.48	469	5.96
2003	16968	58902	5.19	124.75	48.04	2985	57.36
合计	—	—	—	240.11	120.17	3707	66.96

注：表中金额单位为万元。

资料来源：同表1。

　　至于更具体的资金筹集和使用指标，例如，计划医疗救济基金总量有多大，各级政府应配套金额有多少，究竟是哪一级政府的配套资金未到位，拖欠的时间有多久，等等，我们课题组难以从实地调查中获得更为详尽的统计资料。能够明晰给出答案的统计表收集不到，受访者的回答似乎也是有意识地含混不清。因此，表格中有的数据缺失，有的数据从不同统计表中汇集而来，数据之间还有相互矛盾之处，统计数据与我们从访谈中获得的信息也不完全一致。不过，依据这些可供使用的数据和已经掌握的信息，仍然可以判断，项目管理机构不得不面对资金总量不足和管理制度复杂精密的矛盾。以左权和榆社的情形为例，一个县平均每年1万~2万元的救济基金规模，至少也需配备一名工作人员，负责完成项目规定的报表任务，并检查相关机构的任务落实情况。仅仅是这一工作人员大约1.8万元的年薪，就显示出管理成本相对于基金总量是多么昂贵。如果要完全落实前述医疗救助计划和所有规章制度，这两个县筹集的救助基金全部用于管理也许还不够。如果配备的这名医疗救助项目工作人员还兼管其他事务，那就很难设想，整套医疗救助制度体系何以能够完全落实。

　　民政部负责执行的农村特困人口医疗救助项目，同样遭遇基金总量不足的困境。2003~2005年期间，中央政府每年为此拨付的专项财政资金仅3亿元。然而根据民政部项目官员的非正式介绍，全国需要政府资助参加新型农村合作医疗的五保供养和低保对象就达3600万人，按每人10元的缴费标准计算就需要3.6亿元。这一群体中，大病发生率为32.2%，也就是说，大约1160万人需要救助。2004年农民住院费用平均为2236元，从合作医疗基金中可报销25.31%（566元）。如果个人负担30%的费用即670元，每人每年还需要救助1000元。据此计算，全国年需医疗救助资金120亿元左右。如果中央财政承担1/2，每年至少需要60亿元。

　　在目前的项目启动阶段，中央的专项医疗救助资金所起的作用更多地倾向于催化剂，而并非是常规公共开支。这一点，从民政部的文件（民发［2005］121号）表述中即可看出来："各地医疗救助工作成效将作为民政部、财政部分配中央财政农村医疗救助补助资金的重要因素。"事实上，越是欠发达的地区，政府的财政能力和行政能力越弱，但是当地需要救济的人口却越多，因此更难在基金总量严重欠缺的前提下取得显著成效。医疗救助的根据，是贫困人口的需求，而非其他原因。虽说是按照工作成效拨款的规定带有激励成分，但它包含的资金分配不确定性，却会给欠发达地区医疗救助项目的正常运行，增添新的扰动因素。

三、规模缩减与管理简化

医疗救助基金来源不足，使执行项目的贫困县政府和管理机构遭遇有事权、无财源的窘境。在上级政府和管理机构落实项目计划的行政压力下，寻找和采用变通办法，几乎成了基层项目执行机构的不二选择。缩减项目规模和简化管理程序，可谓首选应对措施。根据我们的观察，这主要有如下表现：

（1）缩小项目覆盖人口规模。如果用救助对象占农业人口的份额来衡量项目覆盖人口规模，按规定这个指标至少应达到 5%。表 1 的数据显示，在左权和榆社这两个自筹救助基金的县，项目覆盖人口规模最小。据左权县民政局的调查，2003 年全县农村人均纯收入低于 625 元的特困户（2323 户 6459 人）、五保对象（609 人）和贫困户人口（7763 户 18686 人）共计 25754 人（左权县民政局，2004）。左权县农业人口约 14.5 万人，在此基础上估算，贫困率约为 17.8%。可是，卫生Ⅷ项目覆盖的救助对象还不足农业人口的 3%。在项目执行期间，救助对象当中曾获得医药费报销的则更是少之又少。1999～2004年，门诊和住院患者合计，实际受益人数仅为左权县农业人口的 0.2% 左右。同期，榆社县从救助基金中报销过医药费的患者总共才 39 人，相对于 11 万多人的农村人口，数目小到可以忽略不计。在贫困程度深重的县域，以这样微小的项目规模，显然难以实现预期的"提高贫困人口利用卫生服务能力"的目标。结合表 2 的数据来看，2003 年之前，云阳县的项目覆盖人口规模明显地低于资金来源较多的巫溪、岷县和康乐。只是在 2003 年，云阳县的基金总量几乎比上年增加了 200%，其项目覆盖人口规模才从不足 4% 提高到 5.2%。实际上，巫溪、岷县和康乐由于有英国发展部的赠款支持，其试点乡的项目覆盖人口规模都高于 5%。在某些年份，这个比率在巫溪县的一些试点乡甚至达到 11.3%（张德平、龙云智，2004）。这不啻是从反面显示，缩小项目覆盖人口规模，实乃项目县管理机构对救助基金总量不足的直接反映。

（2）减弱救助力度。有关医药费的报销规定，尤其是起付线、共付比（报销比例）和封顶线的设定，都是卫生Ⅷ项目中常用的医疗救助力度调节工具。在获得赠款的试点县，救助对象的门诊和住院费用都可获得部分补偿。在不同层次的医疗机构就医所发生的医药费，报销比例从 30% 到 80% 不等。门诊费用补偿每户每年不超过 60 元，住院费用报销封顶线在 220～1360 元区间。在非赠款县，门诊费用一般不予报销，住院报销比例限制在 40%～50% 甚至更低的区间（翟鹏霄，2005；金成武，2006）。这些规定虽然有助于防止医药费报销总额超支，但是依照这些规定操作的结果，必然是降低预期救助力度。以本课题组的抽样调查结果为例，1998～2004 年期间，在左权、榆社、巫溪、云阳、岷县和康乐 6 县的 1206 个样本农户、4536 人当中，共发生 145 个大病或重伤案例。[①] 医疗救助项目覆盖的大病患者人均花费医疗费用总计 4653 元，其中得到报销和减免的费用为 347 元，占住院费用的 22.1%。距离项目预期的 40%～60% 的比率，相差甚远。患者获得的医疗救助、家庭自有资金、私人赠款及借款，分别占其总医疗费用的 7.5%、36.2%、10.5% 和 45.8%（魏众，2006）。无论是从绝对量还是从相对数来看，医疗救助的力度相对于患者的大病支出而言都是微弱的。

（3）粗放管理。在项目覆盖人口规模微小、制度精密、管理复杂然而缺少经费的情况下，简化程序甚至粗放管理，成为项目管理机构偏好的一种成本降低手段。尽管此类应对措施的产生有一部分合理的原因，但是制度变形和粗放管理造成的后果，是项目效率的降低。制度变形的突出表现在于，第一，某些项目管理参与机构采取常用的行政手段，替代救助对象资格认定程序。按照项目设计规定，救助对象资格的认定必须经过自下而上的申报与自上而下的审批程序。实际上有相当数量的救助对象，是乡村干部和村民代表商量决定的（罗楚亮，2005）。还有的地方，项目管理机构只是把民政部门的五保和优抚对象资料记录下来上报了事，并未通知本人，以致不少在册的特困人口不知道自己是医疗救助对象，当然也就无从知晓自己享有什么权利（蒋中一，2005）。第二，在一些项目规模极小的县，管理机构几近于放弃对医疗服务供给环节的任何监管，仅用医疗费报销比例和封顶线控制救助资金支出。然而，这两种工具虽然有助于约束患者的支出行为，却对服务供给者几乎不发生影响。如此粗放管理的结果，足以使医疗救助带给受援者的好处，被过度服务导致的医疗费用增加所抵消。

（4）医疗救助与常规救济救灾制度相结合。2003 年年底，在世行卫生Ⅷ项目尚未终结的时候，民政部门负责实施的农村医疗救助制度在全国范围内展开。卫生Ⅷ项目县面临着将原有的医疗救助制度与民政部制定的规则对接，将存留的救助基金转往民政局专户的形势。于是部分项目县管理机构或是趁机停止医疗救助流程，等待与民政局交接工作；或是干脆根据民政局制定的规则，按照民政系统通行的救济救灾制度发放医疗救助金。以左权县为例，县政府于 2004 年转入卫生Ⅷ项目医疗救助基金账户 5 万元，转入民政局医疗救助户头 6

① 本项研究确认重大疾病或重大伤残的标准为：（1）在 1998～2004 年期间累计花费超过 1000 元或经过住院治疗的伤病；（2）1998 年以来久治未愈的疾病。

万元。2005 年，县政府拨给民政局的年度医疗救助基金达 16 万元。然而，分别由卫生局和民政局牵头的同类项目并未在账目上归并一处，这可能与卫生部门的医疗救助专户当时仍然和卫生Ⅷ项目中的其他投资援助挂钩有关。笔者在调查中注意到，两部门的项目在县里并行不悖，管理信息也未共享，但两个部门使用的规则近乎一致，卫生Ⅷ项目管理机构事实上采用的救助程序，更接近县民政局制定的规则。在我们访问的受益户中，大病患者多已亡故，其家属分别从民政和卫生部门获得过医疗救助，救助金额分属 500 元、800 元和 1000元几个档次，受益者不清楚是否有按比例报销大病医药费的规则。

左权县民政局执行的医疗救助规则简单明了，这一特点表现在：第一，将人均年收入低于 625 元的农户和民政部门的常规救济对象（五保和优抚对象、军烈属、严重残疾者，等等），一并列为医疗救助目标群体。第二，定义十多个病种为救济范围内的大病。第三，将一次性医疗支出在 3000 元以上的情况分成 5 个档次，规定最低补助 200~500 元，最高补助 3000 元。第四，救助程序包括农户申报、村委会调查核实、村民代表会议讨论通过、张榜公布、签注意见、上报材料至乡政府，乡政府审核申请表及各种上报材料，签注意见后报县民政局审批。审批结果逐级下达到村委会，由后者在村里张榜公布。然后，救助对象到指定银行领取医疗救助金（左权县人民政府办公室，2003）。

与卫生Ⅷ项目管理制度体系相比，左权县民政部门的医疗救助规则虽然简单易行而且也有减轻救助对象疾病负担的作用，但明显存在如下缺憾：其一，它隐含着事后救济原则，或者说规则本身就排除即时救助。按规定，救助申请人提交的身份和收入状况证明材料中，必须包括县级以上医疗机构诊断书及医疗费用凭证。可见，在大病患者就医期间最需要资金的时候，这种医疗救助基金并不能用来救急，"提高贫困人口利用卫生服务能力"的目标，在此就会打上折扣。其二，与救济方式相关，贫困人口获得的医疗救助金与他们以往获得的生活困难补助无异，或用来事后还账或用作贴补生计，不见得会投资于健康。也许是该县决策机构已经意识到这个问题，据当地卫生Ⅷ项目办工作人员介绍，从 2005 年起，县财政通过民政系统对特困救助卡持有者每人每年补助100 元，用于医治小病。至于受益人是否将这笔资金用于就医，在何处就医，完全取决于其个人决策，因为即使是在"大病医疗救助实施细则"中，也不包括对医疗服务购买的任何规定。可见，如果将医疗救助资金按照常规救济救灾的规则使用，难以引导贫困人口投资于健康，而这恰恰又是建立专项医疗救助制度的一个政策初衷。

在卫生Ⅷ项目管理系统内部，对医疗救助制度的可持续性曾经有过这样一种顾虑：即外援项目结束后，是否还有资金来源支持医疗救助的实施。如今，有关资金来源的答案已经是肯定的了，中国政府利用国内资源推行的农村医疗救助制度，既是对卫生Ⅷ医疗救助项目的接续，又是对这一项目的推广。尽管资金不足对项目效率的影响举足轻重，但它并非是唯一的因素。我们的分析表明，制度内在的可行性、它所包含的对管理机构和管理人员的激励机制，同样也决定着医疗救助项目在实践中的兴衰。粗放管理，无疑将导致项目效率降低。然而这并不意味着，管理制度越精密项目效率越高。原因在于，相对于贫困县政府系统的财政能力和行政能力，越精密的制度可行性越低。上述项目县管理机构在实际操作环节中对制度设计的种种简化，从反面支持了这一论点。进一步讲，卫生Ⅷ项目包含着吸纳贫困人口参与医疗救助决策和监督的设计理念，那么制度越复杂，就越有可能将他们排斥在决策过程之外。贫困群体受教育程度低、信息来源少、在村庄决策中发言权微弱，这是中国农村基层社会的现实。如果制度设计的精密程度远远超越贫困人口接受和掌握复杂程序的能力，如果设计的制度环节与农村基层政治和村庄决策中存在的潜规则直接冲突，那么贫困人口就更不可能在决策过程中发言，故而制度设计付诸实践则往往事与愿违。因此，当前的医疗救助制度还不能定型，高层决策机构有必要鼓励项目参与各方在实践中继续创新，权衡管理成本和管理效率，找出既符合制度设计目标，又简便易行而且效果显著的管理办法。

当然，无论制度设计得怎样简便合理，监督检查对于医疗救助的实施都是完全必要的。在制度试验阶段，督导环节就更为关键。迄今，卫生Ⅷ项目实施中各项制度的落实，在很大程度上取决于资金拨款机构密集的督导行动。以试点县巫溪为例，1998～2003年期间，世界银行、英国发展部、中国卫生部国外贷款办和重庆市项目办进行的现场联合督导，有11次之多（张德平、龙云智，2004）。巫溪县也果然不负众望，其医疗救助实践在卫生Ⅷ项目县中当为典范。不过，如此密集的外来督导毕竟组织成本太高，它既不可能覆盖所有项目县，也不可能在卫生Ⅷ项目结束后长期持续。所以，有必要寻求覆盖面较广而成本相对较低的常规监督机制作为替代。世界银行在非洲国家采用的公共开支追踪监测方法，可以考虑在医疗救助项目监督中试用。有鉴于在当前中国政府的管理系统中，上级对下级的政绩考察，与其他监督手段的约束力相比更为有效。公共开支追踪监测的结果，可以作为考察政府部门政绩和敦促管理机构改善工作的参考资料。

四、成本分散与转嫁

医疗救助制度只是覆盖特定地区人口的一小部分而非全部，因此如果以社会医疗保险基金为对照，其基金规模总是微小的。这是医疗救助承担的社会救济功能所决定的：一方面，它只是对现有正式和非正式经济安全措施起"补余"作用；另一方面，它的受益者资格既取决于自身的社会经济状况（例如贫困、老龄和残疾），又取决于所遭受的疾病打击。确切地说，医疗救助的对象必须既是穷人，又是病人。从这个意义上来看，覆盖人口少、基金规模小，是医疗救助项目的一种常态。如果专为医疗救助的实施建立一整套管理系统，单独运行这一制度，成本必然高昂，并因而对制度的可持续性产生实质性影响。因此，将医疗救助与农村其他社会保障措施结合起来运行，成为基层项目执行机构的又一种选择。如果说缩减规模和简化管理的做法是为了降低管理费用的话，使两种以上的制度相结合着重为的是取得规模效益，即以此分散管理成本。

最常见的制度结合形式，是医疗救助与新型合作医疗制度相结合。在我们的调查县中，巫溪县、榆社县和安徽省的岳西县既是卫生Ⅷ项目县，又是新型合作医疗试点县，两种制度结合运行可谓顺理成章。医疗救助基金部分用于为救助对象代缴参加合作医疗制度的费用，相当于保险费；部分用于救助对象的医疗费用附加补偿。这样做的显著益处在于，其一，医疗救助通过合作医疗管理网络实施，制度运行成本因而下降。其二，救助对象除了从合作医疗基金报销部分医疗费用外，还可在此基础上从医疗救助基金获得部分补偿，其医疗费用补偿比例显著提高。结果是，医疗救助力度因此而大为增强。例如，2004年，榆社县新型合作医疗制度一般参加者平均享受的报销比率约为30%，医疗救助对象获得的报销比率在40%～50%之间。2005年，岳西县新型合作医疗制度一般参加者平均住院费用为2272元，享受报销比率为56%；救助对象的平均住院费用为4129元，经两次补偿后享受的报销比率为63.7%（蒋中一，2006）。其三，有关医疗救助的规定和贫困人口获得救助的案例，有助于动员农户参加新型合作医疗制度（保险）。

不过，两种制度结合实施也会产生新增管理成本，这主要来自民政部门和卫生部门之间的协调。第一，卫生局和民政局分别主管新型合作医疗和医疗救助制度的实施，分头掌管两类基金。两种制度结合运行，就需要两个部门经常针对救助程序的操作细节进行协商，从而共同决策，这就比单部门决策需要耗费更多的时间。第二，各自系统内部和相互之间进行信息交流的必要性，使得共同操作比单部门操作需要支付更多的信息管理费用。

目前在大多数县域，两种制度的运行分别面临着管理经费预算不足，甚至没有预算来源的困难。例如，在农业人口多达 113 万人的云阳县，2004 年，县财政为特困医疗救助项目仅拨付工作经费 2 万元。在这种情况下，项目管理机构更难应对新增管理成本。于是，成本转嫁就成为这些机构最常用的办法。颇具代表性的做法有如案例 1 ~ 3 所示，或是将部分基金管理责任转交给财政机构，或是将信息管理和周转金供给任务下达给医疗机构，却不为这些管理服务付费。问题是，"天下没有免费的午餐"。分担这些责任的机构或者个人，早晚会用应对措施，从其服务使用者那里找补报偿。例如，医疗机构可以为患者提供过度服务或者价格较高的服务。进一步讲，这些机构的管理支出越是得不到足额补偿，它们就越可能降低管理服务质量。其最终结果，必然是损害整个合作医疗和医疗救助制度的效率。从这个角度考虑，我国发达地区的管理经验值得借鉴。

在农村基本医疗保障制度发育较早的苏州农村地区，农村合作医疗、最低生活保障、医疗救助与三级卫生服务网络虽然在运行中相互结合，但管理系统却是单一的。尽管不同的管理系统之间信息共享，例如医疗救助对象即为民政部门给予社会救济的对象（包括低保对象），然而民政局仅负责最低生活保障制度的实施，卫生局主管卫生服务、合作医疗保险和医疗救助。这样，从制度设计上就排除了不同行政系统共同操办同一事务所造成的摩擦成本。苏州市及所辖县乡都设有专门机构，兼管合作医疗保险和医疗救助，人员和设备资源通用。在笔者调查过的张家港、常熟和吴江，3 个市（县）的县乡两级专管人员共 31 人，每年工资经费总计 97.5 万元；办公经费总计 65 万元（3 万元/县，2 万元/乡镇）；全部管理经费 162.5 万元。① 2005 年，3 个县的合作医疗保险基金合计 23980 万元，医疗救助基金合计 735.28 万元。前述管理经费均来自当地财政专项拨款，大约相当于 3 个县合作医疗保险与医疗救助基金总额（2.47 亿元）的 0.65%。如此算来，两种制度结合运行的方式，在这里产生的相对管理成本显然是低廉的。

不过，在基金总量庞大、管理经费充足的情况下，未必就能取得成本—效率划算的项目效益。实现这一目标的一个充分条件，还在于整个项目执行机制的合理性。具体说来，合作医疗保险和医疗救助管理制度的设计，必须符合管理系统本身具有的运行机理。不同行政系统职能各异、运行方式不一，长期共

---

① 数据由苏州市卫生局农村初级保健办公室 2005 年提供。

同操办同一事务，结果往往会是相互干扰产生的成本，抵消相互补充带来的收益。来自苏州农村地区的案例表明，尽可能避免同一管理环节上的多部门操作，落实常规管理经费，是加强制度可持续性和提高基本医疗保障项目（合作医疗保险和医疗救助）有效性的一个重要前提。当然，我国地区差别巨大，管理制度必须因地制宜。例如，浙江省淳安县的三级卫生服务网络不似苏州地区那般发达，政府用公共卫生经费支持的社区责任医生制度则别具特色。在医疗救助制度实施过程中，覆盖所有村庄的社区责任医生制与合作医疗、医疗救助和农村低保制度相结合，同样有助于取得项目管理的规模效益。

案例 1 把基金管理费用转嫁给财政所

安徽省岳西县 1998 年即被卫生部列入世界银行卫生Ⅷ项目县，2002 年年底又成为全国农村新型合作医疗制度试点县，在合作医疗和医疗救助项目管理方面既积累了经验又有制度创新。例如，把乡镇合作医疗基金管理的任务落实到财政所。县政府制定这一决策的初衷，实质上就是要财政所分担基金管理费用。事后证明，较之另行成立一个专门管理合作医疗基金的乡镇机构而言，这样做不仅有助于节约管理成本，而且有利于改善合作医疗基金的会计工作效率。原因主要在于，财政所原本就是乡镇公共资金的专业管理机构，工作人员实际操作能力强，具有自觉的成本—效率意识。问题是，财政所为此而承担的管理劳动、物资消耗和现金支出，并未得到足够的补偿。只是因为把推行这两项基本医疗保障制度当做政治任务，财政所工作人员虽然有诸多不满，却也把基金管理工作坚持了下来。来榜镇财政所的储文胜所长仅凭记忆，就给笔者报出了本所为合作医疗筹资和参保人员医疗费用报销支付的大宗现金账目。该镇居民有 5600 多户，农业人口 21000 人，2005 年参保人口为 19000 人。储所长根据 2003～2005 年合作医疗基金管理情况测算过，为了筹资和报销医药费而必须支付的现金管理成本，平均每个参保人约 2.5 元。其中，主要成本项目如表 3 所示。

案例 2 把信息管理成本转嫁给医院

在病人从合作医疗基金和医疗救助基金获得医疗费补偿后，管理部门有责任为其提供明晰的费用补偿表。在湖北省钟祥县，这项信息通报责任交给了医院。参加合作医疗保险的医疗救助对象住院治疗后，出院时可以得到一个包含所有费用减免信息的结算单。单据上详细列出患者在住院期间发生的全部医疗费用，并分别列出从合作医疗基金获得的补偿，从定点医院得到的减免额，以及可以从市民政局得到的报销金额。这样，患者可以最方便地了解其受益来源、受益程度和自负责任（魏众，2006）。可是，这项服务虽然增添了医院的信息管理成本，卫生行政和民政部门都没有为此付费。尽管医院受益于两种制度的"定点医疗机构"待遇，即就诊人数因此而增加，但它毕竟属于经营单位，总会通过其他途径，从患者那里把这些信息管理费用找补回来的。

案例3 把周转金供给责任分配给卫生院

在医疗救济对象就诊的时候，当即根据报销规定减免其部分医疗费，比起事后报销的方式，更有利于促进救助对象就医，实际上也免除了他们为获得补助而奔波的成本。康乐县的医疗救助项目，采取的就是这种方式。不过，为此需要的周转金必须由卫生院提供。这对于经营规模不大的卫生院，就成了沉重的经济负担。例如，某卫生院仅有1万元周转资金，为履行减免责任最多曾一次垫付7000多元。按当地项目办的规定，每季度报销一次，此间卫生院的正常运转就颇受资金短缺的影响（金成武，2005）。

表3 来榜镇财政所合作医疗和医疗救助主要管理支出统计

项 目	单价	数量	合计（元）
宣传			
1.1 油印公开信（8开纸）	1元/页	5600页	5600
1.2 电视滚动字幕（乡广播站）	1000元/月	1个月	1000
1.3 租用宣传车	200元/天	10天	2000
1.4 招待上交保费的村干部工作餐	8元/村干	40人×2次	640
1.5 录入和印制参保人员花名册（文印社）	1元/页	1250页	1250
结算、兑现住院报销费用			
2.1 财政所输入微机报销资料、转账给信用社，信用社拨款至农户储蓄卡	信用社分担成本	—	—
2.2 电视滚动字幕通知报销者	广播站分担成本	—	—
2.3 打印布告在12村×4处/村、财政所和信用社门口公示	8元/页	50页×13次	5200
印制年终明白卡	1元/页	2页×5600户	11200
印制发送医疗费报销户通知单（二次补偿，即医疗救助金发放）	0.5元/页	2页×400人	400
总计（元）			27290
参保人员平均现金管理费支出（元/人）			1.44

五、政策讨论与结论

世行卫生Ⅷ项目中的农村医疗救助子项目，不仅为项目区新增一项重要的社会保障措施，使当地贫困人口从中受益，而且还发挥了显著的导引和示范作用，为中国政府在全国范围内建立医疗救助制度提供了丰富的思想材料和实践经验。卫生Ⅷ医疗救助项目实施中出现的问题，在现行的中国医疗救助项目中同样存在。从各项目区在实施医疗救助中遭遇的困难和管理机构的决策行为中，可以归纳出如下政策性结论：首先，农村医疗救助项目管理中的当务之急，是解决医疗救助资金与管理资金短缺的问题。欠发达地区的贫困县财政能力薄弱，需要中央政府根据当地的五保供养和低保对象规模，加大专项资金转移力度，并要求受援地区的省政府按比例提供财政配套资金。

其次，医疗救助制度仅覆盖总人口的一小部分，这是由它承担的社会救济功能所决定的。如果单独运行这一制度，成本必然高昂，从而影响制度的可持续性。这就需要发挥项目参与各方的积极性，寻求切合受援地区社会经济文化特点的管理制度。一方面，它的管理精度必须符合贫困县政府部门的行政能力、村委会的组织能力和贫困人口的参与能力；另一方面，整个制度建设必须具有与基金总额和救助对象数量相适应的规模效益。进一步讲，只有采用简便易行的管理措施，才有可能使农村医疗救助项目逐渐演化为成本合理、无须外界强力督导或内部群众运动即可持久运行的一种常规制度。

最后，对合作医疗和医疗救助项目的财政转移支付，是农村住户社会保障领域中最大的一笔公共开支，资金使用效率关系到占我国人口大多数的农村居民的福利。有鉴于此，在这两类基本医疗保障项目运行的初始阶段，即有必要动手准备和开始进行公共开支追踪监测，并以监测结果作为考察政府部门政绩和敦促管理机构改善工作的参考资料。

【参考文献】

柴志凯，2005：《山西省卫生Ⅷ项目存在的问题判断与实施重点思考》，《中国初级卫生保健》第 19 卷 5 期（总第 231 期），第 71～73 页。

蒋中一，2005：《农村特困人口医疗救助制度》（政策研究报告）。

蒋中一，2006：《新型农村合作医疗和特困人口医疗救助相结合制度建设的评介报告》（政策研究报告）。

金成武，2005：《甘肃省康乐县乡镇卫生院调查报告》（农村医疗救助制度调查报告)。

金成武, 2006:《医疗救助对象的资格认定》(世界银行在华贷款卫生Ⅷ项目农村医疗救助子项目评估报告)。

罗楚亮, 2005:《云阳县医疗机构访谈》(农村医疗救助制度调查报告)。

卫生部统计信息中心, 2004:《2003 年中国卫生事业发展情况统计公报》(4 月 27 日发布) www. moh. gov. cn/public/open. aspx? n_id = 7999, 2006 年 7 月 10 日。

魏众, 2006:《医疗救助对医疗服务利用的影响》(世界银行在华贷款卫生Ⅷ项目农村医疗救助子项目评估报告)。

魏众, 2006:《湖北省钟祥市农村医疗保障制度调研报告》。

张德平、龙云智, 2004:《重庆市巫溪县 H8/H8SP 项目 MFA 工作进展回顾: 1998. 11 ~ 2003. 12》(工作总结), 2 月 16 日。

翟鹏霄, 2005: 《山西省榆社县与左权县农村医疗保障制度调查报告》(案例调查报告)。

左权县民政局, 2004:《左权县农村特困家庭救助情况报告》, 9 月 3 日。

左权县人民政府办公室, 2003:《关于印发〈左权县农村贫困家庭大病医疗救助实施细则〉的通知》(左政办发〔2003〕69 号), 11 月 27 日。

PETS Task Team and Ministry of Finance, 2004, "Sierra Leone Government Report of the Public Expenditure Tracking Survey (PETS) for Financial Year 2002 Selected Expenditure", download on 19th of Oct. 2005, http://web. worldbank. org/WBSITE/EXTERNAL/COUNTRIES/AFRICAEXT/SIERRALEONEEXTN/0, menuPK:50003484 - pagePK:141153 ~ piPK:141120 ~ theSitePK:367809,00. html.

(本文发表于《中国人口科学》2006 年第 8 期。执笔人: 朱玲, 2006 年 7 月)

合作医疗、医疗救助与五保户照料

内容提要：本文借助江苏、浙江和安徽农村调查中获得的案例，首先展示参加合作医疗的农民对保险制度的理解。其次，说明贫困群体对合作医疗和医疗救助财务安排的特殊需求。如果不能在医疗费用报销门槛和报销比例方面给予这一群体实质性的优惠，就很难保障他们受益于合作医疗保险。最后，就五保户而言，仅有医疗保险和救助还是不够的，村庄自治组织提供的服务和领养人的照料，对于他们免受社会排斥至关重要。

关键词：农村　医疗保险和救助　五保户照料

Abstract：With the cases acquired from the field studies in rural Jiangsu, Zhejiang and Anhui, this paper will firstly to illustrate the perceptions of the interviewed farmers on the new type of the rural cooperative medical system. Secondly, the special needs of the poor for the financial arrangements of the cooperative medical system and medical relief program are indicated. It is apparent that the poor could hardly obtain benefits from the cooperative medical insurance without receiving preferential treatment in meeting the threshold requirement for imbursement and co-payment to the incurred medical expenses. Thirdly, it is one of the decisive factors to protect those who have no relatives and without working capabilities from possible social exclusion under the Five-Guarantee-Households care system in addition to the medical relief and cooperative health insurance programs.

Key Words：Rural Area; Medical Relief and Cooperative Health Insurance; Five-Guarantee-Households Care

　　1982 年，中央政府开始投资于"三西建设工程"，目的是援助宁夏、甘肃两地最贫困的人口。从那时候算起，中国的扶贫计划大约已经实施了 1/4 个世纪。然而极端贫困的现象依然存在，根据国务院扶贫办发布的统计，2005 年年底，全国尚未解决温饱的农村人口还有 2365 万人，扶贫办系统建档立卡的工作对象有 1 亿多人。[①]　回顾以往的扶贫项目，主要借助投资手段，促进贫困人口就业和推动贫困地区的经济增长。能够直接受益于这类项目的贫困人口，显然是具有劳动能力的人。那些不具备工作能力的贫困群体，则难以参与投资项目。因而可以说，现有的扶贫开发项目对于缓解这一群体的困境是无效的。救济，才是避免他们陷入难以生存境地的有效政策工具。还值得注意的是，难以预料的天灾人祸不仅会使原本贫困的人更加贫困，而且还可能使非贫困人口陷入暂时贫困。如果没有相应的保护措施来应对这些风险，暂时贫困就有可能转化为长期贫困，相对轻微的贫困也有可能转变为深重的贫困。保险，正是预防和缓解此类贫困的一项经济安全设置。由此看来，仅仅凭借包括扶贫计划在内的任何一种单项社会保障措施，难以实现消除绝对贫困的目标。针对状况不同的贫困个人，采取不同的复合政策措施，才有可能帮助他们摆脱当前的困境。出于这一理解，我们经济所的农村基本医疗保障课题组近年来一直对合作医疗与医疗救助制度试验进行追踪研究，以下案例讨论，即来自笔者近两年的农村调查。

一、新型合作医疗制度：农村基本医疗保险

农村新型合作医疗制度，是从 2003 年开始试点的。与以往的农村合作医疗相比，新制度实质上接近于一种地区性的社会医疗保险。第一，各级政府以前所未有的资助力度，向合作医疗基金输入财政资源。例如，中西部试点县启动合作医疗制度时的最低筹资额平均每人为 30 元，其中农户筹资至少每人 10 元，中央和地方财政分别配套 10 元，财政补贴和个人缴费的比例为 2∶1。发达地区的合作医疗筹资虽然没有得到中央政府的财政支持，但是地方政府拨付的财政补贴更高。例如，张家港市参加农村合作医疗的人口平均每人每年交纳 40 元，政府的配套资金则高达 71 元（参见表 1）。第二，把资金统筹单位从村级或乡级提高到县级层次，从而以更大的人口规模分散疾病风险。第三，合作医疗基金虽然部分用于报销门诊费用或设立家庭账户，但主要还是用来应对大病风险，即补偿患者的住院费用。第四，为了在试点过程中随时发现问题、解决问题和取得经验，卫生部设立专家组，系统培训试点县合作医疗管理人

---

① 参见新华社消息：国务院扶贫办主任刘坚：《扶贫开发不能边缘化》，2006 年 5 月 22 日下载于新华网，http://news.xinhuanet.com/politics/2006-05/22/content_4580827.htm.

员，定期组织巡视和信息交流，为试点县提供了强大的技术支持。三年来，新型合作医疗制度的覆盖面迅速扩大。[①] 截至 2005 年年底，全国的试点县（市、区）达 678 个，共有 1.79 亿人参加了合作医疗，占试点地区农村人口的 75.7%。尽管从整个试点地区来看，参保率还没有达到分散健康风险所需要的理想程度，但新型合作医疗制度已经深受参保农民群众的赞扬。这在案例 1 和 2 中或多或少地得到了反映，两个案例均来自于笔者 2005 年 11 月 25 日在江苏省沭阳县的访谈。

表1　2004 年苏州农村合作医疗人均资金统计表

	全市	常熟市	张家港市	吴江市
总数（元）	106	101	111	101
其中财政：				
市	1	1	1	1
市（区）	20 ~ 70	20	35	30
镇	0 ~ 65	20	35	30
集体（元）	0 ~ 388	10	0	0
个人（元）	30 ~ 90	50	40	40

资料来源：苏州市卫生局，2004：《新型农村合作医疗保障模式运行效果研究》（研究报告），苏州市卫生局印制。

案例1　"每人交10元，众人挑1人"

沭阳县地处江苏省北部，是这个发达省份的贫困县。胡集镇丁河村是该县一个交通很方便的地方，距县城 20 多公里，京沪高速公路从村后 300 米处穿过。村里有 580 来户人家，共 2700 余人，其中将近 1000 人外出打工。村里的常住人口绝大多数是老人、学龄前儿童和中小学生。笔者在村口遇到几位打台球的老年村民，问起合作医疗的事儿都说知道，他们的家庭 2003 年就参加了，认为这是件好事情，农民得实惠了。其中一位仇姓村民告诉笔者，他去年报销了上万元。

老仇（57 岁）家有 5 口人，老伴 56 岁，访谈那日出门走亲戚去了。老两

[①] 参见卫生部统计信息中心：《2005 年中国卫生事业发展情况统计公报》，2006 年 4 月 25 日发布，5 月 1 日下载于卫生部网页，http://www.moh.gov.cn/uploadfile/200642584823110.doc。

口育有两子一女，长子（23岁）高中毕业，次子（22岁）和女儿（18岁）均已初中毕业，三人都在无锡打工。老仇夫妇耕种家里的5亩承包田，每年收获稻麦两季，除了自家食用外，卖粮所得5000元。农业税已经免除，每亩水稻每年还可得到国家粮食补贴20元。一般情况下，家里的日常开销并不大。田边地头种的菜能够满足吃菜需求，其他副食支出每人每年在200元左右。冬季室内不取暖，烧饭用的是作物秸秆。每月电费20~30元，自来水的费用一年不超过24元。至于服装和其他杂费支出，老仇都不大清楚，因为家庭财务、重要票据和证件例如合作医疗证等等都由老伴管理。不过他可以肯定，只要不发生天灾人祸，家里的日子还是不错的。

问题是，2004年老仇食物中毒差点儿丧命。他解释道，全家都吃一样的饭菜，唯独他出现中毒症状。先是在村卫生室花了20元输液，不见症状缓解就去了县人民医院。住院花费2万多元，还是未解除危险。在县医院开了转院证明去淮阴市医院，花费15000多元，依然不见好。于是全家送他去南京，在南京住院花掉3万多元。与老仇前后住院相关的交通费和家人陪护支付的食宿费大约为15000元，跟医疗费加算在一起，总共支出8万元左右。在符合合作医疗基金报销条例的住院费用当中，老仇报销了27000多元，相当于他全部医疗支出的42%。老仇和在场的村民都认为，合作医疗保险帮了仇家的大忙。到目前为止，这几位与老仇年龄相仿的村民还没有报销过。笔者问他们是否还愿意继续交钱，几个人连连点头，言道："这是每人交10元、众人挑1人的事情。要是没有合作医疗，老仇家现在不是更困难吗？"

老仇生病之前家里未能积累现金，主要是因为供养3个孩子上中学。他说小孩上小学不贵，上初中的费用翻了几番，一个孩子一年花费2700~2800元，上高中更是贵得不得了，大儿子上学时一年支出17000多元。现在3个孩子打工带回来的钱主要用来还债。到目前，老仇还欠债3万元左右，涉及十多个亲戚。他说，亲戚当中没人催债，也不要利息，欠下的债务啥时候有钱啥时候还。

案例2　在外打工的人住院也能报销

胡集镇丁河村的村民老刘是一个头脑非常清楚的人，问起当地合作医疗制度的兴衰史，他几句话就能说得明明白白。1974年，丁河村曾经建立过合作医疗制度。最初每人缴纳1元，在村卫生室或者公社卫生院看病只需交纳5分钱挂号费，打针吃药实报实销，结果全村收缴的钱数不够报销。第二年（1976年）的缴费标准提高到每人2元，依然收不抵支。这下子村民就再也不肯交钱，合作医疗总共只存在了两年就垮台了。从那时候起，一直到 2003 年县政府推行合作医疗保险，村里人看病都是自掏腰包，沭阳县所有农村人也都是这个样。

老刘家有 5 口人，儿子和儿媳（30 岁）在常州打工，只有过年才回来。平时家里只剩他夫妇俩（56 岁）和 7 岁的小孙子一起过活。村里的小学被撤并，小孩子必须去镇上的中心小学寄宿。现在孙子上小学二年级，周末才能接回家，一年花费 2000 多元（每学期学杂费和书本费 300 来元，寄宿费 110 元，每月生活费 160 元）。儿子一年给老刘 2000 元现金，全花在小孙子身上也不够，他还得用卖粮钱贴补一些。不过，他们家现在住的二层小楼，主要是用儿子和儿媳前些年打工存下的钱盖的。儿子儿媳虽然不在村里常住，三年来老刘依然按时为全家 5 口缴纳合作医疗保险费，这一是因为县里规定，若要参加合作医疗就必须以户为单位按人头交钱；二是每个交钱的人都能得到政府 20 元补助；三是外出打工的人如果在打工地点生病住院，回来也能报销部分费用。老刘对报销的程序更是一清二楚：无论在何处住院，都要保管好就诊和住院记录、发票和用药清单，拿回村里到村委会开证明，然后带上合作医疗证，去乡里的防保所报销。报销比例是根据花费多少分段确定的，花费越多，报销比例越高。笔者问他是否报销过，否则为什么对这些信息了解得如此详细。老刘答道，家里还没有人报销过，也不希望生病，因为即便是住院的花费全都符合报销规定，算下来其实还是自己担大头。他之所以了解这么多情况，是因为乡防保所的人和村干部开会讲解过，另外广播、电视里也常宣传。对此，周围的村民纷纷补充说：公社的时候他在生产队当过会计，头脑自然比一般人好使！

二、医疗救助：应对残余的健康风险

社会救济的意义在于，应对那些被正规和非正规保险制度所遗漏的风险，或曰"残余"（residual）的不安全现象，以防止遭受灾难打击的社群、家庭和个人边缘化乃至难以生存。在社会救济方面，中国已积累了上千年的经验。农村医疗救助，却是 2003 年才开始建立的一项新制度。它产生的背景一方面在于，经济转型时期社会成员面临的经济风险加大，而原有的正规和非正规保险制度难以应对新增的风险，由此也就产生了诸多新增的社会保护措施，医疗救助制度正是其中的一项。另一方面，近年来药品和医疗服务价格飞涨，农村贫困人口看不起病的现象日益严重，以至于贫病交加恶性循环。针对贫困群体实施医疗救助，有助于他们缓解乃至打破这一恶性循环。此外，这一规定了资源使用方向的专项救济，也反映出政府引导贫困人口投资于健康的意愿。根据中央政府的规定，目前医疗救助的对象主要是农村五保户和贫困农民家庭。救助形式一是资助他们/她们参加合作医疗；二是对其中的大病患者给予一定的医疗费用补助。[①]

如果把财政支持下的合作医疗制度视为一种区域性普惠制度的话，那么医疗救济制度实质上就是一种面向脆弱群体的特惠制度。实施救济的前提是甄别目标人群，如果仅仅按照既定的贫困标准限定救助对象，那些处于贫困线边缘的群体就很有可能在重大疾病负担造成的支出危机打击下，成为新增的长期贫困人口。因此，对低收入群体实行医疗救济，既有缓解暂时性贫困之效，又有防止长期性贫困扩大的作用。这里之所以对贫困使用"缓解"而非"消除"之类的术语，是因为目前能够进入救助名单的病人所罹患的疾病都太沉重、太复杂、太持久了！在现有的经济发展程度、合作医疗筹资水平以及政府财政能力下，不能指望合作医疗基金对患者医疗费用的补偿比例大幅度提高，也不能预期医疗救济的力度能够强大到解决因病致贫的问题。依笔者观察，当前医疗救助的作用，既在于减轻灾难对救助对象的打击，也在于给予他们道义支持，从而增强社会凝聚力。案例3即可显示这一点。

案例3和案例4均来自笔者2006年3月24日在浙江省淳安县调查。1959年，国家在此兴建新安江水电站，淹没大片良田沃土和交通要道，以至于这个鱼米之乡成为贫困县。幸好浙江省和杭州市政府财力雄厚，除了对淳安县实行定额财政转移外，还针对贫困人口面临的特殊困难拨付专项救助资金。因此，与我国西部欠发达地区的贫困县相比，淳安县的社会保障网要细密得多，例如，这里已经建立农村人口最低生活保障制度。案例4涉及的就是一个低保户的情况。经调查发现，这个家庭从未享受过报销医药费的好处。原因主要在于，他们不可能像非贫困家庭那样，支付住院报销必须自付的门槛费和共付比所规定的医疗费。可见，若要避免贫困人口在使用合作医疗基金方面的边缘化，还需要给予他们特殊优惠，例如对低保家庭降低门槛、提高报销比例和给予门诊报销，等等。

案例3　大病如山倒

小胡今年15岁，是初中一年级学生。家里有爷爷、奶奶、爸爸和妈妈，

① 中共中央、国务院，2002，《关于进一步加强农村卫生工作的决定》（中发［2002］13号），10月，北京。

一家三代住在浙江省淳安县梓桐镇杜井村。他家仅有8分水田、7分旱地，打下的粮食全部自食。妈妈很能干，里里外外一把手。爸爸没有手艺，在外打工一天能挣25～30元。小胡家本非贫困户，一家人经过多年积蓄，2005年花了3万元拆掉旧房盖新楼。不想楼房尚未完工，就不得不停建了。笔者走访他家时，看到他们住的是毛坯房。室内的一切似乎都呈现出未完成状态，窗框上没安玻璃，用塑料薄膜替代。一眼看去，狭窄的水泥楼梯上未装栏杆。只要想到这家人平日里正是沿着此等楼梯上上下下，就禁不住胆战心惊。如此窘迫的居住状况，皆起因于小胡生病。半年前，他发现自己浮肿了，当时既没有感冒也没有发烧，看了好几次大夫，诊断结果是肾病综合征。从那时起到现在，父母多次带小胡去杭州住院治疗。然而，他至今尚未痊愈，只好休学在家。

家里为小胡看病总共花费了4万多元，从合作医疗基金中报销了13000多元，从县慈善总会领到3500元大病救助金（该会对医药费在3万元以上的大病患者提供医疗救助），从县民政局获得1000元生活困难补助。其余的花费，几乎都是从亲朋好友那里借来的。问题是小胡患的是慢性病，极有可能转为尿毒症。眼下的债务已经如同大山一样压在小胡的父母身上，今后的医药费对于这个已经陷入贫困的家庭更是接近于天文数字。提起这些，小胡的母亲顿时泪如雨下。

案例4　未享受过医药费报销的低保户

杜井村有200多户人家，700多口人，80%左右的农户参加了合作医疗保险。胡慧娥家只有母子二人，住在一所上百年的房子里，那是她已故丈夫和兄弟共有的。在修新安江水电站的时候，兄弟家由政府安排迁移到江西，胡慧娥家就一直住了下来。她家现有6.6分水田，9分旱地，母子俩主要靠种地养蚕过活。由于贫困，儿子年近30仍未娶亲；由于贫困，村里人推举母子俩接受低保待遇。自从县里建立合作医疗制度，民政部门每年为他们代缴每人20元的保费，可是两人并未报销过医药费。根据淳安县合作医疗制度的规定，报销起付线为500元，在此之上的医药花销（从501元起）才可以按照20%的比率报销。母子俩支付不起自付部分的医药费，因此很少看病。胡慧娥的眼睛因患严重的白内障几近双目失明，社区责任医生洪大夫介绍说，她还患有心脏病和高血压，做手术风险较大，所以就这么维持着过日子。

三、五保户健康照料：政府出钱、村里人出力

五保户制度，可以说是最具中国特色的农村社会保障政策之一。它瞄准没有劳动能力的鳏寡孤独人口，将政府的财力和村庄自治机构的组织能力相结合，以最贴近救助对象的方式，提供资助和照料服务，尽可能地使他们融合于乡土社会生活之中。安徽省岳西县属于纯山区贫困县，又是红军时代的革命根据地，建国后一直得到上级政府的财政支持。在合作医疗试点过程中，财政局、卫生局和民政局紧密合作，用医疗救济资金对贫困人口的住院费用实行二次补偿（第一次补偿指的是从合作医疗基金中获得部分报销）。同时，完全免去五保户住院费用报销的门槛费和共付费用，有效地避免了五保人口在医疗服务利用方面的边缘化。案例 5 展示的正是当地政府和村委会照料五保户的经验，其中的内容是根据笔者 2006 年 4 月 15 日的访谈记录整理的。

案例 5　为五保户做善事

王保国是安徽省岳西县来榜镇来榜村中屋村民小组的组长，现年 53 岁，上过两年学，人民公社时代曾担任中屋生产队的队长，算起来在村里当干部的历史已有 31 年了。笔者走访中屋村民小组的时候，正巧碰到他去关照村民修路。同行的镇党委柯书记请他带路探望五保户，我们就一同去了吴金兰老人家。当时吴婆婆在屋后的小菜园边上晒太阳，虽说已经过了清明，她还穿着冬装，身下的凳子像个小木桶，里面装着木炭火。老人今年 81 岁，双目失明，听力衰弱。据王保国介绍，她和丈夫无儿无女，十五六年前就成了五保户，10 年前丈夫去世，她独自生活至今。根据县里的规定，每个五保户都由村里指定 1 名领养人，负责照看五保户，例如送米、买柴、看病，等等。一般情况下，享受五保待遇的老人去世前，留下遗嘱把房屋和家具赠给领养人。20 世纪 80 年代中期分田到户的时候，中屋村民小组没有给五保户分地，其余的农户平均每人分到 0.6 亩土地。当时立下规矩，所有分到田地的农户，按照每人每年给每个五保人口 3.5 斤稻谷的标准提交粮食，至少保证五保户每人每年的口粮不低于 200 斤。

王保国是吴婆婆的领养人，很清楚她的财务状况。他解释道，五保的现金收入靠民政部门救助，2005 年县里给五保户每人 500 元现金，其中 100 元用作五保户医疗统筹基金，所以拨付给吴婆婆储蓄卡的生活费是 400 元。岳西

县每个农户都有一本"涉农储蓄卡",五保户也不例外。除了生活费以外,去年吴婆婆还得到 300 元医疗救助款,75 元洪灾救济金和 50 元年终补助。此外,国家给种粮户下发的粮种补贴(15 元/亩)和粮食价格补贴合算下来每人能得十多元,吴婆婆得了 16 元。老人现在的身体状况是"百病齐发",每年都去镇卫生院住院,不用交现金,卫生院给记账,由合作医疗办公室和民政局分担费用(笔者后来去镇财政所查看公示的合作医疗与救济基金报销表,证实了王保国的说法)。

吴婆婆家里没有一样电器,虽然光线较弱,但地面干干净净,床帐、桌椅、箱柜一尘不染。过堂处是她的灶房,有自来水管接入,灶具摆放得井井有条,连储物室里的柴草都堆放得整整齐齐。一问方知都是老人自己整理的,她很要强,尽量生活自理。听到笔者称赞,还要给我们做饭。王保国说,老人吃得很简单,春节前村里每家"杀年猪"都要送肉给她,她还要买点儿东西还礼。老人的储蓄卡由王保国保管,买东西也由他跑腿。笔者特意到王保国家查看储蓄卡。他指着吴婆婆的合作医疗卡和储蓄卡一笔笔说明账目往来。笔者看到,吴婆婆近 3 年的合作医疗参保费(10 元/年)都是民政部门代缴的,储蓄卡上现有存款 849.14 元。

五保户领养人除了热心公益外,家庭经济状况一般在村里属于中上水平。也许这正是政府和村委会选择领养人时的考虑:既富有爱心又有一定经济实力的人,能够更好地履行领养人的义务。王保国家有 6 口人,女儿(24 岁)、儿子(31 岁)、儿媳(34 岁)带了小孙子(9 岁)在宁波打工,家里就剩下他老两口。儿子出外打工已有 10 年,现在还带了外甥女去,在宁波租了 4 间房,供那边 5 个人吃住。他们每年春节回来,带了钱给老王,他从来不要,因为自己能挣。他家有 3 亩田,每年收 3000 斤稻谷,市场价在 0.7~0.75 元之间,毛收入最多为 2250 元,不算自家劳力,工本费为 1170 元,纯收入至多为 1180元。老两口还种桑养蚕,毛收入约 2240 元,扣除将近 500 元的肥料和蚕药费用,能得 1700 多元。他们在山坡上种有茶树,正常情况下每年毛收入 500 元。此外,老王还利用农闲出外打工,例如前年去上海打石头 45 天,挣得工资2000 元。这样零零碎碎算下来,老两口平均每年每人纯收入达 2600 多元。山里人过日子节约,平日没有多少花销,怕的是伤病住院。为此,三年前他听从一个当保险推销员的亲戚劝说,为老伴和孙子买了太平洋保险公司的大病保险。2005 年元月 9 日老伴在山坡上摔伤,住院一周花费 1100 元,保险公司没给报销一分钱。他看不懂保险合同,只好认倒霉。把发票拿到合作医疗管理办公室(乡财政所),才报销了不到 40 元。看了他家的医疗证和储蓄卡后,笔者向他解释,当地的合作医疗制度对可报销病种、药品目录、起付线和报销比率都有规定，他不妨去财政所问问。此后，笔者和柯书记在财政所窗口公示的账目上查到了王保国老伴儿吴桂荣的名字。账目表明，她的住院费用为 696 元，进入补偿的费用总计 581 元，扣除 200 元的起付线，按照 10% 的报销比例，报销 38.19 元。看来，王保国计算的住院费用或许有误，或许还包括医药费之外的其他花费。

老王性格爽快，对医药费报销的事发几句牢骚就过去了。他一面送笔者出村，一面介绍说，中屋村民小组原有 7 个五保户，现在只剩吴婆婆一家了。所有五保人口去世的时候，领养人都把逝者的存款用来办丧事。王保国找来僧人念经超度，村里每家都来人送葬。大家认为，在一个村里过日子，做这样的善事是应该的。

四、小　结

合作医疗、医疗救助与五保户健康照料制度的设计、筹资和实施，既牵涉到众多政府职能部门，又与药品生产流通和医疗服务供需双方有关。这其中，合作医疗制度的管理程度之复杂和涉及的利益群体之多，在当今农村还没有哪一种制度可以企及，因而也是推行难度最大的制度。本文的案例表明，包括合作医疗制度在内的基本健康保障制度的推行，有赖于功能各异的保障政策之间的互补、不同政府部门之间的协调、政府机构与村庄自治组织之间的合作，以及农民群众的广泛参与。不过，鉴于这些案例只是来自对试点地区的观察，上述结论的适用性还尚待制度推广后的实践检验。

（本文发表于《经济学家茶座》2006 年第 2 期。执笔人：朱玲，2006 年 5 月）

女性迁移劳动者生殖健康保障问题

内容提要： 历经30年社会经济改革，农村迁移劳动者已经成为城市产业劳动大军的重要组成部分，然而却极少能够分享城市福利。随着农村新型合作医疗制度的建立，这些迁移劳动者及其家庭逐渐得到来自家乡的公共支持。但是，他们对低成本高效率医疗服务的需求在迁入地依然未得到充分满足。河南省固始县合作医疗管理机构在北京为本县迁移人口选择定点医院的做法，提供了一种解决问题的途径。但是，城市卫生行政机构的制度供给却相对滞后，低收入的女性迁移劳动者在获得生殖健康服务方面，遭遇制度性的困难。这就要求城市政府及卫生行政部门，制定包容农村迁移人口的健康管理制度。

关键词： 农村　迁移人口　健康服务

Abstract： Rural migrant workers can rarely share the welfare with the urban people although they consist of an important part of the urban industrial force during the recent three decades. Thanks to the establishment of the New Type of Rural Co-operative Medical System (CMS), the migrants have gradually obtained the public support from their home counties. However, their needs for low-cost but highly effective medical services are not met in the urban area where they settled in. The management authority of the CMS from Gushi County in Henan Province found a solution in a way to sign a contract with a private hospital in Beijing, where the migrants from the county concentrated, to provide medical services with a price package reasonable for the migrants who have participated in the CMS. A problem arose from the urban health administrative system that authorized a monopoly position to a few large public hospitals in provision of reproductive health services such that the women migrants have to travel back to the home county for childbirth due to the unacceptably high prices of the urban health services. Therefore, it requires the local governments and health authorities in the urban areas to change the existing regulations on health service provision into a system inclusive to the rural migrants.

Key Words：Rural Area；Migrants；Health Service

一、"农民工"称谓替代及相关医疗保险问题

"农民工"，是近30年来中国改革开放历程中产生的新词汇，也是农村劳动力向城市大规模转移这一重大历史变迁的一个语言标识。然而，时至今日它已经不能准确地表达农村进城劳动者的社会经济特征了。首先，长距离迁移的进城劳动者不再"亦工亦农"，彻底实现了劳动力的行业转移。尤其是改革开放后出生的青年，原本就不曾务农，走出校门即进入城市从业。他们与那些来自城市的产业工人相比，最显著的身份区别在于户籍而非其他。其次，随着社会经济统计依据个人居住地点和时间重新定义"城乡人口"以及户籍制度的渐变，"农村"对于长年进城从业人员而言，非但不再与"农业"和"农民"这些范畴相关，而且正在逐渐简化为"家乡"这一含义；对于他们在城市生育的子女而言，那就更是仅仅具有"祖籍"的意义。最后，由于劳动者进入市场时的起点差别以及进入之后的机遇不同，他们当中已经出现社会分层。少量在知识、健康和机会把握方面占优的人，或成为拥有财产的企业家，或进入管理层和专业技术队伍。大量劳动者或涌入正规产业工人队伍，或转为城市非正规就业人员。他们之间的社会流动结果可谓千差万别，这个群体内部因而业已形成一幅极其复杂的社会结构图景，远非"农民工"这一同质性的称呼可以概括。

尽管中国二元社会特征的消除尚待时日，在工业化和城市化进程中，农村劳动者携家带口进入城市的迁移仍在进行，迁移人口在拥有尊严地融入城市社群生活之前依然带有鲜明的过渡性，但上述原因足以表明，"农民工"这一词汇退出社会常用语的历史时刻已经来临。然而学术界对此尚欠缺足够的敏感，倒是城市政策制定者最先意识到农村迁移人口内部的异质性，并且创造出尽可能反映社会经济现实的替代词汇。例如上海市政府及下属机构，在近年来发布的有关人口与劳动和社会保障管理文件中，用"城市外来从业人员"这一统称，容纳了包括"农民工"在内的外来劳动者。[①] 笔者则倾向于采用"农村迁移劳动者"一词替代"农民工"的称谓。这一方面是为了表明，这一群体的

---

① 参见上海市外地劳动力就业管理中心，2005：《上海市外来从业人员综合保险政策》，3月印制。

社会经济特征与高校毕业生、城市退伍军人以及跨城市迁移者迥然相异；另一方面，也是为了将他们与迁入地的农村居民区别开来。原因在于，时至今日中国居民享有的社会经济权利依然与户籍制度相联系。仅仅从获得社会保护这一角度观察，各地的社保政策对未持本地户口的迁移者而言，或多或少地都带有排他性，或者说存在制度性排斥。因此，当地农村居民在享有公共支持方面与外来的农村人口相比无疑占据优势。农村迁移劳动者及其家庭在城市大多属于低收入群体，当他们在城市工作期间需要保健服务的时候，"打工所在地"医院昂贵的服务价格往往令他们望而却步，有相当一部分人转向资质低下的"黑诊所"，或者返回家乡就医，或者干脆放弃购买。这不仅意味着农村迁移人口的保健需求由于正规医疗服务可及性差而得不到满足，而且表明，这部分人口已经成为我国健康脆弱性最高的一个群体。在城市医保仍未覆盖农村迁移人口的情况下，农村新型合作医疗制度（以下简称"新农合"）的建立，为他们在打工地求医问药提供了财务支持。问题是，新农合筹资水平不高，医药支出报销比率较低，高昂的城市医疗价格一方面会通过迁移劳动者的医药费用报销，给新农合造成巨大财务压力；另一方面，实质上也大大削弱了迁移劳动者从医保中得到的财务支持力度。为此，劳动力流出地多种多样的制度创新应运而生。河南省信阳市固始县新农合管理机构与本县迁移人口集中的城市医院签订服务合同的办法，就是其中的一种。最近，我们中国社会科学院经济研究所课题组与农业部农研中心的同行合作，对固始县在京定点医院及合同签订和执行情况进行了考察。从中既发现了可贵的农村制度创新，又注意到城市制度安排是怎样地滞后，以及这种滞后如何降低了农村女性迁移劳动者的生殖健康服务可及性。

二、农村劳动力流出地政府功能的延伸

固始县总人口达160万人，常年外出人口50万。其中，有15万人常年在北京，在丰台区打工和生活的人就有5万人之多。固始县政府对本县在京人口的服务，借助党组织网络提供。固始县委组织部在北京的本县打工者中建立了38个党支部，有500多名共产党员参加组织活动。38个支部由固始县驻京党总支领导，党总支书记由县发改委主任兼任，副书记为本县进京打工者中成长起来的一位刘姓企业家。刘书记1991年高中毕业进京务工，目前在京拥有一家仓储租赁企业，雇用本县进京员工2000多人。据他介绍，固始县老乡进京工作生活，主要依赖家乡原有的社会网络。县委组织部顺应这个特点，把流动

人口的党支部建立在居住或从业相对集中的地方，例如固始人办的企业、餐馆或废品收购站，等等，为的是便于党组织活动。流动党支部书记原本就是热心为老乡办事的人，接受县委组织部委托后，一般都自筹经费为在京老乡服务，家乡人民和政府也给了他们更多的责任和荣誉。例如，刘书记不但当选为信阳市政协委员，而且还兼任信阳市司法局驻京工作站站长。固始县乃至信阳市进京就业的人如因权益纠纷求助，他就转告信阳市司法局，局里便会联系律师进京帮助求助者打官司。

2005 年固始县建立新农合，每个农村户籍人口每年缴纳 10 元便可参保，政府还为参保人配套保费。新农合管理办公室为了控制财务风险，规定在定点医疗机构就医方可报销。不少农村留守家庭为外出成员交纳了保费，但进城人员因在外就医而很难享受医保的好处。为此，驻京党总支向县委组织部反映了进城人员在获得健康服务和医保方面的困难。2006 年春节后，县委组织部长来京，与驻京党总支成员一起在丰台区选择定点医院。初选医院为 3 家，都是固始县在京人口曾经就医而且感到满意的医院。其中，两家公立医院既不愿在价格上与固始县医院水平接轨，也不愿单设"农民工就医窗口"，只有民营的长峰医院接受了这两个条件。经过进一步谈判，双方在管理细节上也达成了协议。固始县的县委县政府领导、新农合管理办公室代表和驻京党总支成员一起，与长峰医院董事会和管理机构正式签订了合同。固始县新农合办公室一方面通过本县电视台滚动播放这一信息条目，另一方面，借助秋季筹资之际将此信息写入宣传资料，向全县每个农户寄送一封信。据刘书记介绍，固始县有往返北京的"大巴"，县委县政府决定，利用 2007 年春节期间迁移人员大规模回乡的机会，在每辆大巴的录像屏幕上滚动播放信息条，宣传新农合和迁移人口就医规定。

从这一案例可以清楚地看到，在固始县这样的人口流出大县，地方政府并未放弃对迁移人口提供公共服务的责任，而是顺应人口流动的特点，利用社会网络与党组织网络，向流动人口传递服务。也正是由于这种新型网络的信息传递特点，以及政府与这种网络的联系方式，使得政府能够大致根据迁移人口的愿望，提供他们迫切需要的服务并为此而进行制度创新。

三、农村迁移人口的医保定点医院

长峰医院始自 1985 年解放军 301 医院的对外诊疗部，当时的技术力量由 301 医院的退休人员和从事"第二职业"的在职医生构成，以治疗肿瘤病人为主。1994 年，该诊疗部根据军委有关经营机构与军队脱钩的文件进行改制，由当时在诊疗部工作的解放军 301、302 和 304 医院的退休人员集资，注册成立了这家股份制综合医院。2002 年，由于原址根据城市规划转为绿地，医院搬迁到丰台区靛厂村，即目前的所在地（靛厂路）。此后，医院的原始股东因老龄或体弱逐渐离职或转让股份。现在的医务人员当中仅剩 1 名创业时的"元老"，董事长和高层管理人员多来自湖北鄂州。医院实行的人事制度为全员聘任制，医护、医技人员及其他辅助人员来自不同地方，平均年龄在 45 岁左右。

据业务副院长董大夫介绍，长峰医院现有 80 多名医技人员，辅助人员 40 多名，病床 200 张。医院注册时评为一级甲等，相当于农村中心卫生院的技术级别。现在的技术力量实际上不亚于中西部的县医院，即相当于二级医院水平，但由于医院以往的亏损尚未完全弥补，领导层目前还不打算为重新定级花费资源，故而依然保持着最初的级别。长峰医院自注册之时起，来就诊的患者就是京城的低收入群体。迁到靛厂路后，还承担了靛厂村的卫生服务中心功能。当固始县委组织部来人接洽新农合定点事宜的时候，医院领导机构认为，这是一个极好的市场机会。董大夫说，长峰医院原来的服务价格就不高，否则难以吸引低收入患者。在执行北京市药品招标规定的前提下，医院的药品价格向下调整的余地不大，为了与固始县医院的价格水平接轨，只能调低医疗服务价格。之所以这么做，是因为医院领导层看重的是，固始县数万进京从业人员及其家庭形成的庞大顾客群，以及县委县政府给予医院的制度性保障。基于这种认识，双方未费多大周折就签订了合同，长峰医院于 2006 年 4 月 18 日正式挂牌为固始县新农合的定点医院。

为了履行这一合同，长峰医院与固始县新农合管理系统实行计算机联网。新农合管理办公室向医院预付 5 万元周转金，医院则根据医保管理条例，对来此就诊的固始县参保患者进行医药费补偿。主要管理步骤如下：首先，医院挂号处专设"农民工窗口"，固始县农村人口来此就诊时，可通过身份证号码确认参保身份。此外，在家乡医保筹资期间，他们还可以通过这个窗口缴纳参保费。其次，固始县新农合规定，医药费报销的起付线为 300 元，封顶线为 1 万元。到长峰医院住院的病人先缴纳 5000 元押金，出院结算时根据报销规定多退少补。最后，对于每一个固始县参保患者在该院发生的医疗费用，医院都会在当日把数据传输到该县新农合管理办公室。此外，医院每周还向固始县邮寄一次原始病历。县新农合管理办公室有专人审查病历、处方和医药费报销情况，对于不符合规定的医疗处理手段和报销金额，均由医院承担相关费用。

自双方合同生效之时起，到 2007 年元月的 8 个多月里，固始县农村参保人员到长峰医院门诊就医的患者有 200 多人，住院患者共 50 人。门诊费用原本就不高，次均报销额不足 10 元。住院病人的平均住院费用在 5000 元左右，报销比率为 50% ~ 60%。对此，固始县进京从业人员感到很满意。董大夫和刘书记估计，经过今年春节的政府宣传活动和百姓口口相传，2007 年来此享受医疗和医保服务的人将会更多。

四、生殖健康服务的制度性壁垒

从上述制度安排来看，固始县迁移人口既能在城市获得低价而又安全的健康服务，又能和家乡留守人员一样享有新农合的财务支持。然而，由于长峰医院未获得北京市卫生管理部门的接生许可，女性迁移人口在享有妇幼保健服务和医保服务方面遇到了意想不到的困难。刘书记根据自己企业的雇员个人特征估计，男性劳动者当中大约有 1/3 带家迁移，职工年龄在 18 ~ 65 岁之间。2006 年，该企业职工家庭中有 20 多家新添婴孩。这些人家的孕产妇普遍反映，不大愿意去北京市的妇幼保健定点医院，一是因为服务价格令其生畏，二是不满意那里的服务态度。刘书记及其家族属于迁移人口中的高收入层，他弟妹在北京的一家妇幼保健定点医院生育，顺产花费约 9000 元。虽然这个例子听起来有些极端，但孕妇若是在固始县医院顺产，花费 1000 多元，新农合对符合计划生育的孕妇还有诸多补贴措施，结算下来可以达到生育免费的地步。因此，迁移人口中的低收入夫妇为了获得低价安全的生育服务，多在孕妇临产之前夫妻双双把家还。固始县距北京有千里之遥，路途颠簸很可能增添孕妇的生育风险；每人往返旅费 700 多元，加上丈夫因回乡损失的城市工资收入，虽然算起来比在北京生育的支出要少得多，但毕竟对夫妇双方造成巨大的心理负担和沉重的经济负担。因此，固始县驻京党组织和长峰医院管理层热盼北京市卫生管理部门能够授予该院生育服务许可。

由此可见，大规模的农村劳动力流动对城市卫生服务供给和管理提出了新的要求。尽管由于城乡社会分割依然存在，城市卫生服务管理制度与农村有种种不同，但农村迁移人口的存在已经成为城市人口结构中的常态，城市政府有责任根据他们的保健需求，做出相应的制度安排。既然农村中心卫生院都有接生许可，城市卫生管理机构就没有必要把生育服务限定在少数机构。这里需要的只是，一方面扩大生育服务许可范围；另一方面，加强对医院监管。这样做既有利于打破行政垄断，促使服务质量改善，又有助于满足低收入群体的生殖健康服务需求。

五、结　语

在农村迁移人口尚未纳入城市卫生服务规划的情况下，固始县新农合管理机构为外出人口享有健康和医保服务而做出的制度安排，不啻是提供了一个可行的过渡性方案。目前的制度创新瓶颈，存在于城市。根源在于，农村迁移人口尽管生活在城市、工作在城市，但并未获得城市居民的社会政治权利。校正这一现象的起点，应当是人口流入地的城市政府与人口流出地政府合作，为农村进城从业人员，尤其是女性劳动者，排除健康服务获得之路上的制度性障碍。

（本文发表于《经济学动态》2007 年第 5 期。执笔人：朱玲，2007 年 5 月）

第 三 编
中国卫生体制研究

农村医疗保障体制改革试点与下一步改革思路

      农村的健康保障体系由农村公共卫生服务、新型合作医疗制度和农村特困人口医疗救助制度这样三个部分组成，三者相辅相成，构成农村的健康保障安全网。

      尽管在很多发达国家，国民医疗保险和救助体系已经运行数十年，但在绝大多数发展中国家，国家或社会医疗保险仅仅局限于获得正式工作的雇员，而医疗救助制度几乎都未曾建立。与大多数其他发展中国家不同，中国农村的医疗保障并非原本是一张白纸，恰恰相反，曾几何时，中国在 20 世纪 60 年代建立起来的农村医疗保障体系曾是世界卫生组织大力表彰的一个样板。尽管对于中国农村医疗保障建立和衰落的原因仍众说纷纭，但一个不争的事实是：中国农村医疗保障体系建立于集体化运动之初，并伴随着集体化运动的消退而衰落。

      在新一届政府成立之初，农村社会保障（包括医疗保障）就已经列入了政府的议事日程。农村卫生的政府投入开始有所增加，有关农村卫生立法的工作也在进行。

      2002 年，中央政府在中央农村卫生工作会议上发表了《中共中央国务院关于进一步加强农村卫生工作的决定》，该文件将对今后农村卫生工作起到重要的指导作用。该文件对未来几年中国农村工作制定了如下目标："到 2010 年，在全国农村基本建立起适应社会主义市场经济体制要求和农村经济社会发展水平的农村卫生服务体系和农村合作医疗制度。主要包括：建立基本设施齐全的农村卫生服务网络，建立具有较高专业素质的农村卫生服务队伍，建立精干高效的农村卫生管理体制，建立以大病统筹为主的新型合作医疗制度和医疗救助制度，使农民人人享有初级卫生保健，主要健康指标达到发展中国家的先进水平。沿海经济发达地区要率先实现上述目标。"这个文件的发布，意味着新一轮农村卫生体制改革的开始。

      几年的时间过去了，农村卫生体制改革进展如何呢？作为研究者，我们一直关注这一改革的进展，但限于篇幅，本报告将着眼点主要放置在制度建设即农村医疗保障体系的建设方面，具体而言就是正在进行试点的新型农村合作医疗制度和正在逐步推开的农村特困人群医疗救助制度。

一、中国农村卫生服务和卫生保障体制的基本情况

1. 农村三级卫生服务网络

在重点发展农村卫生事业的前提下，到 2005 年底，全国 1633 个县共有综合医院 2009 所，县妇幼保健院（所、站）1526 所，县疾病预防控制中心（防疫站）1586 所。全国 3.55 万个乡镇共设乡镇卫生院 4.1 万个，床位 67.8 万张、人员 101.2 万人，其中卫生技术人员 87.1 万人。全国 61.5 万个行政村共设立 58.3 万个村卫生室，设立卫生室的村数占行政村总数的 83.7%。村卫生室中，执业（助理）医师 10.4 万人、乡村医生 86.4 万人、卫生员 5.3 万人。每千农业人口拥有乡村医生和卫生员 1.05 人。

由于在此期间，我国县以下行政区划进行了较大范围的调整，乡镇合并、行政村合并造成乡、村数量减少约 1/3（见表 1）。农村基层卫生组织在行政区划调整中不断得到加强，在绝大部分农村地区，政府在每个乡镇举办一所卫生院，并上划县级卫生行政部门管理。

表 1　全国农村三级卫生服务网

年　份	2001	2003	2004	2005
县数（个）	1660	1470	1633	1633
县综合医院（个）	2018	2057	2052	2009
床位数（张）	346493	338943	346307	344064
人员数（人）	490845	476625	484838	476993
其中：卫生技术人员	393066	382599	390996	385629
诊疗人次（亿次）	1.5	1.7	1.7	1.8
住院人数（万人）	796.2	921.2	996.1	1059.2
病床使用率（%）	56.5	59.5	62.0	65.3
县妇幼保健院、所（个）	1393	1687	1596	1526
人员数（人）	49678	71549	69115	66665
其中：卫生技术人员	41676	59592	57678	55316
县卫生防疫站（个）	1663	1762	1823	1586
人员数（人）	88025	89868	92122	79619
其中：卫生技术人员	70720	70308	71658	62912
乡镇数（万个）	4.02	3.80	3.70	3.55
乡镇卫生院（个）	48090	44279	41626	40907
床位数（张）	740060	672700	668900	678240

续表

年 份	2001	2003	2004	2005
人员数（人）	1168932	1057463	1026099	1012006
其中：卫生技术人员	1027941	905984	881142	870500
诊疗人次（亿次）	8.2	6.9	6.8	6.8
住院人数（万人）	1700	1608	1599	1622
病床使用率（%）	31.3	36.3	37.1	37.7
每千农业人口乡镇卫生院				
床位（张）	0.81	0.76	0.76	0.78
人员（人）	1.28	1.19	1.17	1.16
行政村数	71.0	67.9	65.3	61.5
设置卫生室村数占行政村（%）	—	77.6	80.7	83.7
村卫生室数（个）	698966	514920	551600	583209
乡村医生和卫生员数（人）	1290595	867778	883075	916532
平均每村乡村医生和卫生员	1.41	0.98	1.37	1.40

资料来源：卫生部网站。

从农村医疗服务工作量来看，2005年，县综合医院门诊人次1.8亿人次，入院人数1059.2万人，医院病床使用率65.3%。在整个"十五"期间，全国农村县医院门诊服务量基本稳定，住院服务量逐年上升。由于乡镇合并等多方面原因，全国乡镇卫生院个数、床位和卫生人员数减少，门诊量也在减少。门诊量由2001年的8.2亿人次减少到2005年的6.8亿人次，住院量由1700万人减少到1622万人，但病床使用率由31.3%提高到37.7%。

2. 农村的合作医疗和特困医疗救助制度

原有的农村合作医疗制度，在20世纪运行30多年后退出历史舞台。2002年年底，国家决定在浙江、吉林、湖北、云南四省先行恢复这一制度，称为"新型农村合作医疗"。这一恢复试验迄今已历3年。也正是从2003年起，中央财政对中西部地区除市区以外的参加新型合作医疗的农民每年按人均10元安排合作医疗补助资金，地方财政对参加新型合作医疗的农民补助每年不低于人均10元。

截至2005年底，全国已有678个新型农村合作医疗试点县（市、区），覆盖人口2.36亿人，共有1.79亿农民参加了合作医疗，参合率为75.7%，参合农民就诊率和住院率均明显提高，就医经济负担有所减轻，新型农村合作医疗制度得到农民群众的广泛拥护。全国共补偿参加新型农村合作医疗的农民1.22亿次，补偿资金支出61.75亿元。因而中央政府已决定2008年在全国范围内实行。

医疗救助，是指政府和社会对贫困人口中因病而无经济能力进行治疗的人实施专项帮助和支持的行为。它是社会救助体系的重要组成部分。尽管在许多发达国家，医疗救助制度早已成为其社会保障体系的一个有机组成部分，但在我国，医疗救助制度还是一个新生事物。

医疗救助的产生与发展是同我国经济社会发展，尤其是同医疗制度的变革联系在一起的。20 世纪 50 ~ 70 年代，在我国农村，一直实行以集体经济负担为主的合作医疗制度。随着"文革"中合作医疗制度的基本瓦解，改革开放后公费医疗制度向医疗保险制度的转变，农村贫困人口的就医难问题凸显，从而使有关方面在一些国际组织和非政府组织的协助下，进行了一些农村医疗救助的试点工作。但在相当长的一个时期，医疗救助始终没有提上日程。在 20 世纪 80 ~ 90 年代，医疗救助的概念和做法仅散见于农村扶贫或加强农村初级卫生保健的政府文件中。直到 2002 年，《中共中央国务院关于进一步加强农村卫生工作的决定》的发表才通过官方文件的形式对医疗救助给予认可。

二、农村合作医疗制度的历史、现状和存在问题

1. 转型以前的中国农村合作医疗

关于中国农村合作医疗的起源也有多种不同的说法。但至少在 20 世纪 30 ~ 40 年代抗日战争时期的陕甘宁革命根据地，这种合作医疗的萌芽——医药合作社（或称卫生合作社）就已经出现了。但最初的医药合作社，其目的在于解决医和药的问题，即医疗供给不足问题。重点在于通过合作等形式增加农村医疗网点的分布，受益人是以合伙人或股东身份从中受益的，这种医疗合作社还不具有医疗保险的性质。

从 20 世纪 50 年代开始，以"民办、公助、减免"为特征的合作医疗在全国农村地区铺开，而通过一系列政策文件和最高领导人的批示，合作医疗作为农村的一项基本制度被确定了下来。在经济方面，由于集体经济制度的建立，农村的村乡集体都具有一定的经济基础，并对集体经济收入具有很强的支配能力，相当一部分集体可以为合作医疗提供所需的公益金。在医疗和预防体系方面，该制度依托新建成的县、乡、村三级医疗预防保健网，再加上大批出现的赤脚医生，一起构成了农村医疗的"三大法宝"，在 70 年代，中国农村构建的初级卫生服务体系受到世界卫生组织专家的称赞，并在全球推广。

在 1974 年 5 月的第 27 届世界卫生大会上，第三世界国家对比普遍表示热情关注和极大兴趣。联合国妇女儿童基金会在 1980 ~ 1981 年年报中指出，中

国的"赤脚医生"制度在落后的农村地区提供了初级护理，为不发达国家提高医疗卫生水平提供了样本。世界银行和世界卫生组织把我国农村的合作医疗称为"发展中国家解决卫生经费的唯一典范"。

在 20 世纪 80 年代以后，由于政治方面的限制，再加上承包制的实行，乡村集体对经济收入的支配能力也下降，合作医疗在农村地区迅速萎缩。进入 90 年代以后，尽管政府尽力恢复合作医疗制度，但其人口覆盖率始终低于 10% 的水准。

计划经济时期的合作医疗具有这样一些特征：首先，它建筑在经济薄弱的基础上，采用全部由集体进行的一级筹资，在社队等小范围核算，却要看病不用钱，一方面抗风险能力低下，另一方面真正能解决的疾病问题也比较有限；第二，当时的卫生院充当管理和医疗的双重角色，具有强烈的计划经济特征；第三，当时为降低医疗成本，在广大农村地区大兴中草药，且准许自制药品；最后，当时的合作医疗主要与赤脚医生制度结合，相对而言看病容易。

事实上，除去政治和经济大环境的影响，合作医疗制度也具有其自身无法克服的一些问题。大体可归纳为两个方面：一方面是把合作医疗当作医疗"大锅饭"，无论是否有病都试图尽可能多地获得药品和服务，造成合作医疗超支的压力。另一方面，医疗报销中分配的不平等和不合理性严重存在，一些地区存在"干部吃好药，群众吃草药"的不平等现象。以上种种现象说明，尽管合作医疗在解决农村医疗供给方面产生了积极的作用，但是在资金管理和医疗服务使用的公平性方面都还存在一定的问题。

2. 新型合作医疗制度设计

在 2002 年 10 月，《中共中央、国务院关于进一步加强农村卫生工作的决定》明确指出：要"逐步建立以大病统筹为主的新型农村合作医疗制度"，"到 2010 年，新型农村合作医疗制度要基本覆盖农村居民"，"从 2003 年起，中央财政对中西部地区除市区以外的参加新型合作医疗的农民每年按人均 10 元安排合作医疗补助资金，地方财政对参加新型合作医疗的农民补助每年不低于人均 10 元"，"农民为参加合作医疗、抵御疾病风险而履行缴费义务不能视为增加农民负担"。

这是我国政府历史上第一次为解决农民的基本医疗卫生问题进行大规模的投入。从 2003 年开始，本着多方筹资、农民自愿参加的原则，新型农村合作医疗的试点地区不断地增加，通过试点地区的经验总结，为将来新型农村合作医疗在全国的全面开展创造了坚实的理论与实践基础，截至 2005 年 12 月，全国共有 678 个县参加了新型农村合作医疗，有 17879 万农民参合，参合率达到了 75.6%。

　　随着农村合作医疗制度试点工作的顺利开展，2005 年中央进一步提高了农村合作医疗筹资中中央和地方政府的筹资比例，进而提出要在 2008 年在全国农村范围内全面实行新型农村合作医疗制度。

　　首先，与计划经济时代的合作医疗不同，新合作医疗以大为提升的经济作后盾，通过中央、地方和个人三级筹资的方式筹集资金，极大地激励了农民参加合作医疗的积极性。其次，以县为单位进行管理，资金较为雄厚，加上事先的基线调查等工作，大大降低了运行的风险。第三，建立相对独立的合作医疗管理机构，卫生院渐渐变为纯粹的医疗机构。第四，由于安全性等考虑，自制药品被严厉禁止，但受到药品流通体制的影响，"看病贵"的问题凸显。

　　（1）机构设置。由于新型农村合作医疗实施全县统筹体制，所以根据新型合作医疗制度建设的要求，所有的试点县都设立专门的机构对合作医疗进行管理。一般而言，在县、（县级）市一级设立新型农村合作医疗管理委员会，通常由当地的县长或县委书记担任主任，负责领导工作，主要负责合作医疗制度实施过程中重大问题的决策和部门协调问题。而真正负责管理和监督合作医疗事务的是新型合作医疗管理办公室，该办公室往往由县卫生局局长担任主任，实际执行管理责任的是办公室副主任，另外配备工作人员数名，为新型农村合作医疗经办机构，负责全市新型农村合作医疗的业务管理和日常工作。在各乡镇成立类似的机构：领导小组和管理办公室，前者大多由乡镇长担任组长，负责本乡镇的参合组织动员工作；后者一般由 2~3 人组成，根据人员来源和构成可分为两种情况，一种是由各乡镇卫生院抽调人员组成，机构设在乡镇卫生院，这是比较普遍的情况；另一种则是相对独立的机构，由乡镇政府负责抽调人员构成。①

　　不难看出，这种机构设置在实施管理职能方面有较好的效果。因为大多来自同样的系统，实行管理和协调相对较为容易。而它在负责监督职能时则存在这样或那样的问题，正如一个事物的正反两面，系统内、熟人间，或多或少给监督带来不利的影响。

　　倒是正在各地逐步推开的新型合作医疗制度的信息系统建设为监督职能的实现带来一线曙光。因为，在联网的情况下，上级主管部门可以较为方便地实现对下属管理机构的实时监督。

　　（2）补偿模式的选择。因为仍然是试点阶段，所以在新型合作医疗制度的制度设计方面仍存在各种各样的差异，在补偿模式选择方面的差异是比较具有特色的。

---

　　①　相当部分人员来自乡镇卫生院或预防保健机构。

尽管中央有关文件强调大病补偿，但在各地区具体实施过程中，出于便于筹资和制度的可操作性考虑，出现了多种模式，具体模式见表2与表3。

表2　2004年合作医疗补偿模式的选择

县 类型	只补住院		住院＋门诊大额		住院＋家庭账户		住院＋门诊统筹	
	数目	%	数目	%	数目	%	数目	%
西部	0	0.00	8	9.64	74	89.16	1	1.20
中部	3	3.41	6	6.82	75	85.23	4	4.55
东部	50	27.32	30	16.39	82	44.81	21	11.48
总计	53	14.97	44	12.43	231	65.25	26	7.34

资料来源：毛正中（2006）。

从补偿模式上看，显然中西部地区更依赖家庭账户或门诊减免或报销的其他方式来激励当地农村居民参加合作医疗的积极性。而东部地区更加偏重住院补偿或加上门诊统筹等的补偿模式。应当同时承认，东部和中西部模式选择方式的不同有两个主要原因：一是财政能力的差异，东部地区的政府筹资部分基本来自地方政府，而相对而言，地方政府财政能力也比较强，所以有较大的能力和决心弥补合作医疗可能出现的亏空，这是中西部地方政府所不能够承受的；二是管理能力的差别，相对而言，东部地区的卫生管理部门具有更好的卫生和医疗保障管理能力，所以他们更多地选择了门诊统筹等对管理能力要求较高的补偿模式。

表3　2005年合作医疗补偿模式的选择

县 类型	只补住院		补住院＋门诊大额		补住院＋家庭账户		补住院＋门诊统筹		补住院＋家庭账户＋非住院慢病		补住院＋门诊统筹＋非住院慢病	
	数目	%	数目	%	数目	%	数目	%	数目	%	数目	%
西部	3	4.55	8	12.12	53	80.30	2	3.03	0	0.00	0	0.00
中部	2	4.35	1	2.17	35	76.09	1	2.17	6	13.04	1	2.17
东部	27	40.91	18	27.27	2	3.03	19	28.79	0	0.00	0	0.00
总计	32	17.98	27	15.17	90	50.56	22	12.36	6	3.37	1	0.56

资料来源：毛正中（2006）。

（3）筹资方式、标准和补偿比例。根据我们的调查，各地的合作医疗试点基本上都能够按照统一的规范模式来建设新型农村合作医疗制度，在筹资方式和筹资标准等方面大多能够按照规定的要求去做，根据调查各县的情况，尽管地方政府在省地县之间财政支持新型农村合作医疗的比重有所不同，但中央政府和地方政府都能够达到新型农村合作医疗所需要的资金，即提供不低于10元的资金支持。当然，这其中仍可能存在一定的问题，即如果沉淀资金过多，则地方政府可能并不需要真正投入资金。但总体而言，农户的筹资成为目前合作医疗的难点所在。

即便是进行新型农村合作医疗之前的很多研究也显示，农村合作医疗的筹资问题是其中最为困难的问题，因为农村居民居住相对分散，无法像广大城镇地区通过单位入保的方式解决，往往需要上门收取，造成较高的筹资成本。从目前各试点县的情况来看，尽管中央和地方政府能够提供所需的资金，而在多数地区，农民只需每人投入10元/年，但除少数东部发达地区以外，[①] 绝大多数地区仍通过每年一度的宣传动员形式来提醒和说服当地居民入保。每人10元左右的投入对于目前农村居民收入状况而言并不是农民非常在意或出不起的数目，而主要是习惯尚未形成的问题。尽管多数地区筹资所发动的当地干部并没有任何的补贴，但不能不认识到，这其中隐含着相当大的成本。即便如此，这种成本预计可以逐渐减少，因为农民自己参合的主动性开始提高（见岳西县调研报告）。

补偿比例是另外一个影响参合率的重要指标。目前在广大中西部地区，住院的补偿比例大体在45%～55%之间，但应当注意到这仅仅是名义补偿比例。因为我们必须将它和起付线、封顶线一起加以考虑。起付线的设定本身是为了防止患者的道德风险，而封顶线则是为了防止整个保险基金出现风险。但在目前的合作医疗试验中，起付线大体在50～1000元之间，而封顶线大多在3000～10000元之间，一般而言，在合作医疗基金一定的条件下，起付线低，则封顶线必定也较低。起付线和封顶线的此类结合造成新型农村合作医疗的实际补偿比较低的现实。[②]

3. 新型农村合作医疗制度的运行情况和存在的问题

（1）运行情况。根据我们的调研情况看，各地对新合医性质的认识和要实现的政策目标，建立组织机构和设定各个机构相互之间的职责，制定运作的规章制度，设置信息管理系统，根据运行的结果调整管理方式等，都能达到制度化的基本要求。

在各地的试点过程中，也逐渐形成了一些好的经验。更为值得称赞的是，

---

① 有集体经济的地区和村级财务有能力的地区，部分村庄财务代替居民上交参合费用。
② 根据有关资料，2004年和2005年，新型农村合作医疗实际补偿比在25%左右。

一些新型农村合作医疗实施初期的好经验已经通过现场会、管理人员培训和经验交流的方式传播给各个县级管理机构。一些先进的经验如公示制度、对医患信息不对称现象的缓解等已经逐步扩散到其他的省县。

根据和地方合作医疗的负责干部和医务人员的访谈，我们发现，不同县之间制度运作效率差距的一个非常重要的可解释变量是技术指导。一般来说，得到过省和部里技术指导的县的工作水平明显要好，他们讨论的问题更注重关键环节上机制运作中的相互关系，注意到制度设置中细节的作用；而那些缺乏技术指导，主要依靠自己对文件的理解来建立制度的县，相对来说制度建设就较为粗放。

技术指导不可能涵盖合作医疗具体实施中的所有问题，但技术指导带给地方的活跃的思维对于制度创新是非常有益的，而地方可以从中开阔思路，进而造就制度创新。但如何拥有更多的技术专家进行指导是卫生部合作医疗管理部门应当及时予以考虑的。

这方面一个比较明显的例子是有关参合率和知晓率的问题。如安徽岳西县采取倾力打好"第一仗"的工作策略就很有效，开始筹资前历经一个月的时间，集中人力和财力，一次性出大力把信息的普及率和透明度做到位；湖北钟祥市则采取了针对特定对象解决医患信息的不对称性，合作医疗管理办公室专门出版了一份如同报纸的宣传材料《新型农村合作医疗政策资讯》，内容包括新合医的规章制度、农村典型案例、新年的新举措等，同时对上季度的基金运行情况和上年度的二次大病补助情况进行了公示，既有宣传的意义，也有监督的作用，入院患者人手一份，认真解决新合医的信息公开性和透明度问题。

总体而言，新型农村合作医疗制度运行情况还是不错的，表4的一系列指标都表现出该制度运行具有较好的效果。

（2）存在的问题。尽管如前文所述，新型农村合作医疗试点已取得了一定的成果，但作为一项正在试点的制度，新型农村合作医疗的制度运行过程中仍存在一些问题。

首先是制度设计之前的基线调查仍存在一定的问题。基线调查是制度设计的基础，基线调查不当直接关系到制度设计是否得当的问题。这种问题的发生可能来自两方面的原因：一方面的问题我们宁愿将之归结为技术性的，即抽样的代表性不足，由此导致最终结果的偏差；但令人疑惑的是，这些抽样大多抽取了县内条件相对较好的乡镇或乡镇卫生院，从而造成对次均住院和门诊费用的高估，而因抽取条件相对较差的乡镇或乡镇卫生院，从而造成对次均住院和门诊费用低估的情形却未曾发现。另一方面的问题就无法用技术性问题来解释了，即出于各种各样的原因，虚报基线调查结果。在我们的调查中，曾发现某县基线调查的次均住院费用竟然比条件相同或相似的县高出一倍以上，后经了解发现，该数据是自行调整的结果。

表4　中国农村合作医疗试点基本情况

	2004 年		2005 年	
	全国	中西部	全国	中西部
试点县数	333	233	678	343
覆盖人口（万人）	10691.09	6225.76	23631.23	10519.69
参合人数（万人）	8040.01	4678.98	17879.66	7450.66
参合率（%）	75.20	75.16	75.66	70.83
基金总量（亿元）	40.13	19.60	92.83	29.74
中央（亿元）	6.50	6.50	5.42	5.42
地方（亿元）	15.62	6.64	36.93	8.02
个人（亿元）	12.34	5.23	28.73（0.45）	8.04（0.28）
上年结转及其他渠道筹资（亿元）	5.67	1.23	21.75（4.27）	8.26（1.27）
受益人次（万人次）	7600.63		12236.59	1547.93
基金支出总额（亿元）	25.09		61.75	19.22
住院补偿人次（万人次）	254.69		584.96	271.62
住院补偿金额	17.57		47.85	14.13
住院实际补偿比（%）	24.48			
门诊补偿人次（万人次）	6535.89		9530.09	372.64
门诊补偿金额（亿元）	6.99		12.60	4.64
门诊实际补偿比（%）	29.22			
体检人次（万人次）	810.05		2121.54	903.67
体检费用（万元）	5275.22		1.30	0.45

注：括号内数字为上年结转金额。

资料来源：卫生部网站。

基线调查数据偏高往往有各地方政府或合作医疗管理机构的考虑，其中的大多数是因为对自己的管理能力不确信而担心基金出现风险，或者预计医疗费用会持续上涨从而为自己预留弥补的资金；但极少的一种情况可能也会存在，即通过较高的基线调查设定补偿制度，从中套取上级政府下拨资金。为防止这种情况的出现，建议各省级合作医疗管理机构对基线调查的结果进行复核。

其次是合作医疗制度的指导思想问题。在《决定》中，中央强调指出建立以大病统筹为主的合作医疗制度。即根据中央的精神，保大病、保住院是目前合作医疗制度建设的重点。但从实际运行情况看，出于筹资方面的考虑，多数中西部地区仍然采取以大病小病兼顾（如大病统筹加家庭账户等）的方式。在解决目前筹资难的问题方面这种模式的选择具有一定的意义，但也有一些研究提出了不同看法。① 除此之外，起付线和封顶线的设定也体现了对大病统筹意义的理解差异。一般而言，高起付线同时意味着较高的封顶线，会对大病的抵御能力增强，而相应地，受惠面较窄；低起付线固然可以使更多的患者从中受惠，但与之相伴的低封顶线则意味着对于那些花费巨大的疾病，新型农村合作医疗的补偿比例会严重下降，无法达到抵御大病风险的作用。而由于东中西部经济社会条件的差异，这个两难的选择将长期困扰我国的新型农村合作医疗制度设计。而从补偿比例而言，尽管一些地区采取了一些措施，如湖北钟祥县采取了二次医疗补助的形式，但因为其尚未制度化，对于患者的补偿预期影响不大。而从补偿比例的角度考察，则采用递增的补偿比例是最符合合作医疗制度预设的补偿机制。

三、农村医疗救助制度试点进展情况和存在问题

1. 农村特困医疗救助的制度设计

因病致贫是农村贫困现象大量存在并不断发生的重要原因。从理论上讲，终生病残而致终生贫困的人群可视为社会绝对贫困人口，对他们的社会救助可能涉及社会救助体系的各个方面，需要全方位的救助。与疾病在致贫中的作用相对应，通过医疗救助使被救助者恢复健康，并具有劳动能力，对改变贫困现状也同样重要。一个病人可以拖穷一个家庭，而成功救助一个病人则可振兴一个家庭。因此医疗救助不仅对于因病致贫的群体十分必要，而且在整个救助体系中也具有特殊的地位和作用。

与合作医疗制度不同，农村特困医疗救助制度在中国还属于一个新生事物。因为即便在计划经济时期，专门的医疗救助制度设计也基本上是没有的。而在 20 世纪 80 年代以来，随着一些国际经验传入中国，医疗救助制度逐渐提入议事日程，他们大多散见于扶贫等综合性项目中。在一些国际组织和 NGO 的农村医疗项目的试验中加入了医疗救助制度框架，如世界银行的卫八项目等。

---

① 胡善联（2006）通过实证的手段发现，家庭账户设立与否对于参合率提高没有显著影响。

在 2002 年的《决定》中，医疗救助制度首次被官方文件纳入农村医疗保障制度框架。随后，农村医疗救助制度的推行被分派给民政系统负责。值得注意的是，此前已经进行的医疗救助试验大多在卫生部系统内进行，所以对于民政系统而言，这的确是一个重大的挑战。

从 2003 年开始，民政部逐步在全国范围内推开农村特困医疗救助制度。通过一段时间的探索，特别是参考了根据国外经验和国内的制度试验，农村特困人口医疗救助也形成了一套从建立组织机构和规范规章制度的既定模式，可以简要地表述如下：

（1）机构设置。一般而言，根据制度的要求，在医疗救助实施的各县，大多成立了医疗救助的领导小组，负责筹资和决定政策，确定服务包、补偿比和封顶线等主要问题。

由于医疗救助覆盖的人群有限，单独成立一个管理机构的运行成本显然较高。所以截至目前，县级民政系统采取了较为符合实际的做法，即指定一个科室在本职工作之外增加了农村医疗救助制度的负责工作。根据目前我们掌握的情况，这一机构大多是县民政局救济救灾办公室或民政局下设的低保（局）中心，乡级事务由乡民政办统管。这一管理机构主要负责控制制度的运作，管理救助基金，处理审核、补偿、报账等事务。乡镇的医疗救助小组按照方案经办具体事务，定点医疗机构提供医疗服务和补偿业务。

尽管不能说专门的管理机构已经建立，但这种从实际出发设置管理责任作为过渡的方式还是有其值得肯定之处。

（2）医疗救助对象的确定。尽管我国农村此前没有医疗救助制度，但民政系统有关部门一直负责经常性的救济工作和偶发性的救灾工作，因而也就长期掌握着在农村社会经济状况均处于底层的人员情况。一些地区已经实行的农村最低生活保障制度也为医疗救助对象的确定提供了帮助。

医疗救助对象的评定大多能够按照自愿公平的原则和民主评议的程序进行，基本程序是首先在村一级进行评选，而后通过乡镇和县层层审批，最终确定医疗救助对象。医疗救助的对象一般会占到县农业人口的比例为 5%，而如果资金较为宽裕可将该比例提高至 8%～10%。而在实行农村居民最低生活保障制度的地区，大多以最低生活保障的家庭为救助对象。

根据调研情况的汇总，在广大农村地区，医疗救助的对象大体可以分为以下几类：①民政部门给予定期定量救济的"三无"人员（即无法定赡养人、无劳动能力、无生活来源人员）和其他特殊救济对象中的患病者；②因自然灾害而致伤病的农村灾民，历来是救灾中的医疗救助对象；③享受最低生活保障家庭；④伤残军人，孤老复员军人及孤老烈属等重点优抚对象中的病患者；

⑤因患大病重病，经各种互助救助帮困措施后，个人自负医疗费仍有困难且影响家庭基本生活的低收入家庭中特困人员或享受医疗保险的人员。

其中，前三部分人员在各个地方都基本被列入医疗救助制度覆盖人群，而后两种人员是否列入救助人群则在不同地区有不同的规定。从上述覆盖人群特征不难发现，民政部门主要参照历史特困人口来确定救助对象。

在确定医疗救助对象后，民政局基本上做到给救助对象颁发医疗救助卡（证），救助对象凭卡到定点医院就诊，以方便医院的甄别工作。在实行低保的地区，则可能直接凭低保卡（证）到定点医院就诊。

但除此之外，医疗救助还存在临时救济方式，其大多是在给予医疗救助的基础上，增大临时救济费解决贫困户因患病不能支付医药费的困难。如广东顺德市就采取了这样的形式。

（3）医疗救助资金的来源和补偿模式。根据《决定》精神，2003 年 11 月，三部委联合颁发了《关于实施农村合作医疗制度的意见》，对资金来源进行了规定。即医疗救助资金来源渠道有三：财政拨款、彩票公益金以及社会捐助。从实际情况来看，绝大部分来自财政拨款，彩票公益金占了一定比例，而社会捐助几乎没有。财政拨款又分为中央财政拨款和地方财政配套。

根据有关规定，特困人口须凭救助卡在定点医疗机构就诊，或接受预防保健服务，就医处方必须遵循公布的基本药物目录。但从调研的情况来看，由于民政系统对医疗服务细节不够熟悉，所以无法按照基本医疗服务目录办事，而大多是根据报销单据，扣除起付线后，按一定的比例给予补偿。在广大中西部地区，目前的补偿比例大多在 10% ~30% 之间。医疗救助的补偿方式一般有两种：①特困人口的就医者和住院者持就医凭证，经乡镇小组干部审查和财务核准后，报账兑现补偿；②在医院就诊付费时直接获得减免，这和合作医疗的补偿方式基本相同。

2. 全国农村医疗救助运行情况和存在的问题

（1）运行情况。在制度运行之前民政部进行的农村医疗救助基线调查发现，农村有 2542 万人"不救不活"的特困人口（其中，五保户 570 万人，特困户 1972 万人），其中因病致贫、因残致贫的比例平均为 49.18 %（其中，因病致贫、因病返贫的占 32.12 %）。在因病、因残致贫人员中，得大病人数，其比例为 3% ~15%。

截至目前，全国已有 31 个省（自治区、直辖市、含兵团）（除西藏外）出台了实施农村医疗救助的意见、办法和方案；在实施新型农村合作医疗的地区，农村医疗救助工作方案大都采取了资助农村特困人口参加新型农村合作医疗的方式；全国绝大多数县（县级市）开展了农村医疗救助工作。

从全国整体来看，初步形成了比较系统的农村医疗救助制度框架。主要包括：救助申报制度、入户调查制度、民主评议制度、张榜公示制度、对象核查制度、基金管理制度等，全面规范了申请、公示、审批、发放救助金等工作程序，实现了救助对象的动态管理，保证了救助工作的公开、公平、公正。为及时掌握各地工作进展，进一步推动工作，民政部还建立了农村医疗救助信息统计通报制度，设计了农村医疗救助统计台账，今后将通过民政部网站等媒体，定期向社会发布各地农村医疗进展情况，接受社会各界监督（柳拯，2005）。

在2005年，农村特困医疗救助体系的建立使304万农村困难群众受益，各级政府支出农村医疗救助资金5.7亿元。

（2）存在的问题。医疗救助中存在的最大问题是资金投入不足问题。

资金投入不足表现在：政府投入不足。按照医疗救助政策，在我国农村共有近2542万"不救不活"的特殊困难人口需要纳入医疗救助范围。在新型合作医疗全面开展的条件下，资助这部分人员参加新型农村合作医疗将需要2.542亿元。以该部分人口为基数，乘以10%的大病平均发生率，预计每年有254万人属于需要进行大病救助的人群。按照年人均大病医疗费用支出1500元计算，大病涉及的医疗费用预计达到38.1亿元。这个数字也就是在特困人口的大病医疗费用全部通过医疗救助来弥补的条件下的资金需要量。

但我们不得不说，这样的计算是存在严重问题的。首先，并非所有的医疗费用都要由医疗救助来弥补，因为特困救助资金资助了这部分人群参加了合作医疗，也就是说，大病医疗支出的一部分预计由合作医疗支出。目前合作医疗的实际补偿比例为25%左右，假定几年后可以达到30%，则医疗救助至多只需要支付余下70%的医疗费用。但考虑到起付线和共付保险的存在，医疗救助的实际补偿比例如果能够达到50%就会是非常伟大的成就了。这样一来，医疗救助的全部支出预计为医疗费用的一半（19.05亿元）加上资助参合的费用（2.54亿元）大约为21.6亿元。

以上仅仅是农村特困医疗救助所需资金的理论值。考虑到农村地区的社会价值观（倾向于选一些不是非常贫困但家中有重病号的家庭作为医疗救助对象）以及乡村政治的影响（乡村干部的裙带关系、覆盖人群指标的村际平衡以及村内宗族之间的平衡等），要想真正覆盖绝大多数特困人群，农村医疗救助的实际覆盖人群预计为理论值的两倍。其实际资金需要量大体为43.2亿元左右。但是，目前国家财政每年才拿出3亿元的资金，地方配套资金也很有限，从2004年情况看，只配套了8亿元。资金供给与需求之间存在较大缺口。中央和地方财政投入的农村医疗救助资金都远远不能满足实际需要。

其次是救助对象群体内部差异与救助制度之间存在不协调关系。根据中央的有关文件规定，救助对象应当是农村最为困难的那部分人群或农村贫困或特困人口。但在实际操作中，由于村民选择带来的社会道德偏好以及地方在对象选择方面的理解偏差。当前的救助对象群体至少包括了三部分人群：因病致贫的群体、其他原因致贫的贫困人口以及家中发生较高医疗费用的非贫困人群。

由此我们可以清晰地看出，对于三个不同群体而言，其医疗需求和医疗保障需求也各不相同。对于因病致贫的群体而言，医疗救助制度基本属于事后救助，而这个救助的效果还有待商榷。因为这些家庭的相当一部分是由于主要劳动力生病或久病不愈导致劳动能力丧失，医疗救助有助于延续或维持个人的生命，却往往无法恢复其劳动能力。对于因其他原因致贫的群体而言，医疗救助主要起到的是事前救助的功效。因为在他们患病后，可以知道自己可以获得一定程度的补偿，并因而可以及时前往医疗机构就诊，从而对恢复健康更为有利。而对于那些发生较高医疗费用的非贫困群体能够成为特困医疗救助对象则主要来自两方面的原因：一方面来自地方有关部门对标准理解的偏差；另一方面则来自一般群众从社会道德观出发对医疗救助的理解。前者是条件之一的受大病困扰作为充分条件使用，而后者则为根据疾病带给家庭的负担作为评选医疗救助的标准。目前的医疗救助制度设计对第二种人群的医疗需求具有较好的作用，对第一种和第三种人群中患有治愈希望的部分家庭具有一定的作用，而对于那些疾病没有治愈希望的家庭则作用甚微，因为他们可能根本就不会采取治疗手段。

从目前的医疗救助资金来看，兼顾三种情形的可能性不存在，所以选择何种医疗救助制度偏向是有关部门面临的主要问题。

再次是摊子铺得过快，缺乏前期的试点和基线调查，导致大量资金沉淀出现。与合作医疗通过试点逐步推开的方式不同，农村医疗救助并没有明显的试点工作，也缺乏专门对该制度进行的基线调查，而是迅速在全国铺开，边建设边摸索。

这种边建设边摸索的模式存在的问题是明显的。一方面，由于此前进行有数的农村医疗救助试验几乎都是由卫生系统进行的，所以民政系统显然缺乏必要的经验。更兼试点和基线调查的缺乏，地方管理机构对该制度进行所需要的资金多少也心中无数。另一方面，比起新型合作医疗，医疗救助覆盖的人群相对有限，本身导致基金风险出现的可能性就会更大。这样一来，为避免造成医疗救助计划的赤字，几乎所有的地方都采取了极其保守的起付线、封顶线和补偿比例。从我们所调查的几个县来看，在同时进行合作医疗的地区，医疗救助的起付线一般高于合作医疗，封顶线低于合作医疗，且补偿比例一般也低于合作医疗。

保守的结果是出现了较多的资金沉淀，在相当一部分县，沉淀资金超过当年全部医疗救助资金的50%。资金沉淀的出现并不是因为资金充裕，恰恰相反，而是由于资金严重短缺，因为所有的管理机构都非常害怕超支结果的出现。

第四，医疗救助的宣传工作不够，群众的知晓度不高。在一些地方，当地民政管理机构担心一旦农村医疗救助政策为群众了解掌握后，救助的需求会很大，尤其在资金总量不足的情况下，难以满足救助的实际需要，容易激化矛盾，因而不愿意将救助政策公开，再加上有些地方宣传工作严重缺位，造成程序执行过程中落实不力的现象。

在入户调查中可以看到，即使被确定为特困人口的家庭成员并不知道自己是特困人口的家庭比例很高，在个人知晓率方面不仅远低于新合医的知晓率，而且还低于五保户本人的知晓率，这样他们就不会知道自己能够享有的社会权利。原因之一是这个弱势人群的认知能力相对要低一些，平常就生活在村社社会的边缘；或者有些特困人口就是村委会指定的，他本人并没有参与评定过程。发放医疗救济补助金都是按照民政局的常规执行，按规则开始应有特困人口自己提出申请，讨论公示，再逐级上报审批，但实际上有相当比例的特困人口自己并没有提出申请。一般都是县民政局按照当年医疗救助金的总额，参考各乡镇特困人口的人数和状况分解资金指标，规定几个发放救助金的档次，然后由乡镇的民政办来确定具体的受益人选，上报后作取舍平衡，就决定了下来。这个执行过程存在两个问题：①制度化程度不高，人为因素的介入较多；②医疗救助金的使用往往不够充分，经常发生年度资金沉淀较多的状况，也有个别县发生了基金出险的案例，医疗救助基金发放的平衡和调整，更多地取决于当事人的主观判断。如果把两个主管部门多年形成的工作方法的差别暂时放置不论，就目前新合医和医疗救助这两个制度运行的状况来比较，新合医的制度化程度要完善一些。

最后，医疗救助是否需要制度化。由于民政局多年来执行的工作模式，比较强调以奉献精神和社会责任感来激励干部，因此对提高目标人群的精确度、规章程序的相互配套、降低制度运作的成本、调整制度运行的状态等制度化的思维方式，接受的训练相对要少一些。在调查中看到，县民政局的干部中比较全面了解新合医的规则和运作方式的确实不多，而且很少有人知道特困人口医疗救助是一套具有标准化的组织规范的制度，所以习惯于用他熟悉的思维方式来看待两个制度的结合和运作，而对制度化运作的长处和非制度化运作的短处，不是能够很快就被理解和接受的。这同时也是在两套制度结合运行中出现不够密切配合的一个重要原因。

四、农村医疗保障制度政策建议

根据前面的论述，我们将中国农村卫生体制改革未来发展分为近期和中长期发展建议。其中我们希望的近期目标如下：对合作医疗和医疗救助制度实行过程中存在的问题进行分析总结，通过各种方式提高两个制度的规范。而中期目标则为：做好各个制度之间的衔接问题，尽可能以农村社会保障体系的视角考虑制度建设问题。对于长期发展目标，我们的建议是：在全面建立农村社会保障体系的大背景下，设立独立的农村社会保障管理机构，进而在统筹城乡的背景下，最终建立全国城乡社会保障管理机构。

1. 近期卫生系统农村工作的改进建议

（1）严肃基线调查，加快信息系统建设，从而达到加强监管的目的。通过前文的叙述可知，基线调查的严肃性已经成为合作医疗发展的一个重要指标，也成为地方管理机构与中央和省级政府讨价还价的手段。因此，从保证资金使用的角度对基线调查进行规范是必要的。应由上级主管部门对基线调查及由此产生的合作医疗实施方案进行指导。

随着合作医疗制度的开展，信息系统的建设正得到迅速的发展，很多地区已经实现了乡镇合管办与县合管办的远程联系。这种迅捷的通讯方式，一方面为上级管理机构实时批复提供可能，从而提高合作医疗补偿的效率；另一方面，它在降低管理成本的同时，也为上级管理机构进行低成本的远程监管提供了可能，因为利用基层的数据资料，上级主管部门可以实时监控基层的基金使用情况，并可以有针对性地提出改进建议。

（2）逐步明确以大病保险作为农村合作医疗的指导思想。应当说，以大病保险作为农村合作医疗指导思想的原则是正确的，东部各县执行该指导思想也没有遇到很大的问题。但在中西部，门诊统筹和用于支付门诊的家庭账户仍普遍存在。其主要原因是筹资难。

筹资难自新型农村合作医疗开展之前的试点中就被认为是主要的障碍，而目前它仍然是合作医疗试验过程中面临的重要问题。从最近两年的情况看，合作医疗试点县的人群覆盖率也仅为75%左右，始终低于预期高于80%的指标，而即便是这样的参合率也是在绝大多数地方干部和医务人员挨家挨户上门宣传后达到的。为培养农村居民的保险意识，中西部普遍采取了给予参合人员实惠的门诊补偿，希望借此缓解筹资这一老大难问题。但一方面，门诊补偿对于解决筹资难问题的有效性仍存在疑问。另一方面，通过一段时间的适应，农村居民逐步建立了保险意识，在资金投入有限的情况下，集中有限的资金提高大病补偿比例才会是合作医疗建设的初衷。

（3）通过信息公开增强农民对合作医疗制度的信心。如果对未参合的农村居民进行分析就会发现，除少数确实属于完全没有参合意愿的之外（如外出打工个人在打工地就医的报销比例严重偏低等），大部分未参合居民只是处于等等看的阶段。可以说筹资难归结到底是广大农村居民对合作医疗制度不了解和缺乏信心造成的，而这恰恰与信息公开有关。尽管有相当多的地方已经规范了信息公开制度，定期发布补偿情况，但即便在这些地区，对于信息公开的原因和功能还不甚了解。

其实，农村居民对新型合作医疗制度的不了解可以通过信息公开来逐步解决，而且目前已经有了一些比较成熟的经验，如湖北钟祥的做法。另外，当周围群众确实得到补偿的情况发生以后，参加合作医疗的示范作用就会体现出来，渐渐地参合人数就会上来。缺乏信心主要是针对两种对象：医疗机构和政府。要解决这一块的问题，信息及时披露是十分重要的，如果居民发现政府确实投入了资金，而且村里参加合作医疗群体得到的补偿确实超过自己缴纳的合作医疗参合费用，则其积极性也会提高。关键是如何利用公开的信息做好宣传工作的问题。

（4）医疗机构的政府管制和市场竞争并行。对医疗机构进行政府管制与新型农村合作医疗成败密不可分，鼓励打破地区界限的市场竞争则是提高医疗机构服务能力的一个重要手段。在目前合作医疗实际补偿比例还相对较低的阶段，两者的结合有利于降低医药价格或减缓医药价格的增长速度。

我们知道，在广大的中西部农村地区，由于当地居民收入水平不高，当地的医药价格相对较低。如今在合作医疗这一第三方付费的社会保险制度下，医疗机构很容易产生提高价格的动机。而以目前实际补偿比例25%计算，如果农村的医疗服务价格借机上涨30%，则意味着筹集到的所有合作医疗基金将尽数进入医疗机构手中，从而使合作医疗为百姓服务的努力毁于一旦。

如何能防止这种现象的发生呢？我们认为有两方面的措施：一方面加强对医药价格的政府管制，严控医药价格的上涨；另一方面则是通过市场竞争来降低医药价格的上涨。前者要求政府有关管理部门实际负起责任，而后者则要求至少在一定区域内（如地级市），患者可以自由选择医疗服务机构，且对不同县乡的同级医疗机构规定同样的起付线、封顶线和补偿比例。

2. 医疗救助管理方的制度规范建议

在农村医疗救助制度管理者——民政系统一方，在制度设计和运行管理中需要解决的问题更多还处在规范建设的层面，面临的问题也要更多一些。对该系统的建议择其要者有如下几个方面：

（1）进行基线调查，实现制度调整。正如前面谈到的，基线调查是制度设计的基石。如果没有基线调查，则民政系统对救助人群的情况不明，在避免基金出现风险的前提下，很容易导致资金的大量沉淀。由此看来，民政的管理机构应当对基线调查进行规定，即在相应的制度建立和扩展之前，必须要进行基线调查。由于地方经济与社会发展水平不同，人文与地理环境不同，各地致病原因和病种是千差万别的。进行事前的基线调查有助于了解新开展农村医疗救助地区因病致贫、因病返贫、大病分布、农村居民医药费用等情况，从而为制定政策提供依据。对于那些尚未进行基线调查却又已开展医疗救助的地区，应对已经进行的医疗救助情况进行跟踪调查，从而做到心中有数。在此基础上，结合当地是否存在合作医疗、是否可以有政策减免等因素，对医疗救助的起付线、封顶线和补偿比进行调整，从而最大限度地发挥资金使用效率。

（2）覆盖人群瞄准和增大补偿比例。从经济学基本原理出发，在一定的预算约束条件下，医疗救助的覆盖人群和补偿比例是不可兼顾的。以目前全国在农村医疗救助的资金投入，即便考虑到未来可能出现的国家财政投入迅速增长，兼顾二者都存在这样或那样的问题。

根据前期的调研以及有关的数据支持，目前医疗救助人群的瞄准情况并不尽如人意。受多种条件的影响，应覆盖而未覆盖的仍有一些。但同时相对出现更多的情况是不应覆盖而覆盖的人群，即在村民评选中始终存在偏重大病因素而不是贫困因素的现象。根据医疗救助的原理，医疗救助应当瞄准贫困人群而不是大病人群，即在贫困人口出现大病时能得到及时的救助，从而获得及时的治疗。也只有这样，医疗救助才真正能够起到减缓因病致贫程度的作用。而这样的一种目标人群瞄准也有助于预防贫困状况的进一步恶化。另一方面，如果资金投入增加，考虑到乡村社会道德观的影响，增加对患有花费巨大疾病的个人而不是整户作为医疗救助对象是可以考虑的。如果这样的人群瞄准原则得到落实，下一步的措施不应当是迅速扩大覆盖面，而是将增加的资金用于提高瞄准人群医疗的实际补偿比例。这一点，无论从现实的需要还是从政策宣传的考虑都应当这样做。

（3）提高统筹层次，减少资金沉淀。目前运行的农村特困人口医疗救助制度的统筹在县一级，覆盖率在 1.5% ~ 6% 之间，与合作医疗相比，覆盖的人群比较有限，这种情况导致基金出险的可能性相对也较大。在管理相对较少人口的县一级，即便有科学的测算为基础，每年的资金沉淀比例也会高于合作医疗。

一般而言，解决这样的问题有两种可选的方案：与医疗机构签订包干合同和提高医疗救助的统筹层次。为此，在制度方面首先应当严格规定农村医疗救助的资金沉淀上限。而地方管理机构则可以考虑一些地区城市社会保障局的做法，与定点医院签订医药费用包干合同。由定点医院在制度规定范围内对医疗救助覆盖人群进行救助，民政管理部门则担负对医疗机构执行情况的监督。一般而言，这种方式的资金利用效率更高。另外可以考虑的一个做法是提高统筹层次，如将统筹提高到地区一级，这样一个地区医疗救助覆盖人群会提高到相当于一县人口的 20% ~ 30%，从而更加符合大数定律，减少风险出现的可能性。

应当看到，医疗救助制度的很多问题都与制度衔接有关，如与合作医疗制度的衔接、与农村最低生活保障制度的衔接等。

3. 各种社会保障和商业保险制度衔接的政策建议

对于农村已经存在和正在开展的各种社会保障制度而言，如何实现制度衔接是现实的也是未来的重要目标。这种制度衔接不仅存在于合作医疗和医疗救助之间，也存在于医疗保障与其他社会救助体系之间，更存在于社会保障和商业保险之间。以下我们就制度衔接中三个较为突出和重要的方面进行分析。

（1）合作医疗和医疗救助之间的制度衔接问题。在业已存在合作医疗的地区，两种制度的衔接主要有这样一些方面：资助医疗救助覆盖人群参加合作医疗和大病二次补助与合作医疗补偿的衔接。

首先是提高特困救助人群免费参合的知晓度。一般而言，在参合方面，民政系统在资金给付方面并没有任何的问题，救助对象参合所需的资金早已到位，而卫生系统的合作医疗证也已发到各户。在这个方面应当说双方都做得不错。唯一存在的问题在于对救助对象的宣传方面，一些医疗救助覆盖的家庭自己缴纳了参加合作医疗的费用，而并不知晓自己不需要缴纳参合费。

其次是努力使受益方了解自己实际受益的情况。根据医疗救助的大病二次补助的需要，合作医疗和医疗救助在补偿金额方面存在衔接的必要和可能。一般的大病二次补助指在合作医疗补偿以后，由医疗救助为所覆盖人群提供二次补助。因为目前合作医疗和医疗救助的实际补偿比例都不很高，所以即便没有衔接似乎也不会出现总补偿超过医疗费用的情况，但从长期看，这种衔接是必要的。

在多数已经实现了该衔接的地区，具体补偿的情况只有作为供方的医疗机构和作为管理方的合管办以及民政局了解，而作为受益方的患者往往并不知情。钟祥的做法为信息透明提供了一个范例。

在钟祥，被医疗救助覆盖的患者经历住院治疗以后，在出院的时候可以得到一个包含所有减免信息的结算单。该单据上详细给出了该患者在住院期间发生的全部医疗费用。并在各行分别列出合作医疗减免多少，定点医院减免多少，以及医疗救助对象应当可以从市民政局得到多少报销。这样，即便采用的是直接减免方式，患者也可以直接地了解所发生的医疗费用是如何减免的。从而避免了减免方式造成的患者对减免部分的不了解。

第三是在信息系统的建设过程中实现信息共享。目前，合作医疗信息系统的建设已经初具规模，而民政系统也准备为农村医疗救助体系建立信息系统。但问题是，需要两个同步进行而又互不沟通的两套系统吗？毕竟从服务提供者到受益方，两种制度之间都存在着很大的重叠。

鉴于合作医疗信息系统的建设在先而且已经初具规模，所以两个系统的建设应当合并。只是需要在目前已经建立的信息系统内加入医疗救助有关信息，并将全部信息由两个部门共享，从而避免了重复建设。

（2）医疗救助和其他农村社会救助政策的衔接问题。因为，从社会保障的角度来看，农村医疗救助属于农村医疗保障的重要组成部分。在目前多数的县，民政系统对医疗救助的管理大多纳入低保管理或特困户管理的范畴。从而避免了更高的管理成本。而这样的管理有助于将目标人群瞄准相对准确，即主要以是否贫困作为医疗救助受助的指标。对于那些偶发的极其重大疾病，则可以考虑以其他的资金（如临时救济资金）来解决。

事实上，如果低保（或特困户）人群与医疗救助人群完全重合，或医疗救助人群包含全部的低保（或特困户），则无需给低保（特困）户额外医疗救助。

（3）合作医疗和医疗救助与商业医疗保险之间的衔接问题。在我们的调研中发现，在广大农村地区普遍存在着在校学生参加商业医疗保险的情况，其中的一些家庭不情愿为该学生缴纳合作医疗参合费，从而造成一些农户不能整户入保。而对于那些既参加合作医疗又参加商业保险的家庭而言，[①] 在报销的时候则发生这样两种情况：一种情况是合作医疗先报销（因为合作医疗需要保留原始单据），而后他又到商业保险公司根据报销比例再获得一份报销。另一种情况则是当该人到商业保险公司报销时，商业保险公司要先扣除他在合作医疗已经获得的赔付。无论前者还是后者都是存在问题的，前一种情况可能导致不当得利，即合作医疗和商业保险补偿之和超过医疗费用；后者则由于合作医疗报销在先，由合作医疗承担了应当由商业保险承担的部分风险，与此同时，同时参加两份保险的人群并没有获得相应较高的收益，将导致该参保（合）人参加的意愿减弱。一个可能的解决方式为，通过合作医疗管理机构和

---

① 被医疗救助覆盖的家庭很少有人会参加商业医疗保险，故忽略。

商业保险公司沟通，商业保险公司将扣除合作医疗已补偿费用，但同时给予参与合作医疗的参保人（相比于其他未参加合作医疗的参保人）更高的补偿比例。

4. 长期目标：农村社会保障局乃至国家社会保障局

在合作医疗和医疗救助制度规范建立并成熟，两者的几个基本衔接也能够做到以后，主要矛盾将集中在部门利益及其协调方面。目前合作医疗管理机构存在的最大问题是它从属于卫生管理系统，它既代表了需方的利益，又与供方有着千丝万缕的联系，身份方面比较尴尬。而作为医疗救助的管理者民政系统方面则存在覆盖人群较少而管理成本较大的问题，该系统人员对医疗服务的不熟悉也是其致命的弱点之一。更何况，两个基金截然分开使用，都会造成各自较多的资金沉淀。

所以，从长期来看，在全面建设农村社会保障体系的目标下，成立相对独立而又统领全局的专门管理机构就成为一种必然。我们认为，这样一个整合社会保障各管理部门的机构终将出现，它或许是统领农村地区的农民社会保障署，或许是在更高层级的整合——国家社会保障署。

其实，在个别地方，这种整合已经初见端倪。如在课题调研的湖州市吴兴区就结合本地区社会发展的特点进行了制度设计：为了适应农村社会保障体系建设的需要，吴兴专门成立了社会局，该局的主要职责是，作为需方的代表，在农村中为需方提供医疗保障服务。在基金管理方面，农村困难群众大病救助的基金和合作医疗基金一起都交给社会局管理和运作，但分专户使用。在合作医疗和医疗救助方面，形成由市和区二级政府投资购买农村医疗机构提供的公共卫生服务，而卫生局负责管理医疗服务的供方。

可见，这种制度安排将各个主体承担职责之间的界限划分得非常清楚，将合作医疗和医疗救助结合在统一的体制下运作，两者之间的关系完全理顺。在当前，这一制度安排对经济发达地区具有参照价值，而在未来，对于全国社会保障管理体系的建立也具有一定的启示意义。

【参考文献】

顾昕、方黎，2004：《自愿性与强制性之间》，《社会学研究》第 5 期。

韩俊、罗丹，2005：《中国农村医疗卫生状况报告》，《中国发展观察》第 1 期。

胡善联，2006：《新型农村合作医疗家庭账户的研究》，2006 年 3 月第一次新型农村合作医疗技术指导组工作会议论文。

李士雪、杨金侠，2005：《新型农村合作医疗运行中的四个隐性问题》，

《山东卫生》第 3 期。

柳拯，2005：《全国农村医疗救助现状、问题与对策》，《长沙民政职业技术学院学报》第 3 期。

罗先荣，2006：《钟祥市城乡医疗救助制度日臻完善》，《中国民政》第 3 期。

毛正中，2006：《新型农村合作医疗的方案设计与调整——经验与建议》，2006 年 3 月第一次新型农村合作医疗技术指导组工作会议论文。

毛正中、蒋家林、傅卫、李谨邑，2004：《新型农村合作医疗方案比较研究——"新型农村合作医疗方案测算、调整与完善"研究报告之一》，《中国卫生事业管理》第 7 期。

米勇生，2004：《在全国农村医疗救助工作现场会上的讲话》，民政部文件，11 月 27 日。

苗树彬，2005：《医疗卫生体制改革：评估与展望——中改院改革形势分析会主要观点摘编》，《科学咨询》第 19 期。

民政部、卫生部、财政部：《民政部、卫生部、财政部关于实施农村医疗救助的意见》，民政部文件。

时正新，2002：《中国的医疗救助及其发展对策》，《国际卫生导报》第 11A 期。

王国林，2004：《新旧合作医疗比较》，《青海社会科学》第 6 期。

（执笔人：魏众，2006 年 6 月）

新型农村合作医疗和特困人口医疗救助相结合
——制度建设的评介报告

内容提要：农村医疗救助制度的覆盖面是占农村5%的特困人口，归属民政部门管理；新型农村合作医疗制度的参合率一般都在85%左右，归属卫生部门管理；这两个制度在运作过程中的结合模式，既要有效地降低制度结合后的运行成本，让特困人口能够享受到更多的住院补偿，还要有利于两个政府部门的工作协调。经过三年试点的探索，已经产生了较好的结合模式。

关键词：制度结合　降低成本　穷人受惠

Abstract：There are two systems served in rural China for medical and health operation. One is the medical care-relief system, which covered more than 5% poorest population in rural China, belonged to Civil Administration Department; Another one is New rural cooperative health service system, which senate gathers rate was covered 85%, belong to health Department. If the cooperative pattern between two systems will go on successfully, it should firstly reduce the cost of system cooperation effectively, and those poorest population in rural China would have more opportunity to enjoy the right in hospital compensation; secondly the pattern should be advantageous in the cooperation between the two governments departments. Now, with over 3 years' research and reform, we have find out more practical pattern for cooperation successfully.

Key Words：System Cooperation; Cost Reduction; In the Poor's Favor

新型农村合作医疗试点工作自2003年开始至今已经三年，全国开展试点的县（市、区）达678个，覆盖农业人口2.36亿，占全国农业人口的26.7%，农民参合率已达75.6%。中央和地方政府已投入资金63亿元，占筹资总额的57.7%，如此大量的财政资金用于农民的基本医疗保障，在中国历史上还是首次，体现了中央在"建立和谐社会"和解决农民医疗保障问题的责任和力度。从整体上看，新型合作医疗制度改善了农民对医疗服务的利用，并在一定程度上减轻了他们的医疗负担，尽管目前筹资水平还不高，离实现帮助农民摆脱患病经济风险的目标还有相当大的距离，但这毕竟是朝着为农民提供基本医疗保障的方向迈出的第一步，在保护农民健康、缩小城乡居民的健康差距上起到了积极的作用。虽然在筹资、管理、服务提供和费用控制等环节还存在一些问题，新农合的建设还有待于继续完善，但总体上看，试点工作已经取得了明显成效。目前新农合的规范管理和运行机制已初步形成，基金运行基本平稳，农民对医疗服务的利用率有了明显改善，医药负担得到了减轻，农民对新农合的信心正在增强，并促进了农村卫生事业的发展。新型农村合作医疗制度的基本原则和组织框架，在实践中证实：符合农村的实际情况，现在可以保持基本稳定。而开展农村特困人口医疗救助制度（以下简称医疗救助）一般要晚于新农合开始运作的时间。医疗救助是构成农村基本健康保障制度的一个重要部分，两个制度结合到一起运作的试点县时间最长的也只有 2 年，就将来要覆盖全国农村的健康保障制度的建设来说，还处在创建期，各试点县都在陆续探索并积累了许多的经验。中央对推广新农合已经制定了一个明确的时间表，要在 2008 年达到基本覆盖全国的农村。因此对两个制度结合运作的状况做一个总结和评介就非常必要，从中提炼出一些政策建议，有助于今后全面推动农村健康保障制度的建设。

一、新农合和特困救助结合的总体状况

本次评估在全国 29 个省（市）257 个第一批试点县的新型合作医疗管理机构、县医院和乡镇卫生院进行了抽样调查，并在 8 个县开展了典型调查，与各级政府和卫生部门的管理人员、合作医疗监管委员会主要成员、县卫生机构管理人员和骨干医生、乡镇卫生院管理人员和骨干医生、县乡合作医疗管理办公室工作人员、村干部、村医、农民和医院就医的患者等 150 多人（次）进行了访谈或专题小组讨论，以此为基础，我们完成了研究工作中第一手资料的收集。

1. 试点县的基本情况

统计结果是，255 个试点县的平均国内生产总值为 78.2 亿元，农民年人均纯收入为 4161 元，高于当年的全国农民人均纯收入 900 元，这表明试点县的总体发展状况处在全国的中上水平，它们的管理状况同样也应该高于全国的平均水平。因此对以下的分析结果都应该在这样的总体背景下来理解。

　　大部分试点县制定的特困线在700元以下，现在中央政府规定的绝对贫困线是683元，因此在中西部地区，各县的民政部门确定的特困线和绝对贫困线与国家的标准基本上是一致的；但有21个县的特困线在1000元以上，所以特困线的确定和试点县的经济发展水平存在着正相关的关系。

　　试点县确定的特困人口占农业人口的平均比例为3.7%；获得特困救助的人口占农业人口的比例为1.4%，但占农村特困人口的比例达到了39%；受益人口里包括了得到门诊补偿的人数。试点的结果表明，特困救助制度取得了较好的社会成效。

2. 试点县特困救助资金的来源

　　特困救助的资金主要来源于县级财政拨款，占60.4%；其次是上级财政下拨，占28.6%；两项相加占89%；救助资金主要来自于政府的投入。需要加以说明的是，因为上海的郊县和浙江省的试点县投入的特困救助资金量较大，拉高了试点县的平均值。下面去掉了这两个省市试点县的样本之后，表5较为正确地反映了特困救助资金的一般投入状况。

　　可以看到，中高收入水平试点县的人均特困救助资金只有20元，中等水平以下的试点县的人均投入只有12元，这样的资金量达不到实现特困救助政策目标所需的最低资金规模。

3. 门诊费用和住院费用的补偿情况

　　图1将补偿比分成5个不同的区间，门诊费用的补偿水平主要集中在20%~40%之间；住院费用的补偿水平主要集中在40%~60%之间。

　　图2将特困人口人均住院补偿金额分成8个区间，56个试点县的人均住院补偿金额在500~1000元之间，41个县在100~500元之间。

4. 特困救助和新农合结合的状况

　　按图3所示，特困救助和新农合结合的试点县占到83%，特困救助独立运作的试点县占9%，未建立特困救助制度的县只占2%。

　　图4的统计分析结果表明，试点县中171个县对特困人口实行了二次补偿的方式；22个县只提供参合费用；29个县对特困人口实行单独报销的制度。

表1　2005年255个试点县的基本情况

试点县（个）	国内生产总值（万元）	农民年人均纯收入（元）	贫困线（元/人年）	特困线（元/人年）	医疗救助的乡镇覆盖率（%）	每人每年缴纳合作医疗参加费（元）
255	781895	4161	944	683	98.88	17.64

表 2   试点县特困线的分布

特困线区间（单位：元/人年）	频数
200 以下	9
200～499	15
500～599	10
600～699	90
700～799	11
800～899	11
900～999	0
1000～1099	8
1100～1200	3
1201～2000	10

表 3   试点县特困救助的基本状况

	有效样本县平均值
农业人口	394890
贫困人口	32437
贫困人口占农业人口的比例	8.3%
特困人口	14648
特困人口占农业人口的比例	3.7%
获得医疗救助特困人口	5737
获得医疗救助特困人口占农业人口的比例	1.4%
获得医疗救助特困人口占特困人口的比例	39%

表 4   试点县特困救助资金的组成比例

	单位	医疗救助资金总额	上级财政支出	县级财政支出	乡镇财政支出	国外援助	其他
金额	万元	22064	6304	13335	328	0	373.4
县平均	万元	113.7	32.5	68.7	1.7	0	1.9
比例	%	100	28.6	60.4	1.5	0	1.7

表5　不同收入水平县的特困救助资金情况

	单位	低收入水平的县	中低收入水平的县	中等收入水平的县	中高收入水平的县	高收入水平的县
金额	万元	211.6	600.6	1068.2	1760.2	3293.1
县平均	万元	6.4	18.2	32.4	53.3	100
特困人口人均	元	10	14.4	10.7	20	80

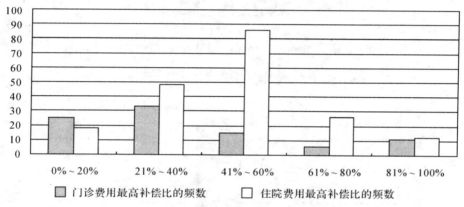

图1　门诊费用和住院费用的补偿比例

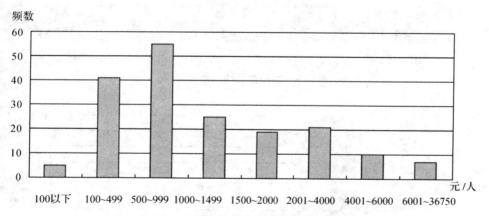

图2　特困人口人均住院的补偿金额

5. 特困医疗救助资金的管理

图5的统计分析结果表明，180个试点县的特困救助资金由县民政局来管理，11个县由卫生局管理，22个县由卫生局和民政局共同管理，24个县归其他机构管理。

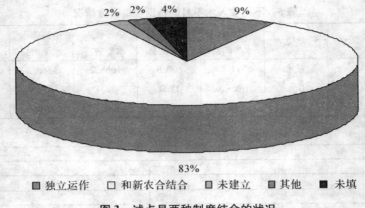

图3　试点县两种制度结合的状况

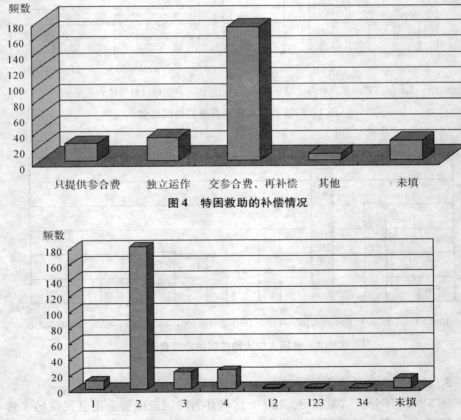

1. 由卫生局管理；2. 由民政局管理；3. 由卫生局和民政局共同管理；4. 由其他机构管理。

图5　特困医疗救助资金的管理状况

二、新农合和医疗救助制度结合的运作

我们从如下四个角度来观察农村健康保障制度的运作状态：①听取县、乡二级主管干部的汇报和参阅相关的政府文件；②在乡镇的合管办、卫生院、村医处走访，考察制度的一般运作状况；③入户访问受益的农民和未受益的农民，听取他们的议论；④利用对农户和农村卫生机构的抽样数据资料。我们的研究重点在这两个制度的结合方式上，即在什么样的条件下，哪一种结合方式相对来说比较简单，制度的运作成本比较低，能够稳定运作的前景比较明确。

我们做典型调查的8个县，都在按照文件规定的模式来建设新农合，它们在对新农合性质的认识和实现的政策目标，建立组织机构和决策程序，规定机构之间的职责关系，制定运作的规章制度，建设信息管理系统，根据运行的结果调整管理方式等主要环节上，都在努力争取达到制度化的要求。在对新农合各个管理层次人员的走访调查中，我们看到，曾经得到过省和部里专家技术指导的县，它们的制度安排和工作水平明显要好，它们会对制度环节中相互关系的处理提出问题，注重制度环节中细节的作用，认知的能力明显提高，具有根据具体情况做出局部修正制度的能力；而主要依据对文件的理解来建立制度的县，在认知的深度上就存在着较大的差距，制度建设就较为粗放，在关键的细节上处理不好。两者之间的差距，可以用新农合运作过程中对两个具体问题的评判来说明：

（1）关于给农民做体检的作用，新农合运作状况较好的试点县的干部，对体检行动能够增加农民信任度的判断会提出质疑，给自己出一些有深度的自考题来思考；而一般县的干部往往把它作为成功的经验来表述。

（2）有关参合率和知晓率的问题，工作扎实的县会把这两个问题分别提出，而且认为提高知晓率更为重要，当地出台很多的措施就是针对提高农民的知晓程度的；而有些县为了表现新农合工作的成绩，干部比较强调每年参合率的增长，不会主动提出有关提高知晓率方面的问题。安徽岳西县、湖北钟祥县和浙江的吴兴区，在上述两个问题上都提出了具有深度的探讨性看法，当地新农合运作的效率也较高。岳西县[①]采取了倾力打好"第一仗"的工作策略，同时解决农民参合率和知晓率的问题，开始筹资前历经一个月的时间，集中人力

---

① 蒋中一,，2006：《安徽岳西县农村特困人口救助制度的调查》。

和财力，一次性出大力把信息的普及率和透明度做到位；钟祥县①采取了针对特定对象解决医患信息不对称性的难题，合作医疗管理办公室专门出版了一份如同报纸的宣传材料《新型农村合作医疗政策资讯》，入院患者人手一份，内容包括新合医的规章制度和农村典型案例，讲解新年度的新措施，同时对上季度的基金运行情况和上年度的二次大病补助情况进行了公示。这既有宣传的意义，也有监督的作用。认真解决新合医的信息公开性和透明度问题，可以打好新合医的信息基础建设。虽然三个县的经济发展水平差距很大，但新农合的管理水平可以划归到同一档次内。

民政局方面的工作程序和卫生局有很大的不同，这是由工作的性质不同所决定的。在确定农村特困人口和五保户的过程中，从个人提出、村民代表评议、张榜公示、两级审批到建档发证，已经建立了规范的操作程序，大部分的县都能够按照规定的程序执行。这个过程中现在存在的问题有两个：第一，尚有一些县因各种原因还未设立特困户的制度和控制指标，还笼统地叫做贫困救济户，救助对象还比较模糊；第二，执行程序过程中落实不力的现象，在入户调查中看到，特困人口的家庭成员不知道自己享有医疗救助保障的比例极高，对医疗救助制度的知晓率要远远低于新农合的知晓率。原因之一是这个弱势人群的认知能力相对要低一些，平常就生活在村社社会的边缘；或者有些特困人口就是村委会指定的，他们本人并没有参与评定过程。发放医疗救济补助金都是按照民政局的常规执行，② 按规则开始应有特困人口自己提出申请，讨论公示，再逐级上报审批，但实际上有相当比例的特困人口自己并没有提出申请。一般都是县民政局按照当年医疗救助金的总额，参考各乡镇特困人口的人数和状况分解资金指标，规定几个发放救助金的档次，然后由乡镇的民政办来确定具体的受益人选，上报后做取舍平衡，就决定了下来。这个执行过程存在两个问题：①制度化程度不高，人为因素的介入较多；②医疗救助金的使用往往不够充分，经常发生年度资金沉淀较多的状况，也有个别县发生了基金出险的案例，医疗救助基金发放的平衡和调整，更多地取决于当事人的主观判断。如果把两个主管部门多年形成的工作习惯暂时放置不论，就目前新农合和医疗救助这两个制度运行的状况来比较，新合医的制度化程度要完善一些。

---

① 魏众，2006：《湖北钟祥县新农合和特困人口救助制度衔接的调查》。
② 姚宇，2006：《陕西洛川县农村贫困农民医疗制度的调查》。

三、关于农村特困人口的医疗救助制度

农村的健康保障体系由农村公共卫生服务、新型合作医疗制度和农村特困人口医疗救助制度这样三个部分组成，三者相辅相成，构成农村的健康保障安全网。根据国外经验和国内的制度试验，农村特困人口医疗救助也形成了一套建立组织机构和规范规章制度的既定模式，这可以简要地表述如下：

（1）在县级成立医疗救助的领导小组和管理机构，领导小组负责筹资和决定政策，确定服务包、补偿比和封顶线；管理机构负责控制制度的运作，管理救助基金，处理审核、补偿、报账等事务。乡镇的医疗救助小组按照方案经办具体事务。定点医疗机构提供医疗服务和补偿业务。

（2）按照自愿公平的原则和民主评议的程序评定特困人口，一般规定特困人口占县农业人口的比例为 5%，如果资金较为宽裕可将该比例提高至 7% ~10%。

（3）特困人口须凭救助卡在定点医疗机构就诊或接受预防保健服务，就医处方必须遵循公布的常规检查和基本药物目录。.

（4）医疗救助的补偿方式一般有两种：其一，特困人口的就医者和住院者持就医凭证，经乡镇小组干部审查和财务核准后，报账兑现补偿；其二，在医院就诊付费时直接获得减免。此外，建立配套的特困人口医疗救济卡管理制度、双向转诊制度和督导检查制度等。

如果要在县里单独建立一套医疗救助制度，和新农合一样就需要配置相当的人力和资金，但它服务覆盖的人群只有农村人口的 5%，人均成本显然是太高了，因此较好的办法就是把两个制度结合起来运作，平摊制度费用后，人均总成本就可以降到较低的水平，这就是各地都采取结合运行做法的原因。医疗救助的组织方式、运作规则和新农合是相似的，即使不做解释和培训，在开展了新合医试点县的卫生部门就能顺理成章地照办。对民政局而言，组织方式的大部分信息是新的，需要继续学习。[①] 但在调查中看到，由于这两项制度运行的时间都不长，卫生局和民政局两边的干部都没有接受较为系统的培训，因此对制度的理解都存有偏差。对负责新农合运行管理的人员来说，他们的理解是，民政局给特困户交上参合费，让这部分人群加入进来，就能够共享新合医提供的基本保障；即使他完全不知道救助制度的组织方式，在执行救助制度的

---

① 金成武，2006：《云南会泽县农村健康保障制度的建设》。

过程中也不会出较大的问题。但对民政局的干部来说，他的理解偏差就会产生问题，帮助特困人口交了参合费，当年能享受到新合医补偿的特困人口比例如此之低，加入新合医后，特困人口受益的机会并不大，之后还要民政局来做二次补偿，与其如此还不如直接搞一次性补偿。但也有样本县的民政局制定了对特困人口就医情况的审核规则，按照医疗费的多少，分档确定了报销比例，因此要执行这套标准，它原来的工作方法就不能适用了，必须和新农合结合运作才能够做到。

由于民政局多年来执行的工作模式，比较强调以奉献精神和社会责任感来激励干部，而在提高目标人群的精确度、规章程序的相互配套、降低制度运作的成本、调整制度运行的状态等制度化的思维方式上，接受的训练相对要少一些。在调查中看到，县民政局的干部中比较全面了解新农合的规则和运作方式的确实不多，而且很少有人知道特困人口医疗救助是一套具有标准化组织规范的制度，所以他们习惯于用他们熟悉的思维方式来看待两个制度的结合和运作，而对制度化运作的长处和非制度化运作的短处，不是很快就理解和接受的。这就是在两个制度结合运行中出现不够密切配合的认识原因。

四、降低新农合就医门槛和制度风险的问题

我们知道，在新农合的制度设计中，为了克服参合人群的"逆向选择"倾向和保证补偿基金的安全，规定了起付线、补偿比和封顶线；而起付线、补偿比和封顶线，也是调整新合医运行状态的控制机制，变动它们能够调整受益人群的比例和获得的补偿水平，它们是新合医设计中十分灵敏的操作杆。

新农合和医疗救助结合运行，起付线和补偿比就变成了特困人口就医的门槛，因此从某些个案出发，作为提出假设的基础，遵循以下的逻辑就能推出这样的结论：因为特困人口家庭的收入很低，他们可能筹不够越过起付线的钱，付不出开始需要自付的医药费，因而被迫放弃就医，就不能够得到参加新合医给予补偿的好处；并且做进一步的推论，认为这个问题不仅对特困人口存在，即使对一般参合人群中的低收入群体（稍高于特困人口收入水平的群体）也如此。但从农户抽样资料统计分析的结果来看，按上述逻辑提出的看法存在着绝对化的倾向，贫困人口和较富裕的人口相比，在利用新农合的能力和实际的结果这两方面确实存在着差距，这个差距可以用统计结果来表示。

对参加新农合的知晓率，特困群体与其他收入组基本处在相同的水平上，但不参加新合医的比例和完全不知道的比例确实要比其他收入组的人群低。需

要说明的是，进入这次统计的试点县的平均经济发展水平要高出全国的平均水平，新农合的管理水平同样要高出一般县的水平，所以，试点县的样本平均值要较大地高出总体平均值。

从表6中反映的不同收入组从住院和门诊得到的补偿比例来看，特困人口能够得到的补偿比例确实要比其他收入组低，但他们之间的差距显得并不很大，由此可见，提出新农合提供的医疗保障中存在着"覆盖盲区"的看法不是很确切，应该说新合医提供的保障功能并不是均匀的，对特困人口存在着功能弱化的现象。① 由此已经引发了有关"穷人帮富人"的争论，从统计结果看，这个争论显然很不确切，但在一定程度上反映了在制度设计和试点过程的初期，对新农合究竟能把医疗保障问题解决到什么程度认识不够全面。随后做的政策宣传上也发布了某些不够正确的信息，造成了社会认识上的分歧。但有一种看法认为，新农合本身就是存在着"穷人帮富人"偏向机制的制度，这是不正确的。由此提出大幅度地降低起付线和调高补偿比的意见，对保证新合医长期稳定运行是不利的，这将把新合医放置在一个高风险的运行环境中。新农合的功能弱化区正是经过几年的试点工作后发现的，也正在经过继续试点并给予修正。正确的态度是要承认这个弱化区的存在，用类似于"打补丁"的办法，设计一些补充制度和规则来逐步改善新农合的功能。但必须认识到，做好这个制度修正还存在着较大的难度，并不是发现了问题，就一定能够找到解决问题的办法，一般还需要经过不断地试错和持续的试验，逐步来完成这个修正过程。

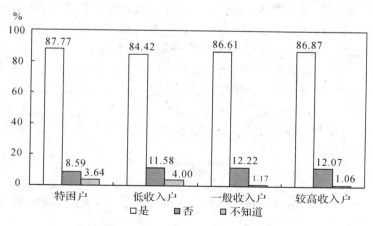

图6　不同收入组对参加新农合的知晓率

---

① 罗楚亮，2006：《农村新型合作医疗制度实施中的收入制约》。

表6　参加合作医疗以来是否报销过医疗费

	报销了住院费	报销了门诊费	住院门诊均报销过	未报销过任何费用	合计
特困户	21 (4.23)	199 (40.1)	31 (6.26)	245 (49.4)	496 (100)
低收入户	66 (6.58)	414 (41.28)	84 (8.37)	439 (43.77)	1003 (100)
一般收入户	76 (5.59)	632 (46.47)	104 (7.65)	548 (40.29)	1360 (100)
较高收入户	66 (4.78)	650 (47.03)	105 (7.6)	561 (40.59)	1382 (100)

注：每个单元格的第一个数字表示观测值的个数；括号内数字表示所占百分比。

　　岳西县从五保户500元的年度补助金中拿出100元作为医疗救助基金，以乡镇为单位统筹使用，帮助五保户越过就医门槛。参照这个补充制度设计，可以推广到特困人口。现在农村的特困人口的年度补助金很多地方都不到200元，再从中提取医疗救助基金实在是勉为其难，因此可以考虑在交过参合费后，民政局把余下的特困人口医疗救助金分成两个部分，一部分用于帮助特困人口越过起付线的补助；另一部分用于特困人口就医自缴部分费用的补贴。一个乡的五保户毕竟人数有限，管理上比较简单，但要在特困人口中实行这个新办法，首先是覆盖的人数多了数倍；其次是在决定给自缴费用的补贴时，必须考虑医疗费的分档、就医医院的分级、住院和慢病等因素；管理成本就大幅度增加，所以二次补助就必须采用和新农合同构的制度化管理方法。从逻辑上说，新的办法还会带来另一个好处，就是把特困人口的医疗救助从事后救助变成了就医住院时的同时救助，但需要关注的是，这种方式需要增加一笔较大的制度运作费用，新农合管理上的难度将至少升高一个级别。这仅仅是一个补充制度的设想，有多大的可行性，能够解决多大的问题，都还是未知的，需要继续试点和积累经验。

五、两个制度的稳定结合取决于部门协作的效率

　　一般说来，新农合和医疗救助的结合点就是在民政局给特困人口交付参合费上，在大多数的县里，新合医的大病补偿和民政局的二次救助是各行其是，

在运作上并没有更多的协调联系。湖北省钟祥县的做法有其特色，叫做“一单清”：特困人口就医住院以后，出院时定点医院将开列出一个包含所有减免信息的结算单，该单据上详细列出了住院期间发生的全部医疗费用，并在各个项目下分别列出合作医疗减免多少，定点医院减免多少，以及医疗救助对象可以从民政得到多少救助金等。这样，即便采用直接减免方式，患者也可以知晓他发生的医疗费用是如何减免的，知道该去哪儿找到医疗救助，从而避免了减免方式造成的患者对减免部分的不了解。[①] 采用减免方式有助于起到降低就医门槛的作用。这样的制度运作时间长久了，就有更多的特困人口知道自己有获得医疗救助的权利，在心理上也可以产生降低就医门槛的效应。

和上一节所表述的补充制度不同，钟祥县的制度设计虽然不能够直接起到给患者降低新农合就医门槛的效用，但给患者开出的清单，在账面上增加了特困人口二次救助的有关信息，提供这个信息，就需要对特困医疗救助行为有一个制度化的运作机制来支持，这是必要条件；而且必须纳入到同一个计算机网络管理程序中来执行，这是充分条件。建立一个制度化的特困人口救助制度后，由于新农合和医疗救助制度上的同构性，对新合医的管理人员来说，理解和同时执行医疗救助的操作程序，是顺理成章的事情，不会增加多少工作上的难度和工作量，但这对促进医疗救助运作的公平性、透明性和程序化的作用很大，这是两种制度结合运行后降低制度成本增量的一种方式。但就制度结合运行的稳定性和持久性而言，首先新农合要把自身的制度建设做得更为扎实；对民政部门来说，上述的做法虽然参与具体的操作要少一些，但也必须对新合医和医疗救助的制度化运作机制有清晰的理解，这样两个部门之间能够很好地进行沟通和协商，并不是照单付款就尽责了。

湖州市的吴兴区结合本地区社会发展的特点进行了制度设计，可归结为“农村三条医疗保障线”。第一条保障线是，在农村合作医疗基金中每人划出15元统筹使用，用于参合农民在社区卫生服务站或服务中心就医时的门诊报销；第二条保障线是，新型合作医疗的大病统筹制；第三条保障线是农村困难群众大病救助制度。和其他县相比，它的制度安排有4个特点：①在农村中提供医疗保障服务的责任都由社会发展局来承担，也就是说农村医疗服务市场中，卫生局管的是供方，社会发展局管的是需方，比照卫生局既管供方又管需方的模式，该模式形成了互相制约的关系。②规定只有到社区服务中心或服务

---

　　① 钟祥市人民医院的案例中，某特困患者因尿毒症入院50天，付出医疗费用4806元，减去1000元起付线后，合作医疗减免了319元；根据医院规则又减免了1242元。总费用减去以上各项减免后，再乘以30%得到373元，这是医疗救助的救助金额。最后该患者实付1871元。

站就诊，才可以在门诊统筹基金中补偿，做到小病基本不出村，但政府主要担负起了按相同的水准建好服务中心或服务站的投资责任。③农村困难群众大病救助的基金是由市、区二级财政投入的，和合作医疗基金一起都交给社会发展局管理，但分专户使用，这是市政府的决策。① ④市和区二级政府投资购买农村医疗机构提供的公共卫生服务。吴兴区农村医疗保障的制度安排中，各个主体之间承担的职责界限划分得非常清楚，它最大的特点是，新农合和救助制度结合在统一的体制下运作，由社会发展局来指导，两者之间的关系是完全理顺的。能够形成这样的制度当然和市政府的投资强势是密切相关的，但并非有了资金就决定了一切，某些发达地区就并非如此。吴兴区政府的制度安排如此完整，首先是因为把保障农民的健康水平提高到建设农村和谐社会的高度；再者，领导和操作两个层面上的干部都能够很深入地研究农村医疗保障制度的基础理论和运作规律，具有自觉的制度创新能力。吴兴区的制度安排对经济发达地区具有参照价值。

六、关于政策和工作的建议

通过我们对新农合和医疗救助结合运作方式的案例观察和统计分析，提出如下的政策建议：

（1）把新农合和医疗救助结合起来运作，是完善农村医疗保障制度建设中一个运作成本比较低的制度安排。很多县里自觉地选择了结合起来运行的决策，无疑是看到了这个长处。由于各个县的发展状况不同，而且无论是新农合，还是医疗救助，运行的时间都不长，采取什么样的结合方式更好，应该继续鼓励各地试验和创新，现在还不宜确定统一的模式来推广。但有一点必须强调，无论是新农合还是医疗救助，当前都要把提高运作的制度化程度作为工作重点。

（2）要使得两个制度结合得较好，必须先把新农合的制度建设做得很扎实，这是完善农村健康保障制度的基础。现在较为普遍存在的不良倾向是：偏重投资，不重视软件建设；偏重进度，不重视规章制度的落实；偏重粗放经营，不重视细节上的巩固；所谓的"萝卜快吃不洗泥"现象。就卫生局而言，只有把新农合的制度运作变得更规范化了，才能带动医疗救助有效地运作。

---

① 湖州市委、市政府，2004：《关于进一步加强农村卫生工作的意见》。

（3）对于民政局来说，当前的工作就是要进一步提高特困人口医疗救助的制度化程度。首先要深入学习医疗救助模式的由来和它的理论基础，把制度运作的成本和效率这些概念引入工作的衡量标准；同时也需要了解新农合的制度安排和运作特点，这是两个制度结合运行的思想基础，应该郑重地提出来。这是一件难度和工作量都很大的工作，需要花费很大的精力来落实，建议和卫生局一起搞好合作研究，共同举办各种形式有关制度建设研讨和学习的交流活动，在研究、指导和操作这三个工作层面上达到高度的认识协调。

（4）必须增加农村特困人口救助基金的投入力度。现在很多县救助资金的投入渠道很少，资金来源不稳定，中等发展水平以下县人均救助基金只有12元，要使得特困救助制度能够达到它的政策目标，起到稳定农村社会和提高人道主义精神的作用，就必须达到它最低的资金规模，这是投资的规律所决定的，比如国家级的贫困县岳西县救助金达到人均33元就是一个参考值。究竟多少合适？还需要做调查和后续的专门研究来解决。两个制度结合运行，能够较大幅度地降低运行成本，但运行成本比起单个系统运行的成本还是要增加的，应该正视这个新的问题。要保证制度结合之后的稳定运行，就必须解决新增运作成本的资金来源。运作费用的问题现在新农合的试点县解决得并不好，所以必须给予认真的关注。

（本文发表于《中国人口科学》2007年第2期。执笔人：蒋中一，2006年7月）

构建竞争性县乡医疗服务供给机制

——江苏案例研讨[*]

内容提要：县乡层次医疗市场的垄断性，是造成经济改革以来农村居民"看病难"和"看病贵"现象的原因之一。打破垄断，必然触动垄断性医疗机构及主管部门的利益。因此，培育竞争性医疗服务供给机制，取决于政府执政理念和卫生行政部门职能的转变。江苏农村卫生改革的案例，为此提供了一个备选政策方案。

关键词：农村　医疗体制　改革

Abstract：Monopoly in medical market at township and county levels is considered one of the important causes of the enormous difficulties for farmers to see doctors and the high cost of medical services unaffordable to farmers. But breaking the monopoly will undoubtedly hurt the interests of monopolistic hospitals as well as health authorities. Therefore, to create a competitive mechanism in medical services will require that the government changes its way of governance and that the health authorities change their way of functioning. Rural health service reforms in Jiangsu Province can shed some light on policy options facing the nation in this field.

Key Words：Rural Area；Medical System；Reform

在以往 20 多年里，单纯追求经济增长的倾向主导全国上下，卫生体制改革和卫生投资成为一个备受冷落的话题，至多被认为是卫生部门的事情。当公共健康安全遭到疫情袭击的时候，当"看病难"和"看病贵"引发社会普遍

＊ 对于笔者的调查，江苏省委政研室、苏州市及所属吴江、常熟和张家港市的卫生局以及合作医疗管理所（办公室）曾给予大力支持，宿迁市沭阳县政府办公室也曾提供所有必需的帮助。此外，笔者还得到调研地区乡镇政府、医院、卫生院、村委会、村卫生员和村民的热情接待，谨在此一并致谢。

不满的时候，政府不得不仓促应对。加之媒体引导的舆论难免情绪化，往往用一种倾向掩盖另一种倾向，致使舆论压力下短期出台的措施很可能留下长期性的隐患。例如，增设卫生基建项目、新办平价医院和迅速扩大社会医疗保险覆盖面，等等。最近，还有实行基本医疗免费的建议广为宣传。然而如果没有相应的卫生体制改革与之齐头并进，再多的投资也难以产生预期的效果，而且还会浪费已有的巨量卫生资源。试想，既然新建公立医院能够"平价"，原有的公立医院又当如何？回顾人民公社时代"看病不要钱"的规定，如何使绝大多数村庄的合作医疗制度不可持续的教训（朱玲，2000），就可以知晓目前普遍实行免费医疗是多么不切实际。进一步讲，在政府和社会对药品行业和医疗机构尚无有效监管机制的情况下，扩大社会医疗保险很可能主要使这两个行业的经营集团而非投保人优先受益，并且因此将带给保险基金更大的财务风险。一旦社会医疗保险的财务不可持续，政府必将遭受巨大的信用危机。因此，尽管深化卫生体制改革相对于增加卫生经费而言要困难得多，但却是万万绕不过去的一道关口。"亡羊补牢，未为晚也。"只要社会、政府和公众一起耐心地参与卫生服务供给和筹资机制的重构过程，必将培育出既适合中国国情，又蕴含健康公平性，同时还富有效率的卫生体制来。在这个意义上，那些产生于中国本土同时又适应经济市场化和全球化态势的卫生改革经验，尤其值得珍视。

　　迄今为止的卫生经济学理论和实践表明，疾病发生和治疗的不确定性，以及医患双方信息不对称（Arrow，1963），使得单纯的市场调节和单纯的政府调节在医疗服务领域双双失灵。因此，世界上大多数国家都从不同角度转而采用"准市场机制"，或者把竞争引入政府失灵的领域，或者将强化的政府职能引入市场失灵的环节（Tanzi and Schuknecht，2000）。卫生服务提供者有公立机构和私立机构，卫生筹资来源有公共资金和私人资金，这四种因素加上各种中间形式可以有多种组合。不同的国家、地区和社群无论选择的组合有多少不同，由此而形成的卫生制度至少应包含如下公共政策目标：第一，保障所有国民能够获得质量可靠的、成本—收益划算的基本卫生服务。第二，保护国民免遭大病医疗支出给家庭经济带来的重创。第三，激励适宜的服务供给而非过度治疗，即保证服务质量和控制成本。在亚洲发展中国家当中，斯里兰卡的卫生体系在国际上备受推崇。其中有一条经验，是政府出面建立一个服务于所有收入组的医疗网络，阻止这一网络中的医院采用高科技，并对网络中的医务人员施加长期性的监督压力，促使其提高服务效率。与此同时，大力推广一般药品（非专利仿制药）的使用。目前，一般药品在斯里兰卡的私立医疗机构中占药品使用总量的65%，在公立医疗机构里则占100%。在这样一种多元服务供给者服从低成本技术采用战略的情况下，斯里兰卡的孕产妇死亡率、婴幼儿死亡率、人均预期寿命、预防 HIV 和艾滋病感染等指标，都处于亚洲发展中国家的前列（Walford，Pearson，Eliya and Fernando，2006）。

斯里兰卡的经验对于中国的大众医疗服务和社会医疗保险管理，特别是对欠发达乡村的基本医疗供给制度，无疑具有借鉴意义。事实上，中国在村级卫生服务供给中一直推行低成本技术路线，在筹资和管理方面也有政府、卫生行政部门、村委会和村民有效合作的经验。目前面临的主要问题，是如何在经济市场化条件下推广这些经验，并由政府拨付村级自治机构一定比例的预算资源，以保障村卫生室/社区卫生站的基本运行成本得以补偿。① 进一步讲，我国村级医疗服务涉及的几乎都是小病，并非是造成农民群众当前"看病难和看病贵"的主要原因。致使他们对就医产生这种切肤之痛的感觉的，是医院提供的服务。这些医院服务带给患者的昂贵支出，并不仅仅是因为引入高科技，而主要是来自趋利动机下的过度治疗。因此，中国卫生体系亟须解决的问题，并非是对那些已经采用的高科技弃置不用，而是因势利导，改变政府对医药市场的扭曲、改革医疗机构的激励和制衡机制。在这篇研究报告中，笔者仅针对农村县乡医疗体制改革展开讨论。

当前，县乡层次的政府医疗机构运行实质上已经市场化。可是这些机构，特别是县级医疗机构得自政府授权的垄断地位并未被触动，这就赋予县乡层次的医疗服务供给以垄断市场的特征。在这种条件下，服务机构欠缺改善质量的激励却不乏提高价格的动机，患者则对服务质量、效率和价格几乎别无选择，在医患关系中只能陷入绝对劣势。扭转这一局面的关键，在于引入竞争、打破垄断。有鉴于消费者（患者）尚处于"一盘散沙"般的无组织境地，"解铃还需系铃人"，垄断性市场的转变还不得不依赖于政府出手，给予"第一推动力"。这无疑是一个涉及多方利益相关者的制度创新过程，故而也是一个充满变数的试错过程。进入 21 世纪以来，江苏农村的县乡医疗机构都在不同程度上经历着这样的制度变革。了解由此而积累的经验，对于解决全国性的"看病贵、看病难"问题将不无裨益。以下正是从这一角度，尝试解读江苏农村卫生改革的案例。

---

① 参见朱玲：《基本健康服务供给中的激励和制衡机制》，载《社会政策研究》2006 年第 1 期（创刊号）。

一、设置社会办医疗的格局

实现垄断性医疗市场向竞争性市场转变的一个前提，在于政府执政理念和卫生行政部门的职能转变。笔者在江苏调查中注意到，"社会办医疗"，正是这种转变的一种体现。对此，沭阳县官员的态度尤为鲜明："政府对各类医院都一视同仁，因为只要医院办在沭阳县大地上，不论公立民办，都得为沭阳老百姓服务，都有利于沭阳卫生事业发展。"① 在沭阳县，社会办医疗格局形成的前奏，可以说是县乡医疗机构人事管理制度改革。1996 年，所有医务人员划归县人才中心代管。1997~1998 年，从院长竞争上岗推广到全员竞争上岗，排除冗员岗位 161 个。经业务考试与考核未获得岗位者，降低工资在医院设置的新增服务部门上岗。2000 年，推行县乡医疗机构产权改革，委托经营、股份制改造或股份合作等多种办院形式出现，从而形成社会办医疗的格局。在此期间，政府把工作重点逐渐集中到保障公共卫生服务供给、实施卫生服务监管和推行合作医疗保险制度上来。在这些制度变革中，产权变化虽然震动舆论却也在绝大多数改制医院中实现了平稳过渡。导致这种理想状态出现的一个主要原因，可以归结为改制程序设计严谨、信息公开和实施过程公正。这些，在张家港市鹿苑镇卫生院改制的案例中都有所展现（参见：医生办医院案例 1）。②

医生办医院案例 1　一个乡镇卫生院的两次产权变更

2004 年，张家港市政府决定，撤乡并镇后每个建制镇保留一所公立卫生院，对多余出来的 15 家卫生院实行产权改革，原先的鹿苑镇卫生院就是其中一个。当年 9 月，该院现任院长陆大夫在竞标中一举胜出。他回忆道，市政府对改制有明确的文件规定。符合竞争资格的人包括 3 类群体：第一，全市范围内乡镇卫生院的正副院长，以及市级医院、乡镇中心卫生院和改制卫生院内的中层干部；第二，主治医师以上的医生；第三，担任住院医师 5 年以上的医务人员。竞标之前，改制卫生院均已由中介机构评估核定资产，竞争者必须在规定日期内向市政府缴纳 20 万元保证金。鹿苑镇卫生院的资产核定为 591 万元，

---

① 此处有关沭阳县的信息，来自笔者 2005 年 11 月 24 日对沭阳县卫生局局长王伟章的访问和 11 月 25 日晚与县长蒋建明的谈话。

② 鹿苑镇案例根据笔者 2005 年 4 月 26~27 日在张家港市卫生局和鹿苑医院的访谈记录整理。

竞争者共有 9 名。根据市里的文件规定，投标者之间不可展开价格竞争，只能在发展计划上做文章。竞争者的筛选程序是，先做个人演讲，然后由评委会和本院职工打分，二者权重分别为 50%，以总分高低定乾坤。评委会由 9 名委员构成：卫生局 2 名，专家 2 名，市体改委、人事局、国资办、农办和镇政府各 1 名。市纪委、监察局和卫生局各派 1 名代表监督。

在竞标会上，陆大夫的演讲包含 3 个要点：其一，如何根据政府的卫生规划和安排，为鹿苑镇居民提供卫生服务；其二，怎样保证全院职工收入和福利待遇不下降；其三，医院的未来发展目标。他的演讲在评委那里得分并非最高，但是在本院职工打分中获第一，以至分数加总后名列前茅。作为竞标成功者，他不仅在规定的一个月期限内缴纳了核定的资产额，而且还承担了卫生院遗留的 400 多万元债务。到笔者访问的时候，即改制后第 7 个月，债务减少到 300 多万元。在卫生院资产变现的金额中，有 40% 划拨市国资办，60% 拨给镇财政所，用于卫生院退休人员养老金、合作医疗保险基金、社区卫生服务中心和村服务体系建设。

陆大夫认为，专业医务人员的医术和技术水平对医院的经营状况起决定性作用。改制后，医生的流动性大为提高，这就使医院面临着损失人才培训的直接成本和间接成本的风险。为了保证医院具有相对稳定的医务和医技队伍，他在独资竞标成功之后又把医院产权转换为股份制。他解释说，本院医护人员参股有利于促使所有在鹿苑医院就业的人同舟共济，努力工作。第二次产权改革是在没有政府介入的情况下进行的。陆大夫把资产额分成 100 股，在医院贴出告示转出 49 股，允许本院所有工作人员在限定的两天时间内报名认购。结果有 28 人参股，医院的股东由 1 人变成 29 人，将近占工作人员总数的 40%。医院第二次产权变更以工商局登记告结束，改制成本比第一次低得多，只花了 1000 多元登记费。第一次改制后，有 5 名工作人员选择离岗，离开时领取一年零一个月的工资。例如，有位前副院长去了泰兴，行前得到 2.8 万元的工资。现在，医院里工资最高的大夫每月收入 5000~6000 元，工资最低的工勤人员年薪在 2.5 万元左右。

这里需要说明的是，鹿苑镇卫生院改制之前也并非经营状况不良。早在 20 世纪末，苏州地区的乡镇卫生院就随着服务人口的迅速扩张演变为规模不等的医院。在农村工业化程度较高的乡镇，除了持有当地户口的居民以外，还聚集着与原住民人口规模大致相当甚至超过原住民总人口的外来经商务工人员。为了适应工业化和城市化进程中产生的医疗需求，乡镇卫生院的服务能力早已超越了仅仅治疗小伤小病的水平。各卫生院一方面派人到苏州或上海的医院进修，另一方面开设特色专科，延请那里的专家利用周末前来做手术，或者从欠发达地区吸引专业人才。到现在，绝大多数乡镇医院（卫生院）都形成了较高水平的技术力量，具有 1 ~ 2 个在县域内竞争力较强的专科，有的专科甚至能够吸引本县周边地区的患者。例如，吴江县同里镇医院（卫生院）所设的精神病专科门诊和住院病区，即是如此。在张家港市辖区，鹿苑医院属于经营规模最小的一类，其外科有做断指再植手术的能力，眼科也能做白内障复明手术。然而这还不是鹿苑医院的特色，该院的特长是治疗胆石症和小儿疾病。在年平均 1150 万元的业务收入总额中，胆石科的业务量大约占 40%，小儿科占 20% ~ 25%。现任院长陆大夫打算，采取设备升级和提高医务人员医术的措施，继续发展这两个特色专科，以便吸引更多的病人。

当然，在经济发展状况远逊于苏州地区的县/市，乡镇卫生院经营状况不良则是普遍现象。例如沭阳县，2004 年农民人均纯收入约为 3600 元，不足苏州地区平均值的一半（7600 元）。1999 年年底，沭阳已有部分卫生院资不抵债，工资发放率只有 20%。在这种情况下，政府推行医疗机构产权改革的目的显然是多重的：除了调整医疗服务供给结构、重新配置公共卫生资源和促进多元医疗机构竞争等目标以外，还包含着减轻财政负担和借助改革来扭转卫生院亏损局面的成分。① 该县胡集卫生院的改制案例，② 正是这种情况的写照（参见医生办医院案例 2）。

医生办医院案例 2　"只要好好管理，医院不可能垮台"

沭阳县胡集医院是 2000 年从乡镇卫生院改制而成的医疗机构，当年购买这家卫生院的蒋医生竞标成功之后一直担任院长。提起医院改制，蒋院长认为这对医院、对老百姓、对政府和社会都有好处。改制前胡集卫生院几近瘫痪，主要是因为"大锅饭"制度，谁也不对卫生院真正负责。有些业务水平很低的人靠社会关系进来自然干不好工作，业务稍好的人也没有劲头，因为干好干坏一个样。结果卫生院吸引不了病人，有时候一天的业务收入还不到 10 元。县财政按人头拨付的工资最多只够发放半年；卫生院到改制的时候负债就有 10 多万元。改制的时候蒋医生在塘沟镇卫生院工作，该院资产估价 257 万元，

---

① 沭阳县卫生局，2003：《沭阳县卫生事业改革与发展情况的汇报》（8 月 7 日）；宿迁市人民政府，2000：《市政府关于积极鼓励社会力量兴办卫生事业的意见》（75 号文件）。均载沭阳县卫生局，2004：《卫生改革文件汇编》，4 月编印，第 45 页，第 1 ~ 2 页。

② 医生办医院案例 2 根据笔者 2005 年 11 月 25 日对沭阳县胡集医院的访问记录整理。

他筹集不到这么多资金，所以选择投标胡集卫生院并取得成功。这个卫生院资产估价为160万元，投标者还须承担附加的债务，改制后更名胡集医院。

根据县里的规定，改制后不得解雇人，所以医院里原有的21人现在仍然全部留用，此外还根据需要引进包括蒋院长在内的5名医务人员。目前医院的产权制度是股份制，股权仍以改制时的160万元计算，1万元为1股。最大的股东出资80万元，他是本院一位技术人员的家属；其次是蒋院长和一位业务骨干，每人出资25万元；其余30万元是本院8~9人分担的，这些小股东有的出1万元，有的出5万元。蒋院长强调，参股的人主人公意识都很强，没有参股的人也有保住工作和争取提高工资的压力，因为人人都知道财政不再拨款，没有"大锅饭"可吃了。医院的3大股东构成董事会，最大的股东担任董事长，每月工资800元。还有一个7人组成的院委会（院务委员会）负责重大业务决策，其中包括院长在内的成员都由本院医务人员兼任。全院成员的工资都按照岗位来定，平均每人每月基本工资600元，奖金在200~600元之间。蒋院长每月的工资收入1300元，但他引进的一位内科大夫每月收入3000元。笔者问道，院里是否有人感到工资收入分配不公平。蒋院长肯定地说，没有这种情况。如果有人觉得不公平，那就会到别处找工作。他对引进的人才获得高工资就很服气，因为那位大夫有特长，有固定的患者群体，到这个医院工作后把外乡镇的病人也带来了。

改制5年来，医院不仅还清了债务，而且还逐步进行设备和人才投资。截至目前，在房屋整修上投入12万元；又投资40多万元购买了7台小型设备（X光机、B超、心电图机、心电监护仪、显微镜、半自动分析仪和多功能手术床）；还分期分批派医务人员出外学习。蒋院长清醒地意识到，他这个医院的主要竞争者是周边乡镇医院。与村卫生室相比，胡集医院的优势在于能提供化验和透视服务，还能做妇科和普通外科手术；与县城的人民医院、中医院和仁慈医院（民办）相比，胡集医院的优势是距离本镇的患者更近，医患双方互相熟悉，而且同样的服务项目价格较低。胡集镇的总人口达5.1万多人，出外打工的人较多，留守的居民当中多为老幼人口，平时发病率在15%以上，这些人是胡集医院致力于优先争取的消费群体。蒋院长说，沭阳县没有垄断性的医疗服务，医院如果没有好设备和业务好的医务人员，病人就不来。县卫生局规定，医院进药实行全县医疗单位集中统一公开采购，进价和零售价之间的差价在15%~20%之间，药品和服务价格都必须长期张榜公布。笔者看到，在最近一周的门诊处方当中，最大的处方涉及的药价总额不超过45元，最小的处方低于20元，手术住院的处方金额在720元以下。

蒋院长解释道，胡集医院只能通过降低成本、改善服务态度和提高服务质量来吸引病人。现在每年的业务收入大约在140万元左右，他打算今后继续投资和引进人才。笔者问及医院其他股东是否急于分红，医院之间竞争激烈是否有垮台的情况。蒋院长回答，卫生局是根据人口规模批准办医院的，不会出现医院过多而过分竞争的情况。只要好好管理，医院不可能垮台。胡集医院的股东至今没有分过红，资金回报可能要在5年以后。他入股的资金来自家庭储蓄和亲戚朋友的借款，以后慢慢还钱。他和夫人都有工作，孩子也能自食其力，没有什么后顾之忧。他办医院是想干一番事业，并不完全是想赚钱，这个医院实际上是社会资产。

　　从上述两个案例可以看出，乡镇卫生院改制明显地产生如下后果：第一，医疗机构投资渠道增加。第二，催生一批富有进取心和竞争意识的医院管理人才。第三，通过股份制，形成集体为医院运行状况负责的医护人员利益共同体，从而使医院管理层得以在外有竞争压力、内有一致利益的条件下，相对容易地解决工作人员的激励问题。第四，在笔者访问过的医院院长当中，每一位都围绕"吸引病人"制定竞争策略，为此不约而同地投资于设备和人才。从逻辑上来看，这一方面有助于增加服务项目和提高服务质量；另一方面，这将从总体上推动当地医疗成本上升；或者说院长们的决策可能引发成本推动型竞争。

　　不过，乡镇卫生院以往的衰落恰恰与其服务能力对患者缺少吸引力相关。仅从医疗服务供给的角度来看，卫生院既无村卫生室的便捷之利，又无县医院的技术力量和装备之优势。在交通日益发达的情况下，村民患小病选前者，患大病去县城，致使卫生院备受冷落。调研县的卫生院无论是否改制，都倾向于选择中小型技术服务和专科竞争策略，这无疑是在重新定位乡镇医疗服务的相对优势。事实上，这些卫生院（医院）已经把业务层次从"中心村"一级鲜明地区分出来。此外，乡镇医院运行成本低于县医院，因而对于同样的化验、检查和手术，收取的费用较低。这无形中为消费者提供了更多的选择。从受访村民的反应来看，能在卫生院解决的问题他们不会舍近求远去县医院。也许正是出于对乡镇医院（卫生院）能力改善的自信，案例2中的院长才会断言："只要好好管理，医院不可能垮台。"目前，笔者得到的信息尚不足以用来判断改制是否带来医疗服务的总体价格下降。根据上述案例仅能断定，改制医院在服务中引入了技术进步因素，由此导致的经营成本上升与服务质量的改善联系在一起。虽然设备的引进也会增加医院提供过度服务的可能性，但是遏制过度服务需要改变激励机制，而非阻碍技术进步。

二、医院改制与公共卫生资源分配

江苏农村医疗体制改革不仅导致医疗服务结构的调整，而且还带来公共卫生资源的重新配置。事实上，调整资源配置原本就是改革的一个动因。这表现在财政资金分配方面，一是由县级财政承担纯公共服务的投资和运行成本；二是直接给予村级卫生服务财政支持。乡镇公共卫生服务和医疗服务载体的分离，成为财政资源重新配置的前奏。在这一点上，政策争论至今尚未休止。批评者认为，这种做法的弊病在于割裂预防和医疗功能，同时还造成资源配置低效率（国务院发展研究中心课题组，2005）。鉴于以往国有粮食部门和银行同时承担政策功能和商业功能所造成的"寻租"和低效率现象，笔者认为，乡镇以上公共卫生机构和医疗机构的重组，是一个值得探索的领域。在这一层面，江苏各县（市）政府推行的机构改革可谓因地制宜。因而即便是相邻的县域，如今的机构设置和筹资方式也各不相同。

在张家港，每个建制镇分别设有医院和公共卫生管理服务中心。这一中心既提供计划免疫、计划生育、传染病职业病防治、健康教育和卫生监督等公共服务，又负责合作医疗基金管理。市财政按照事业单位标准对管理服务中心实行工资和办公经费全额拨款。在常熟，乡镇合作医疗基金则由镇政府的合作医疗管理所专管。乡镇中心卫生院（即建制镇医院）不但管理社区卫生站的人、财、物，而且还承担公共卫生服务功能。据受访的练塘镇卫生院院长介绍，从2005年6~7月开始，县财政将从中心卫生院购买公共卫生服务。此前的政策是差额拨款，根据中心卫生院人员编制，按照年人均5000元的标准拨款。

沭阳县在江苏省属于财政补贴县，本级财政收入大致相当于张家港市的1/10。从县政府推行的卫生机构改革和财政资源分配政策来看，其中隐含着一个基本理念，即财政只保公共卫生服务。这种构想，也许是财力薄弱的地方政府不得不做出的选择，只不过沭阳县政府通过大刀阔斧的机构改革将其制度化了。全县原有的乡镇卫生院均已民营化，改称乡镇医院（参见医生办医院案例2）。改制当年，即2000年，政府便把产权改革中获得的资金投入公共卫生服务网络建设。到2005年11月，累计投资已达6000万元。在这一网络中，新成立的乡镇公共卫生机构沿用"卫生院"的名称，承担预防医疗保健服务、卫生监管与合作医疗基金管理等公共职能。不过，沭阳县的老百姓至今仍称其为防保站。为了避免造成概念混乱，本文拟按照百姓约定俗成的名称叙述。防保站的人员和业务隶属县级卫生行政部门管理，人员经费列入县级财政预算，县财政按照院长每年 8000 元、其他人员每年 6000 元的标准拨款。笔者访问过的胡集镇防保站，① 可以作为展示沭阳县乡镇卫生机构重组格局的例子：

胡集防保站设在紧邻原卫生院的一座二层小楼里，站长仲先生介绍说，这是县财政投资 20 多万元新盖的。站里共有 7 人，岗位按照每万居民配备 1.5 名疾病预防人员的标准设置，平均工资为 600 元/人·月。笔者问道，这个水平如果赶不上隔壁卫生院（医院），是否会造成人员流失？仲站长连连说"不会"，这里有财政保障，不少人都想要这份保障。改制的时候，符合以下标准的人才能进来：第一，原先长期做防保工作的人；第二，通过社会招考程序的公共卫生专业毕业生。目前，站里的工资是差额拨款。例如工资标准达到 1070 元/月的人，从财政得到的拨款达不到标准。站里每年用有价疫苗的差价弥补工资缺口。有价疫苗就是儿童计划免疫规定之外的那些疫苗，计划免疫是免费的。

除了通常的疾病预防活动外，防保站的一项重要任务是合作医疗保险管理。主要工作有 3 项：第一，宣传合作医疗政策和规定。第二，管理合作医疗费用报销台账。账本和表格都是"合管办"（县合作医疗管理办公室，设在卫生局）发来的。本乡镇参保农民发生住院费用后（起付线 300 元），带上单据来此报账。站里审查单据并由会计输入微机，传给合管办。合管办发来通知后，会计负责去县里办手续领款，然后用电话通知农民来取钱（当地大多数农户偏爱"小灵通"，电话机多半是在外打工的人给家里买的）。农民交纳的基金由村委会负责收齐，统一交到镇财政所领取发票，然后上交县财政专户管理，防保站并不经手。第三，定期公布住院费用报销情况。

笔者在防保站门前看到 2005 年第三季度的住院费用报销公示牌。除了疾病名称以外，患者姓名、医疗证号码、住院日期、地点、发生费用、符合报销规定的费用和报销比率等信息一目了然。防保站会计解释说，疾病名称属于个人隐私，所以没有公布。在会计那里，笔者还看到整理好的单据和报销单。报销单上印有规定的分段报销比率，这对患者核查自己的账目很方便。

笔者从胡集镇丁河村的村医那里得知，在卫生改革中，村里的疾病预防工作得到加强。当地每个行政村分别设 1 名村防疫员和妇幼保健员，分别由村医兼任，接受乡镇防保站领导。为此，他/她们每人每月领取 100 元财政补贴。这个标准，比某些苏南农村卫生室的防保劳务补贴还高。例如，吴江市七都镇

---

① 胡集镇防保站的信息来自笔者 2005 年 11 月 25 日在该站的访谈。

望湖村（原名染店浜村）男女各一名村医，每年的防保补贴分别为 500 元。当然，村医得到的补贴额不一，他们服务的人数和承担的公共服务量也不同。例如常熟望虞河桥村的卫生员，每年从财政获得的基本工资都在 4000 元左右，除了为村民提供预防保健服务，还从事"一对一"的健康管理。相形之下，其他调研县的村级健康服务还没有达到这样的水平。

迄今，一些卫生行政部门的官员把卫生局办医院视为推行合作医疗保险的前提。沭阳案例的特殊性在于，这里的卫生改革破除了这一"制度迷信"。镇医院提供住院服务和防保站负责费用报销的制度，使民营医院与公办保险制度不但相容而且还在一定程度上形成制衡。沭阳县乡村两级防保系统的形成和筹资方式，虽然不似常熟案例那般理想，但对于中等发达和欠发达地区的基层公共卫生服务和管理，仍不失参考价值。

三、农村高端医疗市场的规制需求

经济改革以来出现的"看病难"和"看病贵"现象，表现的是不同层面的问题，但二者都对政府的规制设计和执行能力提出新的需求。在排除民营医疗机构的准入障碍之后，社会办医疗的格局自会带来服务供给的增加，从而部分地减轻"看病难"造成的社会压力。"看病贵"的问题涉及的因素则更复杂，并非仅靠增加供给就能解决。规制和监管不仅对竞争性医疗市场的形成不可或缺，而且也是此类市场条件下遏制过度服务，从而缓解"看病贵"状况的前提之一。

计划经济时代的"看病难"现象，与医药供给的普遍短缺相联系。眼下的"看病难"，主要在于居民对技术性较高的治疗需求难以得到及时满足，因此可以说是结构性的"看病难"。在农村，综合性的高端医疗服务主要由县人民医院（县医院）提供。这也是经济改革前每县一所综合医院的计划布局留下的遗产。目前，正是在县一级医院，垄断性医疗机构仍占主导地位。据笔者观察，这首先是因为，县级医疗市场的技术门槛远远高于乡镇。新增医疗机构除了需要较大规模的投资，还需要培养较高层次的医护队伍、积累较丰富的管理经验并建立足够的信誉，才有可能挑战原有医疗机构的垄断地位。其次，县医院与其行政主管即卫生局的人事和经济联系之紧密，也远非乡镇卫生院可比，二者几近于共生共荣的利益群体。加之县医院往往被卫生部门视为集中展示工作成绩的一个橱窗，因而打破垄断的难度更大。再次，地方政府决策群体的医疗保健服务主要由县医院提供。因此，后者的公关活动一般足以促使决策机构做出有利于县医院医护群体的选择。即使在形成乡镇竞争性医疗市场的地方，多数县医院的竞争压力却微不足道。在笔者所到之处，沭阳县可谓特例。县政府主要决策机构和卫生行政部门，主动改革原有的制度框架，逐渐培育出竞争性的高端医疗市场。这从该县仁慈医院形成和发展的案例中便可略知一二（参见医生办医院案例3）。①

医生办医院案例3　高楼万丈平地起

仁慈医院是沭阳县城一家新建的股份制医院，现在的董事长是该院一位佘姓麻醉师。笔者走访这所医院时，看到的是崭新的门诊大楼和住院部，故而所提的问题都围绕着医院的创建和发展历程。也许这当中涉及一些商业秘密，因此从佘董事长那里得到的信息很难说饱满。不过经过梳理，这些信息还是可以用来大致勾勒出仁慈医院在市场开放条件下形成和壮大的图景。

佘董事长介绍说，医院是按照非营利性医疗机构登记的，其组织结构与企业相似。董事会（9人）、院委会（5人）和监事会（7人）的职务都由本院医务人员兼任，目前的38位股东都是院里的高级医务人员和技术人员。医院最初的股东共16人，原先都是县人民医院的中青年骨干医务人员。2000年，他们当中最年长的人约50岁，最年轻的刚过30岁，佘董事长那年42岁。当时，县政府推行卫生体制改革，鼓励个人投资医疗行业。他们觉得这是一个创业机遇，能够自己当自己的老板，于是商定共同出来办医院。创业的第一步，是每人出资6万元，汇集股金96万元；第二步，以每年10万元左右的租金，租用国税局的房子作为行医地点；第三步，采用分期付款的形式，购买X光机、B超和心电图机等基本设备，同时还采购了病床和被褥等住院病房必需品。此外，又招聘了30多名医护辅助人员。医院当年即开张，获得业务收入300多万元，医生平均月工资定为1000元/人。

2004年，仁慈医院的业务收入总额在1500万～1600万元之间。佘董事长解释道，该院在全县医疗机构中首创不挂号制度，以便减少患者候诊时间，所以他难以报告年门诊量和住院病人总数。目前全院共有210名员工，由医院和个人按照国家对企业的规定分担养老和医疗保险。院里工资收入最高的是主任医师一级的医生，月工资约为5000～6000元，一般护理人员的月工资在1200～1300元范围内，护士长的工资水平为每月1800～1900元。医院作为非营利机构不交税，股东也不分红，但工资较高，都缴纳个人所得税。最初的股

---

① 医生办医院案例3根据笔者2005年11月24日对沭阳县仁慈医院的访问记录整理。

东当中，有人退股之后去外县办医院，后进入的股东是按照 10 万元 1 股认购的。为了应对本县的竞争局势，他们的股东规章每两年修改一次。最近的章程规定，至少在本院工作 10 年的职工才能入股。不满退休年龄的股东如果退股，不得在本县从事同样的工作。

在沭阳县城，比仁慈医院规模大的医院有两家，一是县人民医院（500 多名员工），二是中医医院（200 多人）。人民医院历史久远，一方面有品牌效应，另一方面还是城市医疗保险定点医疗机构。仁慈医院对同类服务设定的价格都低于县人民医院，吸引的患者群体以本地农村人口和外来农民工为主。该院具有技术竞争优势的专长，是治疗肝胆疾病和乳房疾病。此外，普外科也有显著的竞争力。医院采用边运行、边建设的方式投资新址。新址占地 30 亩，土地是政府征地后划拨的，医院仅支付了与征地相关的费用，每亩地花费 10 多万元。新建房屋面积为 15000 平方米，总投资 3000 万元。投资总额中有一部分来自银行 1 年期贷款，现在尚未归还的贷款大约为 600 万元；还有 1000 多万元来自集资，利率为 10%；此外，建筑队还为土建工程垫支了一半费用。2005 年，凭借技术、设备、价格三大优势，仁慈医院被批准为国家二级医院。

就仁慈医院和政府的关系问题，佘董事长回答说，卫生局负责检查服务质量和认定卫生人员业务资格，物价局负责检查价格。县政府在制度、舆论和土地划拨等方面一直支持社会办院，在公共卫生紧急事件发生的时候，无论是公立还是私立医院都要听从政府调遣。例如，2003 年 SARS 疫情发生期间，仁慈医院按照县政府的部署派人在火车站设观测点。幸好，SARS 疫情最终并未蔓延到沭阳县。

在笔者看来，沭阳县之所以能够成为县级卫生改革的一个特例，首要原因在于，它庞大的人口规模和相对薄弱的财政能力两个因素混合在一起，形成对开放高端医疗市场的需求。据沭阳县卫生局官员介绍，当地原住居民 176 万人，加上外来经商务工人员，人口规模逼近 200 万，县城原有两家公立医院根本不能满足医疗服务需求。其次，县政府决策机构积极回应百姓的需求，以创造宽松的竞争环境为手段，吸引民间资金进入高端医疗市场。可以说，这是对医疗服务供给制度框架的一个根本性变革。

当然，放开市场并非不设门槛。除了技术资质标准外，卫生局是根据人口分布批建医院的，现在城区民办医院共 10 家，仁慈医院规模最大。对农区则未批建一所，为的是防止恶性竞争。可见，政府在鼓励社会投资的同时，通过行使市场准入权，调节医疗机构的分布。从沭阳县城区医院的数量和仁慈医院的规模来看，医疗服务供给的垄断格局已经被打破，这无疑给了患者更多的选择。不过，现行医疗保险定点制度将某些患者群体，尤其是支付能力较高的群体分配给原有的公立大医院。这无形中以限制消费者选择的方式，给予这些医院政策优惠，因而削弱了患者"投票"（就医选择）对促进医院质量改善的作用。

从仁慈医院的案例还可以看出，在目前的制度环境下，办医院实质上是一个利润率很高的行当。民办医院的同类医疗服务价格低于公立医院尚且盈利，公立医院在政策优惠条件下却并未把价格降下来。这至少表明，公立医院有可能在管理不善的情况下还保持了整个医护群体的高收入。若非有民办医院这个参照系，公立医院由于城镇医保政策支持而获得垄断利润的事实就很难暴露出来。这样，政府即使对公立医院的人员和固定支出采取全额拨款的政策，也很难知晓，究竟需要配置多少资源，才能使其在合理收费的条件下保持收支平衡。

进一步讲，合理收费的意义在于保证医院的固定资本折旧和运行成本得以补偿，并且有可能留下技术升级的余地。这其中，尤其要保证医务人员能够得到与其付出的人力资本投资、劳动贡献和承担的医疗风险相应的合理报酬。即使是非营利医院，作为一个经营单位，也并非意味着用亏损换取低价出售服务。但是登记为非营利机构的医院之所以能够享受免税待遇，是因为社会设定其不以营利为经营目标，其财务以"收支平衡、略有盈余"为原则。如果以此来反观政府对医院的管理，我们可以看出政府在遏制非营利医院的盈利动机方面，尚无有效的作为。从仁慈医院发展之迅速的事实可以推测，这家医院和比它收费更高的县人民医院盈利必定丰厚。沭阳县虽然有竞争性医疗市场，也有政府的价格管理，然而这还远远不够。既然仁慈医院定价低于县人民医院依然盈利，那我们就有理由怀疑政府的定价是否合理。此外，在过度服务的遏制机制缺失的情况下，我们还很难判断，高端医疗服务的丰厚利润究竟是来自高价还是来自过度服务，抑或是同时来自二者。

回顾发达国家的经验，在英国，普通医师是患者的代理人，能够从政府获得与其服务人数相对应的健康预算，并且为病人购买或安排医院服务。因此，他们有足够的激励和专业知识为其病人控制医疗费用（Grand, et al.，1998）。在实行全民医疗保险的德国，保险公司的专业人员负责审查医疗处方和账单，然后向服务供给者拨款，因而具有遏制过度供给或过度使用医疗服务的功能。在美国，健康维护组织给患者指定的医生，也有类似英国普通医师那样的"守门人"职责，以排除过度供给或过度使用服务。至于商业保险公司，对医疗费用的合理性审查就更为严格（Folland, Goodman and Stano, 2001）。在我国，即使是社区医生，与患者也没有代理关系。新型农村合作医疗制度以大病统筹为主，其管理机构审查的处方多来自住院病人。因此，绝大多数医疗行为都处于专业监管之外。虽然地方卫生局会不定期检查报销单据，一旦查出不必要的"大处方"即对医疗服务供给者施以处罚，但对于遏制医院的盈利动机和经常性的过度服务行为，作用还是微乎其微。

四、小　结

　　创造平等的竞争环境，可以说是从计划经济转向市场经济的过程中政府新增的职能。就公立医疗机构的改革而言，在政府权力欠缺有效制衡的条件下，政府"办医院"和"管医院"的职能如果不能有效区分开来，那就不仅难以为多元医疗机构创造平等的竞争环境，而且还可能为主管部门留下"寻租"的机会。近年来，地方教育局或其中一些官员挪用所属学校资源的案例之所以层出不穷，正与此密切相关。在这个意义上，民办医院的运行及其与政府的关系，可以为公立医院改革和准市场机制的形成提供一个参照系。"准市场机制"并不意味着不存在市场，它只是医疗服务供求领域的一种混合调节机制，是相对于纯粹市场调节和纯粹政府调节而言的一种理论和实践。在这里，"政府"并不仅仅指卫生行政部门，而是指整个政府行政系统及其制定的政策框架。在政府相对于医疗机构处于绝对强势的情况下，医疗机构的内在激励机制和外在竞争环境是否能够形成，关键在于政府职能的转变。

　　据笔者观察，江苏农村卫生改革的一个显著特点，是逐渐形成社会办医疗而非卫生行政部门办医疗的格局。由此而产生的明显后果，一是打破服务供给垄断，扩大消费者的选择空间，形成医疗服务的买方市场，促使服务供给者节约成本、改善质量和提高效率。二是政府将源于部分医疗机构改制而节约的财力投资于公共卫生服务，强化了疾病预防网络。三是改变了卫生行政部门与医疗机构原有的"父子"关系，逐渐使前者趋于利益中性，强化了服务质量监管职能。不过，就医患关系而言，患者尚无通晓医疗服务的代理人，对遏制过度治疗依然无能为力。解决这个问题，仅靠目前的合作医疗机构审查处方还是不够的，大量排除在报销规定之外的处方仍然游离于监管之外。因此，在监督高端医疗机构行为和控制医疗成本方面，还需要进一步的制度创新。

【参考文献】

Folland, S., A. C. Goodman and M. Stano：2001：《卫生经济学》（中译本，王健、孟庆跃译，2004），第 161～171 页，第 273～277 页，中国人民大

学出版社。

Grand, J. et al. , 1998：《从英国的经验看医疗竞争与质量》，载于苗正民译，2003：《英国社会政策论文集》，第 222 ~ 242 页，商务印书馆。

Tanzi, V. and L. Schuknecht, 2000：《20 世纪的公共支出》（中译本，胡家勇译，2005），第 45 ~ 50 页，第 235 ~ 239 页，第 247 ~ 271 页，商务印书馆。

国务院发展研究中心课题组，2005：《对中国医疗卫生体制改革的评价与建议》，国务院发展研究中心印制，《中国发展评论》增刊第 1 期。

沭阳县卫生局，2004：《卫生改革文件汇编》，4 月编印。

苏州市卫生局，2004：《新型农村合作医疗保障模式运行效果研究》（研究报告），苏州市卫生局印制。

朱玲，2000：《政府与农村基本医疗保健保障制度选择》，《中国社会科学》第 4 期。

Arrow, K. J. , 1963, "Uncertainy and the Welfare Economics of Medical Care", *American Economy Review*, 1963, Vol. 53 , pp. 941 – 967.

Walford, Pearson, Eliya and Fernando, 2006, Future Policy Choices for the Health Sector in Asia, a background paper prepared for the conference for *Asia 2015: Promoting Growth, Ending Poverty*, held during 6 – 7th of March, 2006, in London, www. asia2015conference. org.

（本文发表于《管理世界》2006 年第 6 期。执笔人：朱玲，2006 年 3 月）

村庄基本健康服务供给中的激励机制

——常熟案例讨论*

内容提要： 村级卫生机构提供的服务，由最贴近农民的疾病预防、公共卫生干预和基本医疗服务构成，如果仅凭市场调节，这些服务成本将难以得到足够的补偿。在那些人口相对稀少的村庄，卫生室/卫生站的服务就更难取得规模效益。从这个角度来看，村庄卫生服务本质上属于市场失灵的领域，因而也是需要公共支持的领域。江苏省常熟农村的案例表明，如下因素从不同方面保障村卫生机构提供质量可靠和价格合理的服务：其一，县乡政府和村委会给予卫生室/卫生站的物质资本和人力资本投资。其二，卫生行政部门的业务管理和指导。其三，乡镇政府和村委会为卫生员设置的激励制度。其四，村民对卫生筹资的普遍参与。

关键词： 农村卫生　服务供给　激励机制

Abstract: Regular services that village health stations provide consist of diseases prevention, public health intervention and basic medical services. But health stations can hardly be able to cover the costs of those services, which have a great externality, such as diseases prevention and public health intervention. In the small and medium sized villages, the stations are usually unable to acquire the economy of scale in the provision of basic medical services. This implies that the provision of health services at village level can be an area in which market failure occurs, and therefore, public support is needed. Our case studies in rural Changshu of Jiangsu Province suggest that the following factors are necessary if the stations are to provide sufficient services with reliable quality and reasonable prices: First, local governments and vil-

---

* 对于笔者的调查，江苏省委政研室，苏州市及所属吴江、常熟和张家港市的卫生局以及合作医疗管理所（办公室）曾给予大力支持，宿迁市沭阳县政府办公室也曾提供所有必需的帮助。此外，笔者还得到调研地区乡镇政府、医院、卫生院、村委会、村卫生员和村民的热情接待，谨在此一并致谢。

lage committees invest in village health stations with both physical and human capital; Second, local government health authorities provide management and supervision for village health stations; Third, the township government and village committee rationalize incentive mechanisms following the changing socioeconomic framework to affect the behavior of health workers; And finally, villagers take active part in health financing.

Key Words: Rural Health; Service Provision; Incentive Mechanism

一、医疗服务供给中的 "准市场" 机制

控制医疗成本上涨，从而使百姓买得起质量可靠的保健服务，是一个世界性的难题。从服务供给的角度来看，医疗成本和质量难以控制的原因，主要在于医疗服务领域的特殊性使得市场和政府调节双双失灵。医疗服务的特殊性正如 Arrow 所言，对于消费者，疾病的发生具有不确定性；对于医疗服务供给者，病人能否康复及其康复程度也具有不确定性。更重要的是，医生对治疗的知识远远超过患者对疾病的了解，因此可以引导病人对医疗服务和药品的消费。在这种情况下，供给的增加并不必然导致医疗价格的降低，反而有可能造成医生过剩、医疗服务和药品过度使用（Arrow，1963）。其结果不仅仅是浪费医药资源，而且还可能危害患者的健康甚至生命。为了克服这种由不确定性和信息不对称导致的市场失灵，一些国家采用公共机构提供医疗服务的模式，例如英国的全民健康服务。但是这种模式所包含的公共服务机构垄断，又导致供给效率低下、质量改善迟缓和患者候诊时间漫长等问题，即政府失灵问题（Grand，et al.，1998）。

从医疗服务购买的角度来看，工业社会的人们大多倾向于借助医疗保险，来规避疾病负担带给个人和家庭经济的冲击，这就使 "第三方付费" 成为日益普遍的医疗服务购买方式。不过，健康高风险群体往往难以从商业保险公司买到保险，健康状况良好且风险厌恶程度较低的群体则不愿投保。针对这一 "逆向选择" 问题，美国的做法是设立以援助穷人和老年人就医为目的的医疗保险和救助项目，而把其他人口的医疗保险留给市场或准市场组织去运营。在欧洲，覆盖全民的强制性社会医疗保险应运而生。而且，在政党竞争的政治体制下，投保人从社会医疗保险中得到的受益包日益增大。在个人医疗费用报销比例较高甚至接近 100% 的条件下，社会医疗保险不可避免地产生诱导病人过

度使用医疗服务的后果。公共卫生支出的迅速增加使国家财政不堪重负，由此引发了 OECD 国家特别是欧洲福利国家的卫生改革浪潮。20 世纪 80 年代的改革主要集中在保险管理领域。例如，调整承保范围，加重个人支付责任，激励病人寻求最经济的医疗服务。尤其是对需求弹性较大的服务，通过提高个人的"共付保险率"，即增大医疗费用中由个人分担的部分，促使病人审慎地使用医疗资源（Folland，Goodman and Stano，2001）。

然而，撇开人口老龄化和技术进步这些推动医疗费用增大的因素不谈，如果不能激励医疗服务供给者控制成本和保证质量，无论设计怎样精巧的保险制度，都难以应对日益增大的医疗账单。因此，自 20 世纪 90 年代起，OECD 国家的卫生改革从理论上和实践上都由不同角度趋向准市场机制（quasi-market），以同时应对医疗服务供给领域的市场失灵和政府失灵问题。这其中，欧洲和大洋洲国家的主要改革措施表现为，在强化政府规制的前提下，打破公共服务系统的垄断，把竞争引入医疗服务供给和医疗保险领域。例如，政府通过购买而非直接提供基本医疗服务，来实现保障公共健康安全的目的。政府购买方式包含着激励机制，即从医疗服务机构之间的竞争中，选择优胜者签订服务购买合同，从而刺激服务供给者控制成本。又例如，在社会保险计划中赋予病人选择保险公司的权利，借助由此产生的保险公司之间的竞争压力，来激励保险公司督促医疗服务供给者控制成本。在美国，把医疗保险和医疗服务功能结合在一起的管理保健组织日益增加。这些组织根据精算结果，按人头对既定期间的医疗服务付给服务提供者一个固定金额（capitation），同时采用服务审查手段，对质量和费用进行监管（Tanzi and Schuknecht，2000）。不少组织都为每位参与者指定一个主要医生，管理和照料其健康。例如，满足参与者最初级的保健需求，并负责安排预防性体检和转诊，为参与者匹配服务网络中的专科保健服务。对于未经主要医生同意的保健服务，参与者必须自掏腰包。这与英国公共医疗服务系统近年来采取的制度相似，普通医师获得为其病人购买或安排健康服务的权力（Grand, et al., 1998）。

上述理论和政策实践，涉及一系列的激励机制设置问题。例如，如何既抑制医疗机构提供过度服务的动机，又给予其提高供给效率和改善服务质量的激励；如何既抑制消费者（病人）过度使用医疗服务的行为，又促使其参与对医疗服务提供和保险基金使用的监督；如何激励社会医疗保险机构既有效监管医疗服务供需双方的行为，又保有节约管理成本的动机，以保证保险基金在财务上可持续，等等。无论何种激励机制设计，都把其中包括的利益相关者，即医疗服务提供者、医疗保险机构和消费者（病人），置于利益相互牵制的地步，或者说形成一种相互制衡的格局。相对于这几类利益相关者，政府独立于任何一方的利益。政府的根本责任一是实施适宜的规制，二是投资于公共卫生，三是援助贫困群体。

针对利益相关者设置激励和制衡机制的原则，从道理上讲并不复杂。但是根据现实社会经济情况，将其转化为公共政策并付诸实践，而且成功地实现预期政策目标，却远非易事。发达国家的做法虽然未见得适用于发展中国家，然而其中蕴含的理论以及与之相关的经验，对于中国这样的转型和发展中国家仍不失参考意义。在计划经济时代，政府包办的医疗机构和药品企业一统天下，既无控制成本的压力，又欠提高效率的激励，冗员众多、服务质量低下。"缺医少药"，一方面缘起于发展中国家的贫穷状态，另一方面也与计划经济机制的运行相关。在向市场经济转型的过程中，公立卫生机构冗员众多的问题尚未解决，特别是医院依然占据垄断地位，政府却早已在财政负担重压下，失去引导全社会深入细致地从事卫生改革的耐心。在政府应负的规制、投资和资源再分配的责任都不到位的情况下，放手让医疗机构甚至预防机构创收盈利。结果如同打开了潘多拉盒子，公共卫生服务供给不足，医疗服务价格飞涨与过度供给并存，城乡之间、地区之间和不同收入群体之间在健康服务获得方面的不均等程度加大。以至于瘟疫蔓延之时，方显公共健康安全脆弱不堪；改革开放后医药供给虽不短缺，但老百姓因看病贵和看病难而怨声载道。

面对百姓的怨言，理想主义者的建议多半是要求政府增加对医疗机构的投资，以便后者向公众尤其是穷人提供廉价的服务；或是建议在财政投入引导下普及社会医疗保险，以求老百姓买得起所需的服务。然而，且不论政府的财政能力和行政能力在多大程度上可以满足各种社会政策需求，一个 13 亿人口的发展中大国所面临的健康服务供给和社会医疗保险难题，事实上远非政府投资这一单项手段就能破解。例如，在物价管理部门和医疗机构之间总是存在着信息不对称，前者难以获得后者的真实成本信息。因此，在对医疗机构缺少有效制衡机制的条件下，政府的投资和补贴并不必然导致病人获得价格合理的服务，反倒可能给医疗机构留下寻租的机会。这种情形，从当前一些公立重点学校经营"校中校"的行为中即可看出端倪。基于上述理解可以判断，卫生改革仍需补课。其重点一方面在于将竞争引入政府失灵的领域，另一方面将强化的政府职能引入市场失灵的环节，构建因地制宜的健康服务和健康保险制衡机制。有鉴于这一领域调节机制的复杂性，加之不同地区社会经济状况多样，中国的卫生改革必然需要漫长的试错过程，因而也需要全社会持久地参与。截至目前，各地都有与此相关的制度试验，这就为我们从现有的经验中寻求出路提供了广泛的空间。

江苏农村的基本健康服务公共支持与合作医疗保险制度由来已久。即使在人民公社制度终结、全国各地农村合作医疗制度处于衰落境地之际，不少村庄的公共卫生服务供给和筹资制度也未曾间断过。此外，江苏农村的卫生体制还随着工业化、经济市场化和全球化的进程逐渐演变，在卫生改革和发展方面都处于全国领先行列。为了了解其中的缘故，笔者分别于 2005 年 4 月和 11 月在苏南地区的吴江、常熟、张家港市（县）和苏中地区的沭阳县调研：一方面，从调研地区的社会保障局/所、合作医疗管理机构、卫生局、民政局、统计局和农村政策研究机构收集政策文件和统计资料；另一方面，考察具有不同产权和管理模式的医院、卫生院和村卫生室/社区卫生站。此外，在展开农村居民户抽样调查（600 户）的同时，对村民进行随机访谈。以下对村庄基本健康服务供给机制的讨论，即主要以这两次调查中获得的信息为基础。

二、多方参与和村庄综合性卫生服务发展

相对于城市，农村卫生服务一直是薄弱环节。在农村卫生资源分配中，村级卫生机构相对于县级和乡级均处弱势。然而，村级卫生服务是农村居民使用频率最高的服务。改善这一层次的服务，对于村民个人和家庭，无异于直接增加他们的福利。对于全社会，则意味着既提高卫生服务效率，又增进卫生公平性。20 世纪 60～70 年代，农村预防保健网通过"赤脚医生"（农民出身的大队/行政村卫生员）的服务延伸到村庄。这是新中国以低成本广覆盖的卫生发展战略保障公共健康安全的一个创举。近 40 年过去了，经济市场化使农村基层社会的组织方式和公共服务筹资机制都发生了巨大的变化，村庄的自然环境、村民的生活条件和健康服务需求也与人民公社时代大不相同。全国大多数村卫生室或者归乡村医生私人经营，或者名存实亡甚至已经消失，这就从根本上动摇了公共卫生服务网络得以正常运行的基础。从这个角度看，那些坚持到现在而又适应了社会经济环境变化的村庄公共卫生服务供给模式，无疑包含着高超的政治智慧和丰富的制度创新经验。对此，这里特通过常熟市练塘镇望虞河桥社区卫生站的案例展开说明。①

1. 村级卫生服务拓展

村级卫生机构处于农村卫生服务网的基层，自诞生之日起，即形成了预防和医疗服务相结合的特点。在社会经济条件和人口疾病谱发生变化的情况下，

---

① 笔者于 2005 年 4 月 28 日访问常熟市练塘镇望虞河桥社区卫生站，文中有关这一卫生站的信息，均来自对站长陈惠明的访谈。

村级卫生服务内容也逐渐增加。与此相对应，村卫生员集多种服务功能于一身，如健康教育、疾病预防、常见病医疗、健康管理和公共卫生干预，等等，成为最贴近村民的健康守护者。这一点，在望虞河桥社区卫生站站长陈惠明的经历中生动地反映出来：

　　1969 年，常熟农村各生产大队筹备成立卫生室，19 岁的回乡知识青年陈惠明被选拔为望虞河桥村的卫生员。最初，他一边给下放到村里的医生打下手，一边跟着学习诊断常见病、治疗伤风感冒、打预防针和血吸虫病防治。当时，村里有30～40 名血吸虫病人。他负责收集病人粪便样品，每年 2 次送到练塘医院化验，并按时为病人送药。这种服务持续了 20 多年。现在，村里已经没有血吸虫病人了。目前他这个卫生站的服务对象总计 4200 多人，其中 60 岁以上的人口大约占 23%。老陈介绍说，过去村里人活到 70～80 岁的不多，但是总体来说体质都不错。现在的人寿命长了，体质却差些。肥胖、高血压、糖尿病和肿瘤都成了常见病。所以，他现在除了给门诊病人看病，还负责慢性病调查、高血压和糖尿病人管理、查钉螺、防疫防病和建设卫生村的工作。对高血压病人的管理内容，一是量血压，二是配药。虽然所有村民从住所到卫生站的时间都不超过 15 分钟，但有的病人到期还是不来测量或者取药。每当遇到这种情况，老陈就上门服务。糖尿病人每月 20 号测量一次血糖，老陈的责任是督促他/她们按时服药。笔者见到，卫生站给每一位高血压和糖尿病人都建有档案。老陈解释道，病情检测表格是常熟卫生局统一发下来的，村卫生站负责登记，每月上报一次信息。

2. 多方协同筹资模式

　　江苏省农村最常见的村级卫生服务筹资模式，是地方政府、村委会和村民共同参与筹资。这其中，村委会的组织作用举足轻重。对此，以下从常熟案例中的合作医疗制度筹资和卫生员工资制度变化说起：

　　在 1969～1975 年期间，大队的合作医疗筹资完全依赖集体经济，社员看病不交钱。大队从公社（乡）卫生院买药，常年保持有 500～600 元的药品。药品都不贵，可就是品种和数量短缺。例如，青霉素是分配的，望虞河桥大队卫生室每月配额 40 万个单位。赤脚医生看病靠的是"一根银针一把草药"，最常用的药是 5 分钱一袋的伤湿止痛膏，还有十滴水和清凉油。陈惠明回忆说，那时候人们思想好，生点儿小病也不来看，把药送上门还不要。从1976～1984 年，社员看一次病，交 5 分钱的诊费。如果需要去县乡医院住院，由赤脚医生开介绍信，大队给报销 100%。这样的制度带给集体财务的压力越来越大，于是大队决定，自 1985 年始，合作医疗筹资制度改为个人缴费大队补贴。每人每年交 10 元钱，门诊医药费报销 70%，住院报销 60%。从那时起，望虞河桥村的村民一直都是 100% 地参加合作医疗筹资。1995 年以后，个人缴纳的合作医疗保险费增加到每人每年 30～40 元，门诊报销比率降低到 60%。这些调整都得到了村民的认可，因为大家都晓得，最近 20 年来医疗成本增加，政府和村委会对合作医疗制度的补贴也在增加（老陈在谈话中常把"村委会"称为"大队"）。

1969～1984 年，陈惠明除了承担卫生员的职责外，每年还参加农业生产劳动 50～60 天，生产队给他一年评 300 个工日。20 世纪 70 年代，队里 1 个工日值 6 角钱，老陈的劳动收入在大队都算是较高的。1985 年村里分田到户，老陈一家 6 口人，分到 7 亩多地。除此而外，村里按照大队副职干部待遇给他发工资。1985～1995 年期间，他每年领取 2000～3000 元。1995～2000 年，他的工资提高到 1 万元。2001 年，练塘镇政府根据合并行政村的需要组建社区卫生站，老陈当上了望虞河桥社区卫生站的站长。从那时起，年工资达到 2 万多元。跟工资的提高相对应，他的服务内容也在增加，例如慢性病调查和管理。

上述案例表明，在人民公社时代，卫生员的收入与他/她提供的卫生服务量并不挂钩。卫生员凭借农业劳动和卫生服务，从生产队获得相对较高的收入。公社解体后，望虞河桥村的村委会延续了对村卫生室的资金投入和管理。正因为如此，卫生员得以采用最方便村民的方式守护和照料着他们的健康，而村民则承认卫生员的工作属于村庄公共事务，将其等同于村干部，并认可他/她们从村庄公共财务中领取报酬。

卫生员工作中包含的公共卫生服务，例如防疫防病和健康管理，就其产生的降低发病率、预防传染病蔓延和减轻慢性病危害的作用而言，已经不仅仅使本村居民受益。换句话说，从维护公共健康安全和节约社会资源的角度来看，卫生员提供的公共卫生服务所产生的社会效用，溢出了他们服务的村庄范围。因此，对于村卫生员在公共卫生服务供给中付出的劳动，不仅需要村委会代表全村居民给予补偿，而且还需要政府代表社会予以补偿。常熟市练塘镇政府组建社区卫生站同时规定卫生员基本工资的做法，[①] 或多或少已经包含了这些道理。

---

① 有关练塘镇卫生管理的信息，来自 2005 年 4 月 28 日笔者对该镇中心卫生院院长沈洪先生的访谈。

常熟市练塘镇常住居民有6万人左右，其中本地原住民只有35000人，余者皆为外来人口。常熟在中国特有的行政区划管理系统中被定为县级市，归苏州市管辖。根据苏州市卫生局的要求，农村卫生机构的分布应达到如下标准：居民使用最快的交通工具（笔者所见，当地农村使用频率最高的交通工具是摩托车和自行车），从住所抵达社区卫生站/村卫生室的时间不超过15分钟，抵达乡镇卫生院/医院的时间不超过半小时，到县医院的时间不超过1小时。2001～2003年，经历了"撤乡并镇"程序的练塘镇政府，出于既达到卫生服务分布标准又取得规模经济效益的目的，重新规划村级卫生网点，共组建社区卫生站6个，留用原有的村卫生员35名。每个卫生站的重建费用20万～30万元不等，镇政府和村委会以3∶7的比例分担这笔投资。镇中心卫生院负责管理卫生站的人员、财务、工资和药品，每个卫生站的常用药品达150种，其中有30～50种为中成药。2004年，卫生院根据卫生局下发的乡村医生条例，对卫生员进行资格认证，结果有3人自动放弃考试离岗。目前卫生员的工资由基本工资和绩效工资构成：基本工资在3500～4000元/人·年之间，绩效工资由其接诊的病人数量、创造的业务收入和完成的指令性任务等因素决定。工资最高者年薪4万元，最低者1万元。发放卫生员工资所需要的经费有这样几个来源：一是镇政府按照每人5元的标准从村里收来的专项经费，二是药品购销中18%的批零差价，三是医疗服务收费。

如同学校的教学质量关键在教师一样，村级卫生服务的质量如何，取决于卫生员的业务能力和努力程度。在练塘镇案例中，针对卫生员设定的激励机制值得注意。其一，政府采取相当于征收公共卫生人头税的办法，为村级卫生站的日常运行筹措部分资金。这笔资金至少足以用来支付卫生员的岗位工资，或者说对每位卫生员必须付出的劳动给予最基本的补偿。其二，卫生员的绩效工资相当于基本工资的1.5～10倍，这突出地反映出制度设计者对卫生员工作努力程度的重视。不过，在诸多绩效工资决定因素中，创造业务收入这一指标有可能留下激励卫生员提供过度服务的尾巴。村卫生室/社区卫生站作为提供最基本的医疗服务的机构，除了常规器械外，并无检查和检验设备。因此，如果有过度服务，只能发生在用药领域。至于社区的正式和非正式制度监督，以及卫生行政部门的业务监管是否能有效遏制过度用药行为，笔者目前掌握的信息还不足以支持任何判断。

从调研中获得的信息来看，一个称职的卫生员是否愿意留在这个岗位上，并且尽心尽力地为村民服务，一方面在于其收入获得机制能否产生足够强烈的经济激励，另一方面在于她/他们的非经济需求，例如社会尊重，是否在其服务的社区得到满足。当然，他/她们提供的服务质量关乎自己在本社区的声誉和人际关系，这反过来又对其形成一种社会激励。此外，卫生员的职业兴趣和职业操守还会产生自我约束和自我激励作用。在常熟，县（市）乡两级政府为了消除卫生员的后顾之忧，自20世纪90年代始，为村卫生员提供附加养老金。笔者注意到，这对那些从公社时代即从事村级卫生服务的"赤脚医生"（当地民众对卫生员至今沿用这个称谓），产生了超出即期收入的激励作用。望虞河桥村的卫生员陈惠明，在谈到以往村委会给予的"大队副职"待遇和政府当前的养老保险政策时，流露出一种不可遏制的满意之情。他说自己很喜欢当赤脚医生，一年到头，几乎都待在卫生站。况且如果不干这个，现在也没有别的事可做。赤脚医生的退休年龄是60岁，只要政府和村里允许，5年后他即使到了退休年龄，还是愿意继续做下去。

3. 服务质量监管

从前一节的叙述可以看出，在村级卫生机构监管方面，江苏实行的是卫生行政部门监管与社区监管相结合的方式。不过，卫生服务质量的识别，以专业知识的熟练把握为前提，因此行使服务质量监管职能的是政府卫生机构。从练塘镇和望虞河桥村的案例来看，服务质量监管主要体现在3个方面：第一，卫生员资格认定和执业审批。第二，制定业务操作规程。第三，组织技能和知识培训。在卫生员陈惠明的自述中，这些内容几乎都得以表达。

笔者问起老陈是如何随着服务内容的扩展和技术标准的提高改善业务能力的，他回答说，自从当上卫生员，就没有停止过接受培训和自学。培训形式主要是乡镇卫生院每月开例会，内容根据县卫生局的布置而定，随季节、疫情变化。有时候学习法律法规，有时候学习对14岁以下儿童和60岁以上老人的禁用药目录，有时候学习专项疾病防治常识，例如艾滋病、肺结核、脑炎和禽流感，等等。卫生站6名赤脚医生（其中有2名在下伸卫生点工作），全部轮番参加培训，每个人都必须掌握所有学习内容。从2000年起，卫生局还通过乡镇卫生院对村卫生站实行正规化管理，进药渠道、药价、服务收费标准、赤脚医生工资、卫生站设施、操作规程、工作制度都是统一的。对于输液、消毒和打针这些最常用的操作程序，上级管理机构都制成图表发下来，规定挂在操作的地方。一次性针头和其他医疗废弃物，都要收集在一起，由卫生院定期来收，运送到常熟市统一处理。

三、案例讨论和结论

常熟望虞河桥村的案例表明，在长达 36 年的时间里，当地的村卫生室/社区卫生站一直从预防、医疗和健康管理的角度，守护和照料着本村村民的健康。这种基层预防和基本医疗服务相结合的做法，实质上是在用低成本的便利服务，保障农村居民的健康安全，因此是经济的、有效率的。在村级卫生机构运行成本中，开支最大的项目是人员工资。在胜任上述综合性服务的前提下，选择具有优良职业操守的初级卫生人员上岗，是节约村庄卫生服务成本的一个关键。县乡政府和村自治机构不间断地对卫生室/卫生站进行物质资本和人力资本投资，无疑是村级卫生服务不断改善的重要原因之一。卫生行政部门的业务管理和指导，显然是在制度层面上促使村级卫生服务质量逐渐提高。乡镇政府和村委会为卫生员设置的激励制度和村民对卫生筹资的普遍参与，更是村级基本健康服务得以长期维护并随着时代变化而不断创新的必要条件。

在笔者 2005 年调查过的县域中，常熟和张家港的村级卫生服务筹资和管理方式几近一致，望虞河桥社区卫生站的案例可以视为这种模式的一个缩影。在村级卫生服务筹资和管理水平普遍下降的情况下，此地却能反其道而行之，原因究竟何在？根据调研中获得的信息，以下几个因素可以从不同方面解释这种特殊性：其一，良好的村庄自治能力和社区凝聚力。村委会得到村民拥护，能够有效行使处理公共事务的权力。其二，良好的村庄财务状况。苏南地区是以集体经济模式实现农村工业化的典型。在公社解体之后，乡镇和村庄公共事务在很大程度上靠乡镇企业上缴利润支撑。即使在这些企业改制之后，村委会凭借出租厂房和收取企业电费依然可以保持村庄共有的财务收入水平。其三，上百年的工商业文化传统和公社时代的集体主义传统。前者在官员和百姓中形成认真细致、按规矩办事的作风，后者在村民之间强化了互助共济、大家的事情大家办的理念。其四，村庄卫生服务与合作医疗制度互为依托。前者方便村民节约地使用合作医疗基金就医，后者激励村民就近寻求卫生服务并保证村卫生室财务可持续。其五，当地农村已经普及 9 年义务教育，村民普遍吸纳健康知识，重视健康维护。其六，地方政府的发展政策和对民众要求的适时回应。最近 20 多年来，为了满足工业化和城市化对土地的需求，苏州地区的失地迁居农民，承担了巨大的生存保障损失，因此对补偿损失具有强烈要求。各级地方政府为了补偿农民、稳定社会，一直积极推进农村社会保障体系建设，合作医疗和初级卫生保健投资与管理即包括其中。随着当地经济对外开放的步伐逐渐加快，社会经济协调发展的意识日益渗入政府的执政理念。在这一背景下，政府把投资于人民健康视为"修复劳动力"和"改善投资环境"的重大措施，同时主动接受百姓监督。例如，苏州市政府曾对 20 项政务开展民意调查，农村合作医疗保险被评为"苏州市 2003 年十大民心工程"之一。①

在我国农村，达到苏南地区这样社会经济文化发展水平的地方并不多。但是，并非所有发达地区的政府和村委会都像这里提到的案例一样，如此执着地投资于村级卫生服务。况且，从卫生员的工资变化可以看出，这种投资也是以低收入水平为起点，随着经济发展而水涨船高的。可见，对这一领域的公共投资和监管实质上取决于政治决策而非经济因素。在健康指标被官员政绩考核系统遗忘的情况下，公共卫生成为单纯追求经济高增长的牺牲品。在卫生问题成为社会矛盾焦点之一的时候，卫生投资在政府公共支出中的弱势地位才有所改善。但在全国范围内，村级卫生服务在公共卫生资源分配中依然处在边缘地带。究其原因不难注意到，尽管直接守护着近 10 亿农村居民健康的是村卫生机构而非其他，然而无论是农民群众还是村卫生员，在公共卫生资源分配中都欠缺足以与上层卫生机构竞争的发言权。自上而下分配的公共资源流量，经过多层次切分之后，流到基层总是所剩无几，卫生教育系统莫不如此。上述案例的意义，在于显示出初步校正这种趋势的途径，即实行政务公开、民意测验和公众监督，提高村民自组织程度，开辟基层民众参与公共资源分配决策的渠道。

可以预见，在党中央做出"建设社会主义新农村"的决策之后，村级卫生服务筹资边缘化的状况有望得到改善。问题是，怎样投资才能使村民受益最大同时有助于卫生机构的可持续性？20 世纪 90 年代的乡镇卫生院建设经验表明，政府对房屋设备做出一次性投资并不难，即使是贫困县的政府也能利用专项财政转移经费做到这一点。难的是长期对公共卫生服务给予适当补偿和对缺少规模经济的卫生院给予适当补贴。正因为后者缺位，大量卫生院特别是欠发达地区的卫生院在项目结束后依然难以为继。常熟的案例表明，维护村级卫生服务运行需要的是水滴石穿般的长久功夫，无论是制度建设，还是运行成本的补偿，均非"短平快"项目所能奏效。因此，在全国范围内改善村级卫生服务的关键，是政府拨付村级自治机构一定比例的预算资源，以保障村卫生室/社区卫生站的基本运行成本得以补偿。就这一点而言，印度的经验值得借鉴。笔者 2003 年在印度克拉拉邦农村考察时获知，邦议会每年批准一定比例的村

---

① 参见：苏州市卫生局，2004，新型农村合作医疗保障模式运行效果研究（研究报告），第 8、9、25 和 29 页，苏州市卫生局印制。

级预算资源，根据一个包括人口、地理、经济和社会发展因素的计算公式分配到村。除了规定交由村级妇女组织使用的资源比例部分外，其余的预算资源都由村委会召集村民会议决定如何分配和使用。那么，如果中国现有的公共资源分配制度不变，长此以往，印度农村包括卫生服务在内的社区发展必定会走在中国的前面。

【参考文献】

Arrow, K. J., 1963, "Uncertainy and the Welfare Economics of Medical Care", *American Economy Review*, Vol. 53, pp. 941 – 967.

Grand, J. et al., 1998：《从英国的经验看医疗竞争与质量》，载于苗正民译，2003：《英国社会政策论文集》，第 222 ~ 242 页，商务印书馆，北京。

Tanzi, V. and L. Schuknecht，2000：《20 世纪的公共支出》（2005 年中文版），胡家勇译，第 45 ~ 50 页，第 235 ~ 239 页，第 247 ~ 271 页，商务印书馆，北京。

Folland, S., A. C. Goodman and M. Stano, 2001,《卫生经济学》（2004 年中文版），王健、孟庆跃译，第 161 ~ 171 页，第 273 ~ 277 页，中国人民大学出版社。

苏州市卫生局，2004，新型农村合作医疗保障模式运行效果研究（研究报告），苏州市卫生局印制。

（本文发表于《中国社会政策》2006 年第 1 期。执笔人：朱玲，2006 年 3 月）

医疗体制弊端与药品定价扭曲

内容提要：通过对中国医疗体制和药价管制模式的分析，我们发现公立医疗机构在药品零售环节上的双向垄断地位是导致药价虚高的根本原因，医疗服务价格低估导致的"以药补医"机制赋予了医疗机构抬高药价的合法权力，而收益率管制政策进一步诱导医院进销高价药品。此外，单独定价政策加之宽松的新药审批制度为药厂提高药价、医院购销高价药提供了便利。所有这些问题的出现根源于政府管制措施的失当。因此，解决药价虚高的根本措施是减少政府管制，放开处方药零售权，改革公费医疗和医疗保险报销制度，打破公立医院垄断。所谓的"医药分离"改革和"医院药品收支两条线"改革均无法实现抑制药价的目标。

关键词：药品价格　管制失当　药品零售双向垄断　医疗改革困境

Abstract：Through an analysis of China's health care system and the regulatory model of pharmaceutical pricing, the paper concludes that the prime cause of pharmaceutical price inflation is the two-directional monopoly of public hospitals on pharmaceutical retailing. The low price of medical services means that public hospitals can legitimately use the profit of pharmaceuticals to subsidize the provision of medical services. Moreover, the policy of regulating rate-of-return gives public hospitals a further incentive to buy and sell high-priced pharmaceuticals. In addition, the policy of separate pricing together with the laxity of the system for approving new drugs allows the producer of pharmaceuticals to charge higher prices and facilitates public hospitals' sale of high-priced drugs. All of these problems result from inappropriate government regulations. Therefore, the basic strategy for solving the problem of pharmaceutical pricing should be to lessen government regulations on health care, open up retail sales of prescription medicines, and reform the system of medical insurance reimbursement, breaking the monopoly of public hospitals.

Key Words：Pharmaceutical Price；Inappropriate Regulations；Two-directional Monopoly of Pharmaceutical Retailing；Dilemma of Medical System Reform

"看病难"、"看病贵"已经成为目前社会生活中的突出问题。而药价过高是群众"看病贵"的一个重要原因。因此，控制药品价格、促使药品定价回归合理成为抑制医疗费用上涨、缓解群众"看病贵"问题的关键。为实现这一目标，首先需要弄清楚中国药品的定价机制，找到药价居高不下的根本原因。这正是本文的研究目的。

近年来，有许多文献探讨了国内药价过高的问题。王淑敏（2006）、刘华（2006）等着重探讨了药品生产领域和流通体制存在的问题，梁雪峰（2006）等则着重讨论了药价管制体制存在的弊端。陈文玲（2005a、2005b）更为系统地探讨了药价过高的问题，除上述几个方面外，她还讨论了医疗体制存在的问题对药品价格的影响。然而，囿于传统计划经济思维，上述文献均把问题归咎于政府管制措施不健全、不到位，因此提出的政策建议是进一步强化政府干预和管制。我们下面的分析将表明，强化政府管制于事无补，甚至事与愿违。另一些文献在讨论一些更为宏观的问题时涉及了药品价格问题。如顾昕（2006）、汪丁丁（2005）等在探讨中国医疗体制存在的弊端时对药品定价机制存在的问题进行了简单的分析。孟庆跃等（2002，2004）在分析医疗服务价格体系存在的问题时讨论了药品定价对医疗费用及医疗资源配置的影响。由于这些文献的研究主题不是药价问题，因此并没有深入探讨中国的药价形成机制及药价居高不下的原因。此外，尽管上述文献多数都对药品方面的政府管制有所涉及，但均没有进行系统的分析。而余晖（1999）是个例外，他较为系统地分析了中国药业的政府管制制度存在的问题，但其分析的着重点不在药品价格方面，因此也没有深入探讨政府管制对药品定价的影响。

在参考已有研究文献的基础上，结合作者的调研，本文意在通过对中国药品生产、流通环节以及政府的药价管制措施的梳理，厘清造成国内药价虚高的根本原因。本文的基本结构如下，第一部分简单勾勒国内的药品流通体制；第二部分简要介绍当前的药价管制模式；第三部分说明国内药价的实际形成机制；第四部分分析造成国内药价虚高的体制性根源。在此基础上，第五部分提出相关的政策建议并指出改革存在的困难。

一、中国的药品流通体制

经济学的基本原理是，在一个竞争性市场上，能够长期维持的价格只能是等于供给成本的价格。供给成本包括生产、运输、储存成本以及税费等。换句话说，长期内自由竞争市场没有超额利润。如果一个市场长期存在超额利润，该市场肯定是缺乏竞争的垄断性市场。根据这一原理来分析药价高企问题，基本的结论是：药价过高，要么是因为药品的供给成本太高，要么是因为药品市场缺乏竞争，存在垄断。本文的分析表明，中国药价高企的根本原因在于后者。其中药品生产和批发环节也存在一些问题，导致这两个环节的成本偏高，因而也对药价高企起到了一些推动作用。在重点分析药品市场结构存在的问题之前，我们首先扼要描述一下中国的药品流通体制，同时简要说明国内药品供给成本偏高的原因所在。

1. 传统的且至今仍然占主流的药品流通模式

在计划经济体制下，中国逐步建立了由国企垄断、以条为主、统购包销的三级医药批发体制：中国医药公司通过其下辖的大行政区一级医药批发站，向全国各省、自治区、直辖市医药公司即二级医药批发站调拨药品，二级批发站再向市、地、县级的医药公司即三级批发站分销药品，经过上述批发环节，医药进入销售终端，即医院、卫生院和药店等。

20世纪80年代中期以来，随着经济体制改革的逐步深入，政府开始把医药商业推向市场，取消统购包销、按级调拨等项规定，改指令性计划为指导性计划，实行"多渠道、少环节"，一、二、三级批发站可同时从药厂进货，一、二级批发站也开始向医院销售，各级批发站的下属公司开始办企业进行药品销售，制药企业也开始进入商业领域从事销售活动，同时一些新开办的批发企业开始出现。其结果是，到20世纪90年代末，国内形成了16000多家散、小、乱的医药商业企业。由此形成的医药流通模式至今还占据主导地位。这种医药流通模式如图1所示。

图1中的实线箭头描述了传统的，并且至今仍占主体地位的药品流通渠道：从药厂进入一级批发企业然后顺序进入二、三级批发站，最后进入医院、卫生院、药店以及诊所。其实，对这种商品流通模式我们并不陌生，传统计划体制下大多数商品流通体制就是这种模式。当然，和传统计划体制下的流通模式相比，现在这种多层级流通模式已经不那么严格，二、三级批发站可以直接从药厂进货，医院和药店如果有足够的规模也可以直接从一、二级批发企业甚

至药厂直接进货（后者还比较少见），就像图1中虚线所示那样，许多大中城市的大型综合医院和一些规模较大的连锁药店现在就是这样。但是对于大多数中小城市的医院、乡镇卫生院以及零散的小药店和个体诊所来说，图1中的多层级流通渠道仍然是其主要的药品进货方式。不过，自20世纪90年代以来，这一渠道流通的主要是处方药①中业内所谓的"普药"，即低价仿制药，和药店销售的非处方药。这些药品不需要代理公司的推介活动。

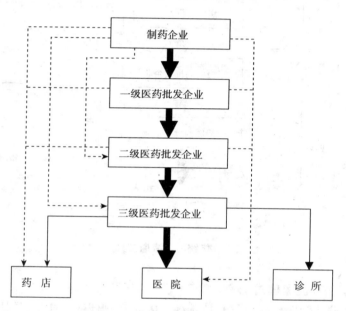

图1　传统医药流通模式一

图2的流通模式就其药品流通方式而言和图1没有区别。唯一的区别是这里流通的主要是进入大中型公立医院的药品，其中主要是后面我们将会重点分析的所谓"新药"以及进口药等单独定价的药品，这种药品大多是处方药，也有一些高价非处方药。这种药品流通的典型特征是尽管药品的配送流程和图1所示流程基本一样，也主要是由医药批发商来完成，但是这些药品要进入医院，必须要有医药代表的推介活动。医药代表由代理公司管理，代理公司有三种形式，一种是由药厂自建的，一种是独立的专业代理商，专门负责药品的市场推介和商务服务，第三种是由药品批发企业兼任。由于反商业贿赂法规的出

---

①　即必须在有开具处方资格的医生的指导下出售的药品。

台，其中药厂自建的代理公司近几年基本都转为具有独立法人资格的专业代理商。

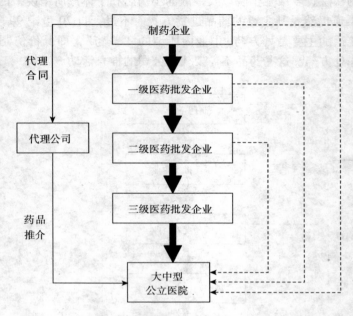

图 2　传统医药流通模式二

2. 新型医药流通模式

由于普遍认为医药行业具有特殊性，因此其一直是国家专控程度较高的行业。从而较之其他行业，计划经济模式在这个行业的退出要缓慢许多。截至20世纪末，国有医药商业流通企业仍然牢牢控制着医药流通领域。从 20 世纪末至今，国家连续出台相关政策①推进药品流通体制改革，医药流通领域开始发生明显变化，医药行业市场化步伐加快，民营企业迅速崛起，国有医药商业主渠道一统天下的格局被彻底打破，其市场空间逐步萎缩，经济效益也逐年下滑。从 1999 年对民营资本略有放开至今，已经基本形成国有资本和民营资本平分秋色的格局。外资也开始进入中国医药商业，医药流通领域竞争加剧。同

---

① 1999 年底原国家经贸委出台《医药流通体制改革指导意见》，确立医药流通体制改革目标是要实现产权多元化、经营方式现代化。"入世"中国政府承诺 2003 年 1 月 1 日后放开药品分销服务体系，2000 年 7 月国务院召开的全国医疗保险制度改革和医药卫生体制改革大会提出，为了保证医疗保险改革目标的实现，必须配套进行医疗保险制度改革、医疗卫生体制改革、药品流通体制改革这 3 项改革。

时，随着医药流通体制改革步伐加快，医药经营模式也在发生变化。零售连锁、现代物流配送成为药品流通的重要内容，完善医药供应链、优化医药供应链管理成为主要趋势。由此逐步形成了一些新型的医药流通模式，图3和图4分别给出了两种新型流通模式，这些流通模式对传统模式造成了极大的冲击。

图3这种模式的特点是在某一地区形成一个药品集中交易市场，来自全国各地的药厂在此建立销售点销售药品，来自全国各地的医院、药店、药品经销商来此买药。这种模式的代表是由安徽华源医药股份有限公司经营的太和医药交易市场。这种医药交易市场采取现款现货的交易方式。导致这种模式出现的直接推动因素是20世纪90年代初医药商业领域普遍存在的"三角债"现象。这种模式我们也并不陌生，它其实就是一种集贸市场模式，一手交钱一手交货。

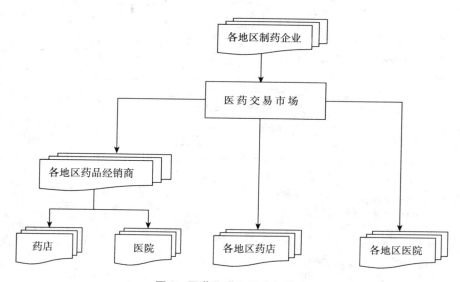

图3 医药集中交易市场模式

在图4这种模式中，医药批发企业同时从事批发、零售业务，该企业和众多制药企业直接建立稳定的供货关系，建立全国性分销网络，建立区域性物流配送中心，并在各地区建立连锁药店。同时和各地区药品经销商以及医院建立稳定的供货关系，通过各地区的分销网络将医药需求信息传递到医药批发企业，医药批发企业向药厂发出订单，药厂按订单要求把药品发送到各地区物流配送中心，然后由此向当地的连锁药店、药品经销商和医院供货。这一模式极大地加快了供求信息传递，大大减少了药品流通的中间环节，缩短了业务流程，明显加快了药品的配送速度，显著提高了资金周转率，极大地降低了销售成本。该模式的核心优势就是其高效的物流配送。概括地讲，其核心竞争力是效率高，成本费用控制得好。该模式一般具有"现款现货"、"量大价低"的特征，尽管采用现款现货交易方式，但是由于资金周转速度比传统模式快一两倍，因此资金占用量明显低于传统模式。在国内，这种模式非常适合于普药以及非处方药产品的分销，但它不适合于新特药销售，因为前者的销售不需要面对面的药品推介和针对个人的营销活动，而后者的销售不能没有这种营销活动。因此这种模式的终端客户基本都是药店、县医院、乡镇卫生院以及民营医院这样的中小客户，公立大中型医院一般不接受这种供货模式，这也是此种流通模式发源于我国中西部地区的原因所在。

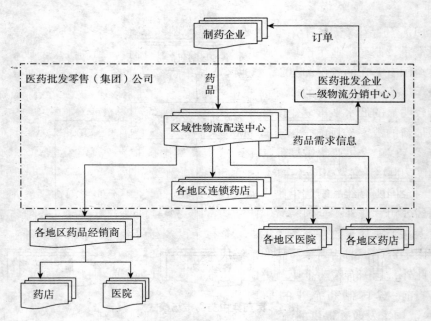

图4 网络化跨区域医药批发、连锁零售集团模式

图4这种流通模式我们其实也并不陌生，家电销售领域的国美和苏宁两家全国性连锁零售公司就是这种模式。差别仅在于医药这种商品相对特殊一些，因此对仓储和销售有更高的经营资质要求。这种流通模式的代表是九州通集团。九州通集团以"快批"方式，由一家名不见经传的地方小型医药批发企业，2000年后在短短的3年时间内销售额排名跃居全国第三。

需要指出的是，尽管在医药流通领域已经出现图3、图4这两种新型流通模式，而且这两者具有流通环节小、效率高的明显优势，但是，图1、图2所示两种模式却仍然是国内医药流通的主要模式，在整个医药销售总额中占到70%以上的份额，其中的根本原因在于我们后面将要重点介绍的政府管制失当导致的药品终端销售环节的公立医院垄断格局，这种格局极大地抑制了图3和图4这两种流通模式的发展。

3. 药品生产、批发环节成本偏高的原因

尽管造成中国药价高企的根本原因不在生产和批发环节上，而在于医疗体制存在的弊端导致的医疗机构行为扭曲。但是，药品生产和批发环节也存在一些问题，导致这两个环节的成本偏高，因此对药价高企也起到了一些推动作用。所以在这一部分，我们对药品生产和批发环节成本偏高的原因作一简单说明。

（1）药品生产环节存在的主要问题是：制药企业数量众多，低水平重复建设严重，制药行业生产集中度低、生产能力严重闲置，抬高了生产成本。

全国有2/3的省份和80多个地区或城市将药品生产作为支柱产业，不少城市斥巨资建设大规模的"药都"和"药市"，地方政府推动型的药厂投资存在着较明显的低水平重复建设特征。这导致我国的制药企业数量多、规模小。按照最新的数字，目前全国有近5000家制药厂（章剑峰，2006），其中小企业占2/3以上，生产集中度低，生产成本高。排在前50位的制药企业，生产集中度2000年约为50%；而美国前30位的制药企业1992年集中度就达到97%。全国所有药品制造企业的销售收入加在一起，还不如美国一家最大的跨国制药公司。此外，全国药品生产结构雷同，生产能力严重过剩。一种药品一般有七八十家甚至数百家药厂生产。全行业设备利用率不足一半，设备闲置意味着固定资产折旧抬高了药品的生产成本（陈文玲，2005）。

此外，老国有医药企业历史遗留包袱重也是其运营成本过高的重要原因。

当前，全国制药企业的平均利润率不到8%（陈文玲，2005；耀文，2006）。国家发改委提供的统计数字显示，医药工业实现利润不及全国工业利润平均水平的1/3，在全国12大工业行业中列倒数第二位，医药企业亏损面达到30%，企业亏损面和亏损额均呈扩大之势（胡文华，2006）。从这些信息可以看出，医药生产行业至少近几年来并不是一个利润很高的行业，该行业竞争激烈，也无法维持高利润。因此，从生产环节来看，药价"虚高"的原因不是来自于药厂的高利润。这个环节上对药价的推动主要来自于规模小、设备闲置导致的生产成本偏高。

需要指出的是，由于地方保护主义和国有企业改制的高成本，通过兼并重组方式减少现有医药企业数量的做法困难重重。在笔者访谈的5个药厂中，企

业负责人均表示通过兼并收购现有药厂的方式扩大生产能力，其实际成本很可能会高于新建一座同等生产能力的新企业或新车间。这是该行业产业集中度不能尽快提高的原因之一。

（2）批发环节存在的主要问题是：批发环节过多，行业集中度低、规模化程度低、物流配送水平低；经营费用高，导致药品流通成本过高。

尽管 20 世纪 90 年代以后先后出现了图 3、图 4 所示的新型流通模式。但是迄今为止占据主流的流通模式还是图 1、图 2 所示的流通模式。这种流通模式环节过多，极大抬高了流通成本。

首先，我们先看流通环节过多的问题。药品从生产到销售终端，中间一般要经过 4 ~ 6 个流通环节，这种多环节的流通体制直接加大了药品的流通成本，每个环节平均加价 10% 左右，到药品零售环节累计加价率就会在 40% 左右。

其次，药品分销的集中度低、规模化程度低、物流配送水平低。我国药品分销领域企业数目多、规模小、效率低，药品现代物流配送体系尚未建立，流通费用高。目前，中国医药批发企业中最大的三家，中国医药集团、上海医药股份公司、九州通集团有限公司年销售总额 2005 年也仅占全行业的 1/4 左右。而美国的这一数字则达到 90%、日本达到 80%、欧盟达到 65%（韦绍锋，2006）。美国药品销售额占世界药品市场的份额超过 40%，但药品批发商总共只有 70 家。法国 8 家药品批发企业中，其中 3 家市场份额高达 95%。德国现在也只有 10 个大的药品批发商，其中最大的 3 家市场份额超过 60%。国外大型医药公司年销售额一般都在 20 亿美元以上。而国内批发企业年销售额超过5000 万元的不到 5%。国内批发企业的平均费用率超过 12%，而美国药品批发商平均费用率不足 3%（陈文玲，2005）。

平价药房的出现凸显了药品流通领域的高成本。和普通药房相比，平价药房价格的平均降幅大多为 30% ~ 45%，依然有 10% 左右的利润空间。原因在于平价药房多数是从制药企业直接进药，大大减少了中间流通环节，明显降低了进货成本（刘华，2006），因此具有较强的成本优势。

此外，传统国有医药批发企业历史遗留包袱重也是其运营成本过高的重要原因。再就是药品购销环节还存在一定的地方保护问题。

总体来说，近年来药品批发领域的利润率一直走低，整个行业的平均纯利润率几乎没有超过 0.7%。所以，药价"虚高"的原因不是来自于批发环节的高利润。这个环节对药价的推动主要来自于环节多、经营管理效率低导致的医药流通成本过高。

造成药品生产和批发环节上述主要问题的原因并没有产业独特型，这些问题几乎是地方国有企业曾经占据主导地位的产业的共性问题。解决这些问题的根本措施也是基本一致的：首先是放松管制，放开竞争。从目前国内有近5000家制药厂和8000家左右药品批发企业这两个数据看（章剑峰，2006），我们的进入管制措施毫无效率可言，不如放松管制，通过促进竞争实现优胜劣汰和适度集中。其次是消除地方保护，打破地区市场分割，目的同样是促进竞争以实现优胜劣汰和适度集中。由矿泉水、牛奶、方便面这些普通消费品市场的高集中度可以看出，只要放开行政管制、消除地方保护主义、消除所有制歧视，药品生产领域的适度集中和效率提高没有什么问题。而从"九州通"的快速崛起，以及在家电零售领域中"国美"、"苏宁"的迅速发展看，只要放开行政管制、消除地方保护主义、消除所有制歧视，药品批发领域的适度集中和效率提高同样指日可待。

从发达国家的经验看，药品生产和批发环节的市场集中度提高，有助于政府对药品市场监管的有序和有效，而且也有助于降低监管成本。不过有一点必须强调，即这种市场集中度的提高必须是市场自由竞争的结果，而绝不能是什么政府主导的"强强联合"或者"整顿市场秩序"的结果。其中的道理非常简单，那就是只有自由竞争才能实现真正的优胜劣汰，我们付出了巨大的代价才认识到这个道理，绝不能不长记性。

二、政府对药品定价的管制模式

直到20世纪80年代后期，医药价格都是由政府直接制定，这是计划经济体制的典型特征。1992～1996年，国家曾尝试放开药品价格，结果药价飞涨。于是1997年国家又把药品价格重新纳入控制范围。

2000年是我国药品价格改革史上的一个分水岭，原国家计委2000年7月20日发布《关于改革药品价格管理的意见》，基本建立了目前的政府药品价格管理体制，此后几经调整，但基本管制框架没有大的改变。根据原国家计委的上述文件，以及《价格法》、《药品管理法》、《药品价格管理条例》等法律法规确定的原则，政府现在采用如下两种方式管理药品价格：

1. 直接价格控制

对纳入《国家基本医疗保险药品目录》的药品和医保目录以外的少数生产经营具有垄断性和特殊性的药品，如麻醉药品、一类精神药品、计划生育药品、药具和计划免疫药品等，实行政府指导价或政府定价。对这些药品，政府规定最高零售价，定价方式一般是由国家发改委发统一调价函限定一个最高零售价。2004年医保目录改版后，政府实行价格管制的药品约为2400余种，占到全部药品种类的20%左右。其中，国家发改委负责医保目录中处方药的定价，省级价格主管部门负责非处方药的定价；各省还可以根据国家医保目录增减15%药品，由省里来定价。省里一般根据企业的成本（原料、辅料、包装、各种管理、财务费用等）和所认定的合理利润水平定价，一般一类新药的利润不超过40%，通常情况下药的利润为15%。基于发展和保护本地医药企业的考虑，地方政府一般会根据这一政策将本地产药品增加到医保目录中。

政府确定药品价格的办法大致如下：以企业生产销售成本或进口到岸价为依据，加规定的利润率来确定出厂价格或进口口岸价格，药品批发、零售环节则以出厂价为基础，加规定的加价率作价销售。这种药品定价办法，习惯上称作顺加作价办法。上述医保目录内药品的定价方式就是这种定价方法。作为定价基础的企业生产销售成本是所谓的社会平均成本，该数据根据制药企业上报的成本信息经相关物价管理部门确认形成。利润率、各批发、零售环节的加价率也由相关物价管理部门明确规定。

尽管医保目录药品仅占全部药品种类的20%，但其销售总额却占全部药品销售额的80%。

同时，原国家计委于2001年1月发布《关于单独定价药品价格制定有关问题的通知》，明确规定制药企业可以对政府定价的药品申请单独定价。其中规定，无论进口的、进口分装的还是国产的，如果国内市场上同种药品是由多家企业生产的，只要其中一家企业认为"其产品的质量和有效性、安全性明显优于或治疗周期、治疗费用明显低于其他企业同种药品，且不适宜按《政府定价办法》（计价格（2000）2142号）第六条规定的一般性比价关系定价的"，就可以申请单独定价。此外，拥有自主知识产权但已超出知识产权保护期的原研药，也可申请单独定价。据称该政策的目的在于通过实行优质优价，来鼓励制药企业提高药品的质量、安全性、有效性或药品的性价比。单独定价是以厂家为名，价格后注明生产厂家，对于西药称之为单独定价，中药称为优质价。必须指出的是，单独定价也是由政府价格主管部门确定最高零售价，而不是由企业自主定价，只是这一政府定价高于其他同类药品政府定价。①

医保目录以外的药品，由企业自主定价。企业自主定价要上报相应物价主管部门进行形式上的审查，公布在网上等。

---

① 根据国家发改委20余次降价行动中发布的降价目录可以看出，一般性的政府定价药品，主要是由内资企业生产的仿制药，国有企业是这类药品的主要生产者。单独定价药品大致可分为两类，一类是主要由外资生产的原研药；另一类是主要由合资厂家和部分国内企业申报的单独定价的仿制药。单独定价的仿制药品价格比同样的仿制药往往高出一倍至两倍，但比外资原研药的价格要低1/3左右。

2. 药品集中招标采购

药品集中招标采购 1999 年试行，2000 年全面推广。药品招标采购的一个突出特点是顺加作价。根据 2004 年 9 月国家发改委制定的《集中招标采购药品价格及收费管理暂行规定》，中标药品零售价格的核定，实行以中标价为基础顺加规定流通差价率的作价方法。属于政府定价范围的药品，中标零售价格不得超过价格主管部门制定公布的最高零售价格。其中，中标药品零售价格核定公式为：

中标药品零售价格 = 中标价 × (1 + 规定的流通差价率)

其中规定流通差价率实行差别差价率，价格高的品种顺加低差率，价格低的品种顺加高差率。具体差价率由省级价格主管部门规定。医疗机构实际的差价率可以低于但不可以高于政策规定差价率。

三、实际的药价形成机制

第二节简单介绍了政府的药价管制模式，这一价格管制模式体现了政府的管制意图以及政府所希望的药品价格形成机制。但是，实际的药品价格形成机制却未必合乎政策意图。下面我们来看一下实际的药价形成机制。在这里我们只介绍实际的药品价格形成机制是怎样的，至于为何形成这样的价格形成机制，将在下面第四节予以说明。

1. 实际的药品价格构成

20 世纪 90 年代以来，医药企业开始使用医药代表和各种"回扣"来推销药品，所谓回扣即医药销售收入中返还医院和包括医生在内的相关人员的部分。此后，这种方法成为整个制药界一种通用的药品营销模式，而可用于"回扣"的数额也成为左右药品销售额的决定因素，各种或明或暗的"回扣"已成为医院、医生以及药品流通领域其他利益相关者（除了患者）的重要收入来源。

因此，和其他产品的一个明显差异是，国内药品价格的构成除了药品本身的研发、生产成本、销售费用、流通费用以及生产、批发及零售企业的利润之外，还有医生等相关人员的回扣和医疗机构的回扣。其中，医疗机构得到的回扣实质仍然是医疗机构的盈利，但是从政策法规的角度看，两者有明显的区别。首先，相关政策明确规定医疗机构可以按照规定的进销差价率获得售药盈利，最初规定的这一差价率是 15%，即医疗机构可以在药品批发价格的基础上加价 15% 销售，^① 这一进销差价收益构成医疗机构的合法盈利。在实行药品集中招标采购以后，正如第二节介绍的，不同价位的药品差价率不同，高价品种差价率低一些，低价品种差价率高一些，但基本的原则没有变。所谓医疗机构得到的回扣是指制药企业在中标价格即医疗机构购药批发价之内返还医疗机构的部分收入，这又包括两种，一种是所谓的"明折明扣"，即如果药品中标价格为 100 元，在这个价格下药企同意返还医疗机构 20%，即 20 元，也就是说，医院实际的进货价格为 80 元，不过医院在零售时是在 100 元而不是 80 元上加价 15%（或者政策规定的其他差价率）。这样医院的售药盈利实际上等于"明扣 + 规定的差价"，按照这里的例子就是 20 元加 15 元即 35 元了，这种回扣是合法的，但是规定要明示在医院的财务报表中。^② 另外还有一种回扣为药企和医疗机构的私下交易，是不为外人所知的药企对医疗机构的售价返还，即所谓的"暗扣"。产生"暗扣"的原因对于医疗机构一方来说是不希望公开的中标价太低，否则会降低其合法的进销差价收益，但又希望获取尽可能多的药品盈利；而对于药企一方来说，为了能够使自己的药品进入医院，往往不得不答应医院的这一要求，另外也有掩盖自己真实生产成本的意图。显然，这种私下的回扣是药企和医院合谋的结果。

因此，药品价格的构成大致如下面这一公式所示：

药品零售价格 = 研发成本 + 生产成本 + 销售费用 + 药企利润 +

批发商按比率加价 + 医生及其他相关人员回扣 +

医疗机构回扣 + 医疗机构进销加价

其中的研发费用含有新药申报费用^③，而销售费用含广告费、推销推广费^④以及营销人员的收入。批发商按比率加价部分由批发商的经营管理费用和利润组成，政策规定了各个批发环节的加价率，但由于竞争的原因，实际的加价率往往低于政策规定的加价率。除了我们上面提到的医疗机构拿的两种形式的回扣之外，拿取回扣的个人大致有如下人员：^⑤ 在 2000 年国家施行药品集

---

① 这一加价率最早形成于计划经济时代。

② 据资料反映，近两年我国列入医疗机构账面的药品折扣收入就约达 90 亿元，相当于药品购进额的 16%（郭莹等，2003），这里所讲的药品折扣即所谓的"明折明扣"，为政策所允许。

③ 除了政策规定的正规费用以外，要将仿制药申报为新药，享受单独定价，需要有一笔不菲的"公关费用"打通新药审批部门和定价部门（张映光、戴维，2005；章剑峰，2006），笔者的调研结果也证实了这一说法。

④ 这里的推销推广费不含给医生等相关人员的回扣。调研中某一药厂告诉笔者，该厂每年仅药品推介会（含各种形式的学术研讨会）就需要举办 600 多场，国内一家大型药厂还为此专门建造了两座五星级宾馆。

⑤ 笔者调研的三家医院对此均表示认同。

中招标采购之前，医院药剂科主任、主管副院长、负责进药的药剂师、医院药品库管员、科室主任、医生、划价处相关人员、药房出纳、①医院财务负责人（张映光、戴维，2005）；国家推行药品招标采购制度后，由于大量政府管理机构的介入，导致环节陡增、人员庞杂，药企需要"公关"的对象反倒更多了，而且档次明显上升，招标办主任、卫生局局长、药事委员会的相关委员，全都进入需要公关的名单，公关成本明显增加（徐慧，2004）。发生在山西晋城市阳城县人民医院的系列药品回扣案为我们这里的说法提供了佐证（刘云伶，2006）。

此外，由于有少部分药品是通过药店零售的，这一部分药品的价格构成大致可以由如下公式反映：②

药品零售价格 = 研发成本 + 生产成本 + 销售费用 + 药企利润 +
批发商按比率加价 + 药店经营成本 + 药店利润

从这个公式可以看出，药店零售价格的构成要简单许多，这也是同种药物大多数药店价格要低于医院的原因之一。不过，两者的价格很大程度上缺乏可比性，因为药店销售的大多数是非处方药，而处方药的零售绝大多数由医院负责。两种药品的政府管理模式有很大的差异。

下面我们来看一看药品零售价格各部分的大致构成。由于医院零售占了整个药品零售的80%以上的份额，我们这里仅说明这一部分药品的零售价格构成。由于不同的药物差异很大，而且也没有资料对此进行详细说明，从相关文献看，不同的医院、不同的药物，以上各价格构成部分的比重差别很大，没有一个统一的比例。我们以所谓的单独定价新药为例，③其中的大头由医院和相关拿回扣的人员拿走。结合相关文献，④以及笔者的调研，大致的药价构成比例如下：

医院销售此类药物的利润率（含回扣）大致在20% ~50%，医生等相关人员的回扣大致在10% ~30%，仅这两部分就占了药品零售价格的30% ~

----

①　药房出纳负责给医药代表每月开出单据，统计哪些医生开了多少药——业内称为"统方"。每月月底，医药代表会根据这一单据为医生结算提成即回扣（张映光、戴维，2005），可以看出这是一个必不可少的环节。

②　不同的药店利润率差异很大，根据笔者的调研估算，这一数字在10% ~50%之间。

③　这类药品价格是造成药价虚高的主体，而且其中的不合理性也最为触目惊心。

④　比如杨方熙（2005）通过对河南省舞钢市的调研发现：公立医院在当地药品价格虚高问题上起了决定性作用，该市二级甲等医院药品销售的利润率高达185%。镇江市物价局的调查表明，镇江市5家医院药品毛利率平均在40%左右。医院作为药品销售的主渠道，药品价格普遍高于药店价格（朱晓法，2005）。国家发改委的一个统计表明，2005年国内医院的实际药品进销差价率为42%（章剑峰，2006）。

70%左右。

在药厂的销售收入中，研发成本的比重大约是3%~5%，生产成本大约是10%~30%，销售费用30%~70%，企业毛利10%~20%。不同药品的实际出厂价占零售药价的比率差别很大，大致的范围在10%~50%之间。

批发环节加价占零售价的比例，不同的批发模式差别也很大，在3%~10%之间。

2. 药价的地区分布差异

目前在国内，药品的地区分布以及在不同规模和层次的医院之间的分布具有明显的梯度性（张映光、戴维，2005）。

像北京和上海这样的大城市集中了中国最优秀的大型医疗机构和高校教学医院，这些大城市的患者由于收入水平高，而且享有公费医疗或医疗保险的比重也高，加之这些医院也吸引了国内相当一部分支付能力强[1]的患者，因此基于下面第四节将要讲到的原因，这些医院具有很强的抬高药价的能力。所以在这样的大城市、这样的大医院中，患者通常买到的多为进口药、外资药企的原研药以及一些合资企业和少部分内资企业生产的单独定价的仿制药，即医药行业所谓的"新特药"，这些药品均为高价药。而疗效类似的低价药在这些城市和医院较难买到。[2]

在像大部分省会城市这样的二、三级城市，鉴于其市民支付能力相对大城市弱，因此这些城市的医院常用的药品主要是由合资或国内企业生产的获得单独定价的仿制药。这种药品的价格低于上述大城市的药品价格，但高于下面讲到的流通于农村地区的药品价格。

上述两类药品是药企的推销重点，一般利用"医药代表"进行推销，医药代表在推销该类药品时，基本采取分成即回扣模式，价格越高的药品，医院、医生或其他相关人员的回扣就越大，因此，价格越高的药品在这类医院越好卖。本节前面所讲的药品零售价格定价流程主要是针对这两类药品而言。

孟庆跃等（2004）对医院的调研结果支持上述结论，他们发现，治疗同样的疾病，大型医疗机构的费用尤其是药品费用显著高于中小医院，而且这种差异不来自于患者病情严重程度的差别，而主要是因为大型医院利用了更多的

---

[1] 收入高或者公费医疗支付能力强。
[2] 张映光、戴维（2005）称"北京大多数医院的药房中，一般储备有少量的青霉素和低价抗生素这类便宜的药物，供医生、护士或其朋友家人自己使用"。在笔者调研的3个医院中有一家处于发达省份的省会城市，该医院的做法是高价与低价药品均储备一部分，即便不储备也想办法到医药公司批发自购。

贵重药品和不合理用药的程度更高。当然，能做到这一点的主要原因是在大型医院就诊的患者支付能力较强。

而在广大的农村地区，由于农民普遍收入低，不享受医保，看病自费，买不起高价药，加之乡镇卫生院和农村诊所规模小，因此流通于农村的绝大多数为低价药。这些药品多为国有企业生产的低价仿制药，在医药行业中被称为"普药"，即患者广泛使用、利润小的药品，这部分药品的零售价格接近于生产成本，药企的利润很微薄。当然也不可能拿出足够的推介费和回扣打入城市市场。这部分药品一般通过常规的批发零售环节销售。药企将这类药品批发给一级经销商即省一级的大型商业公司，然后由商业公司直接配送到医院或分销给二级分销商，其最终的购买对象是县级医院、乡镇卫生院和农村医疗站。这是国企的传统销售模式，无须依靠医药代表向医院推广。

此外流通于农村的药品也有一部分是部分中小药厂生产的低价低质药，还有一些是假冒伪劣或者过期药品。

可以看出，国内药品及药价的这种市场分布格局的形成不是源自患者的治疗需要，也不是源自药品使用的自然生命周期，而是完全根据患者的经济支付能力。这一点和市场经济中垄断企业实施的差别定价策略非常类似。从这个方面看，国内医药市场似乎是颇为市场化的。但问题是，和市场经济中垄断企业实施差别定价策略的成因和后果截然不同，国内医药市场的这种定价格局是行政管制失当造成的，且带来了严重的效率损失和公平缺失。

四、管制失当造成的公立医院售药行为扭曲

中国的医药市场供求关系具有一种和其他绝大多数市场截然不同的反常特征，那就是在中国的医药市场上，至少是由公立医疗机构作为销售终端的这部分医药市场上，呈现药品价格越高、医院的药品需求量越大，相应的药品销售也越大的特点。这一特征的形成根源于中国医疗体制存在的根本性弊端，而这一体制弊端及由此导致的医疗机构行为扭曲则根源于政府管制措施的失当。以下我们通过分析国内医疗体制存在的问题和成因说明药价高企的根本原因。

1. 医疗行业的三个自然特征

国内医疗体制存在的问题和医疗行业的三个自然特征结合在一起导致了药品价格的高企。因此，我们首先需要说明医疗行业的这三个自然特征。

（1）医疗服务存在着严重的信息不对称。众所周知，疾病的诊断和治疗是个高度专业化的技能，患者得了什么病、应该用什么药或什么方法治疗，只

能由医生判断，患者本人通常并不清楚。尽管其他一些市场也存在着供求双方的信息不对称问题，比如轿车市场，普通消费者对轿车信息和知识了解甚少，但是这些市场提供的一般是有着统一质量和品质标准的标准化产品，这足以使消费者可以自主决策做出正确选择。但医疗市场做不到这一点，诊疗服务是个高度个性化的服务，根本不存在整齐划一的质量标准。因此，这里的信息不对称尤为严重。这种信息不对称意味着，尽管医疗服务的实际消费者是患者，但是做出医疗服务需求决策的很大程度上是医生，而医生和患者的经济利益并不一致，甚至是冲突的。在卫生经济学中，往往用"委托—代理"理论来描述和分析这种医患关系。医疗服务的这一特点为医生的道德风险行为提供了实施的可能性和空间：医生可以追求自身经济利益而不顾患者利益，主要手段就是利用信息优势诱使患者消费过多的医疗服务及药品。在卫生经济学中，这种道德风险行为通常被称为"供给诱导需求"（T. G. Mcguire, 2000）。[①] 当然，医疗机构是否真正有能力实施这种"供给诱导需求"行为还取决于医疗服务市场的市场结构，如果该市场竞争足够充分，且形成了完善有效的信誉机制，医生及医疗机构的这种道德风险行为将会受到显著的约束。反之，如果医疗机构具有垄断地位，这种"供给诱导需求"的潜在能力就变成了实际能力。

（2）医疗服务及医药需求严重缺乏价格弹性。由于事关身体健康和生命安危，与对其他大多数服务及商品的需求不同，医疗需求和医药需求的价格弹性很低，即价格上涨不会显著减少患者的需求量。影响医疗和医药需求的主要是患者的支付能力而不是价格水平。毫无疑问，公费医疗或者医疗保险会进一步强化这一特征。当然，需求缺乏价格弹性并不必然导致高价格，这同样取决于市场结构是怎样的，只要市场供给方存在充分竞争，可以长期维持的市场价格依然会基本等于供给成本。食品市场基本就是这种情况。但是，如果市场缺乏竞争，供给方具有垄断地位，需求缺乏价格弹性这一特征就给予了供给方以很强的抬价能力，从而市场价格将会维持在一个很高的水平上。

（3）医疗服务市场的自然垄断特征。由于诊疗技能即所谓的"医术"是一种高度专业化且具有很大差异性的人力资本，因此，医生及医疗机构往往会在某些专科领域具有一定程度上的技术垄断特征。此外，由于最小经济规模导致的医疗机构地域分布特征带来的交通、时间及信息成本，[②] 医生及医疗机构

---

① 尽管这一概念发源自国外，但国外的相关研究文献对医生是否有足够的需求创造能力表示怀疑，各种实证研究给出的结论存在明显的分歧（T. G. Mcguire, 2000）。不过，对这一现象的存在性，国内似乎还没有研究文献提出质疑。相当一部分国内文献通过实证分析表明国内存在明显的药品和仪器检查的过度利用（孟庆跃等，2004）。

② 对于急诊服务这一特征尤为明显。

往往会在一个确定的地域内具有一定程度的垄断地位。换句话说，医疗服务市场的竞争一般是难以达到"完全充分"的，医生及医疗机构一般都具有一定的自然垄断特征。[①]

具体到国内，由于国内医疗资源配置明显失衡，优质医疗资源集中在大中城市的综合性医院和教学医院，这使得这些医院的自然垄断地位得到极大强化。

但是，必须指出的是，药品零售业务不具有这种自然垄断特征。

简言之，在上述三个医疗行业自然特征下，医疗机构具有较大的能力将医疗服务价格抬高到边际成本之上，并扩大患者需求，以谋取尽可能大的经济收益。在这样一种行业特征下，医疗机构及医生获得的高收益事实上是一种自然垄断利润，这种垄断利润很大程度上是医疗知识和信息的租金。换句话说，医疗行业的自然特征本身就使得医疗服务价格高企成为医疗服务市场的自然现象。对于这种自然垄断导致的医疗服务价格高企及相应的垄断租金究竟会对社会福利产生何种影响，理论上学术界存在较大的分歧。而在实践中迄今为止没有一个国家找到最优的调控和管制方法。但是中国目前医疗体制存在的问题尚不是这个层次的问题。现阶段中国的问题不是医疗服务价格过高，而是药品价格过高。产生这一问题的根源不是医疗行业的自然垄断特征，而是政府管制措施失当导致的中国医疗体制弊端，使得国内的医疗机构成为药品零售市场上的垄断者，这才是国内药价高企的根本原因。下面，我们来看一看国内医疗体制存在的弊端及其成因。

2. 国内医疗体制的制度性缺陷

（1）行政管制失当使得公立医院在医疗服务市场上获得了行政垄断地位。这种行政垄断地位主要是由下面两个方面的行政管制措施导致的。两种管制措施体现的是政府政策中根深蒂固的所有制歧视。

首先是行业进入管制。不管是理论分析还是现实经验均支持这样一个结论：即使是非营利性的，甚至完全以提供公益服务为经营目的，医疗机构也并不必需是公立的，更不需要公立医疗机构一统医疗供给市场。中国数千年的医疗市场格局显然支持这一判断，而发达国家医疗服务市场的现状显然也支持这一结论。譬如，即使实施全民公费医疗的英国，很大一部分医疗机构也是民营的，其中承担着医疗服务市场"守门人"角色的全科医生就是独立开业或者以合伙制形式执业的（Folland，Goodman and Stano，2001）。然而，尽管市场

---

① 传统中国社会的郎中在提供医疗服务方面往往会采取看人收费的方式，即穷人低收费（甚至免费）、富人高收费的做法，具体的方式就是患者送给郎中的"红包"的多寡（周弘、张泷，2004），这是一种典型的差别定价策略，而这一定价策略的一个前提条件就是郎中具有一定的市场垄断地位。

化改革已经 20 多年，但迄今为止国内 93% 以上的医院和卫生院仍然是公立的，这种公立医院一统天下的局面既不是因为医院不适宜采用民营形式所致，更不是民营资本不愿意进入国内医疗服务市场的结果，完全是各种各样或明或暗的行政管制导致的高进入壁垒所致。这些行政管制使得公立医院在自然垄断之外又获得了很强的行政垄断地位。

其次是公费医疗和医疗保险的定点制度。定点医院几乎全部是公立医院，定点医院的确定既有一定定终身的特征，又有市场分割的特征，即一定地域内的患者只能到所在区域内确定的几家医院就诊，这一制度显然再次为公立医院创造了行政垄断地位。

上述这两种政府管制措施使得中国的公立医院在行业特有的自然垄断地位之外又拥有了政府赋予的行政垄断地位，显然，双重垄断使得公立医院在医疗服务市场上的垄断地位相当强大。

不幸的是，下面我们即将指出的行政管制失当将公立医院在医疗服务供给上的这种垄断地位延伸到了药品零售业务上，使得公立医院在垄断了医疗服务供给之外又垄断了药品零售业务。这正是国内药价高企的真正原因所在。

（2）公立医疗机构对药品零售环节的垄断。众所周知，新中国成立以来，国内的医疗机构既提供诊疗等医疗服务，也销售药品，并且一直控制着绝大部分的药品零售。

在市场经济体制下，由于分工的高度发展，医院在药品零售上不可能获得自然垄断地位，毕竟绝大多数药品都是由专业化的药厂生产的，而且绝大多数药品是标准化产品，医院在药品零售上并没有明显的优势，无从获得自然垄断地位。然而，由于管制措施失当，政府利用行政权力为国内医疗机构在药品零售业务上创造了垄断地位。具体地讲，按照政府确定的药品分类管理体制，医院事实上控制了处方药零售业务，这使得医院将其在诊疗服务方面的垄断地位延伸到了处方药零售业务上。由于处方药销售占国内整个药品零售额的 80% 以上（王锦霞，2004；陈文玲，2005），因此公立医院事实上控制了绝大多数药品零售业务，这使得国内的公立医疗机构成为药品市场上的双向垄断者：面对众多的药厂和医药经销商，医院处于买方垄断地位，因为它控制着 80% 以上的终端市场，面对这样一个垄断买方，数量众多的医药工商企业基本没有讨价还价能力，只能满足医院的种种要求；① 而面对患者，医院处于卖方垄断地

----

① 国内的公立医院也充分利用了自己的买方垄断地位，以接近于药企成本的实际批发价格购进药品，国内药企平均利润率不足 8%、位列十二大行业倒数第二位的事实清楚地说明了这一点。不过药厂表面上得到的批发价格往往明显高于其实际拿到的价格。

位，因为它控制着绝大多数处方药的开方权、销售权以及公费医疗与医保的定点资格，面对这样一个垄断卖方，患者更没有什么讨价还价能力，到医院就诊的患者基本也没有选择权，只能从医院买药。

医院在药品零售方面的垄断，完全是一种行政垄断。

此外，既然医院可以合法卖药，为了保护乃至谋求更大的经济利益，医院也会尽可能利用一些可能的手段保护自己在药品零售上的垄断地位，以隔绝来自社会药店以及医院之间的价格竞争。显然，如果病人拿着医生开出的处方到外面买药，业内俗称"跑方"，① 医院就不可能得到售药收益，因此医院会采取措施防止"跑方"现象，传统的做法是用拉丁文或者特别潦草的笔迹书写药方以使外人无法辨认。目前这种方式已经较为少见，现在的主要手段是使用无纸化处方，将处方信息输入磁卡或者计算机通过局域网直接传送到药房，使得患者无法到外面配药。此外，由于同种药品国内一般有数十个甚至数百个厂家生产，尽管这些药品的化学名和通用名是一样的，但是不同药厂生产的具有不同的商品名称。② 各个医院购进的同种药品往往产自不同的药厂，因此，医生在开方时有意使用药品的商品名而不是通用名或化学名，这进一步强化了医患之间本来就存在的有关药品替代性知识的信息不对称性，大大增加了患者到外面配药的困难，加强了医院售药的垄断地位，同时也使得医疗机构更易于用昂贵药品替代廉价药品。③

国内公立医院在药品零售上的这种卖方垄断地位，使得医疗机构所特有的"供给诱导需求"能力以及患者药品需求缺乏价格弹性这一特征赋予医院的抬

---

① 显然这种现象主要发生在自费病人中间。由于定点制度的约束，公费和医保病人很少出现"跑方"现象。此外，2002 年放开药店审批之前，"跑方"现象也较为少见，因为当时医院和药店的药品都是按照国家的统一定价销售，"跑方"到药店配药对患者没有好处。而且开方和购药均在医院，一旦出现问题，责任明确。

② 药品一般有三种名称，即化学名、通用名和商品名。化学名是根据药品的化学成分确定的化学学术名称，通用名称是国家药典采用的法定名称，不同药企生产的同种药品的通用名是一样的，而商品名是指药品生产厂商自己确定，经药品监督管理部门核准的产品名称。在一个通用名下，由于生产厂家的不同，可有多个商品名称。

③ 医生在处方中使用商品名的主要目的是为了顺利地从医药代表或药品代理商那里拿到相应的回扣，因为只有这样医药代表才能准确了解哪些医生开出了多少自己代理的药品。因此，商品名处方是"回扣"式药品推销得以畅行的必要条件之一。使用商品名处方的直接后果是：医生可以更容易地将疗效类似，但价格更高，往往也是"回扣"更大的药品开给消费者（梁雪峰，2006）。

价能力得以充分发挥，最终导致了国内药价高企及过度用药问题的泛滥。[①]

社会上往往用"医药不分"这种说法来描述上述现象。"医药不分"是一个事实，但是如果认为"医药不分"是造成药价虚高的根本原因，并没有抓住问题的核心，核心问题不是医院卖药，而是医院垄断卖药。

（3）以药补医的体制。尽管拥有的垄断地位使得医疗机构具有了抬高价格并扩大需求的能力，但是这种能力能否变为现实还要看实际的制度安排是否对此有所约束。可能是新中国成立以来形成的传统体制惯性使然，[②] 也有人相信是政府管制的结果，体现医生人力资本价值的医疗服务价格不但没有被医生抬高，反而大大低于其实际价值。国内的患者都知道，如果不买药、不使用仪器进行检查，仅仅由医生来实施诊断和治疗，到医院看病的费用并不高。但是药品的价格却与此截然相反，这种格局的形成与所谓的"以药补医"体制密切相关。

在中国，医院的经费来源即所谓的补偿机制主要有三种：政府财政拨款、医疗服务收入和药品收入。传统体制下，我国城镇实行公费医疗制度，医院作为社会公益性事业单位由国家全额拨款。改革开放之后，国家财政投入占医院总收入的比重逐年减少，一些大医院只占到几十分之一甚至百分之一，目前这个比例全国平均不足 10%（陈文玲，2005；朱晓法，2005）。由于医疗服务定价普遍明显偏低，使得医院仅靠医疗服务收费根本不能弥补经营成本。因此政策上允许医院以 15% 的药品进销差价来弥补亏空，这就是通常所讲的"以药补医"的补偿机制。

这种"以药补医"体制，按照微观经济学中的说法，是一种"捆绑销售"（tie-in sales）策略。具体到这里，是将一种具有自然垄断特征的服务和一种本身不具有垄断特征的商品捆绑在一起。在没有价格管制的情况下，垄断是无法延伸的，即厂商不能将自己在 A 商品上的垄断能力延伸到自己没有垄断力的 B 商品上（张五常，2002），不过如果政府对垄断商品实施价格管制，厂商可以通过将该垄断商品 A 和另一种非垄断商品 B 捆绑在一起销售的办法，将 A 商

[①] 药品从生产到零售整个过程中的利润分配格局从一个角度说明医疗机构的垄断地位：据原国家经贸委的统计数据，2001 年全国医药工业企业利润额为 176 亿元，全国医药商业企业利润额为 9.4 亿元。而同期全国医院药品差价收入额约为 504 亿元。即每 100 元药品利润中，医院占了 73.1%，工厂占了 25.5%，流通企业占了 1.4%（王锦霞，2004）。显然，绝大多数药品收益被医院拿走。

[②] 纪玉山等（2006）认为 20 世纪 80 年代政府采取维持医疗服务低价格而放开药品价格这一政策，是为了维护统一的工资水平，或者是为了支持民族制药业发展。笔者相信更为根本的原因是建国后形成的整个政治经济体制使然。建国后的收入分配体制存在一种压低知识分子劳动报酬的趋势，而且行政人员占据权力主导地位的这种格局也使得专业技术人员的劳动报酬难以体现其实际价值，市场化改革这么多年这种局面仍然没有根本改变。

品受到管制约束的垄断权力延伸到 B 商品上，从而尽可能多地攫取垄断租金。但是和没有价格管制从而也无须捆绑销售相比，这种做法存在很大的效率损失，买卖双方的福利均有明显的下降，从而整个社会的福利水平也有明显的下降，此种现象经济学中称为"租金耗散"（dissipation of rent）（Cheung，1974，1975，1979；Barzel，1997）。

"以药补医"机制使得医院获得了通过出售药品获得盈利的合法权力，使得药品销售与医疗机构、医务人员的经济利益直接相关。此口一开，医院自然会充分利用这一政策谋取收入。在这种情况下，我国的公立医院虽名为非营利性医院，但几乎所有医院都变成了从药品销售中获利的营利性机构。近几年在医院的总收入中，药费收入占 60% 左右，少数中小医院高达 70% ~ 80%（朱晓法，2005），药品销售成为医院收入的主要来源。在药品的使用上，基本上是哪种药品给医院带来的净收入多，医院购进和销售这种药品的积极性也就越大。尤为恶劣的是，为增加售药收入，医院、医生诱导患者过度使用药物，即所谓的开"大处方"，造成药物滥用。比如，抗生素在医院环节的差价率大都高于 30%，近几年医院药费收入排在前五位的都是抗生素，抗生素销售收入占医院药费总收入的 30% 以上，抗生素滥用现象十分严重。据调查，我国每年有 8 万人死于抗生素滥用（陈文玲，2005）。[①]

3. 政府管制的困境

本节上面的内容说明了正是因为政府管制措施的不当使得公立医院在药品零售环节上获得了垄断地位，同时我们也已经指出正是这一垄断地位使得医院具有了抬高药价谋求高额收益的能力。但是我们还没有说明本节开始所讲的"药品价格越高、医院的药品需求量越大"这一反常现象的原因所在。毕竟，面对患者的卖方垄断地位和患者药品需求缺乏价格弹性这一特征带来的抬高药品零售价格谋求高额利润的好处是赋予医院的，医院没有必要将这一好处延伸到药企身上，况且在药品批发环节的买方垄断地位以及药厂之间的激烈竞争，使得医院有能力将药品的批发价格压低到其供给成本水平，这样做医院可以得到最高的利润。换句话说，零售环节的双向垄断地位使得医院具有低批发价购药并高零售价卖药以赚取最大利润的能力。可是，为什么医院偏好于购进高批发价药呢？收益率管制政策是揭开这一谜团的钥匙。

（1）进销差价率管制的困境。可能也是担心医院利用垄断地位哄抬药价，因此政策明文规定在药品销售中医院的进销差价率不能超过 15%。也就是说，

---

① 秦悦和任莘（2006）对辽宁省 8 个县 13 个乡镇卫生院和 34 个村卫生室进行的抽样调查表明，在辽宁省乡、村两级医疗机构中，抗生素、激素和输液剂滥用现象普遍存在。

医院以 10 元批发价购进的药品卖给患者的零售价格不能超过 11.5 元。即毛利率不能超过 15%。这一本意是控制药品零售价格的管制措施，实际的实施效果是扭曲了医院的药品购销行为，最终显著抬高了零售药品的价格。同时还将那些疗效可靠但价格低廉的药品逐出了市场。

进销差价率管制所诱使的医院药品购销行为我们可以称之为"逆向替代效应"。微观经济学告诉我们：对于消费品来说，当可相互替代的商品相对价格发生变化时，消费者的选择是减少相对价格提高的商品的消费数量而增加相对价格降低的商品的消费数量，这就是所谓的替代效应。企业对待相对价格发生变化的生产要素也是这样一种替代方向。但是，在上述药品购销收益率管制措施下，当两种可以相互替代的药品相对价格发生变化时，医院的替代方向与上面标准的替代效应方向恰好相反，医院会用相对价格上升的药品替代相对价格下降的药品，正因为如此我们把这种效应称为"逆向替代效应"。其中的原因并不难以理解：在药品进销差价比率即毛利率存在上限管制约束的情况下，批发价格越高的药品医院的收益越大，因此为了追求最大经济收益，医院倾向于进销高价药。① 正是这一原因，导致目前施行的医院用药集中招标采购制度事与愿违。在目前的招标制度下，规定同一品种药物存在三个中标厂家，因此临床用药的选择性很大，替代品很多。由于这里所讲的"逆向替代效应"的存在，医院普遍采取在中标的同类药品中优先选购价格高或"暗扣"大的药品的做法，而低价中标药品由于价格低、回扣少或没有回扣，医院拒绝进货。这一现象在业内称为"死标"。这使得一些在降价后成本与零售价格接近的廉价药品，如青霉素，基本上从医生的处方中消失了。由于医院控制了药品零售的 80% 以上，因此，只要某种药不在医生处方中出现或出现的机会过小，这种药逐渐"退出"医院市场也就在所难免了。因此，医院的内部处方量决定着一个品种甚至一个厂家的生死，"死标"现象使得一些疗效可靠的常用药品因价低利薄被人为地逐出市场，不但医院不愿意进货，而且药店也不愿销售，往往使得厂家不得不停产这种药品。

医院的上述药品购销行为诱使制药企业抬高药品批发价格，一方面满足医

---

① 为消除这一负面效果，国家发改委要求各省价格主管部门按差别差价率制定医疗机构药品进销差价，也就是价格越低，差价率越高，单价越高，差价率越低。但从各省公布的差别差价率看，低价药的收益不可能超过高价药（梁雪峰，2006）。如某省规定：单价 10 元以内的药品流通差价率为30%，10~30 元的流通差价率为 25%，30~60 元的为 20%，60 元以上的为 15%。这一规定符合差别差价率原则，但是，卖单价 10 元的药，医院能赚 3 元利润，而卖单价 60 元的药品可得到 9 元利润，相差 3 倍，这一定价机制依然鼓励医院卖高价药（王淑敏，2006）。

疗机构购买高价药品的偏好，① 另一方面留出更大的利润空间用于以高额回扣、折扣的方式向医院返还收益。

实际上，上述对医院药品进销差价率的管制方式是现行药品定价方法即所谓的顺加作价法的一部分，这种"高进高出、低进低出"的定价政策，刺激了医院和各个流通环节销售高价药的热情，② 由于控制药品销售终端的医疗机构倾向于购销高价药，这使得由顺加作价法带来的各流通环节购销高价药品的激励有了实现的可能，因此，国内药品流通领域的一个相当普遍的现象是一些疗效稳定、安全性高的低价药品没有人愿意销售，从而迫使药企停止生产这些药品。

下面，我们需要说明在政府的直接价格控制下，特别是在政府连续 20 余次的药品降价行动中，"前赴后继"的高价药是从哪里来的。

（2）新药审批加单独定价政策"孕育"了一批又一批高价药品。第二节中我们已经指出，现行药品管理办法规定对于新药、特药实施单独定价或者企业自主定价。其政策意图是鼓励药企研发新特药。但是在实际的执行过程中，由于新特药审批政策过于宽松，使得药企能够很容易地通过开发新药来规避政府的价格管制，因此目前这一政策成为药企普遍采用的一种规避政府价格管制、抬高药价的工具。

市场上很多所谓的"新药"，大部分是原有品种过了专利保护期的仿制药，国内药企通过改变剂型、改变规格、改变包装、改变给药用途，或者添加少数无关紧要的成分以申报新药名和新商标的办法来开发成所谓的"新药"，然后利用单独定价政策或者企业自主定价政策重新定价为高价药品。药企要做到这一点，新药审批这一关至关重要。而国家药监局对新药的审批非常宽松，据张映光和戴维（2005）报道，2004 年，中国药监局共受理了 10009 种新药申请，其中没有一种是真正的新化学实体。另外，国家药监局官员称 2005 年批准了 1113 种新药，而同年度美国 FDA 新药审批数量只有 81 种（章剑峰，2006）。这一显著的数字差异，体现了中美之间有关新药定义的差异，也形象地说明了国内新药标准的宽松。③

此外，中国的新药审批缺乏有效的外界监督。没有一个机构能对审核新药

① 由于公立医院在药品零售环节具有双向垄断地位，药品采购几乎不占用医院的资金，因为绝大多数药企和销售商都给医院很长的回款期，甚至售后回款。因此，进销高价药并不增加医院的资金成本。

② 这一结果并非中国独有，发达国家的管制经验早已表明，收益率管制会诱导被管制企业做大或夸大成本。

③ 显然，这种现象削弱了国内药企的自主创新激励和自主开发能力。

的药监局和专家组进行监督。这使得新药审批环节中存在着各种各样的"寻租"现象，其中的官员腐败问题触目惊心（章剑峰，2006；陈小莹、沈玮，2007）。

而单独定价政策存在先天缺陷，质量与疗效的优劣界线模糊，赋予了相关审批人员很大的自由裁量权，审批过程也不公开、不透明，缺乏监督。相关报道透露，一家企业欲申报新药并最终获得单独定价，往往要耗资数百万元公关费用（张映光、戴维，2005；章剑峰，2006）。

这一问题的实质是政府不当的药价管制（包括所谓的单独定价政策）引致的药企行为扭曲，宽松的新药审批政策只是药企这一行为得以实现的辅助条件罢了。

至此，我们基本弄清楚了目前药价虚高的根本原因：公立医疗机构在药品零售环节上的双向垄断地位是导致药价虚高的根本原因。医疗服务价格低估导致的"以药补医"机制赋予了公立医疗机构抬高药价的合法权力，进销差价率即收益率管制进一步诱导医院进销高价药，单独定价政策加之宽松的新药审批制度为药厂提高药价、医院购销高价药提供了便利。这些问题的出现根源于政府管制措施的失当。

五、结论与政策建议

解决药品价格居高不下问题，表面看是价格问题，实质上关系到医疗体制、医疗保险体制、政府管理体制等各个方面。因此，欲实现有效控制药价及药品费用过快增长的势头，需要配套改革，本文无力提出一套系统的整体改革方案，而是仅就我们所研究的药价问题对当前的一些改革建议作一点简单评论，并提出基于本文分析逻辑的改革建议。

1. 对"医药分离"改革和"医院药品收支两条线"改革的评论

（1）医药分离。现行医疗体制存在的问题是药价过高的根本原因，所以改革也必须由此着手，对此国内应该说已经取得了基本共识。目前，国内的主流看法是，必须实行医药分离，解决以药补医问题，并配套进行综合性医疗体制改革，才能彻底解决当前的药价虚高问题。提出这一政策主张的理由是：在医药不分家的情况下，医院、医生以及其他相关者与药品销售在经济利益上的联系，是药价治理无法取得理想效果的根源。因此，只有进行医药分家，从源头切断医疗机构与药品收入的利益链条，才能彻底扭转医疗市场上药价越高、药品越好卖的特点，从而根本性地解决药价虚高问题。

　　这一政策建议中的"医药分离"是什么意思呢？大多数人所谓的"医药分离"是指将药房从医院中分离出去，禁止医院卖药，从源头上切断医疗机构和药品收入的关系。然而，在笔者看来，这一政策主张既缺乏理论依据也不具备现实可操作性。张五常有句名言："要想医院不卖药，除非架上机关枪。"就是许多人所谓实行医药分离的美国，每年医院售药占全部药品零售额的比重也在20%左右。实际上，医院售药有其合理性，一则医生开处方和售药是两个互补性服务，两项业务放在一起经营，具有范围经济优势，节约了患者的成本，而且一旦出现问题，责任也相对更为明确；再则，对于医院的急诊业务和住院业务来说，医院自备药物显然有其必要性，从仓储、药房设置和药剂师配备上讲，医院药房既满足本院急诊和住院业务需要，同时也向门诊患者提供医药具有规模经济。因此，既难以做到也没有必要禁止医院卖药。在第四节中我们已经指出，医药不分既不是药价高企的充分条件亦非其必要条件，导致药价高企的根本原因是医疗机构在药品零售中的垄断地位，即药价虚高并不是因为医院卖药而是因为医院垄断性卖药，因此逐步削弱并最终消除公立医院在药品零售中的垄断地位才是解决药价高企问题的根本性措施。

　　此外，即使医药分离可以实现消除公立医疗机构在药品销售中垄断地位的目的，这一做法也明显缺乏现实可操作性，因此不能作为目前的政策选择。其中的原因在于，这一做法对现有利益格局的冲击太大，改革阻力会很大，特别是改革阻力来自于现有体制既得利益阶层，而这一阶层正是现行医疗体制的主导阶层。具体地讲，所谓医药分离就是把医院的药房从医院中剥离出来推向市场，这实质上就是对医院进行裁员，而且裁掉的还是医院的既得利益阶层。近30年的改革实践告诉我们，国有企事业单位以及政府部门，在没有落入破产境地的情况下，主动裁员鲜有成功者，这种改革措施的阻力非常大。在医院目前的经济状况和利益分配格局下，大面积地将药房从医院剥离出来会遭遇极大的反抗，这种局面是目前的医院管理层和政府主管部门所不能接受的，因此我们可以预期所谓"医药分离"改革的最终结局只能是半途而废。

　　此外，"以药补医"体制也并非药价高企的必要条件，它只是为医院抬高药价提供了合理性。即使没有以药补医政策，只要医疗机构在药品零售中处于垄断地位，它依然可以实施逆向替代。原因无它，医生、医疗机构和其他个人或组织并没有什么区别，都希望收入越高越好。即使在医疗服务价格充分反映其价值的情况下，如果能够通过高价售药获取更高的收益，他们何乐而不为呢？当然，不可否认的是，在财政补偿严重不足的条件下，医疗服务价格严重低估给"以药补医"提供了合理性。因此，要想解决以药补医进而解决药价高企问题，在无法通过财政实现足额补偿的条件下，提高医疗服务价格使其大致反映其价值就是必不可少的了。

（2）医院药品收支两条线。可能是意识到"医药分离"改革缺乏可操作性，因此有关部门提出了另一种改革措施，即所谓的"医院药品收支两条线"，这一建议不但允许公立医院继续卖药而且允许其继续垄断性卖药。尽管并没有明确表达后一种意思，但从其并不主张打破公立医院在药品零售上的垄断地位这一点我们可以推断出这一政策意图。这一改革的关键之处是，改变现行体制下医院售药收入自收自支的做法，要求医院将卖药收益上交卫生主管部门，然后由政府主管部门根据医院需要下拨资金弥补医院收支缺口。对这一改革建议的实际效果我们同样表示怀疑，我们认为它无法实现抑制药价上涨、控制药品费用并促进医院合理用药的目标。且不说公立医院会反对这一改革，在这一点上，医院内部各阶层，包括管理层、医务人员、行政人员及药房职工利益从而意见是一致的。至少有以下几点让我们对这一改革的实际效果表示怀疑：

首先，医院的卖药收益大致由以下四部分组成，政策规定的进销差价、药厂公开返还的折扣即所谓的"明折明扣"、医院和药企私下约定的折扣即"暗扣"和包括医生在内的相关人员个人拿到的回扣。其中前两项是公开的合法收益，卫生主管部门能够上收的只能是这部分收益，后两项本来就是脱离行政监管的幕后交易，在当前体制下政府已经无力监控，显然也没有能力收缴。而且可以预期在公开售药盈利必须上缴的政策下，原来药企返还医院的"明折明扣"很可能会不再存在而全部转变为"暗扣"，以保证医院的可支配收益最大化，因此卫生主管部门能够收缴的只能是政策规定的那15%的进销差价收益。同时，我们可以预期以回扣形式返还医院和医生等相关人员的卖药收益不会减少更不会消失，因为只要医院仍然拥有药品零售环节的双向垄断地位，它就依然可以在这一边向患者高价卖药、在另一边向药厂索要回扣。只要垄断卖方地位不改，患者依然没有选择权更遑论讨价还价能力，只能接受高价。同样，只要垄断买方地位不变，医院的处方决定药企生死的局面就不会改变，药企就必须努力配合医院、满足医院的各种要求。

其次，考虑到目前一些大型医院和教学医院售药收益丰厚，医院实际拥有可观的结余利润①这种局面，我们相信，即使在卫生主管部门收缴了那15%的进销差价收益后，医院依然可以维持收支平衡。在这种情况下，进销差价收益可能会部分甚至全部截留在卫生行政部门手中而不再返还医院，这种局面意味着卫生行政部门以合法形式正式参与分享药品收益，显然这不可能有助于抑制

---

① 许多医院大量购买昂贵设备、大兴土木，不断扩大规模的事实支持我们的这一判断。

药价。要知道政府部门支出具有刚性，一旦收入增加导致了支出增加，就很难再降下来，一旦政府主管部门正式参与分食卖药收益，再让它承担抑制药价、控制药品费用的职能恐怕是与虎谋皮了。同样的逻辑，在目前体制下公立医院已经达到的收入水平，一旦因为行政部门参与分食而出现下降可能，医院很可能会进一步调整药品种类、抬高药价并扩大患者用药，以维持已有收入水平，因为其支出水平也是刚性的。孟庆跃等（2004）支持我们这一判断，他们的调研表明，为了应对政府的药品降价行动对售药收入的影响，医院采取了调整患者用药、扩大患者用药量的办法。

再次，药品销售对于包括医生在内的这些拿回扣的个人来说，本来就是"收支两条线"的。医生开高价药、开大处方的激励来自药厂的回扣和医院对医生的奖励，"收支两条线"管理并不能切断回扣渠道，从而也就不能消除开高价药及大处方的激励，但却很可能减少了医院能够给予医生的奖励，为了弥补因为奖金减少导致的收入下降，医生可能会倾向于开更多的药即更大的处方。

最后，目前医疗体制的一个根本性弊端就是医疗机构对行政部门的依赖太重，或者说行政部门对医疗行业的介入太多，"管办分开"这样一个正确的改革建议正是针对这一体制弊病的；而"收支两条线"改革却进一步加深了行政部门对医疗行业的介入、强化了医疗机构对行政主管部门的依赖，使得"管办分开"更加不可能。前面我们已经指出，药价虚高的根源在于政府管制失当，以强化管制来解决这一问题恐怕是南辕北辙。

基于以上分析，我们有理由相信，"收支两条线"管理这一改革措施无法起到抑制药价、控制药品费用的作用，甚至还可能进一步刺激药价上涨及药品费用不合理增长。

2. 基于本文分析逻辑的改革建议

为逐步削弱公立医疗机构在医药零售中的垄断地位，促使药品定价回归合理，可以考虑采取如下改革措施：

第一，放开处方药零售权，允许社会药店销售处方药。现有的绝大部分连锁药店均应该获得处方药销售权。此外，消除进入管制，鼓励民营医院等新兴医疗机构的发展，降低全社会对公立医院的依赖程度，打破公立医院的垄断地位。[1] 同时，公费医疗和医疗保险报销制度需作相应改革，凡是合法拥有处方

---

① 世界银行在中国5个城市的调研数据表明，在民营医院少的城市，患者平均住院费用是9000元，而在民营医院多的地方，平均住院费用是6000多元（薛原、徐晓宁，2006）。由此看来，消除医疗服务垄断，鼓励各种所有制形式的医疗机构竞争，是控制包括药费在内的医疗费用的有效措施。

药销售权的零售药店和民营医疗机构，均应该被确定为公费医疗和医保定点机构。① 显然，如果患者既可以从医院也可以从药店买到处方药，而且对于那些享受公费医疗或医保的患者，不管从哪里买都可以报销，公立医院怎么可能维持药品高价？同时，这一改革不仅有助于抑制药价虚高，亦有助于减少患者过度用药。道理很简单，如果患者不一定从医院买药，医生没有激励开大处方。当然，做到上述各点需要一个技术性要求，那就是医生处方的规范化和社会化，即处方书写规范，处方信息透明。

第二，医院可以继续从事药品零售业务，但要求医院药房必须与社会药店一样，明码标价。这既可以使患者通过价格比较决定是否在医院药房购买药品，从而抑制医院药价高企，同时也使得医院可以利用药品销售赚取合理利润而减轻药品价格下降后医疗服务提价的压力。此外，从改革宜平稳进行，不宜造成过大社会冲击和改革阻力的角度看，这一做法无疑保证了医疗机构的平稳运营和医疗体制的稳步转型。

第三，以上措施使社会零售药店和医院药房直接竞争，肯定会导致医院药品价格下降进而售药收益下降，为保证医疗机构的足额补偿和良性运转，更重要的是实现医疗服务合理定价，因此应该把体现医务人员医疗技术和服务价值的医疗服务价格调整到比较合理的水平，逐步降低药品收入在医院总收入中的比重。汪丁丁（2005）根据调研数据测算，将药价降到目前水平的30%，同时通过提高医疗服务收费使主治医师年薪维持在25万元的水平，患者的医疗费用平均节约至少20%。孟庆跃等（2002）根据四省市调研数据进行的计算也支持这一结论，他们发现如果通过提高医疗服务收费将医务人员收入增加到其期望水平（现有水平的2.5倍），而将药价降低，维持医院总收入不变的条件下，患者的医疗费用也会降低，其中医药支出大约减少50%。②

最后，如果能够做到上述各点，政府的药价管制政策包括处方药的政府定价和医疗机构的进销差价率管制完全可以取消，足够充分的市场竞争会把药价控制在其供给成本附近。自然，所谓的新特药单独定价政策也失去了存在的理

① 关于社会保障机制，目前的关键可能还不在于如何控制医疗机构的供给行为上。这些微观层次的问题完全可以也只能主要由保险机构自己来解决。当前更根本的问题是如何健全和完善国内社会保障机构的治理结构，使其真正有激励有效控制医疗机构的供给行为，并引导后者在控制费用和维持质量上保持平衡。事实上，在发达国家的医疗保障机构和医疗管理体制中，这一方面已经发展出许多相当有效的办法，这些办法完全可以被国内的社保机构学习并改进。同时，应该大力发展真正的商业保险公司，而且即使是社保业务也可以由商业保险公司来承担。

② 当然，为了防止医疗服务价格高企及过度消费，尽可能充分的医疗服务市场竞争必不可少，同时，完善的医疗机构及医生声誉机制和成熟的第三方支付制度也必不可少。

由。在这种情况下，新药审批不再和药品定价挂钩，药企也就没有必要再进行那些名不副实的"新药"创新。

不过，上述改革亦有很大难度，因为这种改革触动了现有的利益格局。事实上，实现"以医养医"的过程，是一种利益格局的调整过程，改"以药养医"为"以医养医"这种改革绝不是一种帕累托改进式的改革，改革的受益者是医生和患者。但行政主导利益集团会受损，他们是现行"以药养医"体制的最大受益者。行政主导利益集团，既包括目前有权对医院行使管制权力的各类政府部门，也包括医院内部医生等专业人员之外的行政人员，这个集团是现有医疗体制的主导者，也是最大受益者，从而他们将会是改革的反对者，因为在消除医院在药品零售上的垄断地位、实现"以医养医"的这种改革下，他们的利益包括经济利益和行政地位都会受损。医疗体制改革的困境就在这里。如果不能打破这种利益格局，完成包括理顺药品定价机制在内的医疗体制改革很难进行。因此，上述改革措施恐怕仍然会面临很大的阻力和不确定性。

此外，上述改革建议还存在一个技术性问题：允许社会药店经销处方药后，为防范药品误用，必须要求每个零售药店都配备有受过专业训练的合格药剂师。而且，从长远看，像美国的情况一样，药店的药剂师还应该有能力帮助患者进行药品替代，在保证疗效和安全性的前提下，建议患者用低价药（主要是仿制药）替代高价药，以帮助患者节约医药开支。短期内国内难以做到这一点（梁雪峰，2006）。不过我们相信以中国高校的培养能力，10 年左右的时间培养出足够的满足市场需要的药剂师没有多大问题。

【参考文献】

陈文玲，2005a：《药品价格居高不下究竟原因何在》，《价格理论与实践》2005 年第 1 期。

陈文玲，2005b：《解决我国药品价格问题的政策建议》，《价格理论与实践》2005 年第 2、3 期。

陈小莹、沈玮，2007：《公司老总结识郑筱萸倒卖新药批号，一个 300 万》，《21 世纪经济报道》2007 年 2 月 2 日。

顾昕、高梦滔、姚洋，2006：《诊断与处方：直面中国医疗体制改革》，社会科学文献出版社。

胡文华，2006：《中国医药工业利润不及中国工业利润平均水平的 1/3》，《中国医药报》2006 年 6 月 13 日。

刘云伶，2006：《这条"回扣链"有多长？——对一家县医院药品回扣案的剖析》，新华网 2006 年 11 月 22 日，http://news. xinhuanet. com/fortune/

2006-11/22/content_5363028. html.

刘翔霄，2006：《药价虚高 70% 以上"高"在中间环节》，新华网 2006 年 7 月 14 日，http://news. xinhuanet. com/health/2006-07/14/content_4830677. html.

刘华，2006：《对药品价格虚高问题的分析与思考》，《中国卫生资源》第 9 卷第 4 期。

梁雪峰，2006：《药价虚高治理困境及其出路》，《价格理论与实践》第 2 期。

孟庆跃、卞鹰、孙强、葛人炜、郑振玉、贾莉英，2002：《理顺医疗服务价格体系：问题、成因和调整方案》，《中国卫生经济》2002 年第 5 期、第 6 期。

孟庆跃、成刚、孙晓杰，2004：《药品价格政策对药品费用控制的影响研究》，《中国卫生经济》第 4 期。

王锦霞，2004：《对药品招标、降价政策的思考与建议》，《经济参考报》2004 年 10 月 18 日。

纪玉山、罗昌瀚、常忠诚，2006 年：《论"以药养医"的内部机理及解决途径》，《卫生经济研究》第 4 期。

王淑敏，2006：《"打压"药品价位虚高应从源头抓起》，《中国卫生经济》第 2 期。

汪丁丁，2005：《医生、医院、医疗体制改革》，网络版《财经》每周特稿，10 月 25 ～ 31 日，http://caijing. hexun. com.

韦绍锋，2006：《压缩流通空间的痛定思变》，《医药经济报》第 111 期。

薛原、徐晓宁，2006：《医改制度设计走向理性》，《健康报》12 月 28 日。

徐慧，2004：《医院药品招标存在惊人黑幕》，《北京现代商报》4 月 8 日。

耀文，2006：《谁撑起了虚高的药价》，《首都医药》。

余晖，1999：《中国药业政府管制制度形成障碍的分析》，《中国制度变迁的案例研究》（第二集），茅于轼主编，上海人民出版社 3 月版。

周弘、张浚，2004：《医疗卫生行业中"红包"现象的社会史分析》，《中国人口科学》第 1 期。

张五常，2002：《经济解释》，花千树出版有限公司（香港）。

章剑峰，2006：《中国药价真相调查》，《财经文摘》第 11 期。

赵小剑，2006：《国家药监局退休官员披露高药价内情》，《南方周末》8 月 31 日。

张映光、戴维，2005：《药价之谜》，《财经》第 26 期。

朱晓法, 2005: 《探析药价虚高的根源及其治理对策》, 《价格理论与实践》第 7 期。

Barzel, Yoram, 1997, *Economic Analysis of Property Rights* (2nd Edition), Cambridge University Press, 1997。

Bloor, K., Freemantle N., 1996, "Lessons from International Experience in Controlling Pharmaceutical Expenditure Ⅱ: Influencing Doctors", British Medical Journal 312: 1525 – 1527.

Cheung, 1974, "A Theory of Price Control", *Journal of Law and Economics*, Vol. 17, pp. 53 – 71.

Cheung, 1975, "Roofs or Stars: The Stated Intents and Actual Effects of a Rents Ordinance", *Economic Inquiry* 13, pp. 1 – 21.

Cheung, 1979, "Rent Control and Housing Reconstruction: The Postwar Experience of Prewar Premises in Hong Kong", *Journal of Law and Economics*, Vol. 22, pp. 27 – 53.

Folland, Goodman and Stano, 2001, *The Economics of Health and Health Care*, Prentice-Hall, Inc.

Maynard A., Bloor, K., 2003, "Dilemmas in Regulation of the Market for Pharmaceuticals", *Health Affairs* 22: 31 – 41.

McGuire, T. G., 2000, "Physician Agency", *Handbook of Health Economics*, Volume 1, A. J. Culyer and J. P. Newhouse (eds.), Elsevier, Amsterdam.

(本文发表于《中国社会科学》2007 年第 4 期。执笔人: 朱恒鹏, 2007 年 9 月)

政府主导、价格管制与医疗体制弊端

内容提要： 通过对中国医疗体制的分析，本文探讨了医疗支出上涨以及医疗服务可及性不公平的深层次原因。政府对医疗部门的管制导致医疗资源配置失衡，以及公立医疗机构在医疗服务供给与药品零售上的垄断。此外，政府的不当管制，以及公立医疗机构因垄断地位而形成的道德风险行为，导致医疗服务与药品价格的扭曲，从而医疗支出高速增长。所有这些问题源于对政府权力缺乏有效的约束机制。

关键词： 政府管制　价格扭曲　医疗服务可及性不公平　医疗支出上涨

Abstrat： Through an analysis of China's health care system, the paper accounts for the fundamental cause of medical expenditure inflation and inequity in accessibility of medical services. The government control over health care sector results in the inequality in health care resources allocation and monopoly of public hospitals in medical services provision and pharmaceutical retailing. In addition, the distortions of medical services and pharmaceutical pricing due to inappropriate government regulations, together with the moral hazard behaviors of public hospitals due to their monopoly status, result in the soaring medical expenditure. All these problems result from the absence of an effective constraining mechanism on government power.

Key Words： Government Control; Pricing Distortions; Inequity in Accessibility of Medical Services; Medical Expenditure Inflation

"看病难、看病贵"已经成为目前社会生活中的突出问题，这意味着我们目前的医疗体制存在一些根本性的问题。在上一个报告中，我们分析了国内药价居高不下的根本原因，从一个方面阐明了"看病贵"的根源所在。在参考已有大量研究文献的基础上，结合作者的调研以及对相关政策文本的分析，本报告将分析视角加以拓展，通过对国内医疗行业制度特征的描述与分析，进一步揭示造成目前国内医疗资源配置失衡、医疗费用持续上涨的体制性根源。

本报告的基本结构如下：第一部分简单勾勒国内医疗行业的体制特征，以及这一体制特征导致的医疗服务供给格局；第二部分和第三部分描述政府管制造成的医疗医药相对价格扭曲以及这种价格扭曲对医疗机构行为的影响；第四部分说明医疗卫生公共投入的分配不公平造成并进一步加剧了国内医疗资源的配置失衡；第五部分我们扼要说明了医疗体制存在的问题对低收入患者就医行为的影响；第六部分简单分析了农村医疗问题。在上述描述和分析的基础上，最后一部分给出了本文的基本结论。

一、"政府主导"加"管办合一"的医疗体制

本节首先通过对国内医疗行业的简单描述说明其基本的体制特征是"政府主导"加"管办合一"。进而说明这一体制特征造成的医疗行业基本格局：供给不足加公立医院垄断。

1. 中国医疗行业的体制特征是"政府主导"加"管办合一"

迄今，国内的医院和卫生院绝大多数属于国有或者集体所有。根据卫生部提供的统计数据，2005 年全国超过 93% 的医院和卫生院、95% 的床位和 90% 的卫生人员属于国有和集体医疗机构，并且超过 83% 的医院和卫生院、80% 的床位和 76% 的卫生人员直接就属于政府办医疗机构。从市场份额来看，到公立医疗机构就诊的病人超过全社会总就诊人数的 90%。医疗行业的这样一种所有制结构，根源于医疗行业"政府主导"加"管办合一"的体制特征（周其仁，2007）。

卫生行政管理部门控制着医疗行业的市场准入大权。不管是开办公立医疗机构还是民营医疗机构，都必须要由卫生行政管理部门审批。不仅新设医疗机构要经过审批，现有医疗机构增设科室或者专业也要行政部门审批。[①] 实际上，医生的执业资格也要由卫生行政部门审查和批准。此外，正如后面我们将要讲到的，多达数千种的医疗服务和药品的价格都由政府制定，这样的价格管制范围和幅度在其他任何一个行业都不存在。

医疗机构的所谓国有或者集体所有，实质是政府所有。公立医院和卫生院

---

① 孕妇围产检查和接生是一件非常普通和成熟的医疗业务，几乎所有的乡镇卫生院都能够从事。然而，笔者在调研中发现，即使像北京这样的大城市，由于政府对市场准入的高度控制，使得这样一种相当普通的医疗服务项目，竟然也形成了垄断和供不应求的局面。

的院长和其他主要管理人员的选拔和任命权，完全掌握在政府手中。此外，公立医院和卫生院职工数量也受到政府人事编制的严格限制。没有政府的人事编制，这些医疗机构无权聘用医务人员。通过这些权力，政府部门保持了对公立医疗机构的高度控制。由于公立医疗机构控制着国内 90% 以上的医疗资源，因此，这种行政控制格局意味着政府完全主导着医疗行业。

政府主导的医疗体制还具有另一个明显特征，那就是"管办合一"，即行政主管部门既是医疗行业的监管者，又是公立医院的所有者。这种"管办合一"制度导致"政医不分"。在这样的制度安排下，政府部门根本不可能做到公平监管，而是利用手中的行政权力直接帮助自己的下属医院，尽可能为其消除来自民间及外资医疗机构的竞争。[1]

在这种体制下，所谓的审批、行医资质要求等，表面上是要保障医疗服务质量，实际上却成为阻止民间资本进入的有形行政壁垒。[2] 繁杂的行政审批程序、故意的拖延推诿，以及无形却又无处不在的所有制歧视，和政府部门固有的低效率，再加上难以避免的寻租行为，则构成无形的进入壁垒。因此，和改革开放以来其他许多行业相比，医疗行业是开放程度最低、进入壁垒最高的行业之一。[3]

总之，真正体现"市场化"特征、由市场来主导医疗资源配置的局面，迄今为止还没有在国内的医疗行业中出现过。从自由进入和市场定价这两个市场经济体制的基本特征来看，中国医疗行业的市场化改革，其实还没有开始。因此，把目前医疗体制存在的问题归咎于"市场化"明显是一种误诊。

2. "政府主导"后果之一：医疗服务供给不足

改革开放以后，随着收入的持续增长，城乡居民的医疗服务需求也持续快速增长。利用居民消费价格指数进行平减来消除物价上涨因素，1980～2005年间全国卫生总费用增加了 12 倍，而个人现金卫生支出则增加了 31 倍。医疗支出反映了医疗市场的实际成交额，在存在供给约束的条件下，这一成交额反映了居民意愿医疗需求的下限。换句话说，在 1980～2005 年间，国内医疗需求至少增加了 12 倍以上。[4]

---

① 这种现象和政府部门对国有企业的"父爱主义"是一回事，熟悉国有体制的人对此并不陌生。

② 除此，我们无法解释长庚医院长达数年不能进入北京的真实原因（周其仁，2007）。

③ 在这一点上能够和医疗行业"并驾齐驱"的可能只有教育行业了。

④ 严格地讲，用卫生费用数据代表市场交易额不准确。按照统计口径，卫生总费用包括政府预算卫生支出、社会卫生支出和个人现金卫生支出，其中前两部分支出中有一部分是直接用于补贴和建立医疗机构的费用。这部分支出反映的是医疗供给的增加而不是医疗需求的增长。不过，根据 1980 年以来财政补贴占卫生总费用的比重逐步下降这一事实可以看出，在此期间，全国医疗医药支出增加幅度超过卫生总费用的增加幅度，因此，12 倍这个数字事实上低估了这一期间的医疗需求增幅。

　　然而，在此期间医疗供给的增长速度却大大低于医疗需求增长速度。使得医疗供给严重不足。根据统计数据，1980~2005年间全国医院增加了89%，门诊部和诊所增加了102%，而卫生院则减少了25%。同期全国医生增加了68%，医院、卫生院床位合计增加了59%。也就是说，相对于实际卫生总费用增长12倍、个人医疗开支增长31倍，医疗机构、床位和医生数目增加均不到1倍。① 而且同期医疗行业的劳动生产率不仅没有提高，还有所下降，1980~2005年间平均每个医生的人均诊疗人次下降了40%以上。由此可以看出，在这20多年中，医疗供给的增长相当缓慢，远远落后于国内医疗需求的增长。

　　医疗供给增长缓慢是医疗行业"政府主导"加"管办合一"的必然结果。由于政府管制构筑的行政壁垒极大地阻止了民间资源进入医疗行业，医疗服务供给不足在所难免。

　　宿迁医改的经验显然支持我们的上述结论。自从2000年宿迁市政府取消管制、实施"管办分离"以后，当地医疗机构数量明显增加，2003年已经达到534家，比2000年增加401家（雷剑峤，2003）。我们姑且不管宿迁医改是否已经解决了"看病贵"问题，② 但说宿迁医改已经解决了"看病难"问题恐怕没有多大争议。

　　没有民间资源的进入，是否可以通过政府直接投资来大规模增加医疗服务供给，以满足快速增长的医疗需求呢？这种情况没有发生，也不太可能发生。近20年来，政府并没有通过大规模直接投资来增加医疗供给。③ 从1986年开始，政府预算卫生支出占全社会卫生总费用的比重逐渐下降，由1986年的38%一路下滑到2000年的不足16%，2001年后有所上升，到2005年也不足18%。需要注意的是，政府预算卫生支出，大部分不是用于医疗机构的建设和

①　医疗服务供给主要靠医生等医务专业人员的人工服务，不能像制造业那样通过"流水线"方式或者利用规模经济显著提高劳动生产率。因此，医疗服务供给量的增加基本必须通过同等规模的增加医生等专业人员的数量才能完成（周其仁，2007）。

②　有关宿迁医改后当地看病费用是上升了还是下降了，各种报道和调研报告给出的结论很不一致，因此在更多的信息披露出来之前，我们暂且对此问题存而不论。而对于宿迁医改后，当地医疗机构显著增多，医疗服务供给明显增加这一点各种报道和调研报告的结论是高度一致的。

③　可能有人认为只要政府大规模增加医疗投资，没有民间资本的进入，也可以实现医疗供给的大规模增加，也可以满足老百姓快速增长的医疗需求。问题在于，"通过政府直接投资扩大供给，以满足人民日益增长的商品和服务需求"这一命题已经被前苏联、东欧各国以及中国的计划经济实践证明是不成立的。一些人心仪的"英国模式"，倒的确是行政控制医疗供给，但其长期存在的供给短缺痼疾恐怕只能说是进一步证实了这里的判断。放松管制，消除行政壁垒，依靠民间资源解决供不应求问题已经一再被改革以来各个领域的实践经验所证实，我们实在无法解释医疗行业为何不能这样做。

运营，其中很大一部分是公费医疗资金，还有一部分是卫生行政管理部门的经费。由此，财政投入占公立医疗机构全部收入来源的比重目前已经不足10%也就毫不奇怪了。目前公立医疗机构的运营资金90%来自于药费收入和医疗服务收费，换句话说，政府已经将绝大部分供养公立医疗机构的责任转嫁给了患者。这一结果与1993开始的分税制改革——财权上收、事权下移——导致的财政收支权责不对等格局有关。分税制改革后，医疗机构特别是基层医疗机构的补偿问题越来越成为地方政府的财政负担，于是政府逐渐把这一负担转嫁给患者承担。王绍光（2005）认为要解决目前医疗体制存在的问题需要加强财政汲取能力。可是分税制改革以来的事实表明，正是在财政汲取能力和汲取水平大大提高以后，"看病难"和"看病贵"问题才越来越严重的。

3. "政府主导"后果之二：公立医院获得垄断地位

医疗机构本来就具有一定的自然垄断特征。而"政府主导"加"管办合一"体制构筑的高进入壁垒，[①] 加上公费医疗与城镇医保定点制度造成的市场分割又赋予了公立医院行政垄断地位，因此公立医院在国内的医疗服务市场上获得了很强的垄断地位。医疗服务供给严重不足既是这种垄断的体现同时也进一步强化了这种垄断。

行政管制还把公立医院在医疗服务供给上的这种垄断地位延伸到了药品零售业务上，使得公立医院在垄断了医疗服务供给之外又垄断了药品零售业务（朱恒鹏，2007）。

而且这种垄断地位是双向的，面对众多的医疗生产要素供给方，公立医疗机构处于买方垄断地位，因为它控制着80%以上的医疗市场，这里的生产要素既包括医疗专业人员，也包括医疗设备、医用材料，还包括药品。而面对患者，公立医院则处于卖方垄断地位，因为它控制着80%以上的医疗服务供给以及药品零售，尤其是它还控制着公费医疗与医保的报销资格。

公立医疗机构在医疗服务供给和药品零售方面的垄断，完全是一种行政垄断。而这一行政垄断，是导致"看病难"和"看病贵"问题的直接原因。[②]

---

① Baumol etal（1982）的可竞争市场（Contestable Markets）理论认为，决定一个市场是否存在竞争的不是厂商的数量，而是进入壁垒的高低。如果没有进入壁垒，即使只有一家厂商，由于高价带来的高额利润将吸引潜在的竞争者进入，该厂商为了避免其他企业进入，将会自我约束，适度定价。这一理论说明了垄断的实质是进入壁垒。而政府管制，往往是在提高而不是降低进入壁垒，因此，消除垄断的根本措施应该是解除管制，而不是加强管制。

② 有人把"看病贵"问题归咎于医疗机构的私营化，这种观点实在站不住脚。医院和卫生院近九成以上是公立的，并且占据了90%以上的市场份额，我们实在看不出"看病贵"问题与医疗机构的私营化有什么关系。医疗行业目前的这一所有制局能够给出的结论最多只能是，是否出现"看病贵"、"看病难"问题与医疗机构是否私有化没有关系。

4. 小结

简言之，目前医疗体制的基本特征是"行政控制"加"管办合一"。20世纪90年代以来，政府部门逐步放弃了补偿公立医疗机构的大部分责任，却又丝毫没有放松对医疗行业的控制，并且高筑行政壁垒抑制了医疗服务供给的有效增加。换句话说，政府部门放弃责任，但丝毫不减少权力，并且利用这一权力构筑公立医疗机构的垄断地位，谋取最大的权力收益。这样的描述应该是目前国内医疗体制的真实写照。

由于已经形成了巨大的既得利益，这样的体制很难改变。

二、价格管制下的医疗医药价格扭曲

由于医疗行业始终在政府的高度控制之下，因此国内并没有形成真正意义上的医疗服务市场。大多数医疗服务和药品的价格一直由政府来制定。但是政府的价格管制政策却导致国内医疗医药价格体系长期存在着明显的扭曲现象，主要的表现是医疗服务价格各构成部分之间、医疗服务和药品之间比价关系很不合理。

在说明国内的医疗医药价格扭曲格局之前，我们需要首先大致界定医疗服务价格的含义。从具体的医疗服务项目看，[①] 医疗服务价格多达数千种。不过，从政府定价角度看，[②] 医疗服务价格大致由3部分构成：①技术劳务价格，指医生等专业人员的诊疗、护理服务价格，体现的是医务人员的技术和劳务价值。后面我们使用"技术劳务价格"这个术语时仅仅是指医务人员的劳务价格，[③] 其中不含医疗机构的固定资产折旧、材料费和药费等有形物耗费用。②固定资产折旧，指医疗机构各种检查、诊疗设备的折旧，以及医疗机构房屋建筑的折旧。③医用材料价格。

此外还有药品价格。对于药品价格政府有专门的政策法规进行管理（朱

---

① 除药品价格外，按照前国家计委和卫生部2001年制定的《全国医疗服务价格项目规范（试行)》，医疗服务收费项目多达4000来种。下发这一《规范》时，两部委同时要求各地相关政府部门根据这一规范制定当地医疗服务指导价。但是，据周其仁（2007）提供的信息，有些医院直到2005年才接到按照这一规范制定的所在地区医疗服务指导价。这一情况形象地反映了价格管制的一个重要特征：政府定价无法随着市场形势的变化得到及时准确的调整。

② 政府定价的原则是成本定价。基本做法是由政府部门来核定各部分成本，然后在总成本之上加一个政府认为合理的毛利（率），就是最终由政府确定的价格。

③ 常见的有挂号费，它实际上是门诊医生的诊断、开方及给出治疗建议的劳动服务的价格，以及手术费，它是医生、护士和麻醉师等专业人员的劳务价格。

恒鹏，2007）。

从医疗服务价格的三个组成部分和药品价格来看，目前国内医疗医药价格扭曲的基本表现是：技术劳务价格严重低估，而药品价格则持续上涨，居高不下。此外，近些年医院规模扩张导致的固定资产折旧成本急剧上涨，也成为推动医疗服务价格持续上涨的重要因素，其中一个主要体现就是大型医疗设备检查治疗价格过高。从普通患者的视角来看，目前医疗服务价格的特征是：医生等专业人员的技术劳务价格并不高，但药价太高，大型新型设备的检查治疗价格也很高。在并不损失准确性的前提下，我们可以采用这一患者视角的医疗服务价格分类来说明目前医疗医药价格体系的现状。

1. 技术劳务价格

目前，体现医生等专业人员技术劳务和知识价值的劳务价格明显低估，明显低于劳务成本。国内的患者都知道，如果不买药、不使用设备进行检查治疗，仅仅由医生来实施诊断和治疗，到医院看病的费用并不高。比如说，开处方过程凝结着医生的技术劳务付出，但我国绝大多数地区的收费项目中并没有处方费（孟庆跃等，2002）。在一些总费用高达数万元的手术中，体现医务人员劳动价值的手术费用不到总费用的 5%① （汪丁丁，2005a；朱文轶等，2005）。

政府确定的技术劳务价格之所以明显偏低某种程度上可以归因于制度惯性。在传统体制下，医务人员的工资基本由财政支付，因此当时确定的医疗服务价格体现的是医疗服务成本扣除财政补贴（实质上是扣除人员工资）后的部分，实际的医疗服务价格事实上还低一些，因此医疗服务收费加上财政补贴不足以弥补医院运营费用，所以当时的政策就允许医院以 15% 的药品加价来弥补上述资金缺口。由此可以看出，在政府制定的医疗服务价格中，本来就没有包括全部技术劳务成本，政府这样定价的逻辑是大部分医务人员人工成本已经由财政补贴给予补偿了，医疗服务收费主要不是用于补偿劳动成本，最多只起到一个弥补缺口的作用。

改革开放以来，政府对医院的财政补贴越来越少，按目前的水平，每年的财政补贴甚至不足以支付医务人员半年的基本工资。但技术劳务价格，这 20 多年来虽有所提高，但提高的幅度远远不足以补偿财政补贴的减少，也明显赶不上这 20 多年来全社会工资水平的增长幅度，这使得这一价格和医务人员的技术劳务成本的缺口越来越大。

---

① 这个比例当然没有包括医务人员拿到的红包以及药品和医疗器械回扣。给出这个比例的目的，只是为了清楚地说明，在没有任何灰色收入的状况下，医疗价格构成究竟扭曲到了何等地步。

　　这些年来，政府主管部门之所以不把技术劳务价格提高到能够足额补偿医务人员的技术劳务成本的水平，是因为这些政府部门还承担着控制全社会物价总水平的任务，后面我们还会详细说明这一点对医疗医药价格体系的影响。

2. 设备检查费

　　指医院动用各种仪器设备，如 CT、CR、核磁共振等对病人进行检查、诊断和治疗所收取的费用。根据政府确定的按成本定价原则，该价格由三部分成本构成：操控这些设备的专业人员的劳务成本、耗材费用和设备折旧。

　　笼统地讲，目前医疗机构的设备检查价格偏高并不准确。准确地说法是20 世纪 90 年代以前就有的传统设备的检查价格并不高，甚至偏低。比如 X 光胸透的费用，一般县医院的价格不足 10 元，即使北京这样的大城市价格也不到 30 元。这样的价格，对于医院来说基本没有利润。但是一些大型和高新医疗设备检查价格明显偏高。

　　新型医疗设备检查价格明显偏高根源于政府制定设备检查费的定价规则。前面讲到过，政府定价的原则是成本定价，那么设备检查费的三个组成部分中，第一部分劳务成本依然是严重低估。[①] 第二部分是耗材费用，按照耗材购入价确定成本，这一部分成本可能存在高估，不过比重不大。[②] 主要问题出在第三部分成本即设备折旧上，从实际的政府定价情况看，20 世纪 90 年代以后国内才出现的新设备，比如彩超、CT、核磁共振等设备，其折旧值确定得明显偏高，这些设备折旧值的计算往往采取快速折旧的方法，一般为 5 年，但实际情况是大型设备的使用年限可以达到 10 年左右（孟庆跃等，2002）。

　　更为根本的原因是，政府根本就不可能准确确定这些设备的实际折旧情况是怎么样的。由于大多数医用设备的购置成本和日常运营成本基本是固定的，因此平均每人次使用成本完全取决于使用频率，即患者的检查人次。使用人次越高，单人次成本越低，也就是说这些设备的使用具有明显的规模经济特征。[③] 政府要想大致准确确定这个成本，就必须大致准确了解使用人次。这就不仅要求政府要了解设备的购置成本和日常的运营成本，还要及时了解各种医

---

　　① 根据卫生部卫生经济研究所成本测算中心的测算结果，在设备收费项目中，主要体现了设备的价值，技术劳务构成只占很小的比例。以核磁共振为例，在核磁共振总的实际成本中，劳务成本只占 9.5%，设备折旧成本和耗材成本占到 77.2%（孟庆跃等，2002）。

　　② 实际上这里存在和药品同样的问题：如果政府真的按照材料购入价格确定这部分成本，将会鼓励医院使用高价材料然后暗中收取回扣，特别是在医院具有买方垄断地位时，这样做更是毫无问题。

　　③ 如果医疗服务市场存在较为充分的竞争，设备使用率提高带来的单位检查成本的下降很可能会导致检查费的下降，也就是说成本下降会导致患者受益。然而，在公立医院具有垄断地位的情况下，这种结果没有出现。尽管按照现行价格管制政策，医疗机构可以自主降价（但无权自主提价）。

疗服务的需求状况及其变化，同时也要了解并控制医院的"供给诱导需求"程度。这要求政府部门必须要掌握大量的信息，并且对医疗市场的变化及时做出正确反应，这样的要求政府部门根本不可能满足。[①]

因此，仅就设备检查费这一种医疗服务价格，我们就可以看出所谓的成本定价原则政府根本做不到：[②] 不可能大致准确了解成本也不可能大致准确了解市场供求，如何确定既反映成本又反映市场供求的价格？做不到却要强行去做，带来价格扭曲并进而导致医疗机构行为扭曲也就在所难免了。

技术劳务价格和传统设备检查价格严重低估，而高新设备检查费明显偏高，这种畸高畸低的比价关系的出现，是因为价格管制部门不仅负责比价关系，还承担着稳定物价总水平的任务。医务人员的技术劳务价格以及传统设备检查价格是存在多年的连续性价格信息，这种价格的上涨会直接推动物价总指数上涨，从而影响政府控制物价总水平的目标。而新仪器设备检查费，过去从来没有，价格再高也不影响物价总指数。为了保证政府控制物价总指数的任务能够顺利完成，价格管制部门是轻易不敢批准传统项目提高价格的（周其仁，2007）。实际上，新药和普药之间也存在类似的问题。这样的价格管制方式多年累积下来，出现上述畸高畸低的医疗医药比价关系也就毫不奇怪了。政府管制价格的最终结果，是给了老百姓一个"漂亮"的物价指数，而实际的看病成本，不管是因为价格管制部门不愿管，还是因为管不了，反正是越来越高了。

上述现象，有助于我们准确把握价格管制的实际效果。

3. 药品价格

上一个研究报告我们专门分析了国内的药品定价机制及其带来的扭曲，这里就不再重述，直接应用那里的结论作为下面进一步分析的基础。

---

① 行政之手正确制定价格并以此引导资源最优配置和有效利用，是一个早已经被实践证伪的命题。面对 4000 余种医疗服务项目由全国 30 万家医疗机构提供、2000 多种药品由近 5000 家药厂生产的格局，仅仅是政府定价所需要的成本信息，相关政府部门就很难及时准确地收集到。相关部门坚持这种政府管制方式不放弃可能有两个基本原因：第一是政策惯性（或思维惯性）使然，尽管经济体制在逐渐转变，但是政策制定的思路、方式以及具体的政策制定者还没有发生根本性的转变，因此今天的政策还延续着传统体制的政策思路，这是一种路径依赖。第二就是利益使然，传统的体制造就了一个既得利益集团和一种利益分配模式，这个集团不愿意放弃这种管制模式，否则将会摧毁传统的利益分配模式，损害它们自己的利益。

② 医务人员的技术劳务服务政府更不可能制定正确价格。因为和药品以及设备检查相比，技术劳务服务是一种事先难以标准化、事后难以核实的无形服务，不同的医生、不同的医术、不同的工作态度，貌似提供相同的诊疗服务，实际的劳动付出和诊疗效果可能有天壤之别，这种差别政府如何掌握？无法掌握却硬要政府定价，只能制定统一的价格，这样的价格，最终只能是奖懒罚勤，奖劣罚优，把绝大多数医生的医术和工作态度拉到同样的低水平上，或者逼迫那些优秀的医生想其他办法。

此外，医用材料价格存在和药品价格基本一样的问题。只是和药品相比，它在整个医疗费用中所占比重明显低一些，因此，问题显得不太突出。

4. 小结

目前，国内的医疗医药价格格局是：技术劳务价格明显偏低、传统设备检查价格偏低、普药价格偏低，提供这些服务和药品医院无从盈利甚至会亏损；而新设备检查价格和新药价格则明显偏高，提供这些服务和药品医院可以获得较高的盈利。显然，这一价格扭曲问题完全根源于政府的价格管制。①

价格机制引导市场参与者的行为，进而引导资源配置并最终决定社会福利水平，扭曲的价格体系必然导致市场参与者行为扭曲，进而导致资源配置无效率，并最终降低全社会的福利水平。这是不管什么体制都必然成立的经济规律。国内医疗市场的现状再次证明了这一规律。下一节我们简要描述一下上述医疗医药价格体系扭曲导致的医疗机构行为扭曲及相应的社会后果。

三、价格扭曲对医疗机构行为的影响

1. 医疗医药价格扭曲导致医疗机构行为扭曲

由于大型、新型设备检查价高利厚，因此医院积极购置这些设备。近10多年来，国内一些大城市的大型、新型医疗设备的占有量，不仅高于一般中等收入国家，甚至已经达到或超过发达国家的水平（石光和贡森，2005）。此外，根据政府确定的定价原则，基本医疗服务按照扣除财政补助后的成本定价，非基本医疗服务和特需医疗服务按照成本定价或放开价格。在这样的价格体系下，医院为了增加收入，必然会倾向于提供更多的非基本医疗服务，包括特需医疗服务，而减少对基本医疗服务项目的提供。这种相对价格体系还促使医院走向重规模扩张的路子（孟庆跃等，2002；朱文轶等，2005）。

由于体现医务人员人力资本价值的技术劳务价格显著低于成本，仅仅通过技术劳务收费医院根本无法弥补运营成本，为了尽可能获得足额补偿，增加医院盈利以及医务人员收入，医生利用其专业优势诱使患者使用甚至过度使用一些可给医院带来较高利润的高价药品以及高价设备检查。其中一些药品和设备

---

① 发改委和卫生部等八部委2006年5月出台的《关于进一步整顿药品和医疗服务市场价格秩序的意见》中提出"合理调整医疗服务价格。在降低药品价格和医院加价率的基础上，继续适当提高体现医务人员技术和劳务价值的医疗服务价格，降低医用设备检查治疗收费标准"。可以看出，政府部门已经意识到医疗医药价格扭曲问题，但解决问题的思路依然是价格管制。

检查并非患者疾病诊疗所必需，甚至根本不需要（孟庆跃，2002；石光和贡森，2005），所谓的大处方、过度检查、过度医疗指的就是这种现象。实际上，医院内部目前的收入分配制度也很大程度上鼓励医生这样做（刘学和史录文，2005）。医院及其医生目前的诊疗行为具有一个明显的特征，那就是根据患者的支付能力而不是病情需要决定所使用药物和设备检查的种类和数量。

与此同时，一些传统诊疗技术及设备检查，由于定价偏低，没有利润甚至亏损，医院明显减少提供甚至不再提供，尽管这些诊疗技术和设备检查成本效益很好。[1]

药品和设备检查的不合理利用、高等级病房的竞相开办，根源于价格管制导致的相对价格扭曲。既然医务人员的技术劳务价值被严重低估，通过技术劳务收入无法弥补医院成本，而通过售药收入和高新设备检查收费可以解决医院补偿不足，那么，医院的上述行为模式也就在情理之中了。当然，医院能够做到这一点，与公费医疗和城镇医保制度有一定的关系，第四节将对这一点进行详细说明，在那里我们还会给出一个具体的案例。

医院和医生上述行为模式的结果是，药品收入成为医院的主要收入来源。近几年在医院的总收入中，药费收入占60%左右，少数中小医院高达70%～80%（朱晓法，2005）。[2] 在一些大型医院，设备检查收入也快速增加。据卫生部统计，从1990～2005年，在门诊和住院病人医疗费用中，检查治疗费用所占比重逐年增加，2005年已经超过30%。[3] 而从卫生总费用看，药费所占份额过高，近几年药品费用占全部卫生支出的比重超过50%，而这一比例在全世界大多数国家为15%～40%。由此可见，过度用药现象浪费了30%左右

---

[1] 朱文轶等（2005）提供的案例形象地说明了这一点：CR与普通X光胶片机的不同之处在于它是由计算机读片并打印的，而普通X光胶片机是人工冲洗胶片。根据北京市卫生局和物价局1999年颁布的《北京市统一医疗服务收费标准》，一张普通X光胶片的价格为29.74元。而拍一次CR的平均价格一般在160元左右。较保守的估计，北京一个三甲医院，如果按照每天150人次照CR，一年按250个工作日计算，平均每人次CR的成本（包括人工、电费、易损件、耗材、维修费用、折旧费等）大约25元左右，可以看出其中利润有多高。由此一台CR一年至少可为医院带来500万元的纯收入。而一台CR的实际使用年限可以长达8～10年。事实上，北京的三甲医院，CR已全部取代了普通X光机，病人已经没有选择余地。Liu, X., Liu, Y. and Chen, N.（2000）和孟庆跃等（2002）在其他省市的调研也发现了类似的情况。

[2] 药品收入不仅仅成为公立医院的主要收入来源，农村的村卫生室和个体诊所情况也是如此。韩俊、罗丹（2005）调查发现：在农村地区，药品收入占集体和私营诊所的总收入的70%以上。

[3] 医院的药品收入（及设备检查收入）一部分以工资或奖金的形式成为员工个人收入，一部分用于支付医院日常营运费用。除此之外，如果还能够有节余，对于大中型医院来说，可以肯定有节余，那就用于购买新设备或者盖大楼以扩大医院规模，实力更为雄厚的大医院还可能用这些资金收购一些中小医院。

的国内卫生总费用。而且，过度用药不仅导致资源浪费，还会损害患者健康（孟庆跃等，2002；石光和贡森，2005）。

医院上述行为模式产生的直接后果就是医疗费用的快速上涨。通俗地讲，如果没有价格扭曲，医院可以通过直接收取 100 元诊疗费（即技术劳务费）的方式获得足额补偿，而在现行价格体系下，医院只能通过向患者提供 500 元的药品（或设备检查）的方式才能获得 100 元的盈利，和前者相比，患者付出了 5 倍的费用。医疗费用就是这样涨起来的，其中的原因并不复杂。

也许政府最初人为压低医生技术劳务价格的目的是降低医疗费用，但其实际效果却适得其反。我们不得不说，从某种意义上看，现在许多人看不起病正是源于政府为了把医疗费用降到大多数人可以承受的范围而做的种种努力。

2. 不是医院追逐盈利而是垄断导致医疗费用攀升

相当一部分人认为医疗机构追逐盈利是目前医疗费用高企的根本原因（王绍光，2005；国务院发展研究中心课题组，2005），这种看法明显有失偏颇。的确，尽管目前公立医院全部注册为非营利性机构，但它们大多数事实上已经成为以追求盈利为目的的营利性机构，基本的原因是目前政府给予公立医院的财政补贴很少，这些医院只能依靠医疗服务收费及卖药收益来弥补运营费用。在这种自负盈亏①的机制下，盈利是维持生存并谋求发展的必要条件。适应这一补偿机制，目前公立医院的内部管理体制也充分体现出追求盈利的特征。②

然后，断言近些年来医疗费用快速上涨、大处方、高收费行为泛滥是医院追求盈利的一个必然结果却并不正确。经济学基本原理和市场经济的实践均表明：如果竞争足够充分，企业追逐利润并不必然导致产品或服务价格持续上涨，恰恰相反，更可能出现的结果是价格下降并伴随产品（服务）质量、性能的提高。如果某种商品或服务的价格长期居高不下甚至持续上升，使得供给

---

① 和追求盈利一样，自负盈亏也不是医疗费用攀升的"罪魁祸首"。如果不要求其自负盈亏，维持公立医疗机构长期运转的唯一办法就只能是财政提供足额补偿。由此形成的预算软约束机制必然会导致资源利用的低效率，从而最终必然带来医疗服务供给不足和服务质量低下。了解传统公有制经济的人对这样的结果并不陌生。

② 最近 10 多年来，医院在内部管理体制特别是在业绩评估和激励机制方面，从传统上笼统的主观评估和基于职务、职称、工龄的分配制度，向基于财务贡献的业绩评估和激励政策转变，医院基本上将一线科室由成本中心变成利润中心。目前医护人员的个人收入主要取决于其为科室效益作出的贡献。这样的收入分配制度大大刺激了科室及医生的盈利动机，并很大程度上左右了医生的诊疗决策和行为选择。目前，绩效工资在医生收入中所占比重已远远高于固定职务（岗位）工资和津贴的总和。这既是上述激励机制作用的结果，同时这个结果又进一步强化了科室和医生的盈利动机（刘学、史录文，2005）。

者能长期赚取超额利润，必然是该商品或服务市场缺乏竞争，存在垄断。简言之，追求盈利并不必然导致价格上涨，导致价格上涨并居高不下的只能是供给者具有垄断地位。在第一节中我们说过，由于政府管制导致的行政壁垒和市场分割，公立医院垄断了国内医疗服务市场和药品零售市场。正是这一垄断地位使得公立医院可以变相抬高医疗服务和药品价格，长期赚取超额利润。如果没有行政壁垒，行业进入相当容易，市场竞争将足够充分，医疗服务和药品价格居高不下现象不可能长期维持。①

可能有人认为医疗行业和其他行业不同，竞争导致价格下降及效率提高的结论难以成立。和其他行业相比，医疗行业的确存在一些特殊之处，② Arrow（1963）对此有过系统的阐述。然而，这些特征并不妨碍竞争机制有效发挥作用。比如，医患之间的信息不对称问题，完全可以通过声誉机制和第三方监督机制得到很好地解决，在这两种机制下，竞争可以有效起到抑制医疗价格、提高医疗服务效率的作用。吕国营（2004）和赵农（2007）对此给出了很好的论述。当然，声誉机制有效发挥作用需要以医疗机构之间存在充分竞争，且医生可以在医疗机构之间自由流动为前提条件。而第三方监督机制有效发挥作用除上述条件外，则需要有不受行政部门控制的第三方监督机构如独立的医师协会的存在，以及具有完善的法人治理结构的医疗保险机构的存在。

总之，一个市场，不管它是医疗服务市场，还是其他什么商品或服务市场，只要竞争足够充分，利润动机更多地是导致价格下降、质量提高以及服务改善，而不是价格上升。因此，批评医疗机构的盈利动机而不是其所处的市场结构，显然是找错了靶子。

四、公共支出分配不公导致医疗资源配置失衡

从统计口径上看，国内在医疗卫生方面的公共支出包括政府预算卫生支出

---

① 世界银行在中国 5 个城市的调研数据表明，在民营医院少的城市，患者平均住院费用是 9000 元，而在民营医院多的地方，平均住院费用是 6000 多元（薛原、徐晓宁，2006）。由此看，消除医疗服务垄断，鼓励各种所有制形式的医疗机构竞争，是控制包括药费在内的医疗费用的有效措施。

② 医疗行业和其他行业的一个显著不同是：对于其他商品和服务，我们信奉的是消费量取决于收入或者财富水平的信念，而对于医疗服务，我们认为享有基本的医疗服务是每一个人的基本权利，对它的使用应该取决于每个人的健康需要而不是收入或财富水平，否则将是极大的不公平，这是现代社会的一个基本社会信念。当然，这种信念影响的只是医疗服务购买的筹资方式及支付方式，并不否认竞争会抑制价格上升并提高效率的结论。

和社会卫生支出。政府预算卫生支出指中央与地方各级政府用于卫生事业的财政预算拨款，其中一部分补贴公立医疗机构、一部分是卫生行政管理部门经费，还有一部分是公费医疗预算内资金。社会卫生支出指政府预算外的卫生资金投入，主要表现为社会医疗保险，其中包括企事业单位和乡村集体经济单位举办医疗卫生机构设施建设费，企业职工医疗卫生费，行政事业单位负担的职工公费医疗超支部分等。我们下面所讲的医疗卫生公共支出包括上述这两个部分，它既包括政府资金投入也包括国有企事业的资金投入。①

以政府支出为主体的医疗卫生公共支出，不管是用于补贴医疗机构还是补贴患者，根本目的应该是促进全社会在医疗服务享用方面的基本公平，适度缩小不同地区之间、不同阶层之间在基本医疗服务享用方面的差异。但中国的情况并非如此（世界银行，2005e）。

1. 静态看，公共支出分配不公导致医疗资源配置不公

改革开放以来，一方面在全社会医疗卫生总费用中公共开支的比重持续下降，从1978年的近80%下降到2001年的40%。② 另一方面，医疗卫生公共开支不仅没有促进全社会医疗服务享用的公平性，还进一步加剧了这方面的不平等，导致"富人愈富，穷人愈穷"的现象（胡琳琳、胡鞍钢，2003）。这种不公平主要表现在以下三个方面：

（1）改革以来，特别是20世纪90年代以来，医疗机构获得的财政补贴本来已经相当有限，却大部分流入了城市医院特别是城市中的大型医院。③ 财政对于农村医疗卫生机构的补助越来越少，而且主要用于解决县、乡卫生机构离退休人员工资，用于卫生机构开展业务和改善服务设施的资金越来越少，农村卫生机构的运行费用几乎全部转嫁到农民头上（李卫平等，2003）。

这种政府卫生支出投向导致医疗资源在地域布局上向高收入地区集中，在层次布局上向高端服务集中（国务院发展研究中心课题组，2005）。这种医疗资源配置格局的受益者主要是城市中的高收入或高福利群体。而城市低收入居民以及农民的医疗服务可及性大大降低。

---

① 按照卫生经济学的划分，医疗卫生公共支出分为供方补贴和需方补贴，前者是指公共资金直接补贴给医疗机构以补偿其运营费用，也包括政府或其他公有机构投资建立新的医疗机构或扩大现有医疗机构规模。供方补贴的最终受益者是不确定的。后者是指公共资金直接投入到公费医疗资金和社会医疗保险资金中，用于支付公费医疗或社会医保享有者的医疗费用。需方补贴的受益者是确定的。

② 此后略有回升，到2005年这个比例回升到48%左右，和1997年的水平基本持平。

③ 20世纪90年代中期一项对城市不同级别医院的调查发现，城市三级医院获得的财政补贴远远高于区级医院（二级医院），而区级医院获得的财政补贴又显著高于街道医院（一级医院），政府对三级医院的经常性经费补助高出二级医院5~9倍，高出一级医院上百倍（石光和贡森，2005）。

（2）医疗卫生公共投入本来已经相当有限，其中大部分还被用于公费医疗和城镇职工医疗保险。1997 年世界银行专家组（World Bank，1997）的估算表明，尽管中国城市公费医疗和劳保医疗制度仅仅覆盖了全国人口的 15%，但却已经占用了政府卫生支出的 2/3。这种局面至今没有改变。由于享受公费医疗的只有政府部门的公务员和部分国有事业单位员工，而实际能够享受城镇职工医疗保险的一般只有那些效益较好的国有企业员工，[①] 这些国企往往是具有行政垄断地位的国企。因此，这部分医疗公共投入实际上是补贴了城市中的富裕家庭。城镇低收入家庭和广大的农村居民基本和这一补贴无缘[②]（魏众和古斯塔夫森，2005；贡森，2005）。换句话说，医疗卫生需方补贴不仅没有用于促进医疗服务享用方面的基本公平，反而加剧了不公平。[③]

和 20 世纪 90 年代以前相比，现在公费医疗覆盖的人口比重减少了，但受益群体平均享受的医疗福利水平，则有了惊人的提高（周其仁，2007）。[④] 也就是说，医疗服务享用方面的不公平程度事实上进一步提高了。

（3）改革以来，特别是 20 世纪 90 年代以来财政卫生支出的责任大部分落到了地方政府的头上。因此各地区的财政卫生支出规模几乎完全取决于该地区的经济发展水平和当地政府的财力，所以，在医疗服务供给和城镇居民享有医疗保障方面，同其他方面一样，中国存在着显著的地区间差异。经济越发达的地区，政府投入到医疗卫生事业的资金也就越多，从而当地的医疗服务供给规模和水平也就越高，当地城镇居民享有的公费医疗或医疗保险保障水平也就越高。而经济欠发达地区情况则完全相反（魏众、古斯塔夫森，2005；刘宝等，2005）。

---

① 现行城镇医疗保险制度的覆盖对象基本上只有国有企事业单位员工，并且这一制度强调参保者享受的待遇与缴费紧密挂钩，不能缴费甚至不能及时缴费就无法享受相关保障待遇。因为只有那些所在国有企事业单位效益较好甚至很好（从而个人收入水平或者福利水平较高甚至很高）的职工具备缴费能力，所以也就只有他们能够真正享受城镇医保赋予的保障待遇。

② 2003 年全国第三次卫生服务调查表明，不同收入的城市居民享受到社会医疗保险的比例存在明显差异，最低收入组的城市居民仅有 12% 享有社会医疗保险，而最高收入组中则有 70% 享有社会医疗保险。公费医疗和城镇职工医保越来越成为"富人俱乐部"（贡森，2005）。

③ 当葛延风等（2005）断言中国医疗体制染上了所谓的"美国病"时可能没有意识到：在美国，政府医疗保险支出（Medicare and Mediaid）的受益者绝大部分是老弱病残鳏寡孤独这些弱势人群，而富人并不在政府的医疗保障范围内。

④ 据 2006 年 9 月 19 日《中国青年报》披露的信息：中国政府投入的医疗费用中，80% 是为 850 万以党政干部为主的群体服务的（中科院调查报告）。另据监察部、人事部披露，全国党政部门有 200 万名各级干部长期请病假，其中有 40 万名干部长期占据了干部病房、干部招待所、度假村，一年开支约为 500 亿元（周凯，2006）。

2. 动态看，公共支出分配不公进一步加剧医疗资源配置失衡、推动医疗费用上涨

党政干部和经济效益较好的国有企事业单位员工享有公费医疗或者城镇职工医保，其医疗费用个人自费比例很低，因此个人实际面对的医疗服务价格很低，这导致他们的医疗服务需求具有两个特征：一是向高端倾斜，二是需求量超过实际需要量。由于高端医疗服务带给医院较高的利润，因此医院会积极满足这部分高端需求。此外，由于公费医疗和城镇医保在补偿医院时绝大多数采取按服务项目收费（FFS）的做法，从而激励医院过度提供高端服务（Cutler and Zeckhauser，2000；Glied，2000）。所以，在现行公费医疗和城镇医保制度下，患者过度需求高端服务，医院过度提供高端服务。自然而然的结果就是，在医疗资源有限的情况下，医院把更多的资源用于提供高端服务，减少甚至拒绝提供低利润、没有利润甚至亏损的低端服务（及药品）。

如果没有行政壁垒，医疗服务市场进入较为容易，上述高端医疗需求并不影响普通患者的医疗服务可得性。但在行业进入壁垒过高、医疗服务供给明显不足的情况下，高端需求被优先满足肯定会挤占普通患者可得的医疗资源（周其仁，2007），"看病难"由此加剧。

由于公费医疗及城镇医保覆盖的群体大多数集中在大中城市，而且这一群体倾向于到大医院就医，[1] 并且他们的医疗需求严重倾向于高端且需求过度，这使得大医院能够吸引到足够多的高消费客户，从而可以将其拥有的大部分医疗资源用于提供高利润的高端服务。由此这些医院获得了很高的利润。[2] 在卫生管理部门即这些医院的主管部门的大力支持下，这些公立大医院纷纷利用自有利润加银行贷款[3]扩大规模，改善就医环境、增添诊疗设备，并招聘更多的优秀医生，以吸引更多的患者从而获得更高的利润。这导致在行政管制下供给严重不足的医疗资源进一步向大城市、大医院集中，同时也使得患者从而收入进一步向大医院集中。[4] 最终经济落后地区特别是农村地区拥有的医疗资源进

---

[1]　享受公费医疗的病人不愿意去小医院。据了解，因为公费医疗的划片分割，北京同仁医院的大病统筹合同单位多达400多家，承担着近24万人的医疗任务（朱文轶等，2005）。

[2]　20世纪90年代中期一项对城市不同级别医院卫生财力的调查发现，城市三级医院的业务收入远远高于区级医院（二级医院），而区级医院又明显高于街道医院（一级医院）（石光和贡森，2005）。

[3]　近10多年来，医院贷款呈较快增长趋势。2005年公立医院资产负债率在27%左右，长期负债主要是银行贷款，用于投资扩大医院规模。

[4]　根据中国卫生总费用核算小组的分析，1990~2002年中国卫生费用主要流向了城市医院。城市医院占卫生费用的比重从1990年的33%增加到2002年的51%。在收入严重不足的情况下，全国县级以下公共卫生机构目前还能正常运转的只有1/3（石光和贡森，2005）。

一步萎缩，医疗资源配置失衡问题进一步加剧，[①] 使得农村和城市之间，以及不同收入群体之间，在医疗服务利用方面和健康状况方面的差距越来越大。

由于大医院倾向于提供高端医疗服务及高价药品，不愿意提供低价服务和药品，因此尽管由政府制定的医疗服务价格和药品价格并没有变化，但同样的疾病，患者实际支付的医疗费用显著提高。在医疗供给明显不足，并且医疗需求缺乏价格弹性的情况下，大医院医疗费用的上涨会带动中小医院医疗费用的上涨，"看病贵"由此加剧。[②]

值得一提的是，中国的公费医疗和城镇医保实践完全符合卫生经济学的基本结论：医疗保险会导致医疗服务供需双方的道德风险行为，需方倾向于过度需求医疗服务并向高端服务倾斜，而供方倾向于过度供给医疗服务特别是高端服务（Zweifel and Manning，2000；Cutler and Zeckhauser，2000），在按照服务项目收费（FFS）的情况下，医疗机构的道德风险行为尤为明显。可以这样说，由于制度设计存在的缺陷，中国的公费医疗制度将第三方付费制度下医患双方的道德风险发展到了极致。

笔者对沿海某城市 A 医院的访谈相当生动地说明了以上分析：

案例 1

A 医院是一家全国重点医科大学的附属医院。也是该省沿海地区唯一的一家省属综合性教学医院。方圆数百里的患者慕名到此就医。近几年该院大兴土木，5 年前拿到了一块新的地皮，使得医院占地面积翻了一番多，医院新建了功能齐全、代表国内先进水平的病房大楼、门诊大楼和特需保健病房，现在医院总病床数达到 2000 余张。核磁共振、64 层螺旋 CT、各种型号彩色超声诊断仪、钴 60 治疗机、血液透析机、眼科准分子激光治疗仪等国际一流的高精尖设备一应俱全。近几年该医院还兼并了一些中小医院。

到该医院就诊的患者主要是本市和周边地区的公费医疗和城镇医保患者，该市是沿海城市，经济发达，大多数市民享有城镇医保。当然，也有一些周边

---

① 我国医疗卫生资源约 80% 集中在城市，其中 2/3 又集中在大医院。而农村地区，尤其是落后的农村地区，卫生资源极其贫乏。在医疗资源向大城市、大医院集中的同时，由于购买力不足，广大农村以及中西部地区医疗服务体系出现了不可避免的萎缩（胡琳琳、胡鞍钢，2003；李一平，2004；丁宁宁，2005）。

② 医疗费用的持续上涨显著抑制了城乡居民的医疗卫生需求，制约了现有卫生资源的有效利用。医疗资源的利用效率明显下降。最近几年，医疗机构的数目增加，但诊疗人数和床位使用率均有不同程度的下降（世界银行，2005d）。

地区的农民慕名前来就诊。笔者在访谈中发现，在吸引患者尤其是高消费患者方面，医院规模、医疗设备的先进水平和拥有数量很重要，当然传统的医院声誉也非常重要。

　　由于就诊者多为公费医疗或城镇医保患者，因此医院提供的大多数是价格较高的医疗服务和药品，许多就诊者的医疗费用会突破公费医疗或者医保的报销额度（公费医疗或医保报销金额有封顶线），对于住院患者这种情况尤为明显，超过报销额度的部分由病人自费支付。由于医生的个人收入和科室及医院的业务收入挂钩，医生也有积极性这样做。有些门诊大夫在开方之前甚至先问清就诊者身上带着多少现金，然后照此数额开方。因此，一次普通的感冒门诊，患者常常需要花费二三百元：做个胸透100元左右，开一两种进口药再花费二三百元。

　　对于那些经济困难的患者，尤其是农村患者，大多数大夫也想办法开一些较便宜的药物，尽可能为其节省开支，或者建议他们到其他医院就诊。

　　该院一位科室主任告诉笔者，根据患者的支付能力开方应该是目前医疗行业相当普遍的一种做法。按这位大夫的说法，一多半的患者，尤其是那些公费或者医保患者，来此诊治的是些普通的常见多发病，这些病本不需要到这样的三级甲等医院，一、二级医院就足够了。

　　笔者询问是否存在为了增加收入人为延长病人住院时间的现象，世界银行的一个报告中说这是国内许多医院的普遍做法。这位大夫认为，这只是那些业务量不足的一、二级医院的做法，像他们这样的大医院，为了增加收入，不但不需要延长，还要缩短患者的住院时间。因为这些大医院住院病人人满为患，病床很少有空着的时候，患者要想住院还要排队或者找关系。在这种情况下，这些医院往往只让病人住院一周左右，因为病人住院最初的一周多时间里医疗支出高、利润贡献最大，此后利润贡献递减。因此，这些大医院往往只关注病人利润贡献最大的住院时段，一旦病人情况好转，医疗支出下降，这些医院就让病人出院或者转到其他医院（往往是一些和该院有业务联系的低级别医院）。

　　由于患者源源不断，这家医院的业务收入这些年一直快速增长，目前年业务收入已经超过6亿元。笔者未能了解到药品收入在该医院总收入中的比重，不过据那位科室主任讲，就他所在的普外科室而言，这个比重肯定超过50%。

　　至于医生的收入，按照这位大夫的估算，在他们医院，副主任医师以上的大夫年收入应该不低于12万元，那些在这个沿海地区属于某专科领域"一把刀"的外科大夫收入能够达到50万元左右，极个别的也许能达到70万～80万元。当然，这些收入主要不是来自工资，而是奖金、回扣和红包，那些优秀的外科大夫一般还有"走穴"收入。由于国家政策的限制，医生的月工资不过二三千元，只占医生目前实际收入很小的比例。因此，像他们这样的公立大医院，能够吸引到很多优秀医生主要不是依靠显性的收入或福利制度，而是依靠以下三个因素：灰色收入、社会地位和发展前途。由于是地处经济发达城市的三级甲等医院，能够吸引到大量的患者特别是高消费患者，所以大夫的社会地位高、发展前途大，灰色收入也多。对于这样的医院，存在一个良性循环：医院规模大、好医生多、设备好，因此能够吸引到更多的患者，这同时又能够扩大收入，并吸引更多的优秀医生，而好医生又能够吸引更多的患者，带来更多的收入，医院就有能力投资更大的规模和更好的设备。按照这位大夫的说法，这是目前那些大城市中的大医院共有的特征。

3. 低收入群体看病主要依靠自费也是目前"看病贵"问题的重要原因

2003 年第三次国家卫生服务调查发现，45% 左右的城镇居民、80% 左右的农村居民没有任何医疗保障，所以完全依靠个人自费获得医疗服务者占全部人口的比重很高。而在低收入群体中，这一比重更高。之所以出现"看病贵"问题这也是一个重要原因。

在多数人特别是低收入群体看病主要依靠自费的情况下，个人能够获得的医疗服务水平取决于个人的收入水平，全社会的医疗服务使用格局则依赖于收入分配格局，低收入群体很容易因病致贫甚至无法得到基本的医疗服务，医疗服务使用将仅限于能够支付医药费用的较富裕群体。这使得全社会在医疗服务享用方面和健康方面存在着较显著的不公平现象。而医疗费用持续上涨会进一步加剧这种不公平现象。[①]

上述因素是农民看不起病的重要原因。由于村级医疗机构不能看大病，病情较重时农民必须到乡镇卫生院或更高一级的医院诊治，这些公立医疗机构的医疗服务和药品价格很高。和享受医疗保险或公费医疗的城镇居民相比，农民面对的是同样的医疗机构和医疗价格，但需要自己承担全部医疗费用，无疑农民支付的费用更多、经济负担更重（李卫平等，2003；海闻等，2003；韩俊、罗丹，2005）。

4. 小结

以上描述表明：有限的医疗卫生公共支出不成比例地集中到了城市尤其是大中型城市，农村地区和农民基本与这一公共补贴无缘。而在城市中，这一公

---

① Mocan, Tekin and Zax（2000）对中国城市居民的研究发现，低收入人群的医疗需求价格弹性高于高收入人群，也就是说低收入人群的医疗需求更容易受到价格的影响。

共支出的受益者又主要是富裕阶层，城镇低收入阶层和绝大多数农民，只能自费购买医疗服务。医疗卫生公共支出的这一分配格局导致并进一步强化了国内医疗资源配置的失衡。公费医疗和城镇医保制度在扩大高端医疗需求、抬高医疗服务价格，促使医疗费用快速上涨方面起到了显著的推动作用。这一效应导致国内医疗服务利用方面存在明显的不公平现象，一部分人医疗服务使用过度，而低收入阶层基本医疗服务利用不足。

五、医疗费用上涨对患者就医行为的影响

医疗体制所存在的上述各种问题，损害最大的是患者，尤其是低收入患者。由于目前国内大多数人，尤其是低收入阶层主要依靠自费看病。因此医疗费用高低对于居民的医疗需求能否较好地得到满足非常重要。毫无疑问，医疗费用攀升严重影响人们尤其是低收入群体的医疗服务使用情况，并最终影响他们健康状况。

医疗费用过高导致有病不医现象相当普遍。2003 年卫生部第三次国家卫生服务调查发现（卫生部，2004），患者未就诊比例城市为 57%、农村为 46%，分别比 1998 年第二次调查结果增加了 7% 和 13%。在这些未到医疗机构就诊的患者中，大部分采取自己到药店购药等自我医疗方法。[1] 2003 年的调查结果显示，全国 36% 的患者采取了自我医疗，并且自我医疗的比例逐年增加，农村由 1998 年的 23% 增加到 31%、城市由 44% 增加到 47%。同时也有相当一部分患者没有采取任何治疗措施。这次调查还发现，医生诊断应该住院治疗的患者而没有住院的比例接近 30%，其中城市 28%、农村 30%。产生这些现象的主要原因是医疗费用增加过快，在主要依靠个人自费支付医疗费用的情况下，低收入人群、贫困农村居民越来越难以负担高昂的医疗费用。[2] 调查发现，在未采取任何治疗措施的门诊患者中，38% 是由于经济困难；应该住院而未住院患者中，70% 是由于经济困难。城乡低收入人群应住院而未住院的比例达到了 41%，远高于一般收入人群。不同收入水平居民之间的卫生服务利

---

①　当然不能将所有的自我治疗行为都归咎于医疗费用过高。其中一部分可能是因为医疗卫生知识增加，或者因为工作繁忙，没有时间去医院，因此对一些常见病采取到药店买药或者其他替代疗法治疗。但是可以肯定相当一部分人采取自我治疗方式是由于到医疗机构看病的费用过高所致。

②　北京大学中国经济研究中心"健康风险对中国农村地区家庭收入与消费的影响研究"课题 2002 年对 8 省近 1500 个家庭的调查发现，为了治疗一些大病，部分低收入人群可能不得不降低食品消费。不过他们发现医疗开支影响到子女教育投资的情况较少（高梦滔、陈秋霖，2003）。

用差异明显，未就诊率、未住院率随着收入水平的降低而提高。从患者未就诊的比例来看，1993～2003年城乡居民未就诊率、未住院率呈逐步上升的趋势，收入越低的，未就诊比例越高，未就诊增加的幅度越高。这一调查还发现，30%的贫困家庭是因病致贫。

笔者在山东省莱芜市农村的调研生动地说明了上述结果：

案例2

张老先生是莱芜市杨庄镇的一个农民，年轻时干过小学教师，在同龄人中，属于文化程度较高者，喜欢读书看报，家庭经济条件在村里属于中上游水平。20世纪70年代张先生做过一个小手术，但手术不成功，留下了一些后遗症，因此常年打针吃药，七八年前又检查出了冠心病，按照他的说法，吃药已经成为家常便饭，每年药品支出在一两千元左右。这20多年来，看病和吃药越来越贵，村卫生室（已经承包给当年村里的赤脚医生）的药品也越来越贵，过去很便宜的那些中草药和常用口服药现在村卫生室也很少提供了。即使是感冒发烧一类小病，现在村卫生室也非要给挂几天吊瓶，一场感冒下来，就需要几十元甚至近百元。张先生不得不想办法尽可能减少医药费支出，早些年份他曾看过一些医书，包括当年的赤脚医生手册这类书籍，尝试着给自己和家人开方抓药，这么多年下来，倒也没有出过什么纰漏。由此逐渐形成了一个习惯，那就是定期到镇上或者市里的药材批发站批发一些家庭常用药备用，感冒发烧一类小病和常见的慢性病不再到村卫生室或镇卫生院找医生诊治，而是利用家里的自备药自我治疗。张先生说，和村卫生室的药价相比，这些药的批发价格大约要便宜近一半，比镇卫生院的便宜得就更多了。而且，自己到药材批发站批发，偶尔还能买到一些过去常用的、疗效不错的便宜药，这些药品在村卫生室和镇卫生院已经很难买到了。据张先生说，村里其他一些村民也和他一样定期到镇上或者市里批发一些家庭常用药。

而和张先生邻村的朱老太太结局则让人心痛。老太太患心脏病和肺气肿多年，病情严重时也曾多次去镇卫生院住院治疗，但由于其家庭无力负担昂贵的医药费用，每次住院只要症状略有缓解就赶紧出院，最终病情越拖越重。2004年农历腊月廿八，老太太心肺病再次发作，出现窒息症状，家人紧急送到镇卫生院，由于无法支付数千元的抢救费用，老太太未能得到有效治疗，于当天下午去世。

六、关于中国农村医疗问题的基本判断

无疑，农村的医疗问题是目前中国医疗问题中最薄弱也最难以解决的部分。占全国人口 70% 的农村居民花费的卫生费用不到全国卫生总费用的 1/4，而且这一比重还呈现逐年递减趋势，由此可见农民医疗服务利用水平之低、城乡医疗服务利用差距之大。关于农村医疗问题，已经有相当多的文献，比如朱玲（2000），李卫平等（2003），韩俊、罗丹（2005）、顾昕、高梦滔、姚洋（2006）等，从不同角度进行了调查和分析。本文不再重复这些文献提供的调查信息，只准备根据相关文献提供的信息以及笔者的调研结果，对中国农村医疗存在的基本问题给出一些基本判断。

近几十年来中国农村发生了很大的变革，但是农民分散居住，并以传统农业为主要生产、生活方式的格局并没有发生根本性的改变。这种传统的农村居住格局和生产格局使得人口相当分散，人口集聚规模非常有限。没有人口的积聚，市场容量就非常有限，就无法支撑分工水平的提高，这就是亚当·斯密所提出的"市场容量决定劳动分工水平"的原理。[①] 在大多数人依然还是依靠分散的传统农业为生、分散居住时，有限的人口积聚，不太可能支撑得起一个高度依赖分工的现代医疗服务体系。因此，农民缺医少药和农民贫困根源于同一个原因。所以，现有农村医疗资源的配置格局，是传统农业人口积聚不足、分工低下的产物（周其仁，2007）。当然，前面所描述的医疗体制弊端无疑加剧了农村的这种医疗困境。

改革开放以前农村的赤脚医生制度[②]之所以发挥作用，有以下几个原因：

首先是大大降低医生执业门槛，使得快速培养既不会"离土"更不会"离乡"的农民医生成为可能（周其仁，2007），赤脚医生实质就在于此。问题是这样的医生和现代医疗服务体系的要求具有一定的距离。

其次，在当时的集体所有制下，农村之所以养得起赤脚医生是因为供养赤

---

① 斯密的另一个判断是"运输效率决定市场容量"。改革以来，国内交通飞速发展。在目前的交通条件下，村民到县医院看病甚至比毛泽东时代到公社卫生院还便利。因此，由于交通的发展，目前县市医院的有效覆盖范围显著扩大。在这种情况下，乡镇卫生院在整个农村医疗服务体系中的地位就相当尴尬了，就便利程度和经济性而言，它远不如村级诊所；就医疗技术和医疗质量而言，它又远不如县及县以上医院。所以，近10多年来乡镇卫生院的衰败和瓦解恐怕主要不是因为什么"医改基本不成功"所致，很大程度上是一种历史必然。

② 当年的民办教师情况和赤脚医生基本一样。

脚医生的成本基本为零。之所以这样原因有二：一是当时的大锅饭体制把农民紧紧地捆绑在土地上，剥夺了农民的生产经营自主权，严重抑制了农民的生产积极性，窒息了农村经济活力，使得农村劳动力的边际生产率基本为零，[1] 也就是说增加一个农民生产队的产出不会增加，减少一个农民生产队的产出也不会减少。[2] 在这种情况下，将几个农民转移出来担任赤脚医生并不会导致生产队产出减少（但却会提高全体生产队成员的福利），因此并不会增加生产队的成本。换句话说，当时的农村供养赤脚医生的机会成本基本为零。二是在当时的农村集体所有制下，产出由生产队集中统一分配，一个社员，无论是务农还是行医，都是挣工分然后从生产队分得粮食和现金。在这样的分配体制下，养一两个赤脚医生基本不会增加生产队的管理费用，即并不需要因为医疗卫生筹资产生额外的管理费用。因此，在那样的体制下，将几个农民转为赤脚医生基本不会使生产队产生额外的成本。

不过需要指出的是，由于赤脚医生收入高于普通农民，因此，赤脚医生的出现是影响生产队内部收入分配格局的。也正因如此，赤脚医生的选用成为社队干部的重要权力，安置亲友、以权谋私现象相当普遍。相应地在医疗资源享用上，社队干部多吃多占现象也并不罕见（朱玲，2000；秦晖，2005）。

毛泽东时代的合作医疗体制的确存在着一些制度优势。因为集体所有制本身就构成一个强制性的社会保障机制，具有一定的风险分散和规模经济优势，并在一定程度上消除了自愿性合作医疗必然存在的逆向选择问题[3]和"搭便车"问题。[4] 不过，不能高估当时的合作医疗的实际效果，[5] 因为以下四点使得当时的合作医疗制度效果不会太大：第一，低下的生产力水平、严重缺乏激励效应的大锅饭体制窒息了农村的生产活力、通过"剪刀差"机制对农业剩余价值的过度剥夺，这三个方面使得农村可用于医疗保障的资源非常有限，因

---

① 从农业承包制以后分离出大量劳动力进入非农产业而农业产出水平不减反增可以看出这一点。

② 毛泽东时代农村高中生比例高，其中部分原因与此类似：因为未成年人基本挣不到工分，所以上学没有机会成本，因此农民并不反对子女读书。现在孩子上学除了学杂费这些直接成本外，还意味着家里损失了一个边际产出大于零的劳动力，因此，青少年上学是有机会成本的。

③ 即健康人群不参加合作医疗，而参加者多为易患病的高风险人群的现象。

④ 即不向合作医疗缴费却享受合作医疗保障的现象。但是当时的集体所有制却在生产领域将"搭便车"现象发挥到了极致。

⑤ 一些文献（葛延风等，2005；王绍光，2005）夸大了改革前农村的医疗保障状况，也高估了农村合作医疗的实际效果。事实上，整个计划经济时代农村合作医疗只是"文革"后期有过几年运动式发展，此前的大多数年份正如毛泽东所说，农村"缺医少药"的情况十分严重。即便是"文革"时期的合作医疗，用当时的官方报表数字来说明其实际效果也未免太过简单化（朱玲，2000；秦晖，2005）。

此不可能提供较多的医疗服务；第二，合作医疗以大队（村）为独立筹资单位，覆盖面相当狭窄，从而资源共济效果很弱；第三，明显的等级制和基层民主的缺失使得社队干部的特权享受现象较为普遍，社队干部对医疗资源的多吃多占侵蚀了普通农民可用的医疗资源；第四，大锅饭体制不能有效激励赤脚医生的工作积极性，消极怠工现象难以消除。可以看出，以上几点问题和当时城市中的公费医疗体制存在的弊端有类似之处。差别只在于，农村的合作医疗制度非常初级，并且也没有城市公费医疗体制具有的预算软约束"优势"，因此，这些弊端不像城市公费医疗体制表现得那样明显。事实上，合作医疗制度即使是在公社最稳定的时期也难以为继，多数是春建秋散（朱玲，2000）。

因此，正如周其仁（2007）所言，不根本消除农民贫病交加的根源，试图根本性改善农村医疗卫生状况恐怕是行不通的。但是，在无法通过市场机制有效解决农村医疗问题、根本性解决农民缺医少药困境的情况下，政府应该有所作为，这恰恰也是市场经济体制下政府的职责所在（朱玲，2000，2006）。目前农村的医疗困境尽管不能完全归咎于政府失职，但多年来农村医疗服务供给和医疗保障问题没有进展，甚至在某些地方、某些方面还进一步恶化的局面却是这些年来政府放弃责任、不作为的结果。

七、结　论

通过对国内医疗体制的简要描述，本报告得出如下基本结论：

首先，"政府主导"加"管办合一"的医疗体制构筑了很高的进入壁垒，显著抑制了民间资本进入医疗行业，导致医疗服务供给严重不足。同时，上述行政壁垒，加上由公立医院独享的公费医疗与社会医保定点制度导致的市场分割，使得公立医疗机构在医疗服务市场上获得垄断地位。通过药品分类管理政策，政府进一步将公立医院的这种垄断地位延伸到了药品零售市场，最终使得公立医院获得了医疗服务市场和药品零售市场上的双重垄断地位；并且，这种垄断是双向的，面对医疗生产要素供给者，公立医院处于垄断买方地位，而面对患者，公立医院处于卖方垄断地位。毫无疑问，这种垄断是一种行政垄断。

与此同时，分税制改革造成的财权上收、事权下移格局使得各级政府很大程度上放弃了补偿公立医疗机构的责任，这导致公立医疗机构事实上成为必须自负盈亏的营利性机构。

其次，政府的价格管制政策造成了医疗服务及药品的相对价格扭曲，在公立医院垄断医疗服务供给和药品零售并且必须自负盈亏的情况下，上述价格扭曲必然导致医疗机构行为失范，主要表现为严重偏好提供价高利厚的医疗服务和药品，减少甚至拒绝提供成本低廉的传统医疗服务项目和低价药品，这种行为进一步扭曲了医疗医药价格体系和医疗资源配置格局，并导致医疗费用持续上涨。

再次，医疗卫生公共支出的分配不公平现象，具体讲就是在补助医疗机构时严重向大城市、大医院倾斜，在公费医疗和城镇医保方面严重向城市富裕阶层倾斜这种现象，造就并进一步加剧了医疗资源在地域上向大中城市积聚、在服务层次上向高端集聚，并且医疗费用居高不下的格局。

"政府主导"加"管办合一"的医疗体制特征，是医疗资源配置失衡、医疗费用持续上涨局面得以形成并长期维持的根本原因。在这样的体制下，普通患者尤其是低收入患者的"看病贵"和"看病难"困境在所难免。

事实表明，政府主导体制导致的恰恰是一个不公平的医疗资源配置和医疗服务享用格局。当资源不是由市场而是由政府配置，而政府权力又缺乏制约和问责机制时，资源配置既不遵照效率原则，也不符合公平原则，而是遵照权力关系原则，哪个地方掌握的权力越大，哪个地方或群体得到的稀缺资源就多，在这种情况下，政府主导不是降低而是扩大了整个社会资源配置和使用的不公平。

前苏联、东欧各国以及中国几十年的计划经济实践均表明：依靠政府投资来有效增加供给、消除供不应求现象、消除资源配置失衡、缓解社会分配不公基本是行不通的。[①] 王绍光（2005）认为，要解决目前医疗体制存在的问题需要加强财政汲取能力，可是分税制改革以来的事实表明，正是在财政汲取能力和汲取水平大大提高以后，"看病难"和"看病贵"问题才越来越严重的。[②] 因此，根本的问题不是财政汲取能力问题，而是对政府资源配置权力、对管制权力的监督制衡和有效问责的问题。

由于权力制衡和问责机制缺失，市场经济体制下那些本不应该由政府掌握的权力因为存在巨大的权力租金政府部门牢牢把着不放手，而那些本应该由政府承担的责任因为会给政府增加负担政府部门借改革的名义一个个地放弃，这正是造成目前医疗资源配置失衡、医疗服务利用不公格局的根源所在。在没有解决这一问题之前，让行政部门控制着全社会的资源配置权等于是保证了最不

---

① 前苏联"重工业过重、轻工业过轻"的畸形产业格局持续数十年，直至苏联解体都没有解决的事实形象地说明了这一点。

② 陈志武（2006）的分析表明，在 20 世纪 90 年代中期以后，随着政府支出占 GDP 的比重逐步上升，随着政府重新主导投资和消费，各地区间的收入不平等再次持续恶化。

公平的资源配置和使用结果（秦晖，2005；陈志武，2006）。

　　所以，为了减少医疗资源配置失衡和医疗服务利用不公现象，实现社会公平，目前正确的做法绝不是进一步强化"政府主导"，而是进一步深化（而不是停止）市场化改革，减少管制，① 实行管办分离，消除行政壁垒，向民间资本开放医疗行业，给民营医疗机构与公立医疗机构平等竞争的机会。通过减少政府对资源配置的控制，来减少缺乏制约的行政权力对医疗资源配置的扭曲。换句话说，减少政府部门对医疗行业的行政控制，是提高医疗行业效率并促进社会公平的根本所在。

【参考文献】

陈志武，2006：《国有制和政府管制真的能促进平衡发展吗?》，《经济观察报》2006 年 1 月 2 日。

丁宁宁，2005：《经济体制改革与中国的医疗卫生事业》，《中国发展评论》增刊 1 期。

顾昕、高梦滔、姚洋，2006：《诊断与处方：直面中国医疗体制改革》，社会科学文献出版社。

国务院发展研究中心课题组，2005：《对中国医疗卫生体制改革的评价与建议》，《中国发展评论》增刊 1 期。

贡森，2005：《城镇职工医疗保障体制的回顾与展望》，《中国发展评论》2005 年增刊 1 期。

高梦滔、陈秋霖，2003：《农户的医疗保障制度与健康风险管理》，北京大学卫生政策与管理研究中心"健康风险对中国农村地区家庭收入与消费的影响研究"课题简报之三，2003 年第 13 期（总第 23 期）。

胡鞍钢，2001：《中国卫生改革的战略选择》，北京：50 人论坛，2001 年。

韩俊、罗丹，2005：《中国农村医疗卫生状况报告》，《中国发展观察》2005 年创刊号。

海闻、王健、赵忠、侯振刚、陈秋霖，2003：《农村卫生服务体系探讨》，北京大学中国经济研究中心/北京大学卫生政策与管理研究中心工作论文，http://www.cahp.org.cn/view.asp? id = 209。

---

① 正如吴敬琏（2004）所言：中国作为一个向市场经济转轨的国家，政府对稀缺资源的配置权力过大和对微观经济活动的干预权力过大是市场发育缓慢、腐败难以消除的最重要原因。过分强调依靠政府力量，很可能埋下助长寻租活动乃至"权贵资本主义"的隐患。很多管制的实施目的其实只是为了增加政府官员自身的权力和利益。因此，减少管制远比在官僚体制内增加激励和进行人事选择更为重要。

胡琳琳、胡鞍钢，2003：《从不公平到更加公平的卫生发展：中国城乡疾病模式差距分析与建议》，《管理世界》2003 年第 1 期。

李一平，2004：《也谈农村居民医疗保障》，《中国卫生经济》2004 年第 12 期。

李卫平、石光、赵琨，2003：《我国农村卫生保健的历史、现状与问题》，《管理世界》2003 年第 4 期。

李卫平、石光、赵琨，2003：《我国农村卫生保健的历史、现状与问题》，《管理世界》2003 年第 4 期，第 36 页。

刘学、史录文，2005：《医疗费用上涨与医德医风下降：组织架构变革角度的解释》，《管理世界》2005 年第 10 期。

刘慧侠，2006：《健康不平等：走向可持续、和谐增长的羁绊——转型期中国健康不平等研究》，西北大学博士学位论文。

刘宝、胡善联、蒋烽，2005：《中国卫生总费用的地区差距和城乡差距分析》，《中华医院管理杂志》2005 年第 6 期。

雷剑峤，2003：《卫生部调查宿迁激进医改》，《南方周末》2003 年 10 月 23 日。

孟庆跃、卞鹰、孙强、葛人炜、郑振玉、贾莉英，2002：《理顺医疗服务价格体系：问题、成因和调整方案》，《中国卫生经济》2002 年第 5 期、第 6 期。

孟庆跃、成刚、孙晓杰，2004 年：《药品价格政策对药品费用控制的影响研究》，《中国卫生经济》第 4 期。

秦晖，2005：《权力太大而责任太小——从"医改失败"看我国公共服务部门的危机》，《中国经济时报》2005 年 9 月 9 日。

饶克勤、刘远立、陈育德、肖庆伦，1998：《中国农村居民门诊服务研究》，《中国初级卫生保健》1998 年第 6 期。

任波，2007：《医改方案难窥真容》，《财经》总 191 期，2007 年 8 月 6 日。

世界银行，2005a：《审视中国农村卫生工作面临的挑战》，世界银行：《中国农村卫生：简报系列》2005。世界银行，2005c：《中国卫生系统——为什么改革势在必行》，世界银行：《中国农村卫生：简报系列》2005。

世界银行，2005d：《中国的卫生服务提供：综述》，世界银行：《中国农村卫生：简报系列》2005。

世界银行，2005e：《中国卫生领域的公共支出与政府的作用》，世界银行：《中国农村卫生：简报系列》2005。

世界银行，2005f：《农村医疗保险——迎接挑战》，世界银行：《中国农村卫生：简报系列》2005。

石光、贡森，2005：《改革开放以来中国卫生投入及其绩效分析》，《中国发展评论》2005 年增刊 1 期。

汪丁丁，2005a：《中国人的焦虑、不信任感与"柠檬原理"》总第 129 期，《财经》2005 年 3 月 21 日。

汪丁丁，2005b：《中国社会的医疗服务向何处去》，《社会科学战线》2005 年第 5 期。

王绍光，2003：《中国公共卫生的危机与转机》，《比较》2003 年第 7 期。

王绍光，2005：《政策导向、汲取能力与卫生公平》，《中国社会科学》2005 年第 6 期。

卫生部，2004：《第三次国家卫生服务调查主要结果》，http://www. moh. gov. cn/newshtml/8981. html.

魏众、B. 古斯塔夫森，2005：《中国居民医疗支出不公平性分析》，《经济研究》2005 年第 12 期。

吴敬琏，2004：《吴敬琏论腐败溯源与清源》，《财经》总第 123 期，2004 年 12 月 27 日。

薛原、徐晓宁，2006：《医改制度设计走向理性》，《健康报》2006 年 12 月 28 日。

亚当·斯密：《国民财富的性质和原因的研究》，郭大力、王亚南译，[北京] 商务印书馆 2003 年版。

朱玲，2000：《政府与农村基本医疗保健保障制度选择》，《中国社会科学》2000 年第 4 期。

朱玲，2006：《村庄基本健康服务供给中的激励机制》，中国社会科学院经济研究所工作论文。

朱恒鹏，2007：《医疗体制弊端与药品定价扭曲》，《中国社会科学》2007 年第 4 期。

朱文轶、李菁、王鸿谅、吴琪，2005：《封面故事：垄断的大医院》，《三联生活周刊》总 349 期，2005 年 8 月 22 日。

朱晓法，2005：《探析药价虚高的根源及其治理对策》，《价格理论与实践》第 7 期。

赵农，2007：《为什么医疗行业仍需以市场机制作为基础》，《21 世纪经济报道》2007 年 4 月 23 日。

周其仁，2007：《医改系列评论》，《经济观察报》2007 年 1 月 15 日~9 月 24 日。

周凯，2006:《中国八成政府投入的医疗费是为各级党政干部服务》,《中国青年报》2006 年 9 月 19 日，http://politics. people. com. cn/GB/1026/4831144. html.

Arrow, K. J., 1963, "Uncertainty and the Welfare Economics of Medical Care", *American Economic Review* 53: 941 - 973.

Baumol, W. J., Panzar J. C. and Willig, R. D., 1982, *Contestable Markets and the Theory of Industry Structure.* New York: Harcourt Brace, Jovanovich.

Bloor K., Freemantle N. 1996, "Lessons from international experience in controlling pharmaceutical expenditure II: influencing doctors." *British Medical Journal* 312: 1525 - 1527.

Cutler, D. M. and R. J. Zeckhauser (2000), "The anatomy of health insurance", in: A. J. Culyer and J. P. Newhouse, eds., *Handbook of Health Economics* (Elsevier, Amsterdam) Chapter 11.

Chou, Y. J., Yip, W. C., Lee, C. H., Huang, N., Sun, Y. P., Chang, H. J., 2003, "Impact of separating drug prescribing and dispensing on provider behavior: Taiwan's experience". *Health Policy and Planning*; 18 (3): pp. 316 - 329.

Deolalikar, A. B., 1998, "The demand for health service in a developing country: the role of price, service quality, and reporting of illness", *Handbook of Applied Economic Statistics.*

Eggleston, K. and Yip, W., "Hospital Competition under Regulated Prices: Application to Urban Health Sector Reforms in China", *International Journal of Health Care Finance and Economics*, Vol. 4, No. 4, 2004, pp. 343 - 368.

Glied, S., 2000, "Managed care", in: A. J. Culyer and J. P. Newhouse, eds., *Handbook of Health Economics* (Elsevier, Amsterdam) Chapter 13.

Kessler, Daniel P., McClellan and Mark B., 2000, "Is Hospital Competition Socially Wasteful?" *Quarterly Journal of Economics* 115: pp. 577 - 615.

Liu, X., Liu Y. and Chen, N., "The Chinese Experience of Hospital Price Regulation", *Health Policy and Planning*, Vol. 15 (2), 2000, pp. 157 - 163.

Liu X and Mills A., "Evaluating payment mechanisms: how can we measure unnecessary care?", *Health Policy and Planning* 1999; 14 (4): 409 - 13.

Maynard A. and Bloor K., 2003, "Dilemmas in regulation of the market for pharmaceuticals", *Health Affairs* 22: 31 - 41.

Mocan, H. N., Tekin, E. and Zax, J. S., "The Demand for Medical Care in Urban China", *NBER Working Paper* 7673, 2000.

Sloan, F., 2000, "Not-For-Profit Ownership and Hospital Behavior", in A. J. Culyer and J. P. Newhouse, eds., *Handbook of Health Economics* (Elsevier, Amsterdam) Chapter 21.

World Bank, 1997, *Financing Health Care*, pp. 28 – 29, China 2020 Series, Washington, D. C.

Yip, W. and Eggleston, K., 2004, "Addressing Government and Market Failures with Payment Incentives: Hospital Reimbursement Reform in Hainan, China", *Social Science and Medicine* 58 (2): pp. 267 – 277.

Yip, W. and Eggleston, K., 2001, "Provider Payment Reform in China: The Case of Hospital Reimbursement in Hainan Province", *Health Economics* 10 (4): 325 – 339.

Zweifel, P. and Manning, W. G., 2000, "Moral Hazard and Consumer Incentives in Health Care", in A. J. Culyer and J. P. Newhouse, eds., *Handbook of Health Economics* (Elsevier, Amsterdam) Chapter 8.

（执笔人：朱恒鹏，2007 年 10 月）

第 四 编
案例分析报告

吉林省两县三所医院卫生院调查

合隆镇卫生院属于农村三级医疗网络的乡级卫生院，距离镇政府所在地不远，临近主要公路。受访人刘子武，系该卫生院院长（同时也是法人代表）。他主要就卫生院的经营以及乡村卫生系统运转等问题向我们进行了介绍。

一、农安县合隆镇卫生院访谈纪要

1. 镇基本情况

农安县合隆镇是吉林省十强镇。下辖 19 个行政村，1 个街道办事处。共有 6.7 万人口，其中镇内 2 万人，农业人口 4.7 万人。

2. 医院概况

全院共有人员 50 人，另外还有防保站 15 人，村卫协分会 7 人。共设有内、外、妇产、儿科、中医、口腔六科。属于一级甲等医院。医院的毛收入在 1999 年为 83 万元，2000 年为 103 万多元。2001 年卫生院未获得任何财政拨款，1997 年按照 33% 比例拨款，但从 2001 年开始，县财政不再拨款。在人员培训方面，医院也派了一些人外出学习。

（1）外来竞争及其应对。由于该镇距离长春比较近，存在患者大量流失的危险。为留住患者，必须与长春大医院展开竞争。这种竞争体现在两个方面：

首先，解决技术力量不足问题。该卫生院从白求恩医科大学聘请了 6 名退休的老专家，其中内科 2 人，妇产科 2 人，外科 1 人，中医科 1 人。每日车接车送，这些专家从其诊治所得的毛收入中抽取 30% 作为其劳动报酬。这些专家的聘任大多采取私下聘任的方式。专家的聘任使得医院的影响力增强，一些其他乡镇的患者也到该医院就诊。

其次，价格竞争。据刘院长介绍，该卫生院的收费与长春的大医院相比较为低廉。如阑尾炎手术在该院全部疗程仅需 1200 元，而在长春需 3000 元左右；正常生产在该院需 320 元，剖腹产在该院需 1800～2000 元，而在长春需

4000 元左右。感冒一般在 70 ~ 80 元。床费冬季 8 元/日，夏季 5 元/日。

（2）村卫生所及其管理。每村一个卫生所，使用村里的房屋，村上每年支出 800 元，早已变成个人承包方式，至今仍如此。村卫生站主要由卫生协会镇分会管理，主要职责为，对于村卫生所进药的渠道，根据有关文件，应当实行一体化管理，采取请领制度。但实际上，私下买药的情况依然存在。乡里也曾经想对村医进行清理，实行卫生院一体化管理，但由于同样药品在不同药店的价格差异很大最终只好作罢。由于该卫生院只从正规渠道进药，所以药品价格反而比村医的价格高一些。卫协分会共有 7 人，目前主要负责对村里的卫生、医疗、保健进行协调和检查。每月召集村医进行两次例会，进行培训，培训内容主要是传染病和常见病治疗。卫协还负责对一些医疗纠纷进行处理。但一些无法处理的纠纷则上交县卫生局处理，村医开业由乡卫生院审批，实行定点开诊，一般采取在每个村使用同一张职业许可证，但不同的村医之间经营相互独立。

（3）预防保健工作。实行了孕产妇保健报偿制度，但一般都不来这里，而是直接去长春检查。儿童计划免疫制度，有人专门负责，基本没有遗漏，持续到 12 ~ 13 岁。存在的问题：①接生员管理。对于接生员缺乏相应的管理，既没有规定也没有机构负责他们的管理和培训。他们中的一些人虽然原来经过培训，但对于新法接生大多不懂，在接生过程中几乎没有进行任何消毒。②非法行医。少数村医，尽管没有拿到全科医生证，但由于村里人们比较相信他，所以这些年他们仍然在行医。

二、永吉县第二医院访谈纪要

第二医院位于岔路河镇，由原来的中心卫生院升级成为第二医院。在该院的会议室，院长向我们介绍了医院的基本情况。

1. 镇基本情况

该镇也是吉林省十强镇，下辖 23 个行政村，常驻人口 47652 人。

2. 医院基本情况

（1）人员与收支情况。医院共有职工 191 人，其中退休 29 人，在职 162 人。副主任医师以上 2 人，主治医师 13 人，医师 74 人，护士 44 人。实行效益工资制，退休人员和防保人员的工资由财政拨付，其他为定向拨款管理，去年上级拨款 70 万元，今年只有 40 万元。

收入：今年毛收入 200 万元，去年 240 万元。去年药品纯收入 100 万元，上级拨款 70 万元，预防保健拨款 6 万元。

支出：支付工资一年 140 万元。

冬季取暖费：20 万元，全年电费：10 万元。

保险费：共约 5 万元。其中，

医院财产保险：1.5 万元；

职工医疗保险：2 万元；

失业保险：1 万元；

医疗责任保险：1 万元。其中，医疗责任保险除医院支付以外，医护人员也要支付一部分，具体的支付标准为：

外科和妇科医生：240 元/人年；

外科和妇科护士：180 元/人年；

内科医生：190 元/人年；

内科护士：120 元/人年。

其他不可预见支出：4 万~5 万元。

据该县主管的副县长介绍，该医院的经营状况不很好。

（2）管理体制改革。2001 年 4 月份开始在该院实行管理体制改革，主要是从县医院学习经验。具体措施为：实行了人员聘任制，但最终还是聘任了当时全部的 162 名在职人员。所有收入由医院进行统一管理，实行各种核算。具体如下：

一级科室：检查费等各项收入，20% 归开方科室。其他收入包括挂号、诊疗、床费全部留归科室所有。科室所得需要支付科室人员工资，报销差旅费支出。另外，每月根据科室办公的面积向院方缴纳管理费 3 元/m²，根据人员情况每人每月缴纳管理费 150 元（房租和人头费）。

手术室：在收入中给相应的临床科室提取 50% 收入。科室内部人员的收入核算由各科室内部掌握。

该医院的部分收费标准：正常产 200 元，剖腹产 1100~1200 元。

（3）竞争环境。镇内有一个规模较大的个体诊所，有 14 人。另外有一家专科个人诊所（1 人），他们主要由退休的医护人员成立。镇周边还有 4 家医疗服务站。

（4）存在的问题。由于出生率降低，以及当地妇女在得了妇科病以后不来医院治疗等因素影响，实行改革的半年间，妇产科的医护人员几乎没有挣到钱；几乎没有什么大型医疗设备；就诊患者较少。每天就诊的患者 50 人左右；该医院主要治疗的急重病症为服毒和宫外孕，但来院做手术的患者不多，也影响了医院的收入。

考虑在未来采取的措施：①提高在当地的影响力。②采购新设备。

医院的其他责任：环保、卫生、药政等。

村卫生站及其管理：2000 年 9～10 月间，成立农村社区医疗服务站。共建立 34 个医疗服务站。个别村有两个医疗站。共有医务人员 61 人，其中，大专学历 8 人，中专 42 人。其他 11 人。其中的 58 人拥有全科医生证书。

所有进入医疗站的医生必须经过资格认定，还必须履行所负担的公益责任，实行经营许可证制度。村医生主要担负的公益责任包括预防保健、儿童保健、健康咨询和地方病防治等，他们还承担改水改厕、加碘、计划生育指导等工作。

预防保健工作。防保站共有 13 人，是医院的一个科室。实行独立核算，每月上级拨付每人 540 元，基本上是工资，实际每月下拨 1 万元左右，基本保障了工资部分。主要负责打预防针、保健保偿和从业体检（颁发健康证）等任务，主要任务还包括管理服务站。

在该镇已经实行了孕产妇有偿保健报偿制，每位孕妇缴纳 27 元，可以享受 5 次产前检查和 3 次产后访视。实行儿童（0～7 岁）保健报偿制，每儿童收取 26 元。0～6 个月 4 次体检，1～3 岁 2 次，4～6 岁 1 次。体检的覆盖率达到 60%～90%。防疫针覆盖 90% 左右。婴儿死亡率为 19‰。

三、永吉县第一医院访谈纪要

1. 医院基本情况

县医院位于县城，占地面积 21450 平方米，建筑面积 12946 平方米。分为 10 个疗区，38 个科室，200 张床位。床位使用率 80%～90%，根据省里的规定分为 5 元、8 元、25 元不等，另外还有扶贫病床，每房间 10 人。

全院共有职工 300 人，另外包括县城所在地的 6 个社区，每服务站 5 人，服务站人员共计 30 人。预防保健人员工资由县财政支出，按正常工资发放。医疗部分采取自负盈亏经营方式。医院人员工资 400～1300 元，高级和中级职称约 75 人，初级职称 180 多人。

全院全年门诊量 6 万人次左右，多为附近六七个乡镇的农村病人。内科的病人比较多。另外该医院还在县电视台开办了医疗教育节目。

常见病和多发病：城市居民主要发病为糖尿病，农村居民主要病症为心血管疾病。胆道蛔虫发病率已经减少，但菌痢、消化道疾病和肝病发病率仍较高。传染性疾病发病率下降了 17%。

2. 经营状况

财政拨款：去年全年 180 万元，今年每月拨付 7 万元，全年约 84 万元，另外还有定向拨款 45 万元，合计比去年财政拨款减少约 50 万元。

医院全年毛收入 1000 万元，纯收入 400 万元，在岗人员以年开支 300 万元，其他的药品、卫生器材、水电和折旧等每年大约支出 108 万元。所以每年共计盈余 130 万元左右。医院设有两个财务室，住院和门诊各一。

3. 管理体制改革

除前面第二医院使用的方式以外，该医院采取了末位淘汰制，考试评比等制度。

首先是一次性投诉待岗制：医务人员受到一次投诉就会待岗 3 个月，其间只发 50% 基本工资。其次是末位淘汰制，根据科室评议，连续 3 个月处在末位的人员将只拿到基本工资的 50%。

在管理制度方面，医院制定了包括 10 章 140 条的详细规定。对每个人的行为规范都有明确的规定。医院意在通过这样一个详细的行为规范形成企业文化。

4. 人员培训和设施购进方式

（1）由医院出资派出一些人员外出培训，目前仍然有一些人员在外地进行培训。

（2）建设了新的医院大楼，其中特别将医院的过道设计得较宽，以便使患者的心情较为舒畅。

（3）购买了一些大型医疗设备。医院采取了耗材合作分期付款方式，即先从销售商处得到设备，再通过以后几年向该公司购买耗材的方式进行支付。

5. 竞争环境

在县城中有一家铁路医院，县医院率先开始进行价格竞争，如阑尾炎手术，以前需要 1400 元左右，但现在只有 900 元左右，县医院通过竞争已经取得了优势，以前很多患者去铁路医院就诊，但现在多数患者到县医院就诊。

与卫生局的关系：认为卫生局仍然可以在舆论和其他方面给予医院以帮助，如建楼资金的审批和使用等。

四、一些初步的结论

从三所医院和卫生院的调查中我们可以发现：

无论县医院还是乡镇卫生院，都处在一个激烈的竞争环境中。一方面，他们由于进药渠道比较正规，药品价格高于村卫生站；另一方面，其医疗设施、技术力量又无法与省级乃至地区级的医院抗衡。为此，他们大多采取了一些措施以减少患者的外流。他们中的一些采取了从管理制度入手的改革措施，但由于改革的力度各异，效果不尽相同。有意思的是，所有的医院均以价格竞争作为主要的竞争手段。但根据我们的调查，技术水平的提高似乎对于增强医院的竞争力更为有效。

　　一些初级保健制度和计划生育工作比较令人满意。在所调查的两县中，基本实行了孕产妇保健报偿制度和儿童计划免疫制度。孕产妇死亡率和婴儿死亡率已经降到较低的程度。

　　对村医疗卫生站的管理思路存在差异，永吉采取了干预性很强的资格认证制度，有利于规范村医的行为，但对于新获行医资格人员的进入却存在制约因素；农安相对采取了比较放任的管理方式，造就了村医的市场竞争环境，但在经营的规范性方面仍存在问题。

　　在制度建设方面仍有一些地方需要改进，如对接生员的培训和管理。

　　在所调查的医院卫生院均存在财政拨款大幅度减少的情况，这一方面可以迫使医院采取措施提高效率，但也同样会造成医院卫生院公益责任的丧失。

（执笔人：魏众，2001 年 12 月）

吉林省永吉县五里河镇
三家子村卫生站调查

吉林省永吉县五里河镇三家子村是一个收入水平中等偏上的村，人均收入2000年为2800元。村民主要靠种水稻为业，但由于村子临近干线公路，出外打工和投资服务业的农户较多，现金收入的各种来源就多。消费观念比较接近城镇居民，村民对自己的健康问题看得较重，生小病就问诊。当地是一个村民健康意识水平较高的地方，在以农为主的农村地区，这个村具有一定的典型意义。按照永吉县卫生局的体制改革方案，三家子村村卫生所和另一个小村的卫生所合并，成立社区卫生服务站，为两个村的2600口人服务。卫生局以每500农村人口配一个村医的原则，站里配了三个村医和一个护士。站长是林大夫，从医已有30多年，原先是村里的赤脚医生，另三位都是县卫生学校毕业生。这个服务站是合伙制，三个医生每人投资2500元，他们主要投资于药品和器具，站里的用房是村里无偿提供的，他们以坐诊和巡诊的方式给村民提供服务。因为村站的主要业务已经商业化，因此争取盈利是评价他们的主要原则，但他们必须承担儿童计划免疫和孕产妇保健的公益性工作。现在站里每月的业务量是11000元，每天接诊病人20多人，诊治的病症大都是感冒、发烧、肠炎和肺炎。村服务站年度毛收入的7%要交给乡中心服务站，作为医疗发展基金。村医必须由乡站聘用才具有合法的资格，同时，乡站给村站提供一些医疗小设备，给予村医服务规范的训练和新的医疗技能的培训，村站和乡站构成了一个乡村医疗服务网络。这个村站是个管理很好的站，全村每个7岁前的儿童都存有接种免疫记录，村医也正给每个村民建立卫生健康档案。县卫生局也有意识地把这个村站作为样板而向外展示。村站的用药由乡站统一购入，按季度由各个村站提交购药清单，然后到长春市医药公司购入。村站不能自行购药，以控制用药的安全性，而村医开方的药价和医疗服务价也由乡站统一确定，这是县卫生局规定的用药和问诊的统一服务制度。林站长说，他们三个村医的收入是平均的，年收入为一万二千多元，在当地农村是很高的收入了。由于收入高，村里有一些年轻人也在县卫生学校读完了书，但得不到卫生局的开业证书。

1998年搞合作医疗试点时三家子村被选作试点村，因为这个村基础较好，卫生局派了专职干部下到村做工作。五里河镇合作医疗的具体规定是，参加合作医疗的每个农民要交15元，每户在60~75元之间。镇财政投入1万元，村公益金对参加者每人补助2元；实行"合医部分合药"的办法，就诊时减免50%的诊断费、检查费等费用，门诊报销5%的药费，住院报销8%的费用，在县以上医院就诊报销总费用的5%，最高报销金额为500元。钱收了几次都无法收上来，村干部也不愿干这件事，动员几次不起作用，最后只能作罢。据林医生讲，20世纪70年代初他就是赤脚医生，那时每人出五分钱，生产队再出一些钱，办了合作医疗。他那里只有十几种药，主要用一些草药治病，虽然很简陋，但总比没有强，也维持了五六年。他还自制了几种药，买了些原料制"安痛定"，用自制的蒸馏水兑的针剂；煮树皮熬黄连素，浓度不够再加些化学品。当时知识不够也不怕治死人。当年他自制药还被当做先进事迹宣扬，现在被叫做造假了。后来队里再拿不出钱了，合作医疗就此散伙。他这个点原来坚持合作医疗是较长的，能坚持下来和林医生的敬业精神有关，和村集体的经济投入也联系在一起。谈到1998年搞合作医疗失败的原因，林医生做了如下的分析，他的服务站一年的总营业收入12万元，加上村民到乡里和县里看病的支出，毛估也有8万元上下，村里每年医疗费支出有20万元，这还不包括看大病和做较大手术的费用。就论这20万元，若有1/3的钱拿出来做合作医疗的报销基金的话，再加上管理费用至少得7万元，平均摊到全村每人头上得交27元；如果算上那大病和大手术的费用，那就更高了，就得30多元。这些钱农民是无论如何不会自愿拿出来，如果村里能出一部分钱，乡里和县里也能出一部分钱，这两者加起来出到一半，农民每人再出11~12元，试试还可以，能不能坚持下来也很困难。因为一说有了看病能报销药费这件事，很多人本来不打算看病的现在也去看病，那点预收款有可能很快就花完了。现在乡里和县里都不出钱，各方筹资的事情就办不过去。林医生认为，他是凭经验来判断这件事的，目前他这里是很难搞起来的。看来他的忧虑是有道理的。

县卫生局的干部认为，合作医疗推行过程中主要反映出来的问题是：①农户有明显的逆选择倾向，健康人的不愿出钱。②农户由于收入较少，在安排自己的现金支出上一般不愿意支付预支款，更很少有预防保险的意识。③农户对过去的事情记忆犹新，对合作医疗能否真正开展下去持怀疑态度。④对制度的公平性表示出不信任，认为干部及其关系人可能会利用职权拿好药、多拿药。⑤合作医疗要求到指定医疗机构看病，农民感觉选择医疗机构的自由受到限制，看病反而不方便了。⑥村干部中有相当一部分人对合作医疗持反对意见，不肯承担上门收钱的工作。正是由于这些问题的存在，资金筹集工作举步维艰，五里河镇的合作医疗也就停滞在入户前的阶段，没有真正运作起来。五里河镇试点遇到的问题，具有较大的普遍性。

（执笔人：蒋中一，2001 年 12 月）

上海市嘉定区农村合作医疗保险调查

　　上海市郊嘉定区农村合作医疗保险制度起始于 20 世纪 70 年代早期，最初的筹资水平是每个农民 0.5 元，只能部分解决农民医疗常见病的缺医少药问题。在继后 30 多年的发展过程中，虽然也历经数度的波动，但一直坚持不懈地进行更新和完善，已经深深地根植于农村社会的生活之中。在我国农村，应当说合作医疗是发展历史最长的一种社会经济制度。特别从 20 世纪 80 年代初以来，农村发生了从人民公社体制到市场经济体制的根本变革，嘉定区的合作医疗保险制度以变应变，不断改革运行机制，已经适应了农村市场经济体制的运作规律，成长为十分成熟的农村医疗保险制度。在我国农村的发达地区，嘉定区农村合作医疗保险制度无论就完备性或有效性而言，都最具典型意义。

　　嘉定区的农村合作医疗保险制度，由合作医疗基金制和大病风险保险制两个部分构成。制度的参保对象是持有农业户口的居民，包括在乡镇企业工作的职工和中、小学在校学生，参保人必须以户为基本单位。这种参加方式既能有效扩大参保人口的基数，同时合作医疗保险制度体现的互助互济精神能够在参保人群中较易得到认同；这种参保方式体现了农村文化的传统价值观，巧妙地利用价值观的认同趋向降低了制度组织的交易费用。

　　嘉定区农村合作保险基金的筹集有 5 个基本来源：①区政府拨出的扶持基金，按财政年度正常性支出的 0.2% 拨出，专用于合作医疗大病风险保偿基金，在近几年的实际运作中拨款已超出了上述的拨款比例；②镇政府的扶持基金，由于各镇的财政状况有差别，因此各镇拨出的扶持基金约占各镇财政年度正常支出的 1% ~ 1.5%，也专用于合作医疗的大病风险保偿基金；③村委会缴纳的基金，依照不同村的财务情况，从公益金中提取 5% ~ 7% 的比例缴纳；④企业缴纳基金，按企业职工工资总额的 3% ~ 4% 的比例缴纳，个体工商户等也应按同比例缴纳；⑤个人缴纳基金，按上年度镇政府公布的农民人均纯收入的 2.5% ~ 3.5% 的比例缴纳。上述筹资原则是由区政府规定的，按此原则合作医疗保险基金 2000 年人均筹资为 192 元，2001 年增为 227 元；但在同年度中各镇的筹资水平存在一定的差距，经济状况好的马陆镇 2001 年的筹资水平是每人平均 320 元，而经济状况稍差的娄塘镇是每人平均 180 元。在合作医疗保险体制运作的初始阶段，对农民个人筹资采取了行政强制缴纳的方式，后来由于合作医疗保险制度运作稳定，管理良好，参保的农民都程度不同地得益，建立了自身的良好信誉，解决了农民的信任问题，现在已顺利地转变为农民自愿缴纳。筹资问题一直是建立农村合作医疗保险制度所遇到的第一个难题，要使参保的农民从强制缴费演变为自愿缴费，体制运作的公平性和良好的管理状况是解决参保农民信任问题的唯一办法，嘉定区农村合作医疗保险制度的成功经验已证实了这一点。

嘉定区农村合作医疗保险制度在具体运作中分为两个不同的部分，第一个部分定名为合作医疗基金制，具有社会福利的性质，以乡镇为界把参保人群组合为一个保险团体，给每个农民设立一个个人基金账户。以马陆镇为例，在 2002 年全年个人账户为 700 元，只能用于支付医疗费用，其报销方式为：

（1）卫生室的门诊药费可报 70%。

（2）在镇级医院门诊药费可报 60%，住院报 50%。

（3）在合作医疗保险制度中指定的医疗机构内，在区、市级医院门诊报销 40%，住院报 50%。

镇的合作医疗办公室印制了医疗卡，实行每人一卡制，一卡三年有效。这种方式有利于每个参保人了解自己的权利和遵守的规则，同时也明了自己目前的就诊情况和基金数量。一人一卡制使信息公开、透明，十分有利于参保人和制度运作之间建立信任关系。而全部的医疗信息管理集中在镇的合作医疗办公室，他们用电脑记录每个参保人员的就诊情况，可以动态地掌握合作医疗基金的运作状况和参保人员的病例及就诊用药记录，监督参保人员和医生之间的诊治状况。

合作医疗基金制为了保证基金的有效使用，规定个人账户上的基金余额可以跨年度结转，三年内有效；并且优惠 70 岁以上的老人，报销比例可增加 10%。在合作医疗基金运作过程中曾经出现了参保人和非参保人合伙"多人用一卡"滥用权利的情况，为了减少利用体制缺陷造成的基金损失，近年来在报销个人账户资金后设置了一个自负段。马陆镇规定了 700 元的自负段，超过了 700 元之后才能进入基金报销的门槛。增加这条自负段的实际意义在于，每个参保人员全年的门诊费用达到 2000 元后才会用完自己 700 元的个人基金。本镇的合作医疗办公室根据多年积累资料的分析测算，对年度基金的总支付来说自负段是保证不出险的安全线，而 700 元的自负段对参保人的负担能力而言也不是什么问题。在经济状况不同的乡镇，由于筹资水平存在差别，因此在设置自负段和报销比例上也存在差别，筹资水平较低的乡镇，就会扩大自负段和降低报销比例。自负段的规则是一种精巧和简单的制度设计，一方面，对

"多人用一卡"的滥用权利行为要进行有效监管十分困难，或者说对制度运行有效性的监督费用相当高，放弃监督或者采取监管但监督费用过高，都会导致制度运行的瘫痪；另一方面，自负段定得过宽，就要损伤全体医疗保险制的福利性质，引起一般参保人的不满，导致退出行为的增多，也会影响到合作医疗基金制的稳定。一个合适的自负段规则十分简单有效地解决了制度运作监督上的难题，制定这种修正手段需要长期有效管理的经验和统计信息的收集作为基础。据他们的统计推定，这条规则能把"多人用一卡"的滥权行为降低85%，就此而言充分表现了嘉定区农村合作医疗保险制度的管理水平。

嘉定县的农村合作医疗保险制的第二部分是大病风险保险制。大病风险基金主要由政府的财政拨款构成，区政府财政对全区农业人口每人每年拨付2元，镇政府财政对全镇农业人口每人每年拨付4元，合作医疗的参保人从其缴纳的医疗基金中每人每年抽取5元，这三部分款项合在一起成为全区农村居民的大病风险保险基金。嘉定区有农业人口28万人，2001年共筹集资金240万元，这部分资金由区合作医疗办公室管理，补偿对象为全区农村的合作医疗保险制的参保人。

其补偿办法是，第一，患者必须符合医疗制度中规定的转诊手续，在允许范围内的医院诊治。第二，年度累计住院费用在1万元以上以及癌症、尿毒症门诊治疗费用在2万元以上的患者才能进入区大病风险保险制的补偿范围。补偿办法为：①医疗费用在1万～2万元部分，按50%补偿；②医疗费用在2万～3万元部分按55%补偿；③医疗费用在3万元以上部分按60%补偿，但最高的补偿额不能超过2万元。第三，年度累计大病治疗费用在各镇自行规定的大病补偿起始线至1万元的部分由各镇的合作医疗基金补偿。2001年大病风险保险基金运作的结果是全区农村人口中有351人得到了补偿，共支付补偿金190余万元，人均支付保险金为5400元。从目前制度运行的结果看，全区大病的发病率年际变化并不大，但补偿金支出是历年递增的，因此应以三年为一个时间段对筹资水平和补偿比例做出调整，由于计算机技术的运用，现在信息积累和统计工作可以做得很精确，而每三年做出这种调整将更有利于制度运作的公平性和有效性。另一个问题是经济发展水平高的乡镇和发展水平较低的乡镇之间的公平性问题，水平高的乡镇由于农村居民的收入高，门诊的次数明显增多，积累的个人医疗费就多；水平较高的乡镇确定的自负段少于水平较低的乡镇，这也是造成经济发展水平较高的乡个人积累医疗费用较多的原因之一，其结果是区级大病风险保险基金的补偿向经济发展水平较高的乡镇倾斜。这个制度缺陷已经进入了制度设计者的政策考虑中，准备用降低经济发展水平较低乡镇的进入门槛（补偿线降为8000元以上）进行平衡修正。这项修正会引发其他的一些相关问题，现在准备试验，之后再修正规则。嘉定区的农村合作制度正是在政府治理中不断地巩固和完善的。

嘉定区政府在农村合作医疗保险制度之外，还设立了全区农村的医疗救助制度。区政府规定的贫困线为人均收入 2600 元，全区贫困线以下的农户和孤寡老人都是医疗救助的对象，占农村总农户数的 2.7%，由民政局的贫困救助基金拨出专款为这部分贫困人口缴纳合作医疗基金，加入到农村合作医疗保险网。这些贫困人口一旦患病就诊，按合作医疗的报销制度解决部分医药费，剩余部分可向红十字会救助基金提出救助申请。红十字会救助基金是一个民间救助机构，基金是从社会募集而来，向贫困人口提供医疗救助金是它的主要职能之一。

这样，嘉定区的农村通过福利型的合作医疗个人账户制、大病风险保险制和全区贫困人口的医疗救助制编织了一个完整的农村医疗保障体系。2001 年，全区农业人口中参加合作医疗保险制的比例为 72.1%，参加其他医疗保险制（商业保险、少儿基金保险等）的比例为 33.6%，无任何医疗保障的人占 3.4%，其中有一部分人同时参加了两类医疗保险制。

合作医疗保险制解决了 72% 左右的农民的就医和用药问题，1997 ~ 2000 年间，平均每年有 54.3 万人次就诊，转诊病人 3.8 万人次，这保证了在平时生活中他们的身体健康；同期大病风险保险制补偿了 4235 人，支出补偿金 1744 万元，人均 3000 元，占大病医疗费用的 1/4，这有效地减少了农村大病患者的经济负担。

嘉定区的合作医疗保险体制已经基本完善和稳定，但随着当地社会经济状况的变化，仍需不断地进行调整。目前，由于农村中有更多的青壮年劳力转移到城镇工商部门工作，工作也越来越稳定；一些经济状况好的农户不断迁入城镇定居，就离开合作医疗保险制转而加入社会医疗保险，农村合作医疗保险制中的中坚稳定力量正在逐渐削弱。其次，随着乡镇企业的全面转制和大量港台企业的进入，向企业筹资的程度也正在增大，这是在筹资过程中需要处理的新问题。在管理体制上，卫生部门既要管理三级医疗机构，又要管理合作医疗组织，把医患供求两方纳在一个管理体系内，这形不成相互制约的机制，是体制不顺的一个方面；另一方面，农村合作组织是一个社会互助性组织，其中很多经济和社会问题不是卫生部门能解决的，应当由政府的农村综合部门指导，这样才能更好地完善农村医疗保障的运作体制。

表1 安亭镇合作医疗费用的支付办法（全年个人账户资金为250元）

一般门诊急诊和大病门诊费用	先由个人账户支付	个人账户资金用完后，加上一个自费段500元	超过自费段之后的医疗费用由医疗基金按比例报销，在第一类医疗机构就医报销50%，在第二类医疗机构内就医报销30%
住院费用	全年累计在1000元以下由个人账户支付，不足部分自负	在全年累计1000元以上部分由医疗基金按比例支付，在第一类医疗机构就医报销50%，在第二类医疗机构就医报销30%	全年累计10000元以上由大病风险基金补偿

注：第一类医疗机构：村卫生室、镇医院、嘉定区医疗、市内9个指定医院；第二类医疗机构：除第一类医疗机构外都为第二类医疗机构。

表2 娄塘镇合作医疗费用支付办法——门诊费用

医药费在800元以内			自负段	超段部分
医疗机构	报销比例			
卫生室	60%		800～2000元	2001～10000元 按40%补偿
卫生院	50%			
区医院	40%			
市医院	40%			

表3 娄塘镇合作医疗费用支付办法——住院费用

医药费在1000元以内		1000～2500元	2500～10000元	10000元以上
医疗机构	报销比例			
卫生院	50%			
区医院	40%	自负段	报销40%	进入大病风险基金补偿
市医院	40%			

（执笔人：蒋中一，2001年12月）

湖北省长阳县农户调查

一、磨石镇三口堰村

全村的农户散居在浅山丘的洼地中，满眼望去山坡上绿树成荫，生态环境良好。乡卫生院用车把我们送到村口，我们各自进村找农户。

陈姓农民：家住村口，他和别人调换了宅基地，从后山坡上换到了村口的平地。（访问时）他家正盖着新房，两层楼房差不多已经盖成了，就剩外墙还未粉刷。我去访问时他正在铺房前的水泥地坪。老陈45岁，看起来有点瘦弱，面色焦黄，讲起话来声音很亮。问他身体如何，去看过医生吗，回答说不看医生，他是"弯扁担不断"。一句俚语表达了他的健康哲学。我觉得很多人与他持有相同的健康观，这好像与收入多少关联不大。他家有四口人，老陈夫妇，老陈上过初中；两个儿子都是初中毕业。大儿子24岁，有瓦匠手艺，平时就在本地打工，经常回来，每年能挣回5000元；小儿子21岁，到广东打工快两年了，去后没回过家，但经常打电话回来，还没有寄钱回来。老陈说小儿子要在广东站住脚不容易，现在能管住自己就可以了，这表现了父亲的宽宏和体谅。他家有四亩多地，他们老两口经营。两亩水田种稻子，还够家里吃粮；旱地上栽的是柑橘，还栽了几分地的茶叶，好的年景可以卖到1400元，一般也就卖900元；他们还养了两头猪，一头杀了自己吃肉，风干了吃几个月，还卖了一头，能挣700元。这些就是他家全年的毛收入，靠种地挣不出钱来。盖房之前他存了16000元，存了好几年才有了这么多的积蓄，主要还是大儿子长大后出工挣的。盖房花了40000元，背了好多债。村里人盖房都这样筹资，大家互助，以后就陆续地还债几年。所以现在花一元钱也要算计，因为要给大儿子准备结婚，房子说用就要用的，这是一个农民要履行的天职。老陈夫妇生活很节俭，每天三餐就是煮米饭炒蔬菜，蔬菜也是自己种的，吃个鸡蛋就是改善生活了。问他加入村里的合作医疗了没有，交了多少钱，他想了好大一会，又和妻子去商量，最后还是他妻子记起来说加入了，每人交了10元钱，但他家到底是交了几个人的钱就说不清，经提醒后他妻子想起来说是发过一个本，但找了一下没有找到，不知搁哪里了。问他知不知道看了病可以报销，他说不知道，后来思索了一阵又说当初有村干部开会说过这件事，要大家交钱，是不是讲过可以报销他记不得了。他家是离村卫生室最近的一户，才30多米的距离，但这个卫生室没有公示牌，是不是因为没有公示影响了他的知情，就不得而知了。问他不知道干什么用为什么还交钱，他说村干部规定要交钱的名目很多，大部分都不清楚用到哪里了。问他脚上贴了两张膏药在哪里买的，为什么不报销，回答是在村医那里买的，买了三包花了11元，他反问我贴膏药怎么能报销。我给他把合作医疗的条文讲了讲，他说我讲的这些是上面的事，上面讲的事我们村里都不太算数，一副将信将疑的样子。看来有关合作医疗的信息传递在他这儿并不通畅，也就是经济学家经常说的信息不对称的问题。但很多的制度设计都是以供需①双方的信息对称为前提的。我临走时给了他10元钱，说是他陪我说了这么多的话，算是误工费。他说哪里有说话要钱的事情，坚决不要。我把钱往桌上一放抽身就走了。等到我访问了另一户回到车旁，我的同伴说有个农民把钱送回来了。他是个很淳朴的农民，但因为信息缺失，看来他就得不到应该享有的权益。

　　汪姓农民：他家住的是旧房，有二三十年的样子了。房前的场上支起的塑料棚里育着稻秧。老汪43岁，1978年高中毕业，看起来比年龄要老一些，但很敦实。他曾经考了两年大学都落了榜，说农村学校教育质量哪能比城里。全家四口人，他微笑着说大女儿在武汉船舶工程学院上大二，口气颇为宽慰；小女儿在城关镇中学上初三，上寄宿制，学习不错。他家学费负担沉重，两个女儿加起来一年要11000元，所以没钱盖新房，泥块垒的土房里摆置的是旧家具，只有一台21英寸的电视和花了几十元钱买的电扇。老汪很自信，认为他是村里挣钱多的人，每年要比其他人少说也得多挣4000元，因为他要养两个学生。他的妻子今年41岁，在广东的制衣厂里打工，去了四个年头了，每年过春节才回来。她干得很累，计件算工钱，四十多岁的人了，别人都是二三十岁的年轻人，她哪能干得过人家。流水线上又不能落下，咬着牙也得挺着；把家就扔给了他，每年过年能带回6000多元。他有篾匠手艺，在家编竹筐，一年能挣3000元。全家分了四亩多地，两亩水田种稻米，其余的坡地种柑橘。他学了点果树技术，所以他的柑橘收入是全村最高的，卖柑橘平均可挣到2000多元。他养了两头猪，还喂了一头耕牛。一人支撑着一个家，一睁眼就忙到天黑。小女儿星期天回来帮他打扫房子、洗衣服。就这样一天天地过，最

---

① 供方是医疗服务机构，需方就是患者，这里指的是农民。

盼望的就是过年，过年他才能松松劲，舒心地喝上几口酒，平时他是烟酒不沾的。他扳着手指告诉我，他的收入算算不少了，村里没有几家比他挣得多，可是刚够交两个女儿的学费和生活费，一年辛苦就剩不下钱来。我问他知不知道现在大学毕业后找工作很难，他说大女儿告诉过他。他叹息了一下说，做农民就是苦，难出头，他投了这么多的钱，还搭上了他的生活，他能做的全做了，时道的不济能抱怨谁呢。他全想明白了，即使女儿将来有了出息，他不是也老了吗，还得在这老屋住下去，换一个老来心情舒坦吧，一副曾经沧海难为水的深沉。

他家里的人都参加了合作医疗，交了40元；看病能够报销的比例，他大致清楚。问他这些信息是从哪里知道的，他说他的堂兄是村里的会计，当初村里开会他也没有认真地听，后来才慢慢从堂兄那搞明白的。问他知不知道看门诊最高每人可以报销7元的规定，他回答去年已经把全家的28元取回来了。①因为他很少生病，也不去卫生室。他认为看大病可以报销的规定并不公平，本村卫生室的女村医到宜昌做心脏手术报了10000元，而他的侄女割狐臭该报的500多元不让报，一个重要的原因是，女村医是村治保主任的妻子。报销10000元是长阳县合作医疗的最高封顶线，介绍我们到村里来调查的重要原因就是因为有了这个案例。我给他解释割狐臭按规定是不能报销的，他反驳说什么能报销什么不能报销还不是当官的说了算。看来他对合作医疗的规定也有不了解的地方，像他这样文化程度和精明的人也有信息上的误区，可见要做到供需双方信息对称的难度。他有他的思维定式，就是对村干部的不信任。我看他取回那28元门诊费，很大程度上是这个原因。以他的明理，并非认为他家一年不需要看病，如果他有了信任感，也就不会非得把28元钱揣回自己的兜里。

但这个案例中两个报销事件给了我们一个提示，现在的制度设计对受益者设置的条件是公平的，但对农民来说，能不能利用规定来受益，首先就取决于他们对规则了解的程度，谁掌握的信息多谁就能受益。但信息的获得并非是无偿的，是要花成本的，如果政府加大公共信息发布的力度，就要多投入财政资源，这样做可以减低农民获取信息的费用。对于合作医疗制度而言，信息的透明度维系着制度的公平性。现在进行的制度试验已经注意到了这个问题，强调了公示的作用，但在用什么办法能够持续地提高供需双方信息的对称性上，仍然存在着很大的改进余地。

---

① 长阳县规定农民交的10元钱组成了门诊医疗的合作基金，每人可以报销的门诊费最高限额是7元，归入个人账户，本年度不报销可以取回来，也可以接转到下年度使用。

二、高家堰镇的金盆村

我们自己雇车下了乡，为了有熟人引路进村，就去了司机家的高家堰镇金盆村。高家堰镇是长阳县一直坚持搞合作医疗的乡镇。我们先访问了镇里的卫生院。进到门诊厅就看到一个农民在交费，问他参加合作医疗没有，他说参加了，他老伴刚好做了取出胆结石的手术，他在交费的同时也在办报销380元的手续。看到我对这件事有兴趣，他一脸微笑地和我攀谈，要与我共享他的好心情。卫生院的出纳说她每天要办几例这样的手续，还给我们看了记录，并告诉我们2003年吴仪副总理还视察过他们的卫生院。门诊厅的墙上挂着有关合作医疗的各种规章，按公示规定还贴上了本镇已经办了报销手续人员的名单资料，但公示的名单是去年12月份的，现在已经是4月份了，大概及时公示的规定执行得不算认真。离开镇卫生院后就去了金盆村。村子离开公路有2公里远，沿着山沟有一条碎石铺的村道和公路连接，交通还算方便。村子的中间是一条溪河，现在是枯水期，民房就建在溪边的坡上，两边的山坡上都长满了树，郁郁葱葱漫到山顶。如果流水潺潺，那就是都市里的人向往的诗情画意了。司机说，坡地都分到户了，每家都很好地管着自己的林地，大家都知道水土保持的重要。我们先访问了村卫生室，一位年长的杨姓村医接待了我们，但这个卫生室他已经交给他儿子经营了。长阳县的医疗卫生系统实行一体化管理，每个村只可以建一个村卫生室，卫生室就成了稀缺资源，他就毫不含糊地搞起了世袭制。问他村里合作医疗的情况，他说现在的事情他不明白了，可能是他搞不清楚我们这几个不速之客的来历，一问三不知就惹不出事来。卫生室的墙上贴着合作医疗的规章，但没有农民就医报销的公示名单。杨村医告诉我们村里去年有一户做了切除子宫瘤的手术，我们就去访问了这一家。

欧阳姓农民：他家住的是砖砌的旧房，堂屋宽敞明亮。他的父亲躺在躺椅上看小说《孽海花》，已经82岁了，眼睛很好使，老人清矍，好像不是一生务农的人。欧阳今年48岁，夫妇都是初中毕业；全家有六口人，大儿子在广东的电子厂打工，去了两年了；小女儿在宜昌的一家酒楼当招待员，可以时常回来，他们都有一些钱拿回来。他家的境况在村里属中等，承包了13亩地，水旱各半，还有一片山林，用来采薪作燃料。今年种了7亩稻子，他看好今年的稻谷的价格；旱地主要种包谷和红薯；他家是养猪大户，去年出栏了5头，最肥的一头卖了1000元，养猪是他家现金收入的来源。做手术的是欧阳的妻子，一谈到这件事，欧阳和他的妻子都来了兴趣。

他的妻子患子宫瘤已有数年，早就断断续续流些血了，但不严重，村里的妇女很多人患这种病，都有些习以为常。去年 7 月村里动员参加合作医疗，他家就加入了，当时主要想的是给老人看病。去年 11 月女主人突然大出血，送到高家堰镇卫生院急救，既输了血又做了切除手术，一共花了 5000 多元，结算时合作医疗基金给报了 1900 元。当时真没想到能够报这么多的账，看病负担卸下了一大块。他参加时只知道看病可以报销，具体的规定并不清楚，这样一来他就认真地研究起合作医疗的规定来。我请他把这些规定复述一遍，他讲得确实很正确。欧阳显然对这种事十分关心，说去年他打听到金盆村有 7 人做了阑尾手术，比往年多得多，只有一人报了 500 元，其余 6 人有的是在上半年住的院，合作医疗还没有开建，有的是没有参加合作医疗。他说看电视知道公安县也有合作医疗，问我是不是全国的农村都有了，政府要出多少钱才能摆平，我告诉他全国现在只有很少的试点县在搞，公安和长阳都是国家的试点，将来经验成熟了就在全国推开。他听后觉得很幸运，说过去乡里也搞过合作医疗，农民就没有得到什么好处。长阳县的合作医疗一直很有名，过去毛主席都批示过，这回当试点还是沾了他老人家的光了。紧接着他说儿子在广东打工看病一次花了 2800 元，也可以报销一部分，他已经打电话告诉他儿子，要把看病的正规手续办齐了寄回来，他就可以办报销了，这就是信息的完全性给欧阳家带来的好处。这样客观上就存在着一个叠加效应，因为得到了报销就更知晓了规则，就有可能更好地利用这个规则。如果政府的公共信息发布不充分，那么制度运作就避免不了产生权益分配的不公平。

结论：这些调查案例给了我们一个启示，现在合作医疗的制度设计对受益者设置的条件是公平的，但对农民来说，能不能利用规则来受益，首先就取决于他对规则了解的程度，谁掌握的信息完全谁就能受益。但信息的获得并非是无偿的，是要花成本的，如果政府加大公共信息发布的力度，就要投入更多的财政资源，这样做可以减少农民获取信息的费用。对于合作医疗制度而言，信息的透明度维系着制度的公平性。现在进行的制度试验中已经采取了有力的措施，比如在筹资阶段给农户发公开信，强调了医疗机构公示的作用等。但实际上有些工作在执行时没有得到应有的重视。在实施过程中用什么办法能够持续地增进供需双方的信息对称性，仍然存在着很大的改进余地，比如说动用电视做合作医疗的案例宣传等。

（本文发表于《经济学家茶座》2004 年第 3 期。执笔人：蒋中一，2004 年 4 月）

重庆市云阳县乡镇卫生院调查

在云阳县我们一共调查了四个乡（镇），它们是长洪、栖霞、三坝和凤桥，我们访谈的医疗机构包括除了三坝以外的其余三个乡镇卫生院及云阳县人民医院。

一、凤桥乡卫生院

凤桥乡地处长江南岸，面积33.84平方公里，人均纯收入1200元，全乡辖11个行政村。2003年12月底，全乡共有居民3387户，总人口12252人，其中贫困人口652人，占总人口的5.32%。全乡有1个乡级卫生院，8个村卫生室，于2000年1月开始实施卫生Ⅷ项目。

凤桥乡卫生院共有在职职工22人（不包括村卫生室人员），其中3人具有大专学历，6人具有中专学历；4人具有中级职称，16人具有初级职称；医生11人，护理人员2人。该卫生院能进行常规化验、X射线、B超、心电图等检查（不能做脑电图），能开展普通外科手术。拥有10张病床，2张观察床。该卫生院地处公路旁边，距离中心卫生院7公里，可以在30分钟内到达；距离县医院约25公里（需要经轮渡过长江），大约需要100分钟。2004年，特困救助项目中转诊到中心卫生院10人。

该乡辖区内每个村有一个村卫生室，每个村卫生是一个村医。乡卫生院对村卫生室实行一体化管理，统一领导、管理、购药、核算、分配。8个村医中，6人为跟师学徒；2人有中专学历，毕业于云阳卫校。在该乡范围内存在两类体制外的行医人员：一是药店中以卖药为名开展诊疗活动的人员，这一现象被认为是导致医疗市场混乱的主要原因，在凤桥乡有4家药店，多为无行医执照的个人开设，他们需要经过药检局的短期培训，花5000元办证，并且每年向药检局缴纳1500元的管理费；二是草医和游医，多为跟师学徒，本地经常从业的有3个草医，多在赶集期间从事经营活动。据称，这些人治疗的病例中曾经出现过多起药物中毒现象。

凤桥乡卫生院建立于 1954 年。1982 ~ 1990 年期间，在市场化改革过程中，由于国家对农村基层医疗机构采取了任其自生自灭的政策（访谈对象评论），该乡卫生院曾经一度解体。在解体期间，原乡卫生院的医生都在进行个体行医、独自经营。1991 年由于政府提倡，职工集资办院，乡卫生院得以重建。当时 18 个人参与集资，共募集 5000 元左右。1992 年对原土木建筑进行了翻修，2001 年对门面进行了维修，并新建了门诊楼。重建时，医生的重新召集主要采取的是做思想工作的办法，不具有完全的强制性，而医生之所以自愿参与，主要是由于个人行医的风险比较大，怕出医疗事故。重建后，业务好的医生收入相对减少，但业务差的医生收入相对增加。

医院的资金来源主要靠业务上的自收自支，2004 年财政拨款 6000 元左右用于工资支付（退休人员的工资财政补贴 45%），全年业务收入 70 万元左右。卫生院的收入不用上缴、也不用交税。该卫生院主要通过扩大业务服务项目与服务途径拓展业务收入。由于地理和设备等方面的原因，外乡镇到该卫生院就诊所产生的业务收入占全部业务收入的 30% ~ 40%。

该卫生院的设备投入主要通过职工集资的方式解决。为此，他们认为，该卫生院已经不是"事业单位"，而是"股份制"企业。在职工中筹集的 91 万元资金目前仍未偿还（调查中，被调查人将这笔钱称为医院的债务），主要用于房屋建设、设备购置与人员培训，但这笔资金以 10% 的年利率获取利息。

特困救助与合作医疗。特困救助户的评定主要是由政府部门来完成的，评选的标准包括三类人群：人均年收入低于 625 元的困难户、五保户和民政确定的重点优抚对象。[①] 该乡的特困救助只开放住院，报销金额为单元付费的 50%，其中单元费用为 300 元，也就是说，一个住院单元最多可报销 150 元，这笔钱先由医院垫付，然后县项目办予以报销。2004 年 1 ~ 3 月期间，特困救助项目也曾开放过门诊，后被重庆市项目办停止，规定特困救助项目中，有住院条件的医院不开放门诊。

谈到特困救助时，该医院的院长认为当前的主要问题表现在报销比例太低、国家投资太少；对卫生院没有投入，因此认为卫生院提供的是无偿服务，但同时，他也不否认医疗救助的推行能增加医院的业务收入。

云阳县没有开展新型合作医疗试点。凤桥乡也没有。只有作为医疗救助补充项目的合作医疗，这一内容将体现在对云阳县总体情况的说明之中。

---

① 民政的救助方案中，特困医疗救助的覆盖对象原则上为农业人口的 5%。在评定过程中，五保户及重点优抚对象 100% 纳入救助对象，除此以外的特困户据称可能只占农业人口的 3%。

二、长洪镇卫生院

在四个调查乡镇中，长洪镇处于最北端。面积为 57 平方公里，总人口 30395 人，全乡人均纯收入 1928 元。绝对贫困人口（人均纯收入 625 元以下）1547 人，436 户；相对贫困人口（人均纯收入在 625 ~ 825 元之间）1800 人，530 户。长洪镇共有五保户 503 人、重点优抚对象 156 人，特困救助总户数为 512 户，1435 人。

全镇有两个乡镇卫生院（该镇由两个乡镇合并而成）。距离镇政府最近的卫生院中，在职职工 24 人，退休 19 人。13 人具有中专（卫校）学历；初级职称 17 人（含退休）。医生 17 人，护理人员 2 人。能进行常规化验、心电图、X 光、B 超等检查，可以开展下腹部普外手术。卫生员共有病床 13 张，可以接受住院治疗。2004 年，向中心卫生院转诊 20 人次。距离最近的中心卫生院 3 公里；距离县城 50 公里，需要 1 个半小时。

该镇共有 16 个行政村、13 个村卫生室，乡村医生 25 人。① 镇卫生院对村医实行一体化管理，统一领导、管理、核算和分配，曾经试图推行统一购药，但由于药品价格冲击难以实施，因此现在一般是村医不通过卫生院自主购药。镇卫生院对乡村医生每月组织一次培训，乡村医生主要负责大卫生工作管理，包括学校里的预防保健、防疫接种等。该镇体制外的行医主要有 3 个来源：一是有两个有证的个体诊所，他们都是通过跟师学徒获得医疗技术；二是无证行医的草医，大约 20 人有余；三是有四个连锁药店也会从事诊疗业务。

三、栖霞乡卫生院

栖霞乡辖区面积为 68 平方公里，人口规模为 2 万人左右，人均纯收入 650 元。由于住院条件的限制，该卫生院于 2004 年开始医疗救助。

栖霞乡卫生院共有在职人员 7 人，没有专职的护理人员，其中 2 人中专毕业。可以开展常规化验、放射、B 超、心电图等常规检查。本院具备一定的手术条件，能开展下腹部小手术，由于距离县医院比较近，可以请县里医生来当

---

① 需要指出的是，在我们入户的过程中，发现有一个村虽然仍然保留着村卫生室，但村医已经长期外出，卫生室由其妻子看管，实际上只具有卖药的功能。

地做手术，本院人员能开展清创包块及明确诊断的小手术。卫生院有 5 张病床。没有对应的中心卫生院，如需转诊可直接转向县医院，距离县城 28 公里，半个小时即可达到。2004 年向县医院共转诊将近 20 人次，其中以产科为主，内科只有少数几例。

该乡也存在两乡合并，被合并的乡镇原来也有一个卫生院，合并后称为红堰地名卫生院，负责预防保健及分管 6 个村卫生室（全乡共有 12 个村卫生室，每个村卫生室一般有两名村医）。乡卫生院对村卫生室承担定期培训任务，村卫生室负责妇幼预防保健及一般诊疗，每月向乡卫生院缴纳 20 元的管理费。村卫生室自主购药。

本乡卫生院重建于 2004 年。最初建立于 20 世纪 50 年代，1982～1998 年期间解体，解体期间医生一般独自经营。1998～2004 年是该乡卫生院重建时期，主要资金来源是卫Ⅵ和卫Ⅷ项目的支持及集体自筹。在自筹资金部分，由 8 人每人出资 5 万，年息 10%。

四、云阳县人民医院

云阳县人民医院自老县城搬迁，于 2004 年 1 月份重修营业。工程造价 4000 万元，其中移民补偿 500 万元，银行贷款 3500 万元，其中 2004 年已经偿还 500 万元，贷款以医院的固定资产及职工集资住宅作为担保。医院占地 22 亩、全部工作用房建筑面积 3 万平方米，正在建设的传染科面积为 1700 平方米。他们自认为，由于移民搬迁的影响，医院的起点比较高，其规模和设备在县级医院中算是比较好的。病房装配中央空调。

云阳县人民医院所能开展的诊疗活动与重庆市医院基本相同，但不能开展脏器移植等手术，能够开展脑外手术及各种检验，大型医疗设备基本都有，综合实力（特别是专科）比较强。2004 年门诊 15 万人次，住院 6200 天人次，接受转诊 1000 人次左右。2003 年及 2004 年的业务收入分别为 2370 万元、3180 万元。

云阳县人民医院在东城区有一个江苏援建的门诊部，经营面积约 2000 平方米，援建资金 150 万元，可以接受住院治疗，费用略低。

在卫生Ⅷ项目中，县人民医院承担的责任主要由提供专家指导、对乡镇卫生院的规划管理、对乡镇卫生院医务人员提供培训及接纳转诊病人等。县人民医院承担的公共卫生职能包括：突发事件的应急处理，传染病防疫及病例报告，开展调研、义诊及宣传等。

该医院的人员构成主要有两部分组成，一是人事部门认可的 303 人（该医院的人事编制为 372 人）；二是医院招聘的 18 名学生及 40 名护士。这种编制缺口据说是为了减轻当地的财政压力，这些被招聘的学生将通过考核逐步转入编制内人员，他们所能享受到的待遇与编制内人员没有差异，也就是说，医院自主解决了部分编制外人员财政应当负担的部分责任。但护士全部实行的是招聘，当不适应工作时，可以自动解聘。

在全部在职人员的构成中，有医生 97 名，护理人员 106 名，医技人员 41 人，行政管理人员 59 人。从学历构成上看，大学以上 44 人，大专 118 人、中专 89 人。25 人拥有高级职称、106 人拥有中级职称、134 人具有初级职称。

表1　2004 年县人民医院接受的转诊情况

救助卡号	性别	年龄	诊断病种	住院天数	费用总额（元）	项目补偿（元）	病人自负（元）
13792	男	49	肺癌早期	19	1700	1360	340
11970	男	42	骨折	18	1569.5	1360	313.9
9654	男	13	骨折	12	1697.2	1360	339.44
1779	男	54	胰腺炎	9	1698.4	1360	339.68
18313	男	57	颈椎病	7	1494.19	1360	298.8
18487	女	38	血管痉挛性头痛	7	1700	1360	340
17334	男	48	甲状腺瘤	6	1700	1360	340
19968	女	45	骨折	7	1699.2	1360	339.8
43093	男	67	风心病	20	1697.01	1360	339.4
63502	男	56	膀胱结石	10	1700	1360	340
3834	男	9	胃病综合症	12	1617.9	1360	323.6
18159	男	66	结石性胆囊炎	14	1267.9	1360	253.6
17929	男	52	肠梗阻	20	1429.5	1360	285.9
16894	男	70	结核性胸膜炎	7	1699	1360	339.8
12784	男	32	胃炎	7	1696	1360	338
16691	女	38	右环椎粉碎性骨折	7	1694.3	1360	339
7318	男	53	急性阑尾炎	7	1696	1360	339
3834	男	10	胃病综合症	15	1699.69	1360	339.69
50829	女	42	慢性胃炎、心脏待查	7	1680	1360	320
10582	女	64	白内障	6	1699.8	1360	339.8
1779	男	49	风心病	12	1170	1360	—
10765	男	58	肠梗阻	14	1183.1	1360	323.1

注：我们在医院访谈时，相关人员高至 2004 年医院在特困救助项目上补贴了 6000 元，因为实际的诊疗费用超过了测算的单元费用。但从上表中，我们发现没有一例超过了单元费用。

医院对医生的操纵规程进行干预，对科室进行总体考核，根据医生级别对其诊疗范围进行控制。但不干预医生用药，医生用药用血不与奖金挂钩，不提供药品收入。对医生的激励主要通过岗位实现，奖金跟随岗位走，关键岗位的奖金比较高，医生主要通过岗位升迁。

2004 年接受从中心卫生院转诊的特困医疗救助病例 22 人。① 住院采取的是先住院，医院垫付，出院后由医院找项目办结账，项目办以 1700 元的单位费用补偿 80% （即 1360 元）。

其他说明：

（1）医疗机构所提供的服务具有较大程度上的重合性。如村卫生室与乡镇卫生院之间、乡镇卫生院与中心卫生院之间、中心卫生院与县医院之间。这可能是医疗市场结构上所存在的一个问题。

（2）医疗设备可能存在着过度利用。由于各级医疗机构之间的诊疗范围没有明确的限定，因此各级医疗机构都在拼设备，这将导致医疗设备的过度利用和医疗费用的增长。在我们所访谈的几个乡镇卫生院、所接触到的中心卫生院及县人民医院都具有非常强的医疗供给能力，但这种服务能力可能超越了当地有支付能力的医疗需求水平。因此在经济上，可能并不符合成本收益原则。

（3）医疗机构的诊疗范围在一定程度上被行政建制及地域分割。在项目办中，我们遇见了一起两家医疗机构因诊疗地域而发生的纠纷事件。

（4）尽管原则上规定医疗救助对象的评选程序由自下而上的申报与自上而下的审批两个部分组成，但在实际访谈中我们发现，存在着一个简单的替代程序。在申报的过程中，据称某些地方是由乡村干部、村民代表商量决定。当然，由于聚集商讨的困难，这可能也是一种具有某些合理成分的替代选择。

（5）项目资金用于医疗救助的部分所占比例比较低，据称可能只有 10%左右，甚至可能更低。

（6）访谈对象都认为国家给予的救助力度不够，经费投入不足。许多乡镇卫生院都将农村医疗保障甚至乡镇卫生院的可持续性寄托在国家投入的基础上。这固然是贫困地区所容易产生的依赖情绪，但同时可能成为合作医疗等农村卫生服务与医疗保障制度推行的潜在障碍。

（执笔人：罗楚亮，2005 年 4 月）

---

① 中心卫生院乡县医院转诊一般需要先由项目办审批。但对于急诊，也可以先转后向项目办补办手续。

甘肃省岷县医疗卫生事业状况调查

一、岷县的基本情况

甘肃省岷县位于定西地区，地理位置比较偏僻，农业耕地面积稀少，主要以生产中药材为主，素有"当归之乡"的美称。岷县经济发展水平在定西地区处于比较落后的地位。它是《国家八七扶贫计划》准备帮扶的贫困县之一，全县辖 17 个乡，6 个镇，389 个村（居）民委员会，总人口 44.6 万人，总面积 3578 平方公里。2004 年国民生产总值 66240 万元，其中第一产业生产总值为 33200 万元，第二产业为 17140 万元，第三产业为 15900 万元，第三产业占全年国民生产总值的 47%。

经济发展是一个地区的发展之本，经济落后，其他方面自然也就失去了发展的源泉。我们此次调查的是岷县的医疗卫生状况。甘肃省岷县的多处卫生院接受了卫生Ⅷ项目和 H8SP 的支持，依据卫生院执行项目的层析以及硬件条件和诊治能力的不同层次，我们分别对梅川镇中心卫生院、茶埠卫生院、清水乡卫生院、西寨卫生院进行了调研。

表1　调查卫生院的基本情况　以 2004 年为准，单位：万元

指标	梅川镇中心卫生院	茶埠卫生院	清水乡卫生院	西寨卫生院
固定资产		47.6	32.6	
千元以上设备	3		2	
业务收入	82.6	25	17.11	
业务水平（以最复杂手术为标志）	内科、外科妇科、儿科	.	内科、外科妇科、儿科	
中专以上人员	28		15	
辖内卫生院数	1	1	2	1
是否解体	否	否	否	否

二、乡村卫生机构的特点

以甘肃贫困县的整体医疗卫生状况为参考对象，岷县基本的医疗卫生状况还是不错的。这四个被调研的卫生院虽然处于不同的层次上，但是从他们运营的模式上，我们可以发现一些共同的特点：

1. 乡镇卫生院的供给能力并不是很高

在我们的调查中，这4家卫生院的资产水平都不是很高，基本能自负盈亏的只有梅川镇中心卫生院，即便是如此，它也吸收了大量的财政拨款，而其他的几家卫生院如果没有财政拨款，它们是很难维持的，所以在岷县，政府在医疗卫生行业的主导作用是非常明显的。另外，在医务人员的构成中，中专学历和卫校学历的医师是卫生院的骨干力量，大专学历的医疗人员寥寥无几。所以我们可以推测出医院的医疗能力应该也是非常有限的，它们所开展的业务只是简单的内科、外科和妇科手术，复杂一些的手术只能求助于更高一级的医院。而两级医院的距离就成了最主要的问题，由于山区交通条件并不发达，许多急症患者如果耽搁的时间过长，就会存在生命危险。实际上，根据我们调研的数据，真正处于5公里之外又得到救助的人只占总人数的32%（参见下图）。我们是以得到救助的人为指标进行衡量的，如果考虑到需要救助的人群，这个数值可能更小。所以，综合以上条件，发展乡镇卫生院的供给能力，不是单一机构就能解决的问题。必须多方协调，稳步推进，才能使乡镇卫生院的覆盖面进一步扩大。

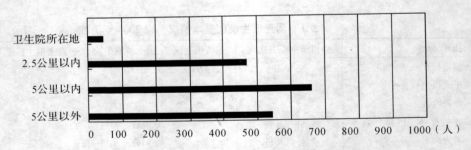

图1　2002年下半年到2003年上半年西寨、梅川特困人口
医疗救助利用人次地理分布图

2. 地方医疗机构的管理方式并不理想

2006 年，国家为了进一步改善农村卫生医疗状况，推进农村卫生服务体系的改革与发展，提出了《农村卫生服务体系建设与发展规划》。这一规划明确指出，要推进乡镇卫生院管理体制改革，完成乡镇卫生院上划县级管理工作，加强乡村卫生服务一体化管理体系。所谓的一体化管理，简单地说，就是根据县、乡、村三级各自的职责和任务，政府为三级卫生机构配备必要的医疗设备及医务人员。县、乡、村三级统一调配人员、统一收费标准、统一药品采购和调拨、统一医务人员报酬发放标准等，避免不必要的恶性竞争，使不同的患者分散在县、乡、村三级卫生机构，从而满足广大农民不同的医疗及卫生保健需要。根据我们调研的这四家乡镇卫生院所反映的状况，关于县乡村三级统一调配人员这一点，基本执行状况还可以，但是关于统一收费标准，统一药品采购和调拨执行状况就不是很乐观。由于当地地理环境复杂，统一采药地点距离卫生院可能比较远，这样私人送药就比较受欢迎，但是药品的质量就不一定有保障。另外，统一财务管理的难度也很大，由于地理位置之间相隔太远，硬件条件跟不上，人员素质不高，所以统一财务管理基本上实现不了。

在岷县，非法卫生院是存在的，而且镇卫生院的领导认为这种非法卫生院的存在是有合理性的。我们定义非法卫生院的标准，就是看它有没有依据规定办理合法的许可经营执照。可是当地政府规定办理许可证需要交纳 400 元/5 年的费用，这对于偏远的卫生院来说是一项不小的负担，在梅川镇中心卫生院辖内的 21 家村卫生院中，证照不全的村卫生院有 10 个，占到了总数的 1/2，大部分是因为费用高昂而拒绝办理许可执照的。另外，由于当地赤脚医生在村医疗体系中发挥着重大的作用，可是他的学历水平并不具备办理许可证的标准，所以很多村医自然被排斥在合法卫生院的范围之外。对于这种状况，我认为重要的是进行"软约束"管理，一方面充实村卫生院的资金配给，使其能正常履行职责；另一方面要定期地对其进行培训，使其具备合法行医资格，进而转变为合法的卫生院。

3. 岷县虽然经济水平并不发达，但是我们所调查的四家镇卫生院却从来不曾解体过

自 1976 年农村家庭联产承包责任制改革开始之后，由于乡镇医疗机构管理水平薄弱，大部分都趋于解体的状态，但是岷县大部分的乡镇卫生院却都生存下来了。我们发现这些乡镇卫生院在医疗救助项目实施之前，经营状况也并不是很好，但是县财政对卫生机构的差额拨款达到了 80%，这就保证了卫生院的正常经营。不同领导的管理方式和偏好可能是有差异的，当地政府对卫生机构的重视程度从数字资料上就可见一斑。当地自然条件恶劣，流行病经常发

生，如果没有足够的镇卫生院加以维持，引起的后果可能是非常严重的。2002年，SARS 的爆发，使中国全年的经济损失达到了 179 亿美元，这一巨额数字可能都超过了某些小国全年的国内生产总值。对一个国家是这样，对一个省、一个县也是这样，医疗卫生机构的作用发挥好了，对经济和其他方面也会起到良好的促进作用。

4. 特困救助与合作医疗在乡村的运行状况

医疗救助项目在当地卫生机构中发挥了重要的作用。救助项目的实施，一方面完善了当地的医疗卫生队伍；另一方面，使医院的硬件条件获得了很大的改善。具体情况如下：

表 2　岷县乡镇卫生院项目前后业务开展与效益对比表

项目名称	1998 年		2002 年	
	开展业务的卫生院数	收入（万元）	开展业务的卫生院数	收入（万元）
B 超	5	1.46	19	6.54
透视	6	1.65	18	6.83
拍片	3		15	
心电图	3	0.02	2	0.04
三大常规检查	6	1.25	10	6.10
生化检验	4		7	
上腹部手术	5	6.97	9	19.51
下腹部手术	10		21	
四肢手术	4		12	
合计		11.35		39.02

在我们调研的四家乡镇卫生院中，它们均接受了款额不菲的医疗救助项目。由于岷县是国家级贫困县，所以申请的救助项目名目繁多，国家级的项目主要有卫生Ⅷ项目和 H8SP 项目，另外还有美国中华会救助项目、降消项目等。这些项目资金主要都利用在了改善医院的建筑及硬件设施上。总体来讲，资金的利用效率并不是很高。单是土建部分的资金就耗去了大部分的救助资金，而软件设施和人员培训项目上还是很薄弱。由于岷县这方面的资料并不是很完备，我们可以参考一下康乐县在土建方面的投资，就可以对当地卫生机构土建规模了解一斑了（参见表 3）。乡镇卫生院可以开展的业务还是比较单一，

稍微复杂一点的手术还是需要到县卫生院去就诊。医院的综合实力并不只是在于医院的外表，更在于医疗人员的整体素质。

另外，我们也隐隐的觉得各家诊所在医疗资金的争取上并不是很平衡，比如梅川中心卫生院争取到的救助资金相对于其他几家卫生院来说就偏高一些，这可能涉及一些内部的运作关系。在茶埠卫生院，由于资金不足，卫生院采取院内员工集资的方式对卫生院的基本情况进行改造，由于领导方式比较得当，资金不足这一缺口才得到了有效的控制。我们调查的样本仅仅是四家卫生院，而没调查的卫生院所分配到的资金可能更加有限。我们并不是强调一种平均分配资金的形式，但是如果没有一个透明的分配框架进行约束，必然会出现一些暗箱操作的空间，使有限的资金并没有用在刀刃上。做到这一点并不是很容易。从小的方面讲，这涉及卫生院之间的内部协调，从大的方面讲，这涉及领导对不同级别的卫生院的重视程度以及卫生机构内部如何统筹资金分配的问题。

表 3　康乐县乡镇卫生院土建情况统计表

卫生院	规划面积（m²）	设计修建面积（m²）	价格（元/m²）	附属设施（万元）	总投资（万元）	开工时间	竣工时间
苏集	350	375.65	676.96	4	29.43	2000.7.8	2002.3
景古	615	619.97	662.29	4	45.06	2000.7.8	2002.4
虎关	300	309.20	878.40		27.16	2000.7.8	
连麓	300	282.65	847.69	4	27.96	2001.4.3	2002.4
上湾	200	248.00	845.16	4	24.96	2001.4.3	2002.4
八松	350	372.40	626.22		23.42	2001.4.30	2001.11.30
白王	280	297	635.8		18.88	2001.4.29	2002.9.26
普巴	200	165	608.10		10.03	2001.4.30	2002.9.26
八丹	200	159.87	678		10.84	2003.8.15	

最后一个问题就是卫生机构内部的问题，我们发现在项目开展之前和项目开展之后，卫生局内部的人员就扩充了许多（具体数据没有查到）；到下边的乡镇卫生院，员工也有所扩充。到底是实际工作真的需要这么多编制，还是资金的“充足”供养了许多的卫生机构的人员？而进入编制的人员中，有没有依靠私人关系进入的？这些看似与救助项目本身没有关系的问题，其实是关系非常重大的问题。试想，原来机构只有 a 人，每个人的年薪为 b 元，而项目实

施以后，人员数增加了 m 人，机构内个人年薪增加了 n 元，那么一个简单的数学方法就可知道多耗费多少资金才能养活这些人，（a＋m）（b＋n）－ ab ＝ an＋bm＋mn，这个数字是不容忽视的，而这些人员的工作也许只是宣传或者因项目分配需要的行政人员，总量资金在每一个分配层次都会遭到如此盘剥的话，那么最后真正能用到实处的就非常的稀少了。所以，在这里，我们必须建立一个有效的监督机制，这个监督机制不仅建立在医疗机构内部，要自上而下的，由与卫生部门不相关的部门建立起来，并由群众进行定期监督，对项目资金的流动进行更细致的监督和管理，防止资金遭到不必要的浪费。

对于合作医疗情况，我们主要是从茶埠卫生院和西寨卫生院获得了这方面的一些信息，西寨中心卫生院和茶埠卫生院是合作医疗的试点村，由于最初的时候宣传的比较到位，参保的人数还是可以的，但是续保的人数并不理想，而且只有大病的人续保的可能性比较大，这就加大了合作医疗的风险。另外，卫生院的领导反映合作医疗的手续特别的复杂，这对于乡村居民来说并不现实，他们文化层次本来就是偏低的，手续一繁杂，可能就会自动放弃一些机会。过去对于合作医疗问题的研究文献已经比较多，在这里就不一一介绍了。岷县的人均收入很低，即便每家每人都参加合作医疗，由于资金有限，能不能达到大病防御的目的还是问题，更何况现在的情况是岷县的强壮劳动力大部分是出去打工的，而留在家中的只是一些老弱病残，对于男劳动力，由于其在家中的时间并不是很多，在外看病又不能回来报销，所以参加合作医疗的积极性就特别的低，而只是老弱病残投保的风险又是非常高的。对于这种情况，我想必须做做适当的变通，把整体的人口都能容纳进来，并且在有可能的情况下，适当地提高合作医疗的资金，使其能真正的达到防范风险的目的。

（执笔人：王晶，2005 年 5 月）

甘肃省康乐县乡镇卫生院调查

一、康乐县及其四乡镇卫生院与医疗救助概况

甘肃省临夏回族自治州康乐县位于甘肃省中南部，临夏回族自治州南端。地处黄土高原向青藏高原过渡地带，平均海拔 2000 米。总面积 1083 平方公里，有耕地 34.7 万亩。康乐县历史悠久，自古以来就是回、汉、藏"茶马互市"，古丝绸之路经广河通河州的要塞，是西北地区各族人民经济交流的门户。康乐县是国家扶贫开发工作重点县，2003 年农民人均纯收入 1100 元。全县现辖 16 个乡（镇），152 个行政村，1614 个合作社。总人口 23.74 万人，农业人口 22.5 万人，占总人口的 94.8%；有汉、回、东乡等 7 个民族，其中回族占 52.6%，汉族占 43.9%，东乡及其他民族占 3.5%。

2005 年 4 月中旬，课题组在康乐县走访了流川乡、苏集镇、八松乡、上湾乡 4 个乡镇的卫生院，并与各卫生院负责人开展了深入访谈。康乐县及其四乡镇卫生院与医疗救助的概况见表 1～表 6。

调查期间正是各卫生Ⅷ项目地区的 MFA 与民政部门 MFA 交接过渡期间，为此，课题组走访了康乐县的民政局以了解相关情况。在访谈中了解到，本县卫生Ⅷ项目 MFA 与民政部门 MFA 的交接工作尚未有实质进展。民政部门对交接工作基本上还没有具体计划，只是接到了省里的相关通知。

表1　四乡镇的概况

	流川乡	苏集镇	八松乡	上湾乡
行政村数	8	9	10	14
总人口	15449	20492	12600	17154
农业人口	14609	20000	11774	17102
农民人均纯收入（元/人年）	1108	1137	800	1680

续表

	流川乡	苏集镇	八松乡	上湾乡
贫困线（元/人年）	600	350	300	300
贫困人口	857	1300	877	1374
乡镇卫生院数	1	1	1	1
乡镇卫生院正职人员数	3	11	6	5
村卫生室数	5	9	7	9
村卫生室正职人员数	5	10	7	9
合法个体诊所数	10	7	5	2
合法个体诊所从业人员数	10	7	5	4

注：如无特殊说明，均为 2004 年情况。所有调查数据均来自现场访谈记录及各乡镇卫生院提供的材料。以下各表同。

表 2 四乡镇卫生院概况（一）

		流川乡	苏集镇	八松乡	上湾乡
从业人员（人）	医生	2	7	4＋2	5
	护士	1	1	2	
	医技		1	0＋1	
	药房		1		
	预防		1		
	妇幼			0＋1	
房屋总面积（m²）		全为空置危房	510	462	448
房屋总价值（万元）		—	37	25	26
业务用房（m²）		30（租用）	430	372.4	248
生活用房（m²）			80	90	158
危房（m²）		420		110	
设备总价值（元）		4500	6.41 万	2 万	3 万
5000 元以上设备		无	2	2	1
固定资产总价值（万元）		9	36.9	29	36
可开展检查		无	三大常规，胸透、摄片、B超	B超	胸透、摄片

续表

		流川乡	苏集镇	八松乡	上湾乡
通常开展业务		常见病	外伤、骨折、难产	常见病、外科病	小缝合、住院分娩、骨折、结核
可否开展手术		否	否	否	否
观察床（张）		4	3	4	
住院床（张）			5	（不区分）	4
技术职称（人）	中级	1	1	1	1
	初级	2	1	2	4
	无		9	7	
学历（人）	本科及以上				
	大专		5	5	1
	中专/卫校	3	6	4	4
	跟师学徒			1	
	自学				
	无				
与县医院距离（公里）		30	13	22	13

注："＋"后面的数字为临时职工数，前面的数字为正式职工数。

表3　四乡镇卫生院概况（二）

		流川乡	苏集镇	八松乡	上湾乡
村卫生室管理	一体化	非	非	是	非
	内容	预防接种	计免/处方	四统	预防接种
	村卫生室缴费	无	无	3000～4000元	无
购药渠道		临洮县药材公司、兰州制药厂	州医药公司、兰州制药厂	兰州制药厂	县医药公司、州医药公司、西北制药厂、兰州制药厂
成立年份		1952	1960	1953	1958
县财政以外主要资金来源		职工集资	卫Ⅷ项目	扶贫资金	中华基金会

注："四统"指人员、业务、行政、药品统一规划，但财务不统一。

表 4　医疗救助对象评定方式

流川乡	由乡政府确定每村人数，由村委会确定哪户，然后全村张榜公布，反馈意见。由于救助指标少，不易选出。
苏集镇	乡政府确定每村救助人数，村民代表开会，推举救助户，由村委会决定，全村张榜公布。
八松乡	县项目办先确定救助比例，乡领导小组集合村医、村委会主任召开动员大会，传达精神，村委会通知村民，村民向村委会申请，村委会决定救助户，然后张榜公布。
上湾乡	当时院领导外出开会，由院会计回答，不清楚相关内容。

注：除上湾乡情况由本地卫生院会计回答外（访谈时院长外出开会），其余各乡镇情况均由本地卫生院院长回答。

表 5　开展医疗救助对乡镇卫生院经营收入的影响

流川乡	开展后比开展前收入增长 50%，2004 年营业收入 3 万元
苏集镇	对收入影响不明显，2004 年营业收入 14 万元
八松乡	对收入影响不太大，2004 年营业收入 10 万余元
上湾乡	对收入影响不太大，2004 年营业收入 8 万元

表 6　康乐县四乡镇卫生院救助比例（单位:%）
与每年每人补偿上限（单位：元/人年）或每人次补偿上限（单位：元/人次）

乡/镇	门诊救助				住院救助（每年最多 3 次）			
	女（童）		男		女（童）		男	
	比例	上限	比例	上限	比例	每人次上限	比例	每人次上限
流川	50	35	40	30	50	110	50	110
八松	60	35	50	30	80	220	70	220
上湾	50	35	40	30	80	100	50	100
苏集	60	35	40	30	80	220	70	220

注：苏集镇与八松乡为 H8SP 试点乡/镇。其中八松乡男女每年门诊救助上限 2004 年都提至 70 元/人。

二、康乐县卫生Ⅷ项目合作医疗试点情况

康乐县苏集镇于 2000 年正式开始卫生Ⅷ项目合作医疗试点，结果试点工作于 2003 年 1 月以失败告终（合作医疗试点的资金筹集与利用情况见表7～9）。直接原因是，合作医疗基金"入不敷出"。据苏集镇卫生院院长反映，2000 年第一年合作医疗基金即亏损 2.2 万元。他认为合作医疗失败的主要原因是"政府行为不到位"，政府应该加大对合作医疗的干预与支持，许多事情没有政府光凭乡镇卫生院是办不成的。乡镇卫生院针对群众的具体工作往往力不从心，难出效果。对此，八松乡卫生院院长则不这样认为，他认为苏集镇卫生院的工作不到位，没有很好地利用如此好的条件。他认为如果一开始在八松乡试点，他有信心合作医疗不会失败。他认为苏集镇卫生院不能在群众中"打好基础"，威信不高，群众与医院的关系没有八松乡好，当地许多农民生病也不愿意去本镇的卫生院治疗。他认为合作医疗失败的原因主要在于乡镇卫生院的工作没做好，不在政府。

表 7　合作医疗筹资情况（一）　　　　　单位：人

年　份	农业人口	参加人口
2000	19572	10714
2001	19855	6398
2002	19945	1058

表 8　合作医疗筹资情况（二）　　　　　单位：元

年　份	人均投资				筹资总额			
	合计	个人	县财政	DFID	合计	个人	县财政	DFID
2000	19.7	5	4	10.7	211065.8	53570	42856	114639.8
2001	23	10	3	10	147154	63980	19194	63980
2002	28.9	10	18.9		30580	10580	20000	

表 9　合作医疗利用情况

年　份	门诊			住院		
	人次	总费用（元）	报销（元）	人次	总费用（元）	报销（元）
2000	3376	31588.99	17327.64	8	4243.55	2074.50
2001	18512	201174.50	119188.13	20	17614.52	8571.70
2002	2298	25832.08	11744.17			

苏集镇合作医疗试点的补偿方案是，门诊与住院费用均报销40%（不分性别），但住院费用最多报销1200元/人年。合作医疗实行"整户参加、个人核算"原则。

苏集镇卫生院院长同时认为，以乡为单位统筹基金很难成功，以县为单位比较恰当；并且应贯彻"乡管小病、县管大病"的分开管理原则；同时政府应该在其中积极参与，而不能单靠卫生院的工作。

从访谈中可以发现，无论是当地政府还是卫生院的领导都对保险中可能存在的逆选择与道德风险问题缺乏自觉而充分的认识。在农民参保方面，管理者基本上没有注意到这些问题，对问题的困难预先估计得还很不够。

三、关于项目实施与医院运营的困难

各乡镇卫生院的院长普遍认为，卫生Ⅷ项目MFA直接对救助户减免医疗费用（在接受医疗服务时），有利于减轻救助户的负担，提高MFA实施效果，但这种减免方式也会给医院带来不小的负担。由于医院是每季度向县主管部门报账一次，因此医院的流动资金受到很大限制，这不利于医院及时应对各种突发情况，并影响医院职工的福利及医院建设。以八松乡卫生院为例，院长指出，其卫生院一般仅有1万元周转资金，最多的一次曾垫付7000多元。院长们普遍认为，医院按月报账还是可以接受的，按季度报则太久；或者县里也可以向医院预拨一部分资金用于减免，而不是主要动用医院自有资金。

关于MFA救助效果，院长们认为救助力度还应该加大，医疗服务包也应该扩大。现有的救助往往因为农户拿不出或舍不得拿出自付费部分而不能发挥实际效果。苏集镇卫生院院长建议门诊年救助上限可以扩大至100元/人左右，但补偿比例可以缩小至10%~15%，这样可以更好地针对常见病进行救助；而住院年救助上限可以扩大至1200元/人左右，补偿比例可以不变，以更好地针对大病进行救助。事实上，救助的实现既对贫困户有利，也对医院有利，可以提高医院的营业收入。

　　康乐县属少数民族聚居区，国家有特别的扶持政策，这里的乡镇卫生院正式在编职工都可以享受到 70% 的财政差额拨款工资，而且财政拨款一般都可按时足额到位。这与云阳县很不一样。云阳县差额拨款比例为 60%，而且经常不能按时足额拨付。再加上康乐县总体生活水平不高，康乐县卫生职工在工资方面的不满情绪远小于云阳县。

　　院长们普遍肯定卫Ⅷ项目给医院带来的实惠，尤其在土建与设备投资上。但各乡镇获得投资的能力也不同。流川乡卫生院院长认为其卫生院很难获得建设资金，虽然原医院用房 1999 年即全部成为危房（现已完全空置），但到目前为止也没有解决重建问题。现在卫生院仍租用民房（月租共 200 元）。当然，这与院长的个人能力、社会活动能力也有关系。

　　　　　　　　　　　　　　　（执笔人：金成武，2005 年 5 月）

山西省榆社县与左权县
农村医疗保障制度调查

一、榆社县概况

榆社县地处太行山西麓，位于山西省晋中市东南部，全县总面积 1699 平方公里，下辖 4 镇 5 乡，289 个行政村，总人口 13.7 万人，其中农业人口 11.5 万人。全县共有各级各类卫生机构 213 个。其中县级卫生机构 5 个，乡级卫生机构 14 个，村级卫生所 190 个，社会办医和个体诊所 4 个。全县共有各级各类卫生人员 604 人，其中卫生技术人员 543 人。

榆社县 1998 年被确定为第二批卫生Ⅷ项目县。项目总投资 613.86 万元，其中世界银行贷款 401.09 万元，配套资金 212.77 万元。在县委、县政府的高度重视下，利用项目资金为乡镇卫生院改造了业务用房，装配了医疗设备，培训了技术人员，推进了农村合作医疗的发展，进行了重点疾病干预，对农村特困人口进行了医疗救助。截至 2004 年 11 月项目累计支出 330.31 万元，占计划总投资的 53.81%。

早在 1997 年，榆社县已全面推行一体化管理的合作医疗制度，全县农业人口中有 95% 的村民参加了合作医疗，该县的合作医疗已参加人数多、累计筹资多、报销制度健全等一度成为全国的典范。1999 年 7 月，卫生Ⅷ项目合作医疗相关政策研究开发现场会在榆社县召开。中央、省、市各级领导对该县的合作医疗制度给予了高度的赞扬和充分的肯定。2003 年榆社县被山西省确定为新型农村合作医疗制度试点县后，利用项目资金积极支持新型农村合作医疗，将卫生Ⅷ项目工作与新型农村合作医疗工作捆绑起来整体推进。2004 年参合人数达到了 80016 人，参合率为 77.4%。同时积极开展特困人口医疗救助工作，并将其与新型农村合作医疗制度结合起来。截至 2004 年 11 月，合作医疗住院补偿人数 731 人次，报销 71.77 万元，救助特困人口 39 人，减免医疗费用 12000 多元。

二、榆社县新型农村合作医疗

1. 资金筹集

县财政对参加新型农村合作医疗的农民人均补助不少于 2 元，农民人均不少于 10 元。2003 年的方案规定五保户的保费由县财政负担。

2004 年调整后的方案规定，民政局负责对参加新型农村合作医疗的五保户、特困户给予资助。

2. 资金使用

2003 年的方案中，门诊最高报销 12 元/年度/人次；住院补偿比例：300元以下按门诊比例补偿，301～500 元补偿 30%，501～800 元补偿 40%，801～2000 元补偿 50%，2001～5000 元补偿 70%，年度封顶线为 4000 元。

2004 年调整后的方案中，门诊最高费用 8 元/年度/人次；并规定了合作医疗基金的使用比例：门诊补偿费用占合作医疗基金的 25.8%，大病统筹资金占 69.2%；每年要提取 5% 的储备金（风险金），以便在合作医疗经费发生透支时使用，储备金可结余滚动。

表1　2004 年住院费用补偿比例

住院费用分段（元）	就诊机构		
	乡卫生院	县医院	县级以上医疗机构
100～300	30%	25%	
301～500	35%	30%	20%
501～800	45%	40%	25%
801～2000	55%	45%	30%
2001～5000	65%	55%	40%
封顶线 8000			

产妇补偿在县级医疗机构住院的，平产按每人 60 元补偿；在乡卫生院住院分娩的，按每人 100 元补偿；难产、剖腹产按住院比例测算。

三、左权县概况

左权县属晋中市，位于山西省中部，全县有 5 镇 10 乡，379 个行政村，34921 户，人口 16.2 万人，农业人口 144812 人，面积 2028 平方公里。

1. 对特困人口医疗救助的认识

左权县是一个国家级贫困县，因病致贫、因病返贫现象时有发生，而经济因素是阻碍贫困人口接受基本卫生服务的主要原因。如果不改善特困家庭对基本医疗服务的利用能力，提高其对卫生服务的承受水平，仅靠提高基本的服务供给能力仍无法从根本上解决贫困人口的卫生服务利用问题。卫生Ⅷ项目最终目标将无法实现，为了实现最终目标，充分发挥项目的投入效益，根据卫生Ⅷ项目特困家庭医疗救助的内容，提高特困人口的卫生服务利用能力。

特困人口实施医疗救助的目的，一是通过设立特困人口医疗救助金，使占全县农业人口 5% 的特困人口享受基本医疗卫生服务，从而提高特困人口的卫生服务利用能力，改善其健康水平，在一定程度上缓解农村人口因病致贫、因病返贫现象；二是通过卫Ⅷ项目的实施，使全县建立可持续发展的特困人口医疗救助机制。

2. 特困人口医疗救助金的筹集

在实施卫Ⅷ项目土建开始时，首先启动特困人口医疗救助工作，左权县在 2000 年筹集到医疗救助金 5 万元，转入专用账户使其保证特困人口医疗救助能够专款专用，不被其他支出挤占和挪用，在 2004 年县政府用配套资金转入本账户 5 万元，转入民政部门 6 万元，累计用于特困人口医疗救助资金 16 万元。

3. 特困人口医疗救助家庭的确定

左权县医疗救助的特困人口确定为全县农业人口的 5%，但由于不同乡、村之间的经济发展不平衡，各乡、村之间的特困家庭的比例可以有所变化，所以每个乡镇按 5% 测算确定，村按 4%~7% 测算确定，全县享受特困人口医疗救助人口为 6829 人，计 2775 户。在审批过程中，由于不符合条件或其他原因，实际发证只有 3878 人，1887 户，占农业人口的 2.95%。

特困家庭的确定以村为单位进行，由村民向村委会提出书面或口头特困家庭医疗救助的申请，由村委会组织群众对提出申请的家庭和因故未提出申请的家庭进行民主评议，并按贫困程度将家庭由强而弱排队，按上级确定的比例户数人口中选出最困难的家庭列为"特困家庭候选户"，而后村委会指定专人逐户填写"特困家庭登记表"和"特困家庭医疗救助审批表",各一式三份,与民政部门的特困家庭救助户一并由县、乡、村进行审核、发证。

经批准的"特困家庭名单"要在本村内张榜公布,县项目领导小组统一印制的"特困家庭医疗救助卡"向乡项目办和村委会统一发放,特困家庭凭"救助卡"到乡卫生院就诊享受减免优惠政策。

4. 医疗救助补偿范围及标准

按照项目启动时的特困人口医疗救助实施计划和2004年特困人口医疗救助计划,特困家庭持卡到指定医疗机构享受基本医疗保健服务费用及补偿标准:

(1)享受妇女孕产期保健服务的100%补偿,服务内容包括产前检查、新法接生和产后访视及住院分娩全部费用给予减免。

(2)享受计划免疫费用的100%补偿。服务内容包括7岁以下儿童接种卡介苗、脊髓灰质炎疫苗、百白破混合制剂和麻疹疫苗、乙肝疫苗以及预防相应的传染病。

(3)享受常见病医疗费用的补偿比例:

①在乡(镇)卫生院门诊治疗医药费用的20%补偿。

②在乡(镇)卫生院住院治疗医药费用的50%补偿。

③在县级医疗单位住院治疗医药费用的40%补偿。

5. 补偿办法

根据左权县实际情况,制定出各乡(镇)卫生院门诊、住院的医药费直接按照比例进行减免(补偿),属特困患者自负部分如实开票,属减免部分用县项目办统一印制的票据另开一张,同处方(特困人口医疗救助专用处方)一并交财务处理,待卫生局项目办审核后拨付;在县医院住院的特困人口按照双向转诊规定办理住院手续,住院完毕后回本乡卫生院报所支付的费用。

6. 救助成效

启动卫生Ⅷ项目特困人口医疗救助从2000年开始,截至2004年10月救助人次为325人,救助金48786元,其中门诊176人次,住院149人次,救助金门诊11689元,住院37097元,孕产妇3人,0~7岁18人。

(执笔人:翟鹏霄,2005年8月)

山西省医药卫生机构访谈

一、山西某制药有限公司 A

A 公司始创于 1930 年前，已有 70 多年的中成药生产历史。现主要生产丸剂、片剂、胶囊剂、颗粒剂、散剂 5 个剂型 69 个品种。浏览其产品目录，发现一些常用的中成药都被囊括其中，数目繁多，主导产品为枇杷止咳冲剂、小儿七珍丹、骨质增生丸、桂枝茯苓丸等。产品入选国家基本药物的品种 45 个，OTC 药物 38 个，国家定价的 30 个，市场定价的 39 个。

原厂房位于市区，限制了企业扩大再生产。为了企业的发展，必须按照GMP 标准进行改造。2004 年改制后的公司投资三千余万元在城南新建了生产基地，自动化水平比较高，占地 36 亩，旧厂房现闲置。公司现有工人 160 人，行政人员 30 人，员工身份置换尚未完成。据公司财务部部长 X 介绍，公司改制后非国有股已达到总股本的 80%，成为一家民有控股、国有参股的有限责任公司。公司拥有固定资产 3500 万元，市场价值 5000 万元，现负债 900万元。

当问到企业如何制定药品价格时，X 部长介绍说，对于政府定价药品，厂方一般采取倒推的办法制定出厂价，给医院和商业公司留下利润空间；对于本公司的业务员，按出厂结合销售量给予提成：出厂价由厂定，本市的给 3个点，外市的给 10 个点。产品主要销往本省，少数销售到河北、内蒙古。越是污染严重的地方销量越大，大同、阳泉、临汾销量都不错。由于现在回款困难，药品销售一般都是现款现货，药品都是销售到医药公司。对于市场自主定价的品种，按 X 部长的说法，只要能卖出去，当然是越高越好。谈到药品价格虚高时，首先他表示药价确实虚高，但根源不在生产厂家，而在于体制。具体来说，一是国家的定价就偏高；二是药品招投标便宜的药反而中不上标，药便宜了别人说你质量有问题。如果真的能做到低价药中标，那么药价很快就会降下来。说到政府定价，X 部长说起有一件事想不通，同是桂芝茯苓胶囊，江苏一家企业政府单独定价 67 元，而本厂生产的桂芝茯苓胶囊同样的质量政府定价只能卖到 38.25 元。据 X 部长的说法，国家之所以给江苏这家企业单独定价，是因为这家企业是国有企业，国家要给予扶持。而本厂几次申请单独定价都被驳回，觉得受到了不公平待遇。在原料来源方面，除了少量大黄在本省购进外，其他原料全都是从外省购进，主要是从河北、安徽的中药材市场购进；一部分是从法人商业公司购进，但更多的是从自然人手中购进。

笔者在新建的一排排宽敞明亮的厂房参观时，并没有看到想象中的生产线运转不停、工人繁忙操作的情景，只是在成品车间看见一群女工围坐在一个宽大的操作台前做着手工包装药品的工作。据 X 部长介绍，在老厂时工厂产值一般为 3000 万元，新厂建成后产值可达 6 亿元。如果开足马力的话，产值可达 15 亿元。看来，通过 GMP 改造，企业的生产能力上去了，设备利用率却下降了，改造也造成了资源的浪费。

二、山西某制药有限公司 B

B 公司 1996 年改制为股份制企业，公司现有职工 220 人，年销售额 1000 万元，主要产品有片剂、胶囊剂、颗粒剂、大输液 4 大剂型 20 多种产品。由于产品全都是仿制药，在市场上面临激烈的竞争，销售市场主要在山西、北京、天津等地。

根据销售科 Y 科长的介绍，出厂价一般包括生产成本、管理费用和销售费用；本公司的药品出厂价和零售价之比约为 1 : 1.5，出厂价基本稳定，因为成本比较固定，药价的浮动主要取决于原料价格的波动。Y 科长认为药品到消费者手中的零售价格偏高是由于国家定价高，新药在销售上存在操作空间，而普通药基本上不存在这个问题。在做销售时，给业务员提成以激励其销售业绩，出厂价由厂方统一定，提成为 0.5%。厂家希望直接和医院打交道，但是医院资金占用时间较长，和商业公司比用药量要小。在我国，医药代表已经彻底蜕化为促销员；在国外，医药代表主要是做药品的临床观察，同时向厂家及时汇报沟通。访谈在接待室进行，厂房谢绝参观，但是总体看起来，管理要比中药厂规范，黑板报、标语等宣传工作给人一种向上奋进的感觉。据 Y 科长讲，工人上班都很累，工资也不高，在 500 元左右；像他做到了销售科长，也就 1000 元钱；企业的利润是很低的。

三、山西某医药公司 C

C 公司现有员工 200 人，是一家国有独资企业，也是其所在市唯一一家通过国家 GSP 认证的药品流通企业；流动资金约 1800 万元，2004 年销售额 2 亿多元，2005 年第一季度与去年同期相比销售额下滑了 800 万元，这让公司上下感到了压力。

药品购进 90% 是从生产厂家直接进货，其余的是从包括外贸公司在内的商业公司进货，还有和其他商业公司进行产品互换。进货一般采取"合同定价，据量定价，售后付款，紧缺药现款"的方针，药品加价率一般在 1~2 个百分点。本公司基本上垄断了市级医疗单位的药品供应，并对 17 个县（市）公司进行行政业务上的指导，要求县（市）公司必须从本公司进货。但是据了解，本公司对县（市）公司的控制力越来越弱，药品销售的压力也越来越大，公司改制也提上日程，预计 9 月份要进行改制评估、清产核资工作了。据药品部 Z 经理讲，相邻的市的同类型医药公司，比如说运城、晋中等的公司，基本上处于半倒闭状态，本医药公司算是搞得比较好的。

对于 C 公司的员工来说，还有一笔另外的股息收入。2001 年成立了一个由 C 公司控股、员工参股的药房连锁有限公司，职工持股 10%。该连锁公司发展迅速，接纳私人小药店加盟连锁，由医药药材公司统一供货，连锁店已经遍布全市各县，城乡都有。

四、临汾市人民医院

临汾市人民医院是一所三级乙等医院，正在申报三级甲等。拥有 CT、彩色多普勒、监护仪、全自动生化分析仪、血气分析仪、立体定向仪、腹腔镜、CE 磁共振等医疗设备。职工近千人，高级职称 85 人。2004 年年营业额 1 亿400 万元，药费 4468 万元，其中中药 588 万元，西药 3880 万元，药费占总收入的比例为 42%~43%，药品差价为 15%。进口药一般都是临时进货，有需求时才订货，主要是供应老干部、领导干部，心脑血管和抗肿瘤药居多。访谈时库存仅一种进口药：丝裂霉素，价格也不高，一盒 21.85 元，同类药国产的12 元。

一种新药（指该医院首次使用）要进医院药房，必须经过医院的药事委员会审查，新药往往是厂家推销的居多。医院为了遏制药商和医生的合谋，采取了许多措施，比如和厂商签订保证书，发现某种药品销量奇增及时干预等，但是药剂科并不能保证医生不与药商合谋，多开有回扣的药品。笔者在药剂科访谈时，正好碰见市药材公司药品部的 U 经理带着某个药厂销售人员在和药剂科的另一名负责人低声交谈，交涉药品购销的事情。临汾市已经进行了 5 次药品集中采购的招投标活动，前 4 次的办公室就设在该医院的药剂科，招投标领导小组组长由一名副市长担任，办公室在卫生局和纠风办的领导下开展工作；第五次办公室挪到了卫校附属医院。据药剂科 W 科长介绍，药品招投标确实降低了药品的价格，但是老百姓还是感觉到医院药价高，其原因主要是：①招投标后，药价有所下降，但是社会上的药店跟进降价；②一些常用药降价空间已经没有了，不能再下降了；③医院为了提升声誉，即使有低价药，也要进一些同品种的高价品牌药；④药品的销量增加，药价低了，但是开的药多了。

　　W 科长还说了一件医院的处方外流的事。市人民医院附近有一太行药庄，在医院新的门诊楼使用前，年营业额仅 3 万元，濒临倒闭；新门诊楼投入使用后，门诊大楼和太行药庄成了对门邻居，现在太行药庄月销量已达到 200 万元，消费者在高峰时还要排队。确实，据笔者调查，社会上的药店虽然要上缴国家税收，但是药价基本上要比医院低 10% 以上。尧都区有人口约 74 万，城区人口 30 万，共有药店 223 个；其中单体药店城区 53 个，农村 47 个，其余都是连锁店；药店各种所有制都有，国有控股的、集体的、私营的都有。城区药店基本上杜绝了假药，但是一些药店用保健品冒充药，误导消费者的事例还是比较常见。私人药店基本上不从市医药药材公司进货，其进货渠道主要为：太原、三门峡以及安徽。一般长期服用的药加价少，电视上打广告的，药店利润一般比较低。由于私人进药都是现款现货，进价比较低，但是加价率大小不一，但具体是多少，店老板谢绝透露。2004 年药价下降明显，但是 2005 年上半年，部分药品又有上涨的趋势。

五、小榆乡录井村村诊所

　　该村将近 2000 人；村边有一家洗煤厂，一家炼焦厂，但投资者并非本村人。村里的年轻人在厂子里打工的很多，年轻的女孩子一般月薪 500 余元，男的 800 元左右，少数人可以拿到上千元，拿 3000～5000 元的人也有。村子里有 5 家诊所，村卫生室承担防保工作。卫生室的主人是一名女同志，笔者见到的是其丈夫，女主人有事不在。据村民讲，卫生室女主人医术并不高，其公公是一位姓孟的原市医院大夫，每天到卫生室巡视坐诊，这吸引了不少患者看病。但是其公公最近得了脑血管病，行动极为不便，来不了了，所以现在几乎没有什么人看病了。看来这个村卫生室前景堪忧。据村民介绍，本村有一位外地的大夫开了个诊所，看病的人很多，邻村的人都过来看病，笔者怀着极大的兴趣前去访问。

诊所主人叫王济东，是土门镇的一名老赤脚医生，现在一个人住着一个很大的院子。诊所在北房，西房是厨房，诊所的一面墙上挂满了锦旗，好像在为老王的医术做着证明。老王讲，这是朋友的房子，朋友全家搬到城里了，他权当是给朋友看院子，顺便发挥自己的专长开个诊所。但是当问到办诊所的手续是否都齐备时，老王说他只有行医证，没有其他证照。老王说不是自己不办，是药监局、卫生局不给办，但是他的诊所照开不误。从老王的口中可以猜知他有某种关系。上一次药监局检查时，将其一箱药没收了，最后他又找人要了回来。老王说看病看得好的人办不下证，看病不怎么样的人反而证照齐全。有一次上面还让他这个 60 多岁的人进了一次考堂，参加了一次考试，考完了也没有给他什么说法。这个诊所确实看病的人不少，不到一会儿沙发上就坐满了人，他们偶尔插几句话和老王寒暄。当问到收入时，老王说月毛收入在 1000元左右，收入的季节性明显，熟人经常欠账。自己不收服务费、诊断费，态度好，所以看病的人多。当问到是否对工作满意时，老王透露出不想干的意思，说检查刁难的人多，太操心，看病怕出事。当问到为什么不在自己村开诊所时，老王说在自己村里开诊所时看病人多，有人眼红要赶他走。从他口中得知，老王之前在本村看病可能出了一点事，被人借机排挤出来了。当问到其药物的进货渠道时，老王说自己的药品都是从正规渠道进，游商小贩的药从来不进；自己的药品都是从市里梅花巷进，在城里工作的女儿用车给捎回来。其实市里梅花巷的几家药店都是私人开的，这些药店也经常用轻型小卡到各个诊所上门送货推销。据药监局的人讲，具有批发资格的药商只有市药材公司，也就是说，其他公司或药店的批发业务都是非法的。

（执笔人：翟鹏霄，2005 年 8 月）

安徽省岳西县农村医疗保障制度调查

一、岳西县的基本情况

岳西县地处安徽西部大别山区的腹地，20世纪初和金寨县同属一个县治；30年代是鄂豫皖苏区的一部分，经历过惨烈的革命战争，一个16万人口的地区为革命牺牲了4万儿女；红军北上之后，国民党政府为了加强对原红军根据地的统治，划小了县治区域，成立了岳西县。所以岳西县既是革命老区，又是贫困山区，自1987年以来一直是国家重点扶持的贫困县。全县面积2400平方公里，境内山壑纵横，林竹葱茏，生态环境良好。农村人口36万人，人均耕地只有0.5亩，勉强够用来种口粮，发展饲养业都要靠购进饲料。农业收入很低，2005年的农村人均收入1820元，在中部地区也处于较低的水平。约有40%的农户都有劳力外出打工，外出打工是农民主要的货币收入来源。按国家公布的人均865元的贫困线计算，全县的贫困率为21%，其中有40%的家庭是因病致贫的，① 绝对贫困人口有3.7万人，占农村人口的10%左右。县财政2005年收入1.04亿元，上级补贴和转移支付的财政收入为2亿元，所以县政府在干部工资开支上并不感到紧张，连村干部一向都有固定的补助，去年每位村支书的补助是400元/月。因为本县当了20多年的老区和贫困地区，农民的税收和其他负担向来较轻，村干部上门催粮交款的事情较少，就有精力来筹划公共事务，农村的干群关系一直比较和谐。

二、新合医制度建设中的技术指导

岳西县政府对因贫致病、因病返贫问题有深刻的认识，多年来在扶贫工作

---

① 资料来源：《2002年岳西县农村卫生情况的基线调查》。

中一直在寻找有效的办法来缓解这个难题。1998 年本县争取到卫生部的卫生Ⅷ项目的支持，投资改造农村的乡镇卫生院，并在三个乡开展了农村合作医疗的试验，当时农民每人的筹资水平为 2 元。县政府对建立农村新型合作医疗制度的态度很积极，本县 2002 年年底就争取并成为了全国的第一批试点县，而且把试点工作列为政府的重点工作，今年又定为新农村建设的重要内容。①

我们在对岳西县的调查中感到，卫生系统的干部和从业人员，与此有关的乡镇和村的干部，对新型合作医疗制度建设的信息和规章了解得很透彻，其中有些人钻得很有深度，显示出他们对这项工作很有兴趣。岳西县新型合作医疗制度的组织构架和制度设计严密，合作医疗办事机构的人员对信息掌握得全面且完善，工作水平很高，能够依据当年住院的发生情况进行分析，有能力较好地调整起付线和补偿比例。和其他地方相比，岳西县的硬件投资水平上并无突出的地方，但在软件投入方面效果显著。通过探讨我们得知，安徽省的新合医专家组的专家做了很多的工作，在许多产生疑难问题的时候，专家们都能够临场精心指导，他们对专家组成员的工作都赞扬有加。在农民居住分散而且交通不便的山区，农民的文化程度和干部的知识水平相对要低的国家级贫困县，岳西县新合医制度建设所表现出的长处说明，虽然当地的社会发展水平相对落后一些，但这并不是一个不能改善的固定条件，专家组的技术指导是非常重要的一个因素。一般来说，很多地方都容易产生偏重资金投入的倾向，但岳西县的经验告诉我们，如果不能把新合医组织建设中的技术性指导放到同样重要的地位，不仅投资的效用要大打折扣，而且很难保证新合医制度的长期稳定运行。

三、新合医筹资的动员

岳西县新合医制度建设中值得称道的就是他们的筹资工作。筹资是新合医制度建立的基础，也是新合医制度建设中的难点。长期以来，由于名目繁多的各种筹资给农民造成了很大的经济压力，很多曾筹资的公共事业项目，往往不了了之，最后很多的筹资款去向不明，为了完成任务，能够从农民手里筹到钱，某些干部采用了一些极端的强制手段，这造成干群关系非常紧张，甚至有些农民认为交钱就是白交，都是送给干部挥霍。中央要求各地新合医制度的筹资工作不准强制，必须充分尊重农民的意愿。建立新合医制度和使其稳定运行的基础条件，就是必须保持 70% 以上的参合率，这就是筹资活动的重要性和

---

① 资料来源：《2005 年岳西县新型农村合作医疗试点工作的情况汇报》。

难办之处。岳西县政府非常重视筹资工作开始阶段的困难局面，做了精心的制度安排。在动员宣传阶段作为政府的重点工作层层落实，发动了所有的乡镇干部分头包干村组，和村委会干部一起走村访户，把宣传资料和参合证件送上门。县政府的各个部门和县直属单位也对口支持乡镇，出钱出人下乡，趁春节上门拜年动员农民，讲解新合医的组成原则和实施细则，前后历经了一个月的时间。这种倾力打好"第一仗"的工作策略十分有效，一次性出大力（足够的资金和人力）把信息的普及率和透明度做到位，就是把新合医的基础建设做实了。事后把筹资的具体工作落实到乡镇的财政所，同时把新合医住院报销的兑现责任也交给了财政所，县政府确定财政所就是乡镇合作医疗的经办机构。这样的"责任—机构"设计事后证明运行效果很好，财政所管理资金运作的能力很强，又是一个条条管理很强的系统，在保证新合医基金的安全和合理使用上确是一个最佳的选择。岳西县的筹资工作年年有进步，其标志是农民筹资的自觉性在逐年迅速上升。

表 1　岳西县筹资工作的进展状况

年 份	动员时间	参合率	工作状况	农民自交率
2003	35 天	85%	县、乡干部为主体	0
2004	15 天	91%	乡、村干部为主体	20%
2005	7 天	93.7%	村干部为主体	40%

　　岳西县农民筹资工作的这份答卷做得很出色，筹资工作逐渐地成为了一种常规的运作方式。我们在入户调查中发现，农民对新合医规则的知晓程度确实比较完全。曾经有一位资深专家在当地①随机选择农户调查参合情况，在独自走访两个村 10 多个农户的过程中，都得到了满意的回答。筹资工作经得起检验，其结果之好出乎他的预想。为什么在三年时间里能如此快地得到农民的信任？当地干部强调两点：①政府重视，责任落实；②新合医的补偿工作认真落实，取信于民。看来岳西县的工作也没有什么独门法道，就是认真而已。

---

① 参见卫生经济研究所张振忠教授在肖山会议上的发言。

四、岳西县特困人口的医疗救助制度

因为是老区和贫困地区的缘故，所以对贫困人口的救助工作一直是政府工作的关注点。财政预算中的医疗救助资金是足额保证的，每年为105万元，其中有一半由上级政府拨付。全县2005年的民政救助对象有37425人，其中：①绝对贫困人口30619人，其中有6372人的纯收入在685元以下；②五保户5481人；③重点优抚对象1100人，重点社会救济对象225人。[1] 总指标数按农村人口的10%控制。农村的特困人口和五保户是采取动态管理的方式确定的，按村为单位，每年希望得到特困救助和五保户待遇的人口要自己提出申请，在村民会议上讨论和公示，决定后由村委会上报，最后由民政局批准备案。每年评一次是为了体现救济制度的公开性和公平性，每年轮换的比例约为30%。这种评定制度存在的问题是公开了特困人口的隐私，因为从源头上讲特困人口享受救助应该是他们的社会权利，并不是什么政府的恩惠，当然这是另外一个议题了。

岳西县2005年的特困人口是19000人，可以享受每年190元的特困生活救助金。还有5481位五保户，每年的生活补助金是500元，实发400元，其中100元按乡镇为统筹单位用做五保户的就医预付款，就是为了帮助五保户就医时越过新合医的制度门槛，钱由乡镇民政办设专户管理，五保户住院时就可以提出申请。这个制度设计是岳西县的一个特点，能够帮助五保户就医时解决一定的困难。

表2　岳西县特困人群与一般人群受益情况比较

人群类别	住院情况（受益面）			补偿情况（受益强度）		
	人数	住院人次	住院率（%）	人均住院费用（元）	人均住院补偿（元）	实际补偿比（%）
一般人群	283950	6337	2.23	2272	1278	56
特困人群	31980	532	1.66	4129	2628	63.7

资料来源：《安徽省岳西和金寨两县C1和C2领域的现场考察报告》（叶宜德，2006）。

---

[1]　参见岳西县民政局2005年的工作汇报。

民政局给所有的农村特困人口和五保户支付了 10 元/人的参合费，钱就在特困人口医疗救助金里开支，共支付 24.5 万元，这样能够用于特困医疗救助的资金还有 80.5 万元，按人头平均每个特困人口和五保户可以享受到的医疗救助金为 33 元，已经高于当年新合医人均 30 元的筹资水平。2004 年规定的二次补偿标准是：大病住院或慢性病药费在新合医报销后，自付 2000 元以下的按 5% 补助；2000～5000 元按 10% 补助；5000～10000 元按 15% 补助；10000 元以上按 30% 补助；封顶线为 20000 元。民政局每年度根据预测要调整这个补助标准，原因是：①特困人口和五保户的基数每年是要调整的；②上级下拨的救济金每年有变动；③住院就医人数每年在增长；④住院就医费用每年在上涨。如表 2 所示，2005 年特困人群的住院补偿强度为 63.7%，高于一般人群（56%）；但其住院率明显低于一般人群，一般人群住院率为 2.23%，而特困人群为 1.66%。岳西县 2003 年特困人口（包括五保户）全年自付的就医费用为 96.5 万元，当年特困医疗救助金就剩余较多。但 2004 年新合医调整了补偿标准，特困人口（五保户）的自付就医费用增加到 202 万元，支付的救助金就超出了很多。如何适当控制就需要积累数据和经验，在这一点上新合医的制度设计就比较完善，应用新合医的统计资料可以帮助提高民政局的决策水平，这也是两个制度在运作中可以互补的地方。

五、依靠信息技术建立制度联结的纽带

岳西县新合医制度运作中另一个特点就是大病补偿资金的兑现方式。近几年来由于中央政府的支农力度加大，有较多的财政支农资金要直接支付给农户，因此岳西县政府就统一构建了一个补贴的支付系统，给每个农户在乡镇信用社开了一个活期存折账户。这个账户和每个农民在财政所的账户是对接的。从各个口子上来的支农资金，根据政策先分解到各个乡镇财政所，由财政所再分解到各个农户，按规定的时间在财政所公示农户分配补贴资金的信息后，经过主管部门的批准，把农户的补贴资金转移到信用社的农户活期账户上。资金完成转移支付过程后，将用 4 种方式通知农户：①给农户寄通知书；②通过广播和本地有线电视打字幕发布信息；③通过村干部通知；④在财政所公示栏里公布信息，通知的过程实际也是一个宣传的方式。农户得到通知后就可以去信用社把钱打到自己的存折上，这是一个既有足够透明度而且资金是封闭运行的过程。因为财政所就是乡合作医疗的经办机构，新合医的大病补偿资金也是利用这个转移支付系统打到了住院农民的活期存折上，并注上"合补"字样；

特困农户的各种补助金也是用同样方法发放的，这样就充分实现了现代信息技术带来的资金运作的方便、正确和安全。这个转移支付系统把参合的特困农户（包括五保户）的住院信息很有效地管理起来，民政部门只要通过这个信息系统一查就能得知有哪几位特困户或五保户住院了，在新合医报销了多少；根据这些信息，再决定给他们进行二次补助，应给多少。因为记录明确，计算很正确，新合医和特困补助的结合问题在技术层面上就紧密地连接了起来。

应用新技术建立联系纽带实际上是新合医和特困人口救济制度结合运行的一个结果，其背景就是卫生局和民政局两个部门的协商合作，两个部门的干部经常进行决策思路和实际情况的交流，信息互通流畅，对涉及跨越部门权限处理的人和事要及时协商，发挥各自的能动性合作处理。2004 年根据第一年试点工作的经验，要修正受益的目标人群，扩大新合医补偿的受益面，需要调整新合医的起付段、补偿比和封顶线，原本按责任划分这是卫生局和财政局决策的事情，但客观上要减少次均的补偿费用，抬高贫困人口就医住院的门槛，贫困人口就医行为受到的影响要大于一般人群，由于民政局一起参与了调整政策的协商，提供了特困人口和五保户的实际状况，因而在决定方案时加入了对贫困人口受益的考量，修正了原来预计的增减幅度。民政局了解了新合医的运作情况和政策调整后要出现的结果，加大了对贫困人口进行二次补偿的力度，维护了贫困人口的利益，获得了"双赢"的好局面。如果部门之间不沟通，各司其职，从决策程序上讲也没有什么问题，但由于民政局不了解新合医的运作机制和面临的情况，就不能理解调整政策的意义所在；新政策出台，贫困人口的利益保障受损，就有可能造成两个部门之间的隔阂和指责，这给以后发展农村的基本医疗保障体系带来障碍。搞好还是搞糟往往就在举手之间。岳西县在新合医和特困农户医疗救助相结合的制度建设上创造了一个较为完善的方式，这里的经验就是主动沟通、协作行动，同搞筹资工作一样地认真对待。

六、有益的政策启示

在岳西县政府的统一安排下，新合医和农村特困人口救助制度联结得很好，但时间毕竟只有两年。一个制度要能够成熟，5 年时间的运作也只能说还处在初期阶段，应该继续保持兢兢业业的态度，扎实地做好每一个环节上的工作。遵守制度的意识要为农村社会所接受，成为大部分农民的行为准则，恐怕需要的时间就更长。应该充分认识到制度建设的长期性和艰巨性。我们以岳西县为例提出三点启示性的政策建议。

（1）投入特困人口医疗救助的资金量要达到一定的规模，这是医疗救助制度能够保持正常运行的必要条件。岳西县投入的资金达到了特困人口人均33元，而且政府的投入趋势还在增加，这是岳西县特困人口救助制度和新合医可以相互支持的资金基础。很多的贫困县投入的救助资金总量较小，人均达不到10元，这就成了问题，特困医疗救助制度的运作就很难稳定下来。规模的起点应该是人均多少，当然也不能以岳西县的水平为准，需要专门的研究来测算。

（2）岳西县对"五保户"提取医疗救助的统筹基金是一个很好的补充制度设计，值得借鉴，应继续推动对这个补充制度运作的研究，把它的筹资制度和补偿机制进一步完善，可以部分消除新合医补偿机制中存在的覆盖盲区的缺陷。

（3）岳西县有些乡镇财政所打到接受了住院补偿的农民的存折上的款项不注明款项的性质，这看起来是个不大的问题，但应该小中见大，这样会有很多农民不知道款项的来源，不利于新合医和救助制度的信息传播，应该重视在制度运作的关键环节上，充分体现出透明度和公开性的原则。

（执笔人：蒋中一，2006 年 5 月）

浙江省湖州市吴兴区
"三条基本保障线"调查

湖州市吴兴区位于浙江省北部，太湖南岸，和苏州市接壤，素有"鱼米之乡、丝绸之府"的美誉，下辖6个街道、9个乡镇，总面积872平方公里，耕地34万亩，山林37万亩。2004年农村劳动力占全区劳动力的比例为11.3％。农民人均纯收入6560元，全区农村已提前实现了小康，正向农业和农村现代化迈进。目前，湖州市政府确定新农村建设的重点之一就是建设农村的健康保障体系，吴兴区政府非常重视落实这项惠民工程，列为"一把手"工程，这就表示该工程在吴兴区、镇二级政府直接投资的建设领域里占据了一席之地。

吴兴区原辖21个乡镇，在2002年为了适应经济发展的需要，优化产业发展的地域分布，21个乡镇合并为9个中心城镇。乡镇重组也给农村卫生体制带来了冲击，合并之后有12个乡镇卫生院的体制随之发生重组，其中有8个卫生院改制为新组建的中心镇卫生院的分院，又有4个卫生院搞了股份制改造，成了独立法人，自主经营。吴兴区放开了农村医疗服务的市场体制。

吴兴区的农村新型合作医疗制度在2003年年末开始了全面建设，在此前筹资水平较低的合作医疗体制还一直在大部分的乡村里运行，因此干部和农民都熟悉合作医疗的基本规则，基础很好。这一次在区政府出资引导和指导下，全区农村按统一的规范来搞制度建设。因为吴兴区属经济发达地区，所以合作医疗基金就全部要在当地筹措，中央财政不拨付给农民补贴的10元钱。2004年的筹资水平是人均30元，农民个人出资15元；2005年提高到50元，农民个人出资25元。两年都按政府和农民各一半的比例筹资。2004年新合医初建时，搞的是全区农民的大病统筹制度，但运行一年后发现农民的受益率较低，不利于在广大农民中培养认同感。因此进行了制度修正，在新合医医疗基金中提出人均15元划为门诊统筹基金，规定农民到社区卫生站或者社区卫生中心就医可以报销门诊费的15％，鼓励把诊治小病的农民留到村里；其余的人均35元作为全区的大病统筹基金；此外，市、区二级政府财政以各投入50％的比例，在2005年筹资200万元组成了特困农民医疗救助基金。这就是吴兴区农村"三条基本保障线"的基金构成，使用上是分户管理的。这些基本确立了农村健康保障制度的需方筹资结构。2005年新合医运作的结果大为改观，农民按人计算的受益率从2004年的1.3%提高到10.9%，按户计算的受益率为36%。受益率大幅度提高主要由于门诊率的增加。农民对这"三条基本保障线"的认同感有了很大的提升。

　　和其他地方比较，吴兴区的制度安排有4个特点：①在农村中提供医疗保障服务的责任都由社会发展局来承担，也就是说农村医疗服务市场中，卫生局管的是供方，社会发展局管的是需方，比照卫生局既管供方又管需方的模式，该模式形成了互相制约的关系。②规定只有到社区服务中心或服务站就诊，才可以从门诊统筹基金中补偿15%，鼓励农民诊治小病基本不出村，但政府担负起了按相同的水准建好服务中心或服务站的主要投资责任。③农村困难群众大病救助的基金是由市和区二级财政投入的，和合作医疗基金一起都交给社会发展局管理，但分户使用，这是市政府的决策。① ④市和区二级政府出资购买农村医疗机构提供的公共卫生服务。

　　吴兴区农村医疗保障的制度安排中，各条保障线的界限划分清楚，但彼此衔接得非常紧密。它和其他的几个县最大的不同之处是，新合医和救助制度是结合在统一的体制下运作的，由社会发展局来指导，两者之间的关系是完全理顺的。能够形成这样的制度当然和市政府的投资强势密切相关，但并非有了资金就决定了一切，有些发达地区就并非如此。吴兴区政府把保障农民的健康水平提高到建设农村和谐社会的高度，领导和操作这两个层面上的干部都能够深入研究农村健康保障制度的基础理论和运作规律，具有自觉的制度创新能力。所以吴兴区的制度规范十分完整，这样的制度安排在经济发达地区具有参照价值。

　　吴兴区和其他的经济发达地区一样，不仅在决策过程和制度建设上设计得严密而规范，更主要的是在执行中工作作风踏实和细致，一个政策和一种制度能够在发达地区落实得很好，这个原因占了很重要的比重，做得好远远要比讲得好重要多了。吴兴区社会发展局的领导和办事干部在介绍他们的新合医运作过程时，都强调了这样的看法：宣传工作是建设农村新合医的首要环节，制度好不好，需要农民去体验、去认识。建立这套制度是为了给农民造福，并不是拿来给别人看的，不要干部去代替农民为它评功摆好。你用农民的口气说这好那好，开始可能是为了搞好工作必须这样说，当然也有宣扬的成分，时间长了说多了，自己也会去相信自己说的一套，那还有什么意思？要让农民自己去体

---

① 　湖州市委、市政府，2004：《关于进一步加强农村卫生工作的意见》。

验，关键就是要让农民知道新合医是怎么一回事，农民能够把新合医的基本政策弄懂了，后面的事情才好办。因此吴兴区为了提高农民参合的积极性，就把宣传的着力点放到每家每户上，工作的力度很大，强调在提高知晓率上不能摆花架子。如果在大力动员下农民把钱出了，但他不知道出钱干什么，不知道他可以按照什么规则去报销，将来还是干部的麻烦。这种工作思路是务实的。所以吴兴区采取的措施很扎实：①印制了10万余份《吴兴区新型合作医疗制度》的宣传折页，把基本的规章包括在内，分发到每位农民的家中；②在湖州电视台、湖州电台、《湖洲日报》，连续地安排专版，专题报道新合医的工作进展和农民个案；③在乡镇和村里，张贴标语，悬挂横幅，扩大宣传面；④公布乡镇合管办的咨询电话，回答农民的提问；⑤在社区卫生服务中心和卫生服务站专设"合作医疗宣传栏"，并要求乡村医生必须熟悉新合医的规章，规定解答病人的询问是一项基本的服务内容；⑥在服务中心和服务站定期公布医药费报销的信息。这一项项工作的落实，让农民了解了参加新合医后自己享有的权利和应尽的义务，明白了就医和费用报销兑付的程序，以及社会特殊人群应享有的优惠政策。建立这些宣传方式之后，规定乡镇"一把手"自己抓责任督查的落实，建立乡镇和村二级干部的包村、联村和联组到户的工作责任制，每个干部都有责任区，不定期地抽查工作质量。我们在走访农户中随机询问遇到的农民，对新合医的主要规章他们都能够回答上一些内容，还没有遇到全然不知的农民，知晓率很高。当然湖州农民的素质和接收信息的能力较强是一个方面，同时我们也能够直接感知到当地干部的工作效率。

吴兴区既重视新合医的建设，也重视农村医疗服务机构的建设，他们强调的是，"三条保障线"的基础是社区卫生服务站，这是农村卫生服务网的"网底"。按照重新制订过的村镇规划，以服务半径为1.5公里，步行20分钟为标准，覆盖人口3000~5000人，设置社区卫生服务站。每个服务站的基建投资标准为20万元，其中10万元由市、区政府出资，其余10万元由覆盖区域内的各个村投入。覆盖范围内原来各村的村医经过考核，集中到服务站里工作，每个站配置乡村医生3~5人，其中女性至少1人。社区卫生服务站由乡镇社区卫生服务中心（已在原卫生院的基础上重组）管辖，站长由社区服务中心的主任兼任。服务站的业务、财务收支，医药购销、人员工资和福利都归到服务中心统一管理。社区卫生服务站承担基本医疗、公共卫生、环境卫生、计划生育四项业务，其中大部分公共卫生和环境卫生的服务项目是由政府出资购买的，即政府按项目出资，服务站提供服务，最后由政府和服务覆盖区的农民来共同评价该卫生站的服务水平。吴兴区的乡镇卫生服务中心已经完成了规划数的85%，卫生服务站完成了55%。预计到2007年完成全部的"网底"建设。

吴兴区建设农村卫生站，与建立新合医是互为配套的制度设计，主要是为了提高村级卫生服务供给的水平，仅从医疗服务上说，是为了让农民做到患小病不出村，掌握服务区内农民的基本健康信息，做到方便就医，控制新合医基金的收支平衡。

吴兴区公布的农村特困人口标准是年收入 1240 元，这是几年前定下来的，现在实际掌握的标准是 1400 元，低于这个标准就可以补到这个标准，但月补的控制线不能超过 120 元，通常的执行标准是每月补 60 元。确定特困户也要按程序来执行：①应由申请人自己提出申请；②交给村民代表会议讨论；③村委会批准报给乡政府民政办；④民政办讨论后提出一个名单上送县民政局，由民政局讨论汇总后确定一个全县的名单；⑤按各村名单把申请者情况在本村公示；⑥正式公布特困人口的名单。这样就完成了特困户的申请过程，申请审批是每年一次，特困户要轮换 20%～30%，吴兴区评定特困人口不设控制指标，有的地方设了 5% 的控制线，吴兴区肯定不会有那么多的特困户。特困户除了每月的固定补贴外，一般过年过节会获得一些上门送来的粮食、食油和肉食品。过大节再加送些现金，全年一户在 400～800 元，但如果当年享受特困医疗补助了，特困户就不能再获得过节的生活补助了。吴兴区的特困医疗救助和新合医的住院补偿，因为都在社会发展局的管理下，所以在新合医的住院补偿名单中很容易就可以找出住院的特困人口，以及他们的患病和报销情况。根据这些信息，社会发展局就可以决定二次补贴的发放标准、应该领取特困救助二次补贴的名单，在年底发放特困人口的二次医疗救助金。吴兴区的特色就是体制理顺，可以不受体制内部门利益限制的干扰。

东林镇保丰村一个特困户的调查：特困人口农民王小信，男性，初中毕业，今年 37 岁。他是 7 年前脊椎受伤后下肢中度偏瘫，而且坐姿也只能保持 2～3 小时，丧失了劳动力，在家还得依靠母亲照顾。一个好端端的家庭被拖入了贫困的境地。他家里开了一个很小的杂货店，流动资金 400 元，他也力争帮着照看一下，累了就躺在小货柜边歇息，每天挣几元油盐钱。王小信的谈话思维很清晰，他并没有失去生活的信心，力争做一点事来帮助他的母亲。他母亲已经快 70 岁了，身体健康，照看着家里的 2 亩田，地里的重活都是乡亲帮助的，还要拉着家里的小车出去进点杂货，努力维持着家计，生活相当的艰难。她在厅堂忙来忙去一刻不闲，把家里收拾得井然有序，日子过得仍正常。母子二人都是保丰村的特困人口，每月二人加起来有 120 元救助金。去年王小信住院和门诊共花了 4300 元，合作医疗给他报了 60%，合计 2600 元，年终的特困救助又补了 800 元，这样王小信就自付了医疗费 900 元。王小信有一个哥哥在上海打工，已经成家，这 900 元就是他慷慨支付的。今年王小信看门诊挂点滴已经花了 1100 元，合作医疗给他报了 400 元。王小信不知道他享受了特困医疗救助的补贴，只知道新合医帮助了他，说起来感激不尽，再三说新合医是他的救命恩人。我们访问他家时来了众多的邻居，聚在一起抢着话头回答我们给王小信提的问题，他们告诉我们保丰村有 1650 口人，特困人口有 27 人，去年有 6 个人看病得到了新合医的帮助，这样村里的老人就舒心多了，家里的纠纷少了，全村的日子就安稳了。要不看着病人家的无助和愁雾，乡亲们心里都很难过。乡土社会的社会保障是多元的，有乡亲们的义务劳动投入、亲友的慷慨赠与、社区卫生服务中心提供的平价医疗服务等。王小信母子俩能够安心生活，当然和他们积极的生活态度相关，另一方面也应该得益于新合医提供的基本健康保障。新合医不仅提高了王小信母子的抗病能力，而且给予他们生活的信心，也为农村社会带来了安宁和和谐。

（执笔人：蒋中一，2006 年 5 月）

云南省会泽县农村医疗保障制度调查[*]

一、会泽县概况

云南省曲靖市会泽县，地处乌蒙山主峰地段（因境内金沙江、小江、牛栏江、以礼河四水交汇而得名）。境内地形复杂多变，最高海拔4017.3米，最低海拔695米。2005年，总面积5854平方公里，下辖23个乡（镇）、361个村委会、15个社区、5089个自然村，总人口91.6万（云南省第三大人口县），农业人口84.6万，农业人口年人均纯收入1302元。农村贫困人口54万（年人均收入668元以下），是国家级重点扶持县（参见表1）。

二、农村合作医疗工作

会泽县政府各部门在本县农村合作医疗的开展上做了大量务实的工作。首先它们在财政上积极而大力地支持。会泽县是云南省首批新型农村合作医疗试点县。会泽县1999年即开展了合作医疗，2002年年底开始建设新型合作医疗的工作，起步时间较早。从2003年6月1日起，新型农村合作医疗制度正式启动。新型合作医疗的一个目标是：力争"小病不出村，大病不出乡，疑难重症不出县"。鉴于本县农民收入低，贫困面广，为了更好地推动农村合作医疗工作，加大合作医疗的参与率，县人民政府决定，除了常规的配套资金外，2003～2005年县财政为本县每位参加合作医疗的农民代缴5元的参合费，即全县实行农民个人实际只缴5元参合费的优惠政策。五保户、历史特困户、贫困残疾人由各乡（镇）民政办、残联负责统计上报县民政局启动贫困医疗救助金解决人均

　* 作者在调研中得到当地各有关部门的大力支持，在此表示感谢。本文中的所有数据均来自有关部门提供的工作文件以及作者同有关部门访谈的记录。

10 元或 5 元的个人缴纳部分（2004 年为 10 元/人，2005 年为 5 元/人）。

参加合作医疗的农民以户为单位，设立家庭账户。在个人缴纳的互助金中，人均提取 2 元进入大病统筹，以体现合作医疗互助共济精神。人均提取 8 元，作为家庭账户资金，用于支付门诊费用，每户每年门诊费用报销补偿封顶线为家庭账户资金总额。家庭账户资金由家庭成员共同使用，结余部分可转下年使用（不得支取现金，也不得冲抵次年参加合作医疗应缴的费用）。2003 年、2004 年度未发生任何医疗费用的家庭，其全家所缴参合费（人均 5 元）可累计记入本年度家庭账户滚存结余，用于次年个人自负部分的支付。

由于自 2005 年开始该县几大企业弛宏锌锗股份有限公司总部、小熊猫卷烟厂、以礼河水库管理权相继上划，该县年财政收入因此实际可能减少 1 亿元左右。县财政无力再执行代缴 5 元/人参合费的优惠政策。从 2007 年开始，农民将缴纳 10 元/人的参合费。

其次，县政府各部门为动员广大农民参加合作医疗开展了大量的宣传工作。会泽县国土面积大，地形复杂，人口众多，并且有相当比例的少数民族人口，因此动员与宣传工作的难度比较大。县里每年都制定动员与宣传任务，并落实到具体的工作人员。宣传工作中的一个重要特点就是积极通过农民相互示范来普及对农村合作医疗的认识。通过一部分先参加合作医疗的农民实实在在地从合作医疗中得到好处的事例，自愿参加合作医疗的农民越来越多，农民们对合作医疗的认识（包括具体报销补偿规定等）也越来越深（参见表2与表3）。

表 1　会泽县概况

年　份	2004	2005
GDP（亿元）	33. 58	39. 99
第二产业总产值（亿元）	23. 69	28. 6
农业总产值（亿元）	9. 01	11. 67
农民人均纯收入（元/人）	1180	1302
县定贫困线（元/人）	668	668
县定特困线（元/人）	360	360
全县总人口（万人）	89. 65	91. 62
农业总人口（万人）	83. 48	84. 55
外出务工人口（万人）	9. 4	9. 6
农户数（万户）	21. 93	22. 38
贫困户数（万户）	15. 4	14. 8（58 万人）

续表

年 份	2004	2005
特困户数（万户）	6.26	6.3（24.53 万人）
获得特困医疗救助的人数（人）	20125	19091（5641 户）
特困医疗救助资金（万元）	10.5	21.56
来自上级拨款（万元）	10.5	21.56
来自其他	0	0
医疗救助的乡镇覆盖率（%）	100	100
住院费用最高补偿比例（%）	50	60
住院费用最低补偿比例（%）	25	30
门诊费用最高补偿比例（%）	25	30
门诊费用最低补偿比例（%）	25	30
每人缴纳参加合作医疗费（元/人）	5	5
人均住院补偿金额（元/人）	396.69	331.86
人均门诊补偿金额（元/人）	5.88	6.73

表2　筹资方案
单位：元/人年

	中央	省	市	县	个人	救助基金	合计	家庭账户	大病统筹
一般户	10	5	3	2+5	5	—	30	8	2
贫困救助户	10	5	3	2+5	0	5	30	8	2

注：本表为 2003 年 6 月 1 日～2006 年 12 月 31 日的方案。

表3　会泽县农村合作医疗参加情况

项 目 ＼ 时 期	2003.6.1～2004.5.31	2004.6.1～2005.5.31	2005.6.1～2005.12.31
全县总人口（人）	896422	904145	916238
农业人口（人）	829388	834886	845482
参合人口（人）	776648	789063	803082
参合率（%）	93.64	94.51	95
应参合户数	212762	223832	223832
参合户数	205223	209193	214483
全县筹资总额（元）	23299440	23671890	8030820

注：从 2006 年 1 月 1 日起，合作医疗筹资周期与上级财政拨款周期一致。

表4　补偿方案

定点医疗机构	门诊补偿				住院补偿			
	下限起付线	比例	上限封顶线	方式	下限起付线	比例	上限封顶线	方式
村卫生室	无	25%	家庭账户资金总额	就地直接减免	—	—	—	—
乡镇卫生院					50元	50%		患者先垫付，出院时结算
县级医院	—	—	—	—	100元	40%	4000元	
县外县级及以上医院					200元	25%		

表5　补偿情况汇总：2003年6月1日～2005年12月31日

	村卫生所	乡镇卫生院	县级及以上	合计
门诊人次	1094519	378679	—	1473198
医疗费用（元）	18541877	16805684	—	35347561
补偿金额（元）	4304627	4793582	—	9098209
人次均医疗费用（元/人次）	16.94	44.38	—	61.32
人次均补偿金额（元/人次）	3.93	12.65	—	16.58
住院人次	—	76367	28362	104729
医疗费用（元）	—	34234610	73474043	107708653
补偿金额（元）	—	15868914	21575054	37443968
人次均医疗费用（元/人次）	—	448.3	2590.58	3038.88
人次均补偿金额（元/人次）	—	207.8	767.7	975.5
医疗费用合计（元）	143056214			
补偿金额合计（元）	46542177			

　　再次，会泽县农村合作医疗的补偿力度很大。2003年6月1日～2005年12月31日，全县累计补偿金额超过4654万元，占同期累计农民医疗费用1.43亿元的32.5%以上，占全县合作医疗筹资总额5500万元的84.62%。补偿力度的加大也大大改善了医疗服务机构的效益。所采访的各乡镇卫生院的负责人一致表示，开展合作医疗后，卫生院的业务收入每年增长10%以上，这也为卫生院医疗服务条件改善创造了有利条件（参见表4与表5）。

　　会泽县合作医疗工作还有一个突出的特点，就是领先的计算机信息与网络建设。早在 2004 年会泽县就率先成熟地使用了自己的合作医疗信息管理系统软件，计算机在乡级卫生机构的普及与应用，极大地方便了信息的收集与整理，也为合作医疗管理提供了便利。会泽县近年来合作医疗方面的各类统计数字精确齐全，调用方便，这与其先进的信息管理技术分不开。2005 年，全国开始推广统一的合作医疗管理软件，会泽县原有的软件系统废止。到 2006 年 3 月，会泽县已实现计算机网络下到乡镇卫生院，全面使用统一的合作医疗管理系统。

三、特困医疗救助工作

除省、市安排的贫困人口医疗救助资金外，县财政每年计划安排 27 万元的贫困人口医疗救助资金纳入贫困医疗基金专户管理，用于特困人群中无力支付医药费用自付部分的参合人员。

上级财政 2003 ~ 2005 年共投入医疗救助资金 133 万元，县财政每年应配套资金 3 角/救助对象，但由于财政困难并未到位。

在实际操作中，具体负责医疗救助工作的是县民政局救济救灾办公室。救助对象的最终确定基本上由各级民政部门决定，而民政部门主要参照过去确定的特困人口来确定救助对象。同时，大病医疗救助的申请与批准程序基本与其他民政救助相同，并与其他民政救助混合操作。由于担心资金安全，大病救助的申请与审批程序比较严格与繁琐，因此实际享受到大病救助的农民较少。医疗救助的工作主要集中于为救助对象代缴参合费用，同时救助资金的使用也主要集中于此（参见表 6 与表 7）。目前，救助资金尚实际结余 100 万元（不计未到位资金）。

表 6 救助对象、救助办法、救助标准（2005 年）

救助对象	五保户和农村特困户中因患大病需要救助的家庭成员
救助方法 与标准	（1）为医疗救助对象缴纳个人应负担的全部参合费用 　　2004 年：10 元/人，2005 年：5 元/人 （2）患大病而经合作医疗补偿后个人负担医疗费用过高，影响家庭基本生活的，再给予适当的医疗救助：最低 300 元/户，最高 3000 元/户

注：2003 年 3 月 1 日 ~ 2006 年 12 月 31 日间的参合费为 5 元/人，但救助代缴标准 2004 年是 10 元/人，2005 年是 5 元/人。从 2007 年起，参合费改为 10 元/人，从而救助代缴标准相应改为 10 元/人。

表 7　医疗救助制度概况（2004～2005 年）

本县特困医疗救助的方式	和合作医疗结合
救助内容	提供参合费用，并为救助对象单独报销
救助对象包括	五保户，困难的离退休干部、家属，退伍军人，军烈属
最后确定特困农户	县民政局
管理特困医疗救助资金	民政局与卫生局
申请医疗救助	需要农户自己申请
救助对象公示	名单在村里公示
救助对象	基本是以前确定的贫困救助户
补偿方式	患者先垫付，出院时现场结算
优先报销	军烈属与五保户优先
审查救助对象的处方与报销凭证	县乡合作医疗办公室
全县医疗系统	全部乡村一体化管理
医疗救助	开放门诊
救助对象在村卫生室看病	可以就地报销
非贫困人群患有高费用慢性病	可以申请成为特困救助对象
非贫困人群突发重病或伤残	若不救助可能陷入贫困，可以申请成为特困救助对象

	2004 年		2005 年	
全县救助对象人口		19298		20519
五保户人口	2004 年	2101	2005 年	2101
历史特困人口		17197		18418
参合费代缴金额合计（元）		192980		102595

四、会泽县农村医疗工作中的困难与问题

　　据当地卫生局、财政局、民政局工作人员反映，目前突出的问题是：①新型合作医疗只能在一定程度上缓解农民因病致贫问题，并不能从根本上解决这一问题。②受益者主要还是较为富裕的农民，真正的特困农民事实上并不能从中受益。合作医疗方案中并没有针对救助对象的倾斜性规定，特困农民无法借钱来垫付医疗费，并且由于不是报销全部医疗费，特困农民无力承担自付部分的医疗费。而会泽县贫困人口较多，并且分布零散广泛，贫困人群在医疗服务利用方面的改善还需要一个很长的过程。③新型合作医疗由卫生部门管理和运

作，并且随着参合率的逐年增加，农民对合作医疗的知晓度日益提高，筹资总额的逐年加大，合作医疗管理的困难或成本也逐年增加，而卫生局和医疗机构的人员编制一直没有增加，办公经费也没有提高（每年合作医疗工作经费40万元左右，全部由县财政解决），这就为做好做细各项工作加大了难度，从而影响到新型医疗合作的效果。④由于卫生部门是卫生院和医院的主管部门，由卫生局来管理和运作新型合作医疗，难免会出现既作运动员，又作裁判员的尴尬局面，不利于对医疗机构的监督工作。⑤救助特困农民主要应由民政部门完成，而医疗救助的工作程序复杂，并且宣传不到位，许多农民不知道有此项救助，大部分特困农民没有得到另外的医疗救助。

案例1　周桥宝一家

　　会泽县大海乡绿茵塘村周桥宝一家现在只有老两口在家生活。男主人今年57岁，女主人今年48岁，他们有一子一女。女儿已出嫁，但她为照顾父母经常在其父母家中帮忙做些农活和家务。访问到该户时，女儿闻讯也抱着孩子从山上自己家下来了。女儿的到来给访问带来了便利，虽然我们直接问的是女主人，但女儿可以在旁做一下解释。两个老人都有残疾，女主人双目失明，男主人双耳失聪并且左臂残疾，他们都没有劳动能力，家中也没有劳动收入，主要由女儿随时给一定的零钱来支付日常生活所需。家里也没有负债，原因是他们这样的条件几乎没有人借给他们钱。儿子前一段时间离家去寻找打工机会，但因没有技术已被辞退（采访时又离家在外）。房屋是石片垒成的，条件较差。

　　2005年，家中没人住院，平时出现小病只是去私人诊所就诊，没有从合作医疗得到过补偿。当我们问及原因时，他们说主要是没有钱去卫生院看病。女儿的家庭年现金收入1000元左右，但要照顾父母一家，又要过自己的日子，她现在所欠农村信用社的贷款已达10000元。该户卫生条件很差，这对一家人的身体健康可能有很大影响；只有用水和村里其他人家一样也为自来水。

　　由于家里有女儿照顾，再加上本乡普遍是低收入户或无收入户（大海乡是会泽县最穷的乡，全乡大部分户都达不到625元/人年的绝对贫困线），本户并没有被列为特困医疗救助对象，女儿对合作医疗有关规定有一定的认识，并为其父母一家代交参合费用，老两口一家的合作医疗证也由女儿保管。老两口基本不清楚合作医疗是怎么回事，如果发生相关事情，完全依赖于女儿。老两口对数字也不太敏感，因为家里的许多事情都是女儿帮着办的。

案例 2   周文海一家

会泽县大海乡绿茵塘村周文海一家老两口男主人今年 53 岁，女主人今年 45 岁。女主人很健谈，很愿意表达自己的想法。他们有一儿子现在在部队服役，已转为士官（要多年在外服役）；还有一女儿刚刚出嫁。现在家中只有老两口在一起生活。家中设施简陋。虽然本户生活已经很贫困，但由于当地贫困户太多，并且救助名额有限，该户并不是特困救助对象。

2005 年，男主人头部脓肿，压迫神经，表现出瘫痪症状，在昆明医院做过手术后，现在已可下地走路，但已失去生活自理能力。当时住院花费 2 万 ~ 3 万元，主要由儿子向外借款。未来后续治疗仍需 2 万元手术费用。男主人生病前家庭年均现金收入为 4000 ~ 5000 元，2005 年的现金收入仅为出售自种土豆所得的 1000 元；生活支出和生产性支出大约需要 2500 元；现在欠款 37000 元，30000 元为医疗费借款，其中向亲戚借款为 25000 元，信用社贷款为 5000 元。女主人对合作医疗有一定的认识，她也表示愿意参加合作医疗，但仅知道可以用合作医疗证来报销，具体细节也说不清楚。至于特困救助对象，她并不太清楚。她还告诉我们，周围已经有许多人像她一样拿着"小本本"去看病了，她最开始也是看了别人拿"小本本"去看病才学着这样去看病的。

案例 3   特困医疗救助户桂玉莲一家

会泽县新街回族 - 彝族自治乡新街村桂玉莲一家四口人都是回族。女主人桂玉莲少年时（1988 年）不幸被雷管炸伤双眼。据女主人本人讲，刚受伤后的一段时间里，她还只是弱视，双眼还能勉强看得见一些东西。她先后去乡医院、县医院看过眼睛，但病情不但没有好转，反而越治疗视力越差，不久便双目失明了（虽然当事人无法清晰描述当时的治疗情形，也无法说清楚当时具体的诊断结果及治疗手段，我们还是很相信，如果当时当事人家庭收入较高，并且有机会在医疗条件更好的大城市救医，眼伤是可以得到有效治疗或控制的）。面对双目失明，女主人似乎也习惯了，但在讲出自己的治疗遭遇时，仍然透露出一丝焦虑与无奈。

家里有两个男孩，长子 2004 年 2 月出生，次子 2005 年 3 月出生，都还小，尚感觉不到家中的贫困与父母的辛苦。访问时，女主人的丈夫正在地里干农活。本来，本乡是外出务工人员很多的乡（据当地干部讲，大约 40% 的青壮劳动力都在外面打过工），但由于家里有妻子与孩子需要照顾，丈夫并没有机会外出打工。这对家庭收入来说是一种损失。女主人虽然失明，但日常家务并无障碍。她能凭多年来积累的经验自如地在距家几十米远的范围里来回行动。她可以清楚地知道房屋中的布置，很快找到想要找的东西，也能做饭、洗衣、照顾孩子。尽管如此，失明还是让她失去了许多致富的机会。目前，女主人在离家十几米远的村口开了一家小卖店。开店租用的房屋与本钱都是娘家哥哥赞助的。目前，小卖店一月能赚 60～70 元，基本由女主人经营。家里的主要收入还是来自于丈夫务农，一般每年还要从外面借几百元。

女主人能很快地为我们找到她家的合作医疗证。当我们问她这个证"有什么好处"时，她说看病时可以便宜些，我们问她知道能便宜多少吗，她说不太清楚。当我们问她参加合作医疗要花多少钱时，她说以前都是每人每年交 5 元，但今年没交钱。后来，我们知道乡里考虑到她家的实际困难从今年开始把她家列为特困救助对象，这样就不用自付参合费了。然而女主人并不知道这其中的变化。她只知道今年不用交钱也可以拿这个医疗证去看病。

由于小儿子去年刚出生，而出生时间在缴费周期中间，所以小儿子（本地所有新生儿与之类似）并没有加入合作医疗，也没能补入合作医疗。去年底今年初小儿子患肺炎发高烧，在新街卫生院住院五天，医疗费支出为 160 元，但无法获得合作医疗的补偿。

由以上案例可以看出，由于会泽县地形条件复杂，贫困人群数量多、分布广，贫困人群生活水平、文化素质普遍不高，合作医疗及医疗救助的宣传工作面临了很大的困难。希望大部分贫困农民比较清楚地掌握合作医疗与医疗救助运行的有关内容是不太现实的。但这也并不是政府可以放松工作的理由。就卫生工作而言，当地政府在"农民相互示范"上已经下了许多功夫。在救助工作方面，政府还要加大力度。

总地来说，在合作医疗的效果上，会泽县的参合率与补偿率都很高，许多农民都从合作医疗中获得了好处，农民参合的意愿很高，这为今后继续开展合作医疗奠定了良好的基础。

在实际操作上，会泽县的合作医疗工作与医疗救助工作是相对独立运行的，两项工作的结合主要体现在为救助对象代缴参合费上，民政部门将医疗救助工作与其他救助工作也并不严格区分。

在技术上，会泽县率先实现了合作医疗管理的计算机网络化，计算机管理系统下到乡镇卫生院一级，这极大地加强了对各级医疗机构的监督，也极大地方便了信息交流与共享。

在成本上，与合作医疗、医疗救助相关的卫生、财政、民政部门，都面临着人员与办公经费的紧张。由于会泽县地理条件复杂，人口众多并且分布广泛，因此相关的办公成本较大。

（执笔人：金成武，2006 年 5 月）

陕西省洛川县农村医疗保障制度调查

一、洛川县基本概况

洛川县位于陕西省延安市南部，北距延安130公里，南距西安240公里，地理位置优越，交通便利。全县共辖6镇13乡365个行政村，总面积1804.8平方公里，总人口20.4万，其中农业人口16.59万，该县属暖温带半湿润大陆性季风气候，平均海拔1072米，是黄土高原面积最大、土层最厚的塬区。该县雨热同季，自然条件优越，发展农业具有得天独厚的优势，素有"陕北粮仓"和"苹果之乡"的誉称，先后被确定为全国苹果外销基地县和陕西省苹果生产甲级基地县、粮油生产基地县、烤烟生产基地县。

2005年全县国内生产总值完成115947万元，比上年增长17.96%；财政收入7000多万元（具体数据卫生局没能提供），因为农业税和农业特产税，比上年减少；农民人均纯收入3080元，较上年增长10.8%。

苹果产业是整个洛川的支柱产业，已成为洛川农民的主要收入来源。洛川县是世界最佳苹果优生区和中国苹果优生区的核心地带，迄今已有50多年的苹果栽培历史。据该县卫生局副局长介绍，2004年该县50.8万亩耕地种植了苹果，占总耕地面积的71%，产量38.404万吨；2005年，农业人口人均苹果面积3.1亩，年产量达到45万吨，苹果产业收入7亿元。在洛川，每亩耕地可栽40~50株苹果树，"百棵苹果树，能富一个户"，这是洛川一带果农的经验之谈。栽培苹果效益相当可观，1亩苹果的收益比种1亩大田作物高6~7倍。2003年年底苹果总产量达30万吨，总收入4.3亿元，农民人均果品收入1800元。2005年，洛川人均苹果纯收入达2720元，全县家庭收入超过3万元的达1.09万户。由于引进世界苹果栽培先进技术，洛川县在短短几年内，通过国家绿色食品基地认证的果园已达30万亩。该县合作医疗工作的开展基础及实施过程中的制度安排有些就是与苹果生产有关的。

二、洛川县新型农村合作医疗制度

洛川是全国首批新型农村合作医疗试点县，自2003年以来，通过开展全县的卫生情况调查设计了制度，通过在实践中的不断摸索，于2005年前后基本建成了比较适合当地实际的、运行较为平稳的农村合作医疗制度。

1. 制度设计基础

洛川县卫生局于2003年5月份抽样了1342个农户、4982人。查出患病率为78%，有3886人到医院接受治疗，就诊率为86.98%，其中有118人住院治疗，占就诊人数的3.5%，在这些住院者中，住乡镇卫生院、县医院和县外医院的比例分别为：35%、42%和23%，平均费用分别为：580元、1600元和4700元。

按当年农业人口16.2万人计算，全县每年有5670人住院治疗，如果把住院治疗认为是大病，该县大病发生率为35%。

该县采取了大病统筹的思路，为了确定以收定支的数额，他们设计了如下公式：

$$35\% \times (35\% \times 580 \times 60\% + 42\% \times 1600 \times 40\% + 23\% \times 4700 \times 30\%) = 35\% \times 714.9 = 25.02 \ 元$$，其中60%、40%、30%为假设的报销比例。

如果上述公式合理，统筹基金需要每年25元左右即可。

2. 2003年（从2004年开始运行）公布并实施的制度安排

（1）筹资。当你们参加合作医疗时，要求每个农民个人缴纳15元，其中10元划入个人账户，用于门诊小病等医疗开支，为动员农民参加合作医疗，各级政府给予的补贴情况如下：中央每年给每名参合农民补助10元，省、市、县财政则分别按4元、3元、3元的标准每年补给每名参合农民，这20元作为给农民的统筹基金的补助，加总起来实现了项目设计之初的25元统筹水平。该县财政每年按照50万元（去年增加到90万元）列入财政预算，确保合作医疗配套资金和合作医疗办公室经费（每年10万元，与合作医疗基金分开拨付和管理）的及时到位。

为了避免合作医疗在使用过程中的家庭成员冒名使用等现象，该县要求各个农户以户为单位参合。这样既提高了参合率，提高了个人账户资金的使用效率，也避免了"一人参合，全家享用"的现象。该县在发放合作医疗证时也是以户为单位统一制作和发放的，就是说，每个参合家庭拥有一个合作医疗证书，该户的交纳参合费的记录与资金使用情况将在一个本子上登记。

合作医疗费用的征收时间为每年 11～12 月，这个时候正是农民卖了苹果手中有钱的时候，征收工作开展起来比较容易。

（2）就诊服务。当参合农民患病时，必须去合作医疗办公室指定的定点医疗机构就诊，他们分别是各乡镇卫生院、县医院、县中医院、妇保院以及县外的国家公立医院，原则上首选乡镇卫生院。就诊时，必须携带并出示合作医疗证，办理住院手续时，必须交纳一定数额的住院押金，然后方可接受治疗，对于需要转诊的患者，需要主管医生申请，院合疗办组织会诊后，报县合疗办批准后方能转诊。对于危急患者，可先转诊，后补办手续。

为了控制总医疗费用，该县研究通过了 14 种单病种定额包干，并且在就诊中所用的药物只有被本县合作医疗用药目录覆盖的品种才可以报销。

（3）补助办法。当患者出院时，在本县医疗机构就诊者可以在所在医疗机构的合疗办直接按规定报销。对于按手续办理转诊的外出患者出院时，携带出院证、诊断证明、病历复印件在县合疗办按规定报销。

对于在外地打工、上学的，可在当地县级以上医院住院治疗，出院后，携带出院证、诊断证明、病历复印件，按所住医院等级降低 10% 在县合疗办报销。

（4）报销补助比例。住院费用在补助前需扣除患者自付标准部分（即起付线），再按照以下规定审核补助：

洛川县在合作医疗起步阶段的自付标准部分，即起付线如下：

乡镇卫生院、每次住院自付标准为 200 元，县级医院为 600 元，县以上医院为 1000 元。

补助标准是：在乡镇卫生院就诊补助为 60%，县级医院为 40%，县以上医院为 30%。

最高限额是：住院患者全年最高补助金额为 5000 元，特殊病例不超过 10000 元。

（5）制度运行和监督机构。该县成立了以县长任主任的县合作医疗管理委员会，每年该委员会召开两次会议，统一部署全县合作医疗工作，协调各方资源，并下设县合作医疗管理办公室，由卫生局长任主任，平时有编制 6 人，长期借调 4 人，因为该办公室由卫生局长任主任，所以当遇到季节性任务时，可以调动卫生系统的更多人力资源。还成立了由人大代表、政协委员、监察、纪检、物价等部门代表、农民代表组成的县合作医疗监督委员会，县合作医疗管理办公室不仅每半年要向该委员会汇报一次资金运行情况，每年还要接受该委员会的审计一次。平时该委员会还可以就合作医疗的服务质量、定点机构的运行情况进行检查和暗访。

3. 资金运行流程

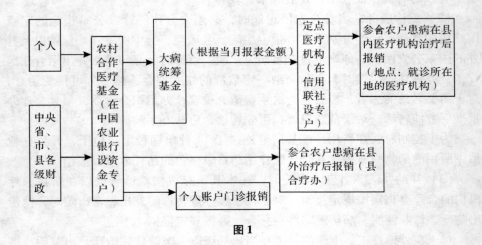

图 1

4. 运行中进行的制度调整

2004 年 5 月 24 日,该县根据合作医疗工作开展初期的问题,听取了各方的意见,降低了自付段标准,县级医院由 600 元降低到 500 元,乡镇医院降低到 150 元,并取消了五保户的自付段。同年 8 月 27 日,县级以上医院由 1000 元降低到 800 元,县级医院由 500 元降低到 400 元,乡镇医院由 150 元降低到 100 元。最高封顶线升为 10000 元,特殊病例不超过 15000 元。并扩大了用药目录,扩大了定点医院范围。

2005 年 4 月,该县又扩大了单病种范围,从 14 种扩大到 31 种,并设定了患者和医院的医疗费用的最高限额。

2005 年年底开展的第三期合作医疗又调整了筹资水平,每个农民个人缴纳 15 元不变,各级政府中央每年给每名参合农民补助 20 元调整为 40 元。考虑到该县苹果生产的过程中有不少农户在剪枝、上套、采摘时发生的骨折、划伤等现象较突出的问题,今年把农户在苹果生产过程中发生的骨折等外伤病种也列入了合作医疗报销范围。

5. 实施情况

到去年年底为止,该县合作医疗的参合率已经从起初的 88% 增加到 95%。全县累计享受合作医疗的人次为 113268 人次,共补助金额 679.63 万元。其中,门诊补助 105679 人次,补助金额 116.76 万元,住院补助 7589 人次,补助金额 562.27 万元,占农民住院总费用的 38%,人均补助达到 740 元。从动态的过程看，第一年人均补助 595 元，第二年为 837 元，2005 年 12 月配套资金增加后预计可达到 1027 元。个人补助达到 10000 元以上的有 18 人，特殊病例补助达到 15000 元以上的有 4 人。

三、洛川县医疗救助制度

1. 救助对象及人数

洛川县的医疗救助试点工作于 2003 年 12 月 1 日正式启动，由县民政局负责实施。根据该县的经济发展水平和救助能力的实际情况，他们确定的主要救助对象为：一是五保户；二是特困户，即家庭人均年收入低于国定贫困县标准的 625 元水平的家庭；三是贫困户，即家庭人均年收入介于 625 元与 865 元之间的家庭。启动项目的当年，该县各类困难人群占总人口的 10%，五保户有 148 户，残疾及特困人群占总人口的 5% 左右。

2. 甄别救助对象

在实施医疗救助的过程中，首先要明确的是，谁是应该救助的对象，在洛川县是这样操作的：首先由贫困户自己提出书面申请，或者由村干部代其申请，经村委会讨论通过后，在村里张榜公示，并报镇民政站，由镇民政站登门核实，并经镇政府讨论通过后在镇政府张榜公示，并报县民政局，县民政局开会通过后，确定为正式救助对象。

我们知道，在实际中，弄清一户家庭的真实收入水平是很困难的，在洛川却有另一种方法来帮助甄别救助对象。据旧县镇民政站站长小杜介绍，当每个村把申请材料报到他那里后，他会挨家挨户地去走访甄别，但采用的方法也很简单，就是看该申请人家里有几亩苹果园，有几亩是已经挂果的苹果园，有几亩是尚未挂果的苹果园，除以该户人家的总人口数，再调查往年有没有大病欠债记录，就可以判别该户是不是真的贫困。

3. 救助办法

该县的医疗救助项目中，第一类救助是帮助正式救助对象参加合作医疗，由县民政部门帮助其支付 15 元参合费。第二类救助是二次救助，具体办法是：对于贫困户，合作医疗报销后的剩余药费在 1000~6000 元的按 5% 报销救助，6001~10000 元的按 7% 报销救助，10000 元以上的最高限额为 1300 元。

4. 资金流程

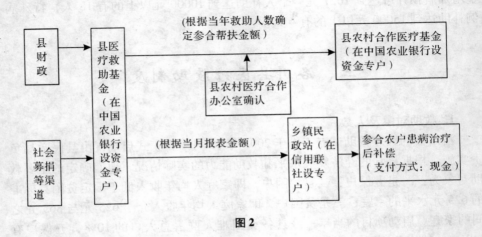

图2

5. 实施效果

三年来，全县累计救助 24484 人（2004 年为 8050 人，2005 年为 8064 人，2006 年的对象有 8370 人），帮助这些弱势群体缴付参合资金 367260 元，截至 2006 年 3 月 25 日，贫困人口享受到的医疗补助中，来自医疗救助的总额为 14.7818 万元。2004 年，安排医疗救助资金 20 万元，2005 年安排 30 万元，均来自上级拨款。医疗救助覆盖率为 100%。

四、农村合作医疗与医疗救助衔接政策实施

从政策实施过程来看，该县的农村合作医疗与医疗救助政策有以下几处衔接：①民政部门帮助五保户、特困户参合；②卫生部门取消五保户的报销起付线，减轻了五保户的负担；③在合作医疗报销的基础上，给予救助对象二次救助；④当县合疗办发现资金沉淀有节余时，对当年医疗费用开销较大的参合农户给予二次补偿，只要各类困难户达到当年规定的标准，也可享受来自合作医疗基金的二次补偿。

五、亮点与经验

1. 领导重视，组织机构健全

县委、县政府高度重视新合工作，县长亲自任新型农村合作医疗管理委员会主任，并且在文件中规定了主任要一年召开两次会议，实际上 2004 年身为县长的主任亲自为此工作召开了 6 次会议，及时协调了各方面的工作。还成立了新型农村合作医疗制度管理委员会和新型农村合作医疗监督委员会，并制定了一整套新型农村合作医疗的监督机制和规章制度，从组织和制度上保证了新型农村合作医疗的顺利开展。

2. 宣传手段在开展合作医疗工作中的作用

该县在开展合作医疗工作之初，动用了各种宣传工具和媒体，2004 年，该县电视台天天滚动播出关于合作医疗的新闻与政策讲话。该县合作医疗办公室副主任曹茂林说："我是一个副科级干部，但在那一年就上了不下 50 回电视。"为了取信于民，他们还把当年报销村民名单及报销金额以字幕形式每天在电视上滚动播出。这种高密度的宣传的作用是巨大的，我们调查组所到之处，只要问及心智健全的人，都可以向你讲上一些关于合作医疗的事情。

3. 民政与卫生部门配合紧密

在日常工作中，两个部门经常沟通与协调，在医疗救助方面，不仅仅民政部门有二次补偿的机制，而且如果当年统筹资金中还有剩余，他们就安排部分出来对有大额医疗花费的患者进行二次补偿。这样的政策支持了医疗救助工作的更好开展，体现了合作医疗与医疗救助结合的原则。

4. 医疗服务机构得到了发展

我们在与卫生院院长的访谈中，明显地感觉到院长们对新型合作医疗制度的拥护，无一不认为对其单位的发展起到了至关重要的帮助，有的卫生院长说合作医疗前后，其所在院的门诊量增加了一倍。住院人次和业务收入明显增加，医疗单位发展后劲不断增强，县、乡、两级医疗保健机构进一步得到巩固，这为合作医疗的可持续发展提供了一定的保障。

5. 资金筹集管理封闭运行

洛川的合作医疗基金采取的是封闭运行，无挪用、无挤占现象，资金管理公开透明。每月按时在乡镇定点医疗单位将参合情况、基金使用情况和结算补助情况进行公示。县合疗办的办公经费由县财政另外拨付，减少了管理机构对侵占合作医疗基金的风险。

6. 计划生育部门加入了帮助计划生育户的参合活动中来

7. 新型农村合作医疗得到当地农民的普遍欢迎

在我们的访问中，遇到的农民普遍认为推行新型农村合作医疗后，生活压力得到有效缓解，医疗费用负担明显减轻，极大地增强了农民抵御大病风险的能力。

六、问题与发现

1. 工作程序复杂、信息化程度不高

为了保证审核的稳妥，资金的安全，有的时候对患者提出了过多的审核材料和审核程序，不太方便农民。合作医疗系统的信息化程度不高导致很多工作需要手工处理，加大了工作强度，并同时导致民政部门花费大量时间去掌握情况，工作成效极大地依附于个人工作热情，而不是制度安排。

2. 单病种设计的缺陷

我们承认单病种设计可以在治愈疾病和减少统筹资金风险之间找到平衡，但是因为单病种设计在设计之初时主要是定了治病的费用总额，于是发生了治愈的情况：对于不同体质的患者，使用相同的治疗方案不一定能达到完全治愈的效果，但还是让其出院。

3. 政府过度垄断

目前，该县具有合作医疗定点医疗机构资格的医疗机构还仅限于公立的乡镇卫生院和县级医院，乡镇卫生院的医疗资源利用效率不高，主要是很多疾病只需在村卫生室买些药服用即可，不需要去卫生院；要么就是因为卫生院医疗水平较低，去了也解决不了问题，还是要去县医院诊治才行。而目前的制度把人限制在卫生院的做法还值得思考。

在我们访问村卫生室时，我们明显感觉到卫生室在保障附近居民健康方面所起的巨大作用。第一，他们可以在第一时间赶到病员家里进行简单的急救，现在有些村医还是正规医科大学毕业的，拥有中级专业职称，具有一定的医疗水平；第二，根据我们的访谈，我们发现对于大多数农民来说，他们更希望把一些注射、静脉注射、简单的检查放在居住地附近，一来可以节约费用，二来不耽误农活；而且目前的村卫生室的药品价格与卫生院相比要明显便宜得多，但是在卫生院却不可以使用合作医疗的钱看病。

4. 还需要进一步加强对定点医疗机构的费用控制和行为监管

虽然无论是合作医疗还是医疗救助都做到了补偿或救助信息的公示制度，

可以杜绝一些政策执行过程中的负面因素，但从源头上来看，合作医疗并没有解决"以药补医"的问题，在很大程度上卫生院以合作医疗门诊量、住院量的加大带来了巨额的药品收入。同时，药费价格依然不健康，在我们的访谈中发现，卫生室在进货量小的情况下，居然可以比卫生院低的价格进到同样的药品，在顺价加售方面，因为进货价格就高，当然销售价格也要高就成为不能降低药费价格的理由了。

5. 合作医疗制度中，合作医疗管理委员会究竟是谁的代理人

我们发现，在合作医疗制度的实施过程中，合作医疗办公室从制度设计到管理日常工作，几乎所有的行为出发点都是站在医疗供方立场上的，在责任与义务的承担方面，明显偏袒于供方，比如说，维护卫生院的医疗垄断地位，在费用控制方面，除了单病种策略外，没有约束合作医疗定点机构的其他政策。根据合作医疗的互助共济原则，这个组织本应该是参加这个合作组织者自己的利益组织，它的日常运行机构也应该代表该利益组织与其他部门谈判和争取权益。但从目前情况看，离这一目标还很远。

6. 对贫困户的救助力度太小

医疗救助的水平太低是许多贫苦户反映的心声。1000～6000元才可以报销5%，6001～10000元报销7%；10000以上封顶报1300，这样的二次补偿率对大病患者无异于杯水车薪，不能解决实际问题。对于无力支付自付段费用的农民来说，看病仍然困难。对于因病致贫的农户，这样的补偿力度并不能有效缓解贫困，更不要说帮助其摆脱贫困了。

（执笔人：姚宇，2006年5月）

湖北省钟祥市农村医疗保障制度调查

钟祥市地处湖北省中部地区，隶属荆门市（前属荆州）。距离省会武汉约4小时车程，驱车前往宜昌的时间为3小时。钟祥总面积4488平方公里，居湖北省第三位，人口102.19万人，其中农业人口70万人。现辖17个乡镇、3个国营农牧场、2个省级经济技术开发区。该市民政部门于2005年启动特困人口大病救助。2004年，被确定为第二批新型农村合作医疗试点县（市），2004年10月正式启动新型农村合作医疗项目。2006年4月10～12日，笔者与罗楚亮一起对湖北钟祥市农村合作医疗制度和医疗救助制度的运行方式进行调研，并对两种模式的衔接问题进行调查了解。

调查首日调研了汉江东岸的柴湖镇，次日本拟调研西岸的一个乡镇，却由于该日出现罕见的狂风暴雨，无法渡过汉江，因此临时改在同在汉江东岸的旧口镇进行。调查对象包括乡镇合作医疗管理办公室、乡镇卫生院、一个村卫生室和部分农户。由于大病救助与乡镇民政部门的关系不大，所以在乡镇调研中，我们只对柴湖镇民政办进行了访谈，而在旧口镇，转而调查了旧口的一个社会福利院（养老院）。在对各乡镇进行调研之前，我们首先对钟祥市合作医疗管理中心（以下简称合管中心）及钟祥市民政局进行了访谈，并走访了县人民医院，以了解该市新型农村合作医疗和医疗救助开展的总体状况。

在实地调研的基础上，本报告包括以下几个部分：第一部分为新型农村合作医疗的制度设计；第二部分为特困人口大病医疗救助的制度设计；第三部分为两个制度的衔接点；第四部分为运行情况及其评价。

一、合作医疗的制度设计

1. 机构和人员

新型农村合作医疗实行"市办、市（乡）镇共管"的管理体制。市级管理住院基金、健康体检基金和风险基金，乡镇管理门诊基金。市级经办机构对乡（镇）健康体检工作考核验收后核拨体检经费。

市成立新型农村合作医疗管理委员会（下称市合管会），负责全市新型农村合作医疗的组织、协调、管理和指导工作。市合管会成员由市政府领导和市政府办公室、卫生、财政、审计、监察、民政、农业、宣传等部门负责人组成。市合管会下设办公室（下称市合管办），为新型农村合作医疗经办机构，负责全市新型农村合作医疗的业务管理和日常工作。乡镇（含郢中街办、官庄湖管理区）设立新型农村合作医疗管理办公室（下称乡镇合管办），配备1名专职管理员和1名兼职管理员，人员在全市卫生系统内公开招聘，为市合管办委托独立经办机构。乡镇政府和村委会要负责做好当地新型农村合作医疗的筹资、宣传组织和监督管理工作。市合管办挂靠市卫生局，核定工作人员6名，从卫生部门内部调剂。市合管办工作人员和乡镇合管办专职人员的工资及其工作经费由市政府定编列入财政预算。

2. 基金的来源及使用

新型农村合作医疗基金来源有以下几部分：

参加新型农村合作医疗的农民每人每年缴纳15元；其中，特困户个人交纳部分由民政部门从救助资金中解决。农村五保户缴费从税费改革后财政对五保户的转移支付资金中收取。

地方财政按参加人数每人每年补助15元。其中省级10元，市级5元；中央财政专项转移支付资金按参加人数每人每年补助20元。

根据当地同志的介绍，今年预计地方财政资金将全面到位，个人支付有望减少为每人10元。

从基金使用的角度考察，根据该市的制度设计，新型农村合作医疗基金支出分为如下几个方面：

门诊医疗基金占18%，用于参加新型农村合作医疗人员门诊医疗费用的补偿。

住院医疗基金占74%，用于参加新型农村合作医疗病人封顶线以内的住院医疗费用的补偿和大病补助，大病补助金纳入住院基金范畴。其中，大病补助金按年度筹资总额的2%提取，当年住院基金结余部分纳入大病补助金并用。

健康体检基金占4%，用于参加新型农村合作医疗人员每年一次的健康体检。

风险基金占4%，主要用于新型农村合作医疗基金的财务透支和意外情况的应急处理。

3. 合作医疗补偿制度

	乡镇卫生院	本市内市级医院	市外医院
起付线（每次）	100 元	300 元	800 元
封顶线（全年）	20000 元	20000 元	20000 元
补偿比（%）	55%	住院费在 301～2000 元（含 2000 元）补偿 45%；2001～4000 元（含 4000 元）补偿 50%；4000 元以上补偿 55%	住院费在 801～2000 元（含 2000 元）补偿 20%；2001～4000 元（含 4000 元）补偿 25%；4000 元以上补偿 35%
定额补助	住院分娩费用每人定额补助 100 元		
备注	超过住院医疗费补偿封顶线的医疗费用，由市合管办在年终统一审核后从合作医疗大病补助金中适当予以二次补助		
门诊家庭账户	参加新型农村合作医疗的农民，每人每年可获得 9 元的门诊医疗费补偿，记入门诊家庭账户		

二、医疗救助的制度设计

1. 覆盖人群

钟祥并未实行农村低保制度，所以特困医疗救助也基于传统农村特困户、五保户和特困优抚对象进行。管理机构为钟祥市民政局下设的低保局。到今年，特困医疗救助制度覆盖 5001 户，10010 人，约占全体农业人口的 1.5%。预计今年 7 月 1 日起，扩大为 9000 户，19000 人。其中，特困户标准为：①未达到五保户标准，但无劳动能力，生活特别困难的，无生活来源，无子女赡养的，① 即所谓"明日的五保户"；②家庭人员中存在痴呆傻残人口的；③因灾因病丧失主要劳动能力的家庭。

2. 救助内容和标准

资助农村五保户、特困救助对象、特困优抚对象参加新型农村合作医疗，每人 15 元。

对于患有重大疾病的救助对象，则有下列救助方式和标准：

---

① 执行时似乎主要指无儿子抚养的。

在医疗救助定点医院就诊的救助对象，首先由医疗救助定点医院对救助对象给予一定的优惠和减免。补助标准为，个人自付部分扣除 1000 元作为起付线，以上部分由医院根据类别报销一定比例。具体如下：

免收挂号费、诊断费；注射费、观察费、床位费、抢救费、护理费、手术费、处置费和各种劳务性收费优惠 50%；常规性药品按销售价优惠 10%。

符合特困医疗救助条件的人群患大病后给予二次补助。补助标准为，个人自付部分扣除 1000 元作为起付线，补偿比例为 30%，封顶线为每人每年 3000元。五保户补偿比例为 50%，封顶线为 5000 元。如在医疗救助定点医院就诊，则扣除定点医院优惠部分后再按照补偿比执行补偿。

除比例报销外，钟祥市民政局还设计了一种定额医疗补助方法，即在审批符合救助条件后，由个人提出申请，通过相应审批，可以由市民政局一次性支付一定数额的补助金（1500～3000 元）给救助对象。

3. 申请和审批程序

三种符合条件的对象参加合作医疗，无须个人申请，即由民政通过社会事务办公室办理有关程序。大病救助程序：①凭定点医院的诊断证明，向村委会提出书面申请；②村、乡、市逐级审批，村和乡镇张榜公示；③定点医院根据规定优惠和减免；④救助对象出院后到市民政局申领医疗救助金，市民政局报财政局，财政局拨款给民政专户；⑤民政逐级核发到救助对象手中。

三、制度衔接

从上面的制度设计情况可以看出，两种制度之间存在两个衔接点：合作医疗参合和大病二次补助的实施。

在参合方面，民政系统在资金给付方面并没有任何的问题，救助对象参合所需的资金早已到位，而卫生系统的合作医疗证也已发到各户。在这个方面应当说双方都做得不错。

唯一存在的问题在于对救助对象的宣传方面，由于两种制度实施时间还不长，所以在政策宣传方面仍存在一定提高的空间，如我们所调查的某救助户，在不知情的情况下，自己缴纳了参加合作医疗的费用，而到我们前往访谈为止，该农户并不知晓自己不需要缴纳参合费。当然，同行的县合作医疗管理办公室的同志明确表示，在这种情况之下可以退还该户的参合费用。

我们认为，这种情况可能在任何其他地区也会存在，其存在的原因可能有这样两种情况：其一，合作医疗参合主要由乡镇卫生院抽调人员来完成，而他们并不了解哪户是医疗救助的户。其二，由于两种制度的实施时间较短，政策尚不能为所有农民尽知。而救助对象大多属于农村中的弱势群体，他们获得信息的途径更为有限，因而更可能无法得知这样的信息。在这样的情况下，一般的政策宣传恐怕难以到达救助对象。可以考虑的解决方案只能在机构的衔接方面，首先是加强乡镇一级民政和卫生的衔接，使乡镇卫生院能够清楚地了解医疗救助对象的名单。其次，在征缴参合费用方面，卫生院人员应与村干部有更紧密的配合，因为一般而言村干部更了解谁是救助对象。以避免重复征收问题的发生。

第二个衔接点在于医疗费用报销的衔接。应当说，在这方面钟祥做得相当出色。具体表现为合作医疗和医疗救助减免的"一单清"。一单清指参加被医疗救助覆盖的患者在经历住院治疗以后，在出院的时候可以得到一个包含所有减免信息的结算单。该单据上详细给出了该患者在住院期间发生的全部医疗费用。并在各行分别列出合作医疗减免多少，定点医院减免多少，以及医疗救助对象应当可以从市民政局得到多少报销。这样，即便采用的是直接减免方式，患者也可以直接地了解所发生的医疗费用是如何减免的。从而避免了减免方式造成的患者对减免部分的不了解。

根据从市人民医院随机抽取的一个实例可以看出，该享受医疗救助的患者因尿毒症入院 50 天。共发生医疗费用 4806.44 元，其中合作医疗减免了1319.15 元，在以总费用减去合作医疗报销费用以及 1000 元起付线后，根据医院减免规则，医院减免了 1242.31 元，再使用总费用减去以上所有各项后，再乘以 30% 得到 373.49 元，为医疗救助减免金额。最后该患者需要个人支付1871.49 元。以上各项均列示在结算单的右侧。(实例见附录)

尽管在医疗机构中较好地实现了两个制度的衔接，两个部门之间的关系也还比较和睦。但从调研中感到，两部门之间对于对方负责的合作医疗或医疗救助制度均不是很了解。

四、运行情况以及评价

钟祥的合作医疗制度吸取了许多其他省市先进的经验，并有自己的独到之处。从此次调研中我们不难发现，许多一两年以前被认为是十分可取的经验已经通过一系列的培训活动而遍地开花。

首先是在医患信息不对称问题上进行的努力。钟祥采取了多种方式致力于医患不对称性的解决。如对患者义务的告知，钟祥市合作医疗管理办公室专门编写出版了一份如同报纸的宣传材料（新型农村合作医疗政策资讯），所有入院患者人手一份。其中包含了《致新型农村合作医疗住院病友的一封信》、《钟祥市新型农村合作医疗患者就诊规定》、《钟祥市新型农村合作医疗制度实施办法（修订稿）》选载等内容，介绍了新年的新举措，同时也对市内和市外（荆门）定点医疗机构、2005 年基金运行情况以及 2005 年第四季度的二次大病补助情况等进行了公示。其中既起到了宣传的作用，也不乏监督的意味。

　　另外一项对于医患信息不对称的努力在于医药费用及时告知制度，即医院每日将已发生的医疗和药品清单提供给患者，由患者或患者家属签字才算生效。而在病人出院的时候给予一个含有各种报销信息的单据。

　　其次是规章制度建设方面的努力。根据不完全统计，钟祥在合作医疗方面建立的规章制度有 13 项，包括前面《政策信息》中的一些内容。其中对合作医疗涉及的各方面内容都有较为详尽的规定。

　　第三是合作医疗管理机构人员的垂直管理。由于合作医疗管理机构产生于卫生系统内部，且至今尚未独立于卫生系统之外，其负责担负的监督职能一直受到有关研究人员的诟病。尽管在大的制度框架下，钟祥县不可能设立一个独立于卫生系统之外的管理系统，但他们还是在制度框架内对于监督职能做了调整。即将各乡镇合作医疗管理办公室的专管员进行垂直管理。由县合管办为他们提供工资。由于制度实施时间还不长，专管员也大多来自各乡镇的卫生院，所以监督管理职能仍没能够得到发挥。县里已注意到这个问题，并考虑实行专管员的对调和回避制度。但不管怎样，垂直管理的想法已经开了一个好头，如何将该设想进一步推进是值得进一步研究的。

　　最后值得一提的是公开公示制度。在所调查的乡镇卫生院以及村卫生室中，均看到公示栏的存在，其中乡镇卫生院的公式栏一般均摆放在门诊大厅，非常醒目。

　　自 2004 年 10 月开展合作医疗以来，尽管钟祥的农民参合率已有所提高，但总体参合水平基本处于相对较低水平。截至 2005 年底，2006 年度当地参合率也只有 65%，无论与湖北平均水平还是其他地区的一般水平都存在一定的差距。

　　当地参合率低的原因是多方面的，根据我们调查的了解，一个占全部农业人口 1/7 的大镇柴湖参合率只有 40% 是问题的主要所在，该乡镇居民是 20 世纪 60 年代的丹江口水库移民，他们大多来自河南淅川县。该乡镇长期处于县经济社会发展的较低水平，与县里的关系也不很亲近。所以对于合作医疗这样的事情，有关各层干部似乎也不很热心，导致参合率较低。以至于柴湖的合作医疗管理人员在谈及当地情况时不无辛酸地说："我们柴湖有一正一反两个第一，参合率全市倒数第一，参合人数全市正数第一。"

另外一个存在大量外出打工人员的乡镇参合率也不高同样导致较低的参合率。在柴湖进行的调研中，较为广泛存在的非整户入保引起我们的注意。结果发现，除外出打工情况外，在校学生参加商业保险是一些农户不能整户入保的主要因素。如柴湖镇新村的侯生奇家有一个上学的女儿，在学校参加了每人缴纳38元的商业保险，因此他没有给女儿缴钱参加合作医疗。该居民收入在当地属中上，也不太在乎每人15元合作医疗费用，但他无法区分合作医疗和商业保险的区别，认为有一个保险就够了。另外一种情况则在于有些人同时参加了商业保险和合作医疗，但报销时遇到的问题林林总总。一种情况是合作医疗先报销（因为合作医疗需要保留原始单据），而后他又到商业保险公司根据报销比例再获得一份报销。另一种情况则是当该人到商业保险公司报销时，商业保险公司要先扣除他在合作医疗已经获得的赔付。无论前者还是后者都是存在问题的，前一种情况可能导致不当得利，即合作医疗和商业保险补偿之和超过医疗费用；后者则由于合作医疗报销在先，由合作医疗承担了应当由商业保险承担的部分风险，与此同时，同时参加两份保险的人群并没有获得相应较高的收益，将导致该参保（合）人参加的意愿减弱。一个可能的解决方式为，通过合作医疗管理机构和商业保险公司沟通，商业保险公司将扣除合作医疗已补偿费用，但同时给予参与合作医疗的参保人比其他未参加合作医疗参保人相对较高的补偿比例。

该市合作医疗方面仍存在的问题有：

第一，信息化系统建设滞后。由于没有足够的资金，该市目前仍通过保留大量原始档案的方式进行信息管理，带来信息统计方面的困难，也客观上影响了上级有关机构的监督难度。第二，由于政府相关领导重视不够，资金筹集任务几乎全部压在卫生系统头上。每年筹集资金都需要从乡镇一级医疗机构中抽调大量的人力从事劝说工作。第三，尽管实现了垂直管理，但由于乡合管员大多来自该乡镇的卫生院，对医疗机构的监督不甚得力。目前该市合管办已经考虑通过交换乡合管员实现乡镇一级合管办的监督职能。

在医疗救助方面，由于资金有限，以及县主管部门对超支的过分忧虑，全年资金沉淀情况较为严重，实际获得资助人数非常有限，全县去年一年只有99人得到医疗救助的补偿，受益面明显过窄。根据我们以往的调查，反而那些资金相对充裕的地方，医疗救助资金的使用效率更高一些，因为不太担心超支问题，而医疗救助资金越不足，资金沉淀情况反而越严重。

我们对该市医疗救助制度存在的一个疑问在于该市实施的定额补助制度。即对于那些需要住院治疗的贫困人口，如果确实没有足够资金入院治疗，则由医院提供诊断证明和预期花费，患病个人或家庭提出申请，经层层审批，可以在住院之前得到一个定额补助。在给予定额补助后，发生更多的医疗费用，医疗救助将不再补偿。该制度可以减少民政系统对医疗支出不确定性的疑虑，也有助于穷人及时得到治疗。但其存在的问题有二：首先是信息不透明，并非向所有的医疗救助户宣传了该政策；其次，造成医疗救助户之间的新的不公平。

由于对医疗业务不很熟悉，尽管有基本用药目录限制，民政系统仍大体只能依靠总医疗费用来作为报销的基础，在管理方面存在一定的粗放特性。

关于部门之间协调问题，还有一幕不得不提。在我们钟祥的田野调查中，有县合管办蒋主任和民政局罗会计全程陪同。罗会计参观了合管办、乡镇卫生院以及村卫生室，而蒋主任也深入了医疗救助户的家庭和对五保户实行集中供养的乡养老院，对彼此的工作都有了一定的了解。两人均感叹于以往对对方工作的不了解，并表示在以后设计双方面的工作中要加深了解和加强合作。这也是我们调查的一个意料之外的亮点吧。

附录：钟祥一单清实例

钟祥市城乡特困群众住院医疗费结算单

就诊医院：人民医院   录入日期：2005-9-7

户主姓名	余树贵	患者姓名	余树贵	性别	男	年龄	50	与户主关系		本人
家庭住址	郢中连家沟七组		入院时间 2005-7-20		出院时间 2005-9-8		住院50天			本年住院1次
住院号	91282	诊断				尿毒症				

住院医药费（大写）：肆仟捌佰零陆圆肆角肆分

住院医药费									相关补偿		
项目	合计	药品费	诊疗费	检查费	化验费	手术费	住院费	治疗费	其他		
总费用	4806.44	6.44					4800			农村合作	1319.15
合作医疗补偿	1319.15	1.77	1317.38							医疗保险	
医疗保险补偿										医疗救助	373.49
医疗救助起付线	1000	1.34	998.66							减免费用	1242.31
医院减免	1242.31	0.33	1241.98								
报销补偿比例	30%									个人支付	1871.49
医疗救助补偿	373.49										

单位结算人签字：覃鸿燕   单位审批人签字：覃鸿燕   出院病人签字：

备注：体内置物等特殊材料视作药品处理。如：心脏起搏器、骨钉、钢板等；血费一律自费。

（执笔人：魏众，2006年5月）

湖南省浏阳市农村医疗保障制度调查

浏阳市地处湖南东部，为长沙市管辖的一县级市，现下辖 37 个乡镇（含 4 个街道办事处），总人口 133 万，其中农村人口 115 万。民政部门于 2004 年启动大病救助。2005 年，被确定为第三批新型农村合作医疗试点县（市），2006 年正式启动新型农村合作医疗项目。为讨论新型农村合作医疗与医疗救助之间的相互衔接关系，我们于 2006 年 4 月 6～9 日对浏阳市的新型农村合作医疗与医疗救助的实施及其相互联系进行了调研。本次调研包含三个乡镇（文家市镇、社港镇和镇头镇，详见地图所示），其中对文家市镇与社港镇的调研对象包括乡镇合作医疗管理办公室（以下简称合管办）、民政办、乡镇医院及若干农户；对镇头镇的调研则只包括乡镇医院。在对各乡镇进行调研之前，我们首先对浏阳市合作医疗管理中心（以下简称合管中心）及浏阳市民政局进行了访谈，以了解该市新型农村合作医疗和医疗救助开展的总体状况。在实地调研的基础上，本报告将包括以下几个部分：第一部分为新型农村合作医疗与医疗救助的制度设计；第二部分根据对两个乡镇及农户访谈资料讨论相关制度的实际运行情况；第三部分是总体评价。

一、制度框架

浏阳市医疗救助项目启动于 2004 年 10 月，[①] 涵盖农村五保户及特困户家庭，并对救助病种做出了相应的规定，[②] 救助金额不超过个人实际负担部分的

---

① 见浏政发［2004］24 号文件，《浏阳市人民政府关于印发〈浏阳市城乡特困户重大疾病医疗救助实施办法〉的通知》；浏政发［2004］110 号文件，《浏阳市民政局、浏阳市财政局关于印发〈浏阳市城乡特困户重大疾病医疗救助工作操作细则〉的通知》。该文件所覆盖的对象同时包括城镇与农村居民，在本报告只涉及其针对农村居民的部分。

② 救助病种包括慢性肾衰竭（尿毒症）并进行定期血透、腹透；中晚期慢性重型肝炎及并发症；恶性肿瘤、再生障碍性贫血；因重大意外事故伤害治疗，本人每年支付医疗费用超过 1 万元；心血管疾病，本人年支付医疗费 1 万元以上；其他年已支付医疗费用 1 万元的疾病中任一项，导致因病致贫的。安全、交通等责任事故和精神病患者不列入救助范围。

20%，并全年累计救助金额最高限额为 2000 元/人。2005 年的调整包括：①覆盖人群调整为农村低保户、五保户以及特困户；① ②救助病种进一步明确地限定在 8 类疾病；② ③救助金额标准调整为：ⓐ患有大病未住院的低保户最高可享受 800 元的定额救助，ⓑ个人住院费用 2000 元以上的低保户或个人住院费用 5000 元以上的特困户，按个人承担部分的 30% 比例享受救助，原则上最高救助金额为 2000 元，特殊情况下最高救助限额可达 3000 元。截至 2005 年，累计救助 3330 人，共发放救助金 369.09 万元。

2005 年，浏阳市开始实施农村低保制度。2006 年 1 月，浏阳市正式启动新型农村合作医疗项目，参合率达到 81.5%。根据浏阳市新型农村合作医疗制度的缴费规定，农民个人缴费标准为每人每年 10 元，各级政府补贴共计 40 元，③ 每人实际参合费共 50 元。民政救助所覆盖的低保对象全部被纳入新型农村合作医疗体系，低保对象个人所应当缴纳的参合费由民政部门从医疗救助资金中支出。2005 年，农村低保对象共覆盖 5.4 万人。这些人群被新型农村合作医疗制度所吸纳后，他们从该制度中所获得医疗费用补偿与其他普通参合农民之间没有区别，合作医疗管理机构也没有针对低保对象另建制度规定。低保对象与普通参合农民在新型合作医疗制度中享有相同的权利，但低保对象的缴费义务则由民政部门的救助项目所承担。

新型合作医疗的补偿侧重于住院费用以及特殊重大疾病的门诊费用，④ 具体补偿比例或补偿标准可见表 1。新型合作医疗同时规定了基本用药目录和特殊检查范围，超出规定范围的用药或检查需要事先征得患者的认可并签字；依照相关规定，自费费用占总医疗费用的比例不超过 10%。补偿金额在 3000 元以下的，直接由乡镇合管办支付；3000 元以上的由市合管中心审核支付。

对于医疗救助系统所覆盖的人群，除了可以从新型农村合作医疗中获得相关补偿以外，他们还可以从民政部门获得一定数量的救助金额。这时的救助基础将建立在扣除掉新型农村合作医疗及其他医疗保险所获得补偿后个人承担的医疗费用数量的基础上。补偿标准同前所述及。与新型农村合作医疗所不同的

---

① 浏阳市农村低保户的标准是年人均可支配收入低于 840 元，通过层层评定与审核产生。农村五保户都是低保覆盖的对象。与特困户相比，低保对象具有相对稳定性，经过一定时期后进行动态调整。长沙市规定的农村低保规模总体上限为农村人口的 5%，而各区县（市）的这一比例则被确定为 4.5%。
② 这 8 类疾病为：严重肾病综合症，慢性肾衰竭（尿毒症）；恶性肿瘤；严重传染性肝炎，中晚期慢性重型肝炎及并发症；严重传染性肺结核及国家规定的特殊传染病；急性白血病，再生障碍性贫血；畸形心力衰竭和心肌梗塞，风湿性心脏病、严重脑血管疾病、脑中风（有明显后遗症）；重大意外事故及孕产妇高危重疾病抢救；一次性在乡卫生院以上医院住院 7 天以上的其他重大疾病。
③ 中央政府每人补贴 20 元，湖南省每人补贴 12 元，长沙市与浏阳市分别人均补贴 4 元。
④ 特殊重大疾病门诊医疗费用补偿资金从每年度合作医疗基金总额中以 3% 的比例提取。

是，重大疾病救助具有更为严格的审批程序，原则上需要通过"申报"、"调查"、"评议"、"初审"、"审核"、"审批"、"发放"等环节；医疗救助不强调医疗费用的合理性审核，也不区分用药范围，只注重个人所实际承担的医疗费用数额。在这种模式中，医疗救助与新型农村合作医疗的衔接主要体现在医疗救助资助低保对象参加合作医疗，并对低保与特困人群自我承担的医疗费用给予二次补助这两个方面。

表1　浏阳市新型合作医疗补偿标准

支付部分费用的诊疗项目		定点医疗机构①补助标准			特殊重大疾病门诊费用补偿标准	
项目	自费比例	定点医疗机构	起付线	补助比例	疾病类型	补偿限额
单项单次检查治疗费用超过100元	40%	乡镇街道	200	55%	尿毒症	300元/月
泌尿系结石碎石与高压氧治疗、射频治疗、颈动点滴疗法、颅脑穿刺引流术等手术项目	20%	县（市）级	600	35%	癌症	100元/月
					中风瘫痪康复	30元/月
各种监护仪检测费用	40%	县（市）级以上	1000	25%	肝硬化	50元/月
财政部门、物价部门规定的可单独收费的一次性医用材料	20%				精神分裂症	30元/月
扣除自费部分后按住院相应比例报销		每人每年累计补助最高限额为1.2万元，符合计划生育规定的住院分娩每人限额补助100元				

注：对住院床位费补助标准另有规定：乡镇医院床位费每日不超过10元；县市级医院每日18元以下；三甲医院每日20元以下。一类与二类特殊防护病房床位费限额分别为每日55元和45元。

资料来源：浏阳新型农村合作医疗管理中心编印，《浏阳市新型农村合作医疗工作手册》。

二、实际运行状况

根据对市民政部门与合作医疗管理部门的访谈信息，我们认为新型农村合

---

① 非定点医疗机构按同级别定点医院降低15%的标准兑付住院医疗补助。参合群众可在全市范围内任意定点医疗机构就诊。

作医疗与医疗救助的结合将主要地体现于乡镇一级的民政部门与合作医疗管理部门之间的业务协调上；但通过对这两个部门的乡镇机构访谈，我们发现这两项制度的运行基本上是并行的。在我们所调查的两个乡镇中，2006年第一季度的医疗救助补偿金额尚未获得批准，所能得到的只有2005年的医疗救助补偿资料。因此这部分的讨论将以2005年的大病救助补偿情况为主。在我们所访谈的两个乡镇中，文家市镇2005年共有29户获得补偿，平均获得救助补偿1824元；社港镇于2005年共有90人次获得医疗救助，平均每人次救助补偿1427元。两者差异可能主要来自两地经济发展程度的差异，文家市人均纯收入达6000元，而社港镇则只有3600元左右。当人均收入水平比较低时，一方面可能有更多的人提出申请以获得救助；另一方面，他们的医疗支出数量可能受到收入水平的制约而相对较低，这将导致申请者获得的救助金数量可能会相对较低。

表2　文家市镇与社港镇的基本情况

	文家市镇	社港镇
2005年补偿人次	29	90
平均救助金额（元）	1824	1427
人均纯收入（元）	6000	3600
农业人口数量（人）	4.6万	4.3万
农村低保数量	1002户，1967人	849户，1693人

资料来源：对文家市镇与社港镇民政办的访谈。

由于救助资金通常是非常有限的，如何做到有效并公正地分配救助金可能是民政救助中的最重要问题之一，因此有必要通过一系列规范的制度规定以保证评选基础的民主性及评定过程的公开性。在对社港镇永兴村的调研中，我们发现低保户的评选名单确实在村务公开栏中予以张榜公布；对获得过救助的两户人群的访谈也发现，村里也曾经组织过会议讨论低保户的评定问题；陪同访谈的镇民政办负责人对低保户、特困户的家庭情况也显得非常熟悉。因此，根据我们的访谈情况来看，浏阳市民政部门的医疗救助有比较成熟的制度规定，并在实践过程中也基本上得到了较好地实施。尽管我们也发现某些低保对象并非源自本人的申请，低保户的评定中对于曾经的生产队干部或其他优抚对象也可能给予优先倾斜，但总体上说，所评定的低保户或获得救助的特困户基本上能够获得认可。

从居民的角度来看医疗救助与合作医疗的结合，我们发现某些低保户并不知道自己已经被合作医疗项目所覆盖，或认为自己没有缴纳参合费的原因在于家里穷，没有认识到他们所应当承担的参合费已经由政府支付；也发现大量的低保户认为"低保证"的作用仅限于每月获得一定数量的生活补助金。导致这些现象的原因很可能在于对相关制度的宣传上，从合作医疗的相关宣传资料来看，通常都没有说明低保对象是如何缴纳参合费的，我们只是在镇头镇卫生院的合作医疗宣传板报上看到了低保对象的合作医疗参合费由政府资助的表述，这可能在一定程度上反映了民政部门与卫生部门在医疗救助与合作医疗的结合方面缺乏有效的沟通。在《长沙市农村居民最低生活保障金领取证》上，也只规定了每月领取的保障金数量，没有描述这一证件的其他用途。我们的访谈也发现，部分获得救助的住户对医疗救助政策的知晓来自就诊医生或病友的告知，或因生活困难而向村干部求助而"歪打正着"。在救助资金有限的情况下，我们能够理解为了使救助工作不至于过于被动而仅在一定的范围内扩散相关的政策信息，但这也可能导致这一政策难以惠及获得信息的能力相对较差的人群，而这类人群的生活状态可能更为困难。

尽管浏阳市的合作医疗制度刚刚启动，但其信息化管理系统已经初步建立。这对于把握资金运行动态提供了便利。该市的合作医疗制度可能多借鉴自新型农村合作医疗先期试点经验，并且也在本市范围内根据基线调查进行了单元住院费用的测算，测算的结果表明单元住院费用为 2800 元，这与我们对部分乡镇卫生院的访谈结果存在较大的差距；自费医疗费用的比例似乎也要高于10% 的标准。

三、总体评价

医疗已经成为当前重要的社会问题，无论是城镇还是农村居民，就医难、医疗费用高已经引起全社会的普遍关注。无论是新型农村合作医疗还是医疗救助，在增强人们对医疗服务的购买与支付能力、缓解医疗费用对于居民生活所造成的巨大压力等方面都具有一定的意义。但我们也应当看到，这两个方面的举措都着力于解决居民对医疗服务的支付能力相对较低的问题，即需方能力的问题。与居民对医疗服务购买能力相对较低相对应的是医疗服务价格相对于居民支付能力过高，即供方结构的问题。如果没有对医疗市场供方结构的改革，单纯地增强需方支付能力的政策措施可能难以从根本上解决当前医疗体系的根本问题；相反，需方购买能力的增强反而有可能成为医疗服务价格上涨的潜在诱因。当前的合作医疗与医疗救助等项目，一方面增强了居民对医疗服务的购买能力，对因病致贫等现象有所缓解；另一方面也不可否认，这些项目也对医疗机构，特别是基层医疗机构的发展提供了新的市场契机。

尽管新型合作医疗与医疗救助都是针对居民疾病费用的重要补偿机制，并试图以此缓解居民医疗支出压力、提高医疗服务的可及性，但两者之间仍存在着比较明显的差异。两者的差异首先体现在资金筹集上，浏阳市医疗救助资金来自本级财政预算（标准为 2 元/人）和上级部门的拨款，但对于后一类资金来源通常缺乏稳定的预期，因为目前对于相关资金拨付规模仍缺乏原则性的规定，在很大程度上取决于下级部门的行为。医疗救助资金的有限性、不可预期性可能引致了医疗救助制度在实践中仍存在着诸多制约。

不难理解，合作医疗的出发点是在一定的人群范围中分散居民的医疗支出风险，其中包含了权利（补偿程度）与义务（参合费）对等的理念；而医疗救助尽管强调救助源自健康或医疗费用，但本质上仍是一种社会救助或救济，体现的是社会对个体的人道主义关怀。这就意味着，合作医疗应当根据参合费的高低而针对医疗费用确定合理的补偿规模；医疗救助则更应瞄准医疗费用造成的生活困难程度，而不应当以医疗费用补偿本身为目标。这在我们访谈的案例中也体现在，合作医疗对医疗费用的补偿具有比较严格的审核程序，而医疗救助则只关注医疗费用的总体规模和家庭生活的困窘程度。这可能也大体上界定了医疗救助的存在范围与性质。

（执笔人：罗楚亮，2006 年 5 月）

第五编
附　录

综合健康指标的一种设计

内容提要：本文旨在提出一种综合健康指标的设计方案，力求该指标既能充分利用对既有问卷回答的信息，其取值又相对稳健且易于操作，从而为我们判断被调查者的整体健康状况以至比较不同被调查者的健康状况提供帮助。

关键词：健康　健康测度　健康指标

Abstract：This paper aims to present a design of the integrated health indicator, which tries to employ the information from the answers to given questionnaires, and the values of which are relatively robust and facilitate data processing. The indicator might help us to tell one interviewee's general health status, and even to compare different interviewees' health statuses.

Key Words：Health; Health Measurement; Health Indicator

一、引　言

健康测度（Health Measurement）是健康经济学的重要问题，健康测度离不开健康指标的设计。关于健康测度以及健康指标的构造，理论界并没有公认的方法，最主要的原因是，人们很难对"健康"取得一致性的认识；此外，它涉及方法论、道德伦理、政治考量、主观判断的诸多因素（赵忠，2005）。通常，人们对健康的描述借助于各类表征生理或心理状态的指标，这些指标大致可分为两类：基于被调查者本人回答的指标（通常称做"自答指标"，Self-Reported Indicators）与基于医疗设备检测的指标（通常称做"客观指标"，Objective Indicators）。这两类指标各有优缺点，前者强调了被调查者对自身健康状况的主观判断，与经济学关于偏好的理解一致，但常常是定性指标，人际可比性也较差；后者则更多地是定量指标，更易于重复验证与相互比较，但并不考虑被调查者自身的偏好，基于客观指标做出的对健康状况的评价，往往来自已有的医学研究。

与医学研究不同，经济学研究对健康的考察往往出于健康是一种稀缺资源的考虑，更加重视健康作为一种资源在人类经济生活中的作用，比如，健康状况如何影响人们的生产、消费决策，如何改变人们的收入能力，等等。对于许多经济学者来说，维护健康被视作一种投资行为而不仅仅是消费行为。这样，与医学关注的指标不同，经济学可能更关注那些与人类经济活动有直接或重要关系的健康指标，比如与身体活动能力、预期寿命、心智等有关的指标，以及那些与收入及支出有重大关系的健康指标。此外，基于经济学研究的基本思想，经济学要比医学更关心人们对自身健康情况的评价。

一般地，研究者完全可以将所有可能获得的健康指标一并作为一个健康指标向量（乃至矩阵）——不妨称做"全息健康指标向量（矩阵）"，来表征被访问者的健康情况。[①] 这种方法虽然理论上可以利用全部已获得指标的信息，在具体分析与操作上却有很大的困难。首先，除非研究者事先做出某种先验的规定，我们仍无法利用已有信息做出"谁比谁更健康"的判断（当然，有时我们可能并不需要这样的判断）。其次，在数据处理及计量运算过程中，多维的指标不仅增加了计算的复杂程度，更大大降低了有关统计量的自由度，这对有效样本量提出了更严格的要求。[②] 再次，各健康指标之间往往具有较强的相关性，因而运用全息健康指标向量常常遇到克服共线性的问题。这些问题的出现，要求研究者对已获得的各种健康指标进行有效的降维或合成。特别地，如果全部指标降维或合成至一个一维的指标——不妨称做"综合健康指标"，研究者不仅实现了最大限度的降维，还有可能凭该综合指标做出"谁比谁更健康"的判断。

一般来说，人们可以通过主成分分析、因子分析、聚类分析等成熟的方法进行降维。但这些方法对数据的要求较高；它们也主要针对定量指标。此外，用这些方法降维的判断标准具有很大的任意性，在较严格的标准下，研究者很可能无法达到大幅降维的目的。

关于健康测度及健康指标设计的问题，国内外理论界有不少文献，如樊明

[①] Kalwij 与 Vermeulen（2006）采用了这种方法，具体地，他们使用了 SHARE（Survey of Health, Ageing and Retirement in Europe）数据。

[②] 当健康指标是定性指标时，这种情况尤为明显。比如，设研究者有 m 个定性指标，每个定性指标有 n 个备选项，由于各备选项表达的是类型差别而非数量差别，所以全息健康指标向量将对应 $m(n-1)$ 个虚拟变量。

（2002）、Allen 等（2000）、Allison 和 Foster（2004），等等。樊明（2002）、赵忠（2005）等从各自角度对以往相关研究做了很全面的回顾。樊明（2002）还提出了自己构造健康指标的方法，他结合包含身体与精神两方面的几种症状或功能障碍设计出一系列问题（指标），由被调查者自我评价并回答（指标值），在有关医学人士的协助下，根据每种症状或功能障碍影响人们劳动市场表现的程度为每种指标赋予不同权重，从而得到综合性的健康指标。

部分由于数据的可获得性及操作便利性的原因，目前，国内许多有关健康的研究文献，采用由被访问者回答的、关于自身整体健康情况评价的指标。它们通常被设计成二值（比如分成"好"与"差"两类）变量或多值（比如分成"好"、"中"、"差"三类）的定序变量。单纯利用整体健康自评指标，可能忽略许多其他自答指标或其他客观指标的信息。一个理想的综合健康指标应充分考虑到各种已获指标的信息，同时，既要尽可能体现个体在健康状况上的差异，其指标值又要相对稳健，不受极端值的严重影响。本文的目的则在于尝试设计一种能利用各类指标的信息，同时取值又相对稳健的综合健康指标。

本文对健康指标的设计基于如下对"健康"的理解。首先，我们认为，相对于"不健康"，"健康"是更难定义甚至不可定义的概念。一般来说，我们对某当事人"健康"状况做出的判断，其实都是关于该当事人是否处于某种"不健康"状态的判断。比如，当我们通过某种观测方法（比如化学实验、仪器检测等）发现一个人患有某种疾病，我们可以说他/她是"不健康的"；但如果我们没有发现这个人患有该种疾病，我们也并没有充分理由说明他/她一定是"健康的"，因为我们并不知道这个人是否还患有其他疾病。由于我们对一个人所做的关于其健康状况的观测（比如疾病鉴定），无论在范围上还是在深度上总是有限的或者说是无法穷尽的，我们得到的观测结果（比如疾病鉴定结果）其实只报告了一个人是否处于某种"不健康"的状态，人们并不可能通过观测的方法实现"谁是健康的"这种完备的判断。人们对健康状况的比较，事实上是比较各种"不健康"的状态。当然，出于表述上的习惯，本文中，我们仍把"不健康状态"简述成"健康状态"。

其次，许多情况下，我们只要判断同一人在不同时刻健康状况是否"变得更差"，或者同一时刻某人的健康状况是否比另一人"更差"，就足够了。这样，用来表征健康状况差别的健康指标，许多情况下是定序变量。虽然定序变量的取值表达的是次序而非数量，为了研究的方便，我们仍对健康指标的取值做出一些规定。

再次，如果我们认可健康比较的序数意义，那么，阿罗不可能定理启示我们，同社会福利函数一样，我们一般不能期望人们努力设计的综合健康指标满足阿罗公理。尽管如此，众多研究者仍然按各种目的尝试构建各类综合健康指标。我们不妨这样说，研究者所提出的综合健康指标，体现了研究者自己（而非所有人）对健康的看法，或者说，研究者事实上是以自己对健康的看法为基础，进一步提出其他健康经济学命题。

基于以上理解，一般地，我们设当事人的健康状态集（也可称"健康状态空间"）为 Ω $\{\omega_1, \omega_2, \cdots, \omega_n\}$，其中的元素 ω_m（$m=1, 2, \cdots, n$），表示 n 种该当事人可能处于的健康状态。[①] 具体地，每种健康状态可以表征为某种健康指标值（标量）或某组健康指标值（向量乃至矩阵）。考虑在集合 Ω 上定义一个次序"$\succsim$"，该次序在本质上反映了定义者对健康状况的看法，它说明了，对于任意 $\omega_i, \omega_j \in \Omega$，若 $\omega_i \succsim \omega_j$，则状态 ω_i 对应的健康状况不会比状态 ω_j "更好"。[②] 为了使次序 $\succsim$ 具有一定的合理性，我们要求该次序满足完备性与传递性，即

Ⅰ）对于任意 $\omega_i, \omega_j \in \Omega$，$\omega_i \succsim \omega_j$ 与 $\omega_j \succsim \omega_i$ 二者至少有一式成立；

Ⅱ）对于任意 $\omega_i, \omega_j, \omega_k \in \Omega$，若 $\omega_i \succsim \omega_j$ 且 $\omega_j \succsim \omega_k$，则 $\omega_i \succsim \omega_k$。[③]

特别地，对于任意 $\omega_i, \omega_j \in \Omega$，若 $\omega_i \succsim \omega_j$ 且 $\omega_j \succsim \omega_i$，则称 ω_i 与 ω_j 是无差别的（健康状态），或者说，状态 ω_i 对应的健康状况与状态 ω_j 没有差别，记作 $\omega_i \sim \omega_j$；若 $\omega_i \succsim \omega_j$ 但 $\omega_j \succsim \omega_i$ 不成立，则称 ω_i 严格差（或劣）于 ω_j，或者说，相比于状态 ω_j，状态 ω_i 对应的健康状况更差，记作 $\omega_i \succ \omega_j$。

对于给定的健康状态集 Ω 与定义在其上的次序 $\succsim$，如果存在一个实值函数 $H: \Omega \rightarrow V$，它满足：

对于任意 $\omega_i, \omega_j \in \Omega$，当且仅当 $H(\omega_i) \geqslant H(\omega_j)$，有 $\omega_i \succsim \omega_j$

则函数 H 与次序 $\succsim$ 具有某种等价关系，或者说，函数 H 可以严格反映次序 $\succsim$。[④] 由此，我们就不难理解，针对健康状态集 Ω 的综合健康指标的设计，实质上就是寻找一个定义在 Ω 上的实值函数 H，且 H 可以严格反映事先定义在

---

① 理论上的分析也可以假设健康状态集是可列的或不可列的无穷集合。本文只讨论有限集合。

② 更一般地，对于一个集合 A，称在其上确立了一个二元关系（binary relation）R，指的是：对于任意 $p, q \in A$，总可以判断 p 对 q 是否具有这种关系；当 p 对 q 具有这种关系时，记作"pRq"（此时 qRp 未必成立）。

③ 需要指出的是，不同的定义者所定义的次序可以不同，因为不同的定义者对健康状况的看法可以不同。但每个定义者所定义的次序都应满足这两条性质。

④ 由 H 的定义可知，当且仅当 $\omega_i \sim \omega_j$，有 $H(\omega_i) = H(\omega_j)$。

Ω 上的一个次序。显然，事实上可以存在无数个满足前述条件的函数 H,[①] 为了研究的方便，我们还要根据实际问题的性质及具体要求，从诸函数中筛选出较恰当的函数作为综合健康指标。[②]

需要指出的是，在实际研究中，健康状态集的确定并不是抽象的，而是基于既定调查问卷或数据集的，也就是说，我们对综合健康指标的设计，总要基于已有的调查问卷或数据集。

这里我们不妨提出综合健康指标设计的一般方案：

Ⅰ）根据已有的数据集定义健康状态集 Ω；

Ⅱ）在 Ω 上定义一个次序 $\succsim$，以反映各种健康状态的优劣顺序；

Ⅲ）寻找实值函数 $H: \Omega \rightarrow V$，该函数可以严格反映次序 $\succsim$；

Ⅳ）根据研究的实际要求，从众多函数中选择恰当的一个作为定义在 Ω 上的综合健康指标。

事实上，根据函数 H 与次序 $\succsim$ 的等价性，如果我们先定义一个实值函数 $H: \Omega \rightarrow V$，反过来，我们也可能通过这个函数来发现它所反映的定义在 Ω 上的某个次序。

综合健康指标虽然是实值函数，但根据前面的设计可知，它其实是序数意义上的。在计量分析中，如果我们还需要基数型综合健康指标，那么，我们同样可以参照前面的设计，设计一个实值函数作为基数型综合健康指标。[③]

本文以下部分对综合健康指标的设计将以上述方案为基础。为了使综合健康指标的取值更有直观与可比的意义，我们还提出其他一些要求。

二、关于综合健康指标设计的一种讨论

如前所述，在具体研究中，综合健康指标的设计离不开既有调查问卷或数据集。本文对健康指标的设计，基于卫生Ⅷ项目及 H8SP 农村特困医疗救助效

---

① 通过简单的正单调变换即可以得到无数个表达相同次序的实值函数。

② 微观经济学关于偏好及效用函数也有类似的阐述。本文在这里也反映了健康指标设计与效用函数构造有相通之处。

③ 当然，无论具体设计什么样的函数，基数型综合指标的恰当性都会遇到比序数型指标更多的异议。

果研究课题①的调查问卷（参见表1）。该调查问卷中有关健康状况的8个问题均构成自答指标，亦均为定序指标（每个问题的若干备选项只表示一组有序的类别，并不表示数量上的差别）。其中A36～A42这7个问题对应被访问者局部健康情况的自评指标，问题A43对应被访问者整体健康情况的自评指标。我们对综合健康指标的设计，就是试图充分利用被访问者对这8个问题回答的信息，以得出取值相对稳健并且可操作性较强的综合健康指标。

表1　调查问卷中关于个人健康状况的问题

	问题：（满15岁的家庭成员回答）您最近30天内的身体情况
A36	在生活起居如刷牙、洗脸、穿衣等方面自理能力的困难程度： 　　1. 没有困难　2. 有点困难　3. 比较困难　4. 非常困难　5. 根本不能做
A37	您干活（包括做家务）的困难程度： 　　1. 没有困难　2. 稍微有困难　3. 比较困难　4. 非常困难　5. 根本不能干
A38	您身体疼痛或不舒服的程度： 　　1. 没有　2. 稍微有一点　3. 不很疼痛　4. 很疼痛　5. 疼痛得受不了
A39	您在集中精力或记忆力方面的困难程度： 　　1. 没有困难　2. 稍微有困难　3. 比较困难　4. 非常困难　5. 根本做不到
A40	您认出20米以外的熟人的困难程度（戴眼镜者答戴眼镜时的情况）： 　　1. 没有困难　2. 有点困难　3. 比较困难　4. 非常困难　5. 根本认不出
A41	您是否经常感到没有休息好从而精神不好？ 　　1. 从来没有　2. 几乎没有　3. 有时有　4. 经常有　5. 一直是这样
A42	您是否经常感到悲伤、烦恼、情绪差或抑郁？ 　　1. 一直没有　2. 几乎没有　3. 有时有　4. 经常有　5. 一直是这样
A43	总的来说，您感觉自己的身体怎么样？ 　　1. 非常好　2. 好　3. 说不清　4. 差　5. 非常差

① 世界银行贷款"中国基本卫生服务项目（卫生Ⅷ项目）"覆盖我国中西部10个省（自治区、直辖市）的97个国家级和省级贫困县的3486万人口，项目在设计上着重解决贫困地区农村主要卫生问题，是一个利用国外资金实施的综合性农村卫生改革与发展项目。其总体目标是：改善农村贫困地区卫生服务提供能力和提高卫生服务利用水平，保证当地居民获得基本医疗卫生保健服务，在农村贫困县人口中实现可持续发展的健康改善。项目期为1998～2005年。为促进卫生Ⅷ项目的实施，支持卫生部实施国家卫生改革与发展政策，通过改善农村基本卫生服务而减少贫困，英国政府国际发展部（DFID）提供1501万英镑赠款开展了卫生Ⅷ支持性项目（简称"H8SP"），项目执行期为1999年7月～2005年6月。H8SP的总目标同卫生Ⅷ项目完全一致。
　　2004年下半年至2006年上半年，中国社会科学院经济研究所课题组受卫生部国外贷款办公室委托，对卫生Ⅷ项目中医疗救助项目的执行效果加以评估（课题名称：农村特困群体医疗救助效果研究，编号：H8SP-OR-03）。课题组选择了位于我国不同区位并且医疗救助工作开展得较好的山西省、重庆市、甘肃省（6县24乡58村1206户4536人），开展了深入的田野调查。此间，课题组还选择了经济发达的苏州农村地区（3县10乡12村605户2125人），利用同一问卷，针对该地区的农村合作医疗制度开展了补充调查。本文亦为本课题的研究成果之一。

一般地，设问卷中 A36～A43 这 8 个指标的每种可能的选项组合确定一种健康状态，即每种健康状态对应一个指标向量，记健康状态的一般形式是

$$\omega = (^{36}A, {}^{37}A, {}^{38}A, {}^{39}A, {}^{40}A, {}^{41}A, {}^{42}A, {}^{43}A)$$

其中 ^kA（$k = 36, 37, \cdots, 43$；$^kA = 1, 2, 3, 4, 5$）表示问题 Ak 的第 ^kA 个选项，^kA 越大，表示由问题 Ak 所表征的健康状况越差；记所有这些健康状态组成的集合（健康状态集）为 $\Omega = \{\omega_1, \omega_2, \cdots, \omega_n\}$，显然它共有 $n = 5^8 = 390625$ 个元素。针对本次问卷的综合健康指标的设计，实质上就是寻找一个恰当的实值函数，使其严格反映定义在 Ω 上的某个次序。

由于 Ω 包含数量众多的元素，并且它们可能彼此有相关性，为了设计与计算上的方便，也为了使设计更具有直观的健康可比性的意义，我们采用"先分层设计，再合并"的方法来确定最终的综合健康指标。本文具体的设计思路如下。

1. 将问卷中 A36～A43 这 8 个指标划为四类指标组合：{A36、A37} 是身体活动能力指标，{A38、A39、A40} 是疾病感觉指标，{A41、A42} 是心理情绪指标，{A43} 是整体健康自评指标。设每类指标组合的每种可能结果（是一个常向量）都确定一种健康状态，每类指标组合的各种可能结果各自形成了一个健康状态集，分别记作 $^1\Omega$、$^2\Omega$、$^3\Omega$、$^4\Omega$，其中元素的一般形式分别是 $^1\omega = (^{36}A, {}^{37}A)$、$^2\omega = (^{38}A, {}^{39}A, {}^{40}A)$、$^3\omega = (^{41}A, {}^{42}A)$、$^4\omega = {}^{43}A$。显然，$^1\Omega$、$^2\Omega$、$^3\Omega$、$^4\Omega$ 分别包含 $5^2 = 25$、$5^3 = 125$、$5^2 = 25$、$5^1 = 5$ 个元素（健康状态）。

2. 分别在 $^1\Omega$、$^2\Omega$、$^3\Omega$、$^4\Omega$ 上定义一个次序，以此来表达每个健康状态集中各元素的优劣次序（即哪种健康状态对应的健康状况并不比哪种健康状态更好）。具体地，我们采用了"最差字典式排序"方法来定义次序。该方法如下所示：

就健康状态集 $^k\Omega$（$k = 1, 2, 3, 4$）而言，对于任意 $^k\omega_m \in {}^k\Omega$，由于它最多含有 3 个分量，设 $\max\{^k\omega_m\}$、$\mathrm{mid}\{^k\omega_m\}$、$\min\{^k\omega_m\}$ 分别表示元素 $^k\omega_m$ 中最大分量、第二大分量与最小分量。对于任意 $^k\omega_i$、$^k\omega_j \in {}^k\Omega$，我们规定：

1）当 $\max\{^k\omega_i\} > \max\{^k\omega_j\}$，$^k\omega_i \succ {}^k\omega_j$；

2）当 $\max\{^k\omega_i\} = \max\{^k\omega_j\}$ 且 $\mathrm{mid}\{^k\omega_i\} > \mathrm{mid}\{^k\omega_j\}$，$^k\omega_i \succ {}^k\omega_j$；

3）当 $\max\{^k\omega_i\} = \max\{^k\omega_j\}$，$\mathrm{mid}\{^k\omega_i\} = \mathrm{mid}\{^k\omega_j\}$ 且 $\min\{^k\omega_i\} > \min\{^k\omega_j\}$，$^k\omega_i \succ {}^k\omega_j$；

4）当 $^k\omega_i = {}^k\omega_j$，$^k\omega_i \sim {}^k\omega_j$。

显然，以上规定（排序）满足完备性与传递性。同时，"最差字典式排

序"反映了本研究对"健康"的理解，这种理解有几层含义：其一就是如前所述的，对健康状态的排序其实是在比较"更不健康的状态"；其二，我们认为各类指标组合中的各个分量在本类指标组合中是等价的，即对于任意 $^k\omega_i \in {}^k\Omega$（$k = 1, 2, 3, 4$），任意交换 $^k\omega_i$ 中各分量的位置得到另一健康状态 $^k\omega_j$，总有 $^k\omega_i \sim {}^k\omega_j$；其三，在比较某类指标组合所反映的"不健康状况"时，我们认为应更看重该类指标组合中最大的分指标所反映的信息，或者说，关于"不健康状况"的判断我们应该着重考虑最差的情形，比如（1，5）及（5，1）都不比（4，4）更好，（1，1，5）、（1，5，1）或（5，1，1）都不比（4，4，4）更好。本文对健康的理解及所做的排序虽然有较大的任意性，但实际上也有着很强的直观意义。日常生活中，人们对（不）健康状况的判断常常受最差情形的影响，例如，人们常常会对患传染性较强、危险性较高的疾病的人（包括病毒携带者）"草木皆兵"、"敬而远之"，即使这些人其他的生理指标或行动能力与常人没有区别（甚至更强）。本文的设计正是考虑到了人们对（不）健康状况的谨慎或风险厌恶的态度。

3. 在确定以上次序的基础上，我们在四个健康状态集上分别定义一个恰当的实值函数 ^kS（$k = 1, 2, 3, 4$）来表达相应的次序。我们称这些实值函数即各类指标组合对应的"类指标"，具体的函数值即类指标值。为了计算及操作上的便利，不失一般性，我们要求各个类指标是非负且归一的，即它们的取值都在 $[0, 1]$。具体的操作步骤如下。

（1）对于健康状态集 $^1\Omega$ 或指标组合 {A36、A37}，对于其中任意一个健康状态（指标组合）$^1\omega = ({}^{36}A, {}^{37}A)$，我们定义类指标

$$^1S = \log_{10^4}\left[\frac{1}{2}(10^{{}^{36}A-1} + 10^{{}^{37}A-1})\right] = \frac{1}{4}[\lg(10^{{}^{36}A-1} + 10^{{}^{37}A-1}) - \lg 2]$$

不难看到，实值函数 $^1P = 10^{{}^{36}A-1} + 10^{{}^{37}A-1}$，即可以严格反映前面所规定的次序，以及两个分量的等价性。事实上，它本身就可以充当类指标，但由于它取值范围较大，虽满足非负性要求，却不便于数据操作，因此我们通过对 ^1P 的正单调变换来寻找更恰当的类指标。进一步，我们对 ^1P 求算术平均值后再取以 10000 为底的对数，这样我们可以得到关于 $^{36}A, {}^{37}A$ 的一个非负且归一化的实值函数 ^1S，我们以此作为指标组合 {A36、A37} 的类指标。

表 2 列出了 ^1P 及 ^1S 所有可能的取值，从中我们可以看出，各种健康状态所对应的类指标值 ^1S 相对均匀地分布在 $[0, 1]$；并且类指标值越大，所代表的健康状况越差，"0"代表最佳的健康状态（当且仅当 $^{36}A = {}^{37}A = 1$），"1"代表最差的健康状态（当且仅当 $^{36}A = {}^{37}A = 5$）。

类似地，对于健康状态集 $^3\Omega$ 或指标组合 {A41、A42}，类指标 ^3S 的确

定方法与 ^1S 完全相同。

表2 排序—标序值表

		1	2	3	4	5
1	N	1	2	4	7	11
	P	2	11	101	1001	10001
	S	0	0.18509067	0.42582284	0.67485102	0.92475336
2	N	2	3	5	8	12
	P	11	20	110	1010	10010
	S	0.18509067	0.25	0.43509067	0.67582284	0.92485102
3	N	4	5	6	9	13
	P	101	110	200	1100	10100
	S	0.42582284	0.43509067	0.5	0.68509067	0.92582284
4	N	7	8	9	10	14
	P	1001	1010	1100	2000	11000
	S	0.67485102	0.67582284	0.68509067	0.75	0.93509067
5	N	11	12	13	14	15
	P	10001	10010	10100	11000	20000
	S	0.92475336	0.92485102	0.92582284	0.93509067	1

注：表中每一行与每一列（行首及列首标示的"1~5"即问卷中相应问题的备选项）的组合都表示该健康状态集的一个元素（一种可能的健康状态）。每种健康状态中，第一行的自然数 N 分别标识了全部 25 个元素的健康次序；第二行的 P 值即 ^1P 的取值；第三行的 S 值即 ^1S 的取值。N、P 或 S 的值越大，表示值所对应的健康状态越差。

（2）对于健康状态集 $^2\Omega$ 或指标组合 {A38、A39、A40}，对于其中任意一个健康状态（指标组合）$^2\omega = (^{38}A, \ ^{39}A, \ ^{40}A)$，类似地，我们定义类指标

$$^2S = \log_{10^4}\left[\frac{1}{3}(10^{^{38}A-1} + 10^{^{39}A-1} + 10^{^{40}A-1})\right]$$

$$= \frac{1}{4}\left[\lg(10^{^{38}A-1} + 10^{^{39}A-1} + 10^{^{40}A-1}) - \lg 3\right]$$

易知，^2S 是非负且归一化的，并且其值越大，代表健康状况越差，"0"代表最佳的健康状态（当且仅当 $^{38}A = {}^{39}A = {}^{40}A = 1$），"1"代表最差的健康状态（当且仅当 $^{38}A = {}^{39}A = {}^{40}A = 5$）。表3列出了 ^2P 及 ^2S 所有可能的取值，从中同样可以看出各种健康状态所对应的类指标值 ^2S 相对均匀地分布在 $[0, 1]$。

表3 排序—标序值表

N	P	S	指标组合的可能结果					
1	3	0	111					
2	12	0.150515	112	121	211			
3	21	0.211275	122	212	221			
4	30	0.25	222					
5	102	0.38287	113	131	311			
6	111	0.39205	123	132	213	231	312	321
7	120	0.400515	223	232	322			
8	201	0.456519	133	313	331			
9	210	0.461275	233	323	332			
10	300	0.5	333					
11	1002	0.630937	114	141	411			
12	1011	0.631907	124	142	214	241	412	421
13	1020	0.63287	224	242	422			
14	1101	0.641167	134	143	314	341	413	431
15	1110	0.64205	234	243	324	342	423	432
16	1200	0.650515	334	343	433			
17	2001	0.706031	144	414	441			
18	2010	0.706519	244	424	442			
19	2100	0.711275	344	434	443			
20	3000	0.75	444					
21	10002	0.880741	115	151	511			
22	10011	0.880839	125	152	215	251	512	521
23	10020	0.880937	225	252	522			
24	10101	0.881811	135	153	315	351	513	531
25	10110	0.881907	235	253	325	352	523	532
26	10200	0.88287	335	353	533			
27	11001	0.891078	145	154	415	451	514	541
28	11010	0.891167	245	254	425	452	524	542
29	11100	0.89205	345	354	435	453	534	543
30	12000	0.900515	445	454	544			
31	20001	0.955983	155	515	551			
32	20010	0.956031	255	525	552			
33	20100	0.956519	355	535	553			
34	21000	0.961275	455	545	554			
35	30000	1	555					

注：可能结果中的数字"1~5"对应问卷中各问题的备选项。表中N、P与S的意义与前表类似。

（3）对于健康状态集 $^4\Omega$，其中元素是一维的，选项本身已经体现了健康次序。类似前面的做法，我们定义类指标

$$^4S = \log_{10^4} 10^{^{43}A-1} = \frac{1}{4}\lg 10^{^{43}A-1} = \frac{1}{4}\ (^{43}A-1)$$

这种规定事实上是，当问题 A43 回答"1"、"2"、"3"、"4"、"5"时，类指标 ^4S 分别取 0、0.25、0.5、0.75、1。显然，^4S 也是非负且归一化的。

这样，我们得到（定义）了四个类指标 ^1S、^2S、^3S、^4S。需要强调的是，它们都是离散型变量；并且，虽然它们的取值都较均匀地分布在 $[0, 1]$，但它们都是序数型变量，分别反映了在各个健康状态集上定义的次序。

4. 得到上述四个类指标后，我们设想，一般来说，被访问者对自身整体健康状况的评价（A43）很可能直接受其他指标（A36 ~ A42）的影响，前面关于 $^1\Omega$、$^2\Omega$、$^3\Omega$ 中元素的排序以及相关类指标的构造都与被访问者的主观判断无关。为了能反映被访问者对自身整体健康状况的判断与前三个类指标之间的关系，我们利用所有被访问者的信息（数据）做 ^4S 对 ^1S、^2S、^3S 的、受约束于所有系数非负且系数和为 1 的、无截距的 OLS 回归。由于 ^1S、^2S、^3S、^4S 都相对均匀地分布于 $[0, 1]$，回归的估计系数在一定程度上反映了被访问者对自身整体健康状况的评价更主要地受哪个类指标的影响。

我们不难看到，对于任意给定的 ^1S、^2S、^3S，利用这些估计系数所做的预测值 H 也是非负且归一化的，并且当且仅当 $^1S = {}^2S = {}^3S = 0$ 时，$H = 0$；当且仅当 $^1S = {}^2S = {}^3S = 1$ 时，$H = 1$。若 H 很大，则要么 ^1S、^2S、^3S 都很大，即被访问者各方面的健康状况都很差，要么 ^1S、^2S、^3S 中系数较大的指标很大，即被访问者很重视的方面的健康状况很差，这些都在某种程度上反映了被访问者处于或者自认为处于很差的健康状况。反之则相反。也就是说，预测值 H 可能从另一个角度提供了被访问者整体健康状况的信息。这里，我们就把预测值 H 定义成最终的"综合健康指标"，即

$$H = b_1 {}^1S + b_2 {}^2S + b_3 {}^3S$$

其中，b_1、b_2、b_3 是前述受约束无截距回归中 ^1S、^2S、^3S 各自的估计系数。

事实上，这里的回归估计及预测确认了对 ^1S、^2S、^3S 赋权且求加权和的一种方法。一般地，序数型变量是不能直接相加从而得出另外一个有意义的序数型变量的。然而，在这里，我们把以上方法当做在健康状态集 $\Omega = \{\omega_m\} = \{(^{36}A, {}^{37}A, {}^{38}A, {}^{39}A, {}^{40}A, {}^{41}A, {}^{42}A, {}^{43}A)_m\}$ 上定义次序、表征健康状况差别的方法。这种方法虽然有很大的主观任意性，但它也有一定的基础：如前所述，①在健康状态集 $^1\Omega$、$^2\Omega$、$^3\Omega$、$^4\Omega$ 上定义次序的原则是一致的；②类指标 ^1S、^2S、^3S、^4S 的定义形式是一致的，并且它们都是非负归一化的；③ ^1S、^2S、

^3S 的回归估计系数（权数）可能体现了被访问者更看重哪类指标；④预测值 H 同样是非负且归一化的，其取值与各类指标的取值及权数间的关系有较明确的实际意义；⑤ ^1S、^2S、^3S 的加权和相对于具体的权数配置情况相当稳健，就我们的数据而言，可以验证，如果考虑多种权重配置（一种特殊情况是等权重），所得的各种加权和有很强的正相关性，表现出一致的趋势。

同样需要说明的是，综合健康指标 H 仍是序数型变量，它反映了定义在 $\Omega = \{\omega_m\}$ 上的某个次序，并且它的取值仍是离散的。我们认为，借助 H，我们可以做出"Ω 中哪种健康状态不比哪种健康状态更好"的判断，或者说，对于任意两位被访问者（每个被访问者的回答对应一种健康状态），H 值较大的被访问者的健康状况更差。

三、结合调查数据的计算

利用本次特困医疗救助效果研究及苏州地区农村合作医疗研究的个人调查数据，根据前述的设计方案，我们计算了相应的权重（即前述回归的估计系数），相关结果见表4。从表4中，我们首先可以发现，相比于其他地区，苏州市样本的 b_1 值明显小而 b_3 值明显大，但各地区 b_2 值很相近；三个卫生Ⅷ项目省的各估计系数值则相当一致。不过，无论哪个地区，b_1 都明显低于 b_2 与 b_3，且 b_3 明显高于 b_1 与 b_2。这在一定程度上反映了不同地区的被访问者对自身健康状况的评价既有相同之处又有相异之处：即各地区的被访问者在个人整体健康自评上都更看重精神情绪上的状态而较看轻身体活动能力的状态，且苏州市的被访问者在这方面似乎比其他地区更突出一些。

苏州市样本在系数估计值上的特殊性提示我们在赋权时应对该市样本单独处理。具体地，我们对三个项目省的被访问者的各个类指标采用统一的一套权重，即采用以三省混合样本得到的系数估计值（$b_1 = 0.1073237$，$b_2 = 0.3238831$，$b_3 = 0.5687932$）；而对苏州市采用单独的一套权重，即采用以该地区样本得到的系数估计值（$b_1 = 0.0269588$，$b_2 = 0.324869$，$b_3 = 0.6481723$）。由此，我们计算出有效样本中每位被访问者最终的综合健康指标。

这里需要指出的是，尽管对于不同样本，权重的估计结果相差较大，即 S_1、S_2、S_3 对 S_4 的影响在不同样本中有较大差异，但若令 H 为 S_1、S_2、S_3 的等权重和，即令 $b_1 = b_2 = b_3 = 1/3$，则就全部被访问者而言，H 在数值的变化趋势上并没有显著改变，数值的变动一般也不大，或者说，等权重求和的综合健康指标与异权重求和的综合健康指标在很大程度上可以相互替代。这集中表现了本文指标的稳健性。

表4　权重估计结果

个人样本	满15周岁样本量	有效样本量	b_1	b_2	b_3
山西省	1121	1012	0.0610849	0.3260713	0.6128438
重庆市	1163	1059	0.0935746	0.3613287	0.5450967
甘肃省	1401	1184	0.1554847	0.3020425	0.5424728
三省	3685	3255	0.1073237	0.3238831	0.5687932
苏州市	1877	1406	0.0269588	0.324869	0.6481723
全部	5562	4661	0.0927981	0.3190404	0.5881615

注："有效样本"指满15岁个人样本中A36～A43这8个指标的观测值均无缺失值与超限值的样本。以下表5同。

表5　关于健康指标的描述性统计：基于有效观测值的计算

	有效样本量	均值	标准差	最小值	最大值	Gini系数
山西省	1012	0.2849136	0.2246436	0	1	0.4403058
重庆市	1059	0.2940917	0.2817555	0	0.9874575	0.5324944
甘肃省	1184	0.2543801	0.243767	0	1	0.5288305
三省	3255	0.2767932	0.2517825	0		0.50566
苏州市	1406	0.1416496	0.179271	0	0.9874193	0.6455386
全部	4661	0.2360268	0.2404271	0		0.5538605

注：山西省样本、重庆市样本、甘肃省样本、三省混和样本均采用权重 $b_1 = 0.1073237$，$b_2 = 0.3238831$，$b_3 = 0.5687932$ 计算；苏州市样本采用权重 $b_1 = 0.0269588$，$b_2 = 0.324869$，$b_3 = 0.6481723$ 计算。

　　表5列出了关于本文所设计的综合健康指标的描述性统计。[①] 从中我们可

---

　　① 在本书中，为了研究（特别是计量分析）的方便，在许多情况下，我们也把本文所设计的综合健康指标当做连续的基数型变量。应该说，这种做法是有缺陷的（特别是，本文的排序方法并不满足连续性）。然而，这种缺陷正反映了人们关于基数型健康变量的矛盾的态度：一方面，它在理论构建上缺乏直观认识基础，另一方面，它又便于展开统计分析。这种缺陷也反映了健康经济学分析中健康状况在度量及运用上的困难。我们在这里既承认这种做法的缺陷，但也不否认它可以在尽可能增加统计自由度的情况下提供关于健康状况的较全面的信息，并且便于统计分析。

　　本文的描述性统计就是基于上述做法的。一般地，如果不事先给出定义，我们也并不了解"一组人群的健康状况"的意义。这里，我们把综合健康指标的算术平均值定义成一组人群的健康状况。我们说，该平均值较大的组的健康状况差于该平均值小的组。当然，这种定义有很大的任意性，在具体研究中，它只为我们提供一种参考。同样地，标准差、Gini系数也只有参考意义。

以看出，总体上，苏州市样本的健康状况明显优于其他地区，并且标准差也最小；而三个项目省的健康状况则很接近，标准差也相仿，其中重庆市的健康状况最差，标准差也最大。这些情况与我们在实际调查中的直观认识是非常一致的，这一定程度上印证了此种健康指标的可信性。

四、小 结

本文对综合健康指标的设计，尝试综合考虑局部健康自评指标与整体健康自评指标，尽量同时考虑到研究者及被访问者对健康的理解，从而为综合指标设计研究提供新的思路。虽然此种指标设计方案仍有很大的任意性，但借助对数实现的归一化处理在一定程度上增强了取值的稳健性。当然，该方案的可信性仍有待于进一步的考验。

【参考文献】

樊明，2002：《健康经济学——健康对劳动市场表现的影响》，社会科学文献出版社。

王则柯、左再思、李志强，2002：《经济学拓扑方法》，北京大学出版社。

魏众、B. 古斯塔夫森，2005：《中国居民医疗支出不公平性分析》，《经济研究》第 12 期。

张车伟，2003：《营养、健康与效率》，《经济研究》第 1 期。

赵忠，2005：《使用自评健康数据度量我国健康的不平等》，第五届中国经济学年会论文。

赵忠、侯振刚，2005：《我国城镇居民的健康需求与 Grossman 模型——来自截面数据的证据》，《经济研究》第 10 期。

Allen, Susan, et al, 2000, "Design of a Health Indicator System: A 'How-to' Manual for State Medicaid Programs", downloaded from www. ritecareresearch. org/reportspubs/other/design. hlth. indic. syst. pdf.

Allison, R. Andrew and Foster, James E. , 2004, "Measuring Health Inequality Using Qualitative Data", *Journal of Health Economics*, Vol. 23.

Baker, Michael, Mark Stabile and Catherine Deri, 2004, "What Do Self-Reported, Objective, Measures of Health Measure?" *Journal of Human Resources* 39(4).

Deaton, A, 1997, *The Analysis of Household Surveys: A Microeconometric Ap-*

proach to Development Policy, The Johns Hopkins University Press, Baltimore, Maryland, USA.

Kalwij, Adriaan S. and Vermeulen, Frederic, 2006, "Health and Labor Force Participation of the Elderly in Europe: What Do Objective Health Measures Add to the Analysis?" (September) CentER Discussion Paper No. 2006 – 87 Available at SSRN: http://ssrn. com/abstract = 932532.

Van Doorslaer, Eddy and Andrew M. Jones, 2003, "Inequalities in Self-reported Health: Validation of a New Approach to Measurement", *Journal of Health Economics*, Vol. 22.

（执笔人：金成武，2007 年 4 月）

编号：_____

农户健康及医疗服务状况调查表

省（直辖市、自治区）		#
县（市）		#
乡（镇）		#
村		#
户主姓名		#
调查员姓名		#
调查时间		年　　　月　　　日

　　您好！我们是中国社会科学院经济研究所"农村特困群体医疗救助效果研究"课题组的调查员。本次调查的目的是想了解您家的生产生活等经济状况、健康状况和就医行为、医疗保障等情况，您的回答将为我们的研究提供非常有用的信息，希望能够得到您的大力支持。您提供的信息将仅作研究使用。非常感谢您的合作！

填写说明

1. 除非特别说明，本表所填写的内容均是 2004 年的情况
2. 农户的分户以经济独立为标准
3. "家庭成员"不包括上大学、入伍人员，但包括外出打工人员
4. 六口人以上的农户请附加一页续表
5. 除非特别说明，本表各空格请不要空填

中国社会科学院经济研究所医疗救助课题组

2005 年 1 月

一、家庭成员基本情况

注：“家庭成员”包括户主及其配偶、父母和孩子等，以及 2004 年在户主家中居住 3 个月以上的人。

家庭成员编码		一	二	三	四	五	六
姓名							
A01	与户主的关系	1. 户主　2. 配偶　3. 父母（公婆、岳父母）　4. 其他父辈　5. 儿女（媳婿）　6. 其他子辈　7. 兄弟姐妹　8. 其他同辈　9. 孙辈　10. 祖父辈　11. 其他					
A02	年龄（周岁）						
A03	性别	1. 男　2. 女					
A04	婚姻状况	1. 已婚　2. 未婚　3. 离异　4. 丧偶　5. 其他					
A05	是否是党员	1. 是　2. 否					
A06	上学及职业技能培训情况	共上了几年学（没上过填 0，不满一年的折成小数年）					
A07		中专/技校/职高共上了几年（没上过填 0，不满一年的折成小数年）					
A08		当了几年学徒（没作过填 0，不满一年的折成小数年）					
A09		职业技能培训参加了几个月（没参加过填 0，不满一月的折成小数月）					
A10	最近 30 天内患病或受伤情况	是否受过伤或觉得身体不舒服　1. 是　2. 否					
A11		若是，看过医生吗　1. 是　2. 否					
A12		如果看过医生，都去过哪里看病（可多选）1. 村卫生室　2. 乡镇卫生院　3. 中心卫生院　4. 县医院　5. 私人医生/诊所　6. 其他医疗机构　7. 医生出诊					
A13	目前主要从事（只选 1 项）	1. 种植业　2. 林牧渔业　3. 干部（包括村干部）　4. 教师（包括民办教师）　5. 务工/经商　6. （五人以上）企业主　7. 运输/建筑业　8. 学生　9. 学龄前儿童/婴儿　10. 其他非劳动力　11. 其他行业					

续前表（不清楚外出人员情况，可填"/"）

家庭成员编码		一	二	三	四	五	六
姓名							
A14	工作地点	\multicolumn{6}{c}{1. 本村　2. 本乡　3. 本县外乡　4. 本县以外}					
A15	2004 年前当过县/乡/村干部吗	\multicolumn{6}{c}{1. 是　2. 否}					
A16	2004 年前参过军吗	\multicolumn{6}{c}{1. 是　2. 否}					
A17	2004 年前当过国家正式工人吗	\multicolumn{6}{c}{1. 是　2. 否}					
A18	2004 年前在县外打过工吗	\multicolumn{6}{c}{1. 是　2. 否}					
A19	2004 年还在外面打工吗	\multicolumn{6}{c}{1. 是　2. 否}					
A20	工作环境对身体有影响吗	\multicolumn{6}{c}{1. 有　2. 没有　3. 不知道}					
A21	2004 年如果没去打工，为什么（可多选）	\multicolumn{6}{c}{1. 自己身体不好　2. 家里有病人要照顾　3. 老板不要 4. 工资或工作条件太差　5. 家里有老幼要照顾　6. 其他}					
A22	有几个子女（仅 60 岁及以上成员答）	子 女	子 女	子 女	子 女	子 女	子 女
A23	在家干农活的天数						
A24	在本乡企事业单位工作天数						
A25	在本乡企事业单位总收入（元）						
A26	2004 年经商天数						
A27	2004 年经商纯收入（元）						
A28	2004 年搞运输天数						
A29	2004 年搞运输纯收入（元）						
A30	2004 年家庭加工业劳动天数						
A31	2004 年家庭加工业纯收入（元）						

续前表（不清楚外出人员情况，可填"/"）

家庭成员编码		一	二	三	四	五	六
	姓名						
A32	2004 年帮工、打工天数						
A33	帮工、打工总收入（元）						
A34		因病或其他身体不适累计没干活的天数（长期丧失劳动力者填 9999）					
A35		因病或其他身体不适累计卧床天数（长期卧床者填 9999）					
A36		在生活起居如刷牙、洗脸、穿衣等方面自理能力的困难程度：1. 没有困难 2. 有点困难 3. 比较困难 4. 非常困难 5. 根本不能做					
A37		您干活（包括做家务）的困难程度：1. 没有困难 2. 稍微有困难 3. 比较困难 4. 非常困难 5. 根本不能干					
A38	（仅 15 岁及以上的家庭成员答） 最近 30 天内的身体情况	您身体疼痛或不舒服的程度：1. 没有 2. 稍微有一点 3. 不很疼痛 4. 很疼痛 5. 疼痛得受不了					
A39		您在集中精力或记忆方面的困难程度：1. 没有困难 2. 稍微有困难 3. 比较困难 4. 非常困难 5. 根本做不到					
A40		您认出 20 米以外的熟人的困难程度（戴眼镜者答戴眼镜时的情况）：1. 没有困难 2. 有点困难 3. 比较困难 4. 非常困难 5. 根本认不出					
A41		您是否经常感到没有休息好从而精神不好 1. 从来没有 2. 几乎没有 3. 有时有 4. 经常有 5. 一直是这样					
A42		您是否经常感到悲伤、烦恼、情绪差或抑郁 1. 一直没有 2. 几乎没有 3. 有时有 4. 经常有 5. 一直是这样					
A43		总地来说，您感觉自己的身体怎么样 1. 非常好 2. 好 3. 说不清 4. 差 5. 非常差					

二、家庭收入支出情况

注：没有填"0"，请不要空填。"家人消费"指仅用于家庭成员消费，不包括饲料。

1. 2004 年，以下农作物您家各收了多少斤

N	名称	总产量	家人消费	N	名称	总产量	家人消费	N	名称	总产量	家人消费
B101	小麦			B102	水稻			B103	玉米		
B104	大豆			B105	土豆			B106	红薯		
B107	小米			B108	甜菜			B109	甘蔗		
B110	芝麻			B111	黄麻			B112	棉花		
B113	油菜籽			B114	花生			B115	向日葵籽		
B116	烟草			B117	西瓜			B118	竹子		
B119	茶叶			B120	焦藕			B121	木材		

2. 2004 年，您家的养殖业情况

N	名称	卖了（元）	自留（斤）	N	名称	卖了（元）	自留（斤）	N	名称	卖了（元）	自留（斤）
B201	牛			B202	猪			B203	羊		
B204	鸡			B205	鸭			B206	鹅		
B207	鱼			B208	狗			B209	兔		
B210	蚕			B211	蛋类			B212			

3. 2004 年，以下水果您家各收了多少斤

N	名称	总产量	家人消费	N	名称	总产量	家人消费	N	名称	总产量	家人消费
B301	苹果			B302	梨			B303	桃		
B304	橘橙			B305	核桃			B306	李子		
B307	草莓			B308				B309			

4. 2004 年，以下蔬菜您家各收了多少斤

N	名称	总产量	家人消费	N	名称	总产量	家人消费	N	名称	总产量	家人消费
B401	萝卜			B402	白菜			B403	茄子		
B404	番茄			B405	辣椒			B406	大蒜		
B407	大葱			B408	花椒			B409	黄瓜		
B410	青菜			B411				B412			

5. 2004 年转移收入（单位：元）
注：收入的实物折成现金

B501	外出家庭成员寄来/带来		B502	政府救济	
B503	分家子女送给了		B504	家庭外其他亲属送给了	
B505	家庭外非亲属送给了		B506	出租东西的收入	

6. 2004 年，您家的生产开支情况（单位：元）

B601	种子/化肥/农药		B602	灌溉费用（含水电费）	
B603	雇工/机械		B604		

7. 2004 年，全家生活消费支出情况（单位：元）

B701	全家买衣服		B709	（生活用）水电费	
B702	买副食（油/菜/肉等）		B710	买主食（粮食类）	
B703	外出交通费		B711	买烟酒	
B704	学杂费		B712	看病总花费	
B705	房屋维修费支出		B713	其中，报销/减免了	
B706	购房和建房支出		B714	红白事人情支出	
B707	通讯费（座机/手机等）		B715	家用电器/耐用品支出	
B708	买燃料（柴禾/煤炭等）		B716		

8. 2004 年，您家的其他情况

B801	您家房子（宅基地）能卖	元	B805	您家共有土地	亩
B802	2004 年您家共新借钱	元	B806	其中水浇地	亩
B803	其中因治病借钱	元	B807	其中坡地	亩
B804	您家一年共拾/打柴	斤	B808	您家自己有井	口

三、医疗保障、医疗服务及健康状况

注：请户主或其他了解情况的主要成员回答。如无另外说明，请填写2004 年情况。

1. 医疗保障情况

C	家人现在享有哪种医疗保障（打√）	哪年哪月参加	是否发证或卡	知道去哪里报销吗	知道报销的比例吗	知道一年最多报销多少吗	报销过吗	是否愿意继续参加
					1. 是　　2. 否			
C01	合作医疗							
C02	医疗救助							
C03	其他							
C04	您家参加过医疗救助户的推选吗 1. 是　　2. 否　　3. 没听说过这回事							
C05	您认为村里推选的医疗救助户是最应该得到救助的吗 1. 全都是　　2. 大部分是　　3. 大部分不是　　4. 全不是 5. 不知道谁是特困户							
C06	最近六年内您家有人去世吗 1. 是　　2. 否							
C07	死者生前得到过医疗救助吗 1. 是　　2. 否							
C08	死者生前共得到过多少医疗救助（没有填0）							元
C09	您家的厕所是什么样的 1. 经过改造的卫生厕所　　2. 未经过改造的土厕所　　3. 无独立厕所							
C10	您家怎么用水（可多选） 1. 挑井水　　2. 池塘　　3. 河流　　4. 手压抽水机　　5. 自来水 6. 雨水收集　　7. 其他							

2. 1998～2004 年家庭成员患重大疾病或受重大伤残以及医疗情况

注："重大病伤"包括：① 在此期间累计花费超过 1000 元或经过住院治疗的每种病伤；② 其他 1998 年以来久病不好的病。"病伤成员代码"请与前面表格保持一致。

一人如有多种疾病，请以相同的家庭成员代码填写在不同的列中。

C11	成员代码（以人次计）						
C12	病伤名称						
C13	如何治疗的	1. 没治疗　2. 自己吃药　3. 个体诊所　4. 村卫生室 5. 乡镇卫生院　6. 中心卫生院　7. 县级医院　8. 其他					
C14	现在好了吗	1. 是　2. 否					
C15	因病伤住院时间（天）	未住院填 0；1 年计 360 天，一月计 30 天， 不足 1 月按实际天数计					
C16	自己买药吃的花费						
C17	门诊的治疗/药费						
C18	住院的治疗/药/床费						
C19	住院生活（包括陪同）费						
C20	交通费						
C21	其他费用						
C22	有下列组织报销/减免医疗费用吗	1. 无　2. 合作医疗　3. 医疗救助　4. 商业保险　5. 其他					
C23	报销/减免了多少钱（元）						
C24	因病伤借了多少钱（元）						
C25	其中多少钱需要还（元）						
C26	至今已还了多少钱（元）						

NO: _____

Rural Household Survey on Health and Medical Service

Province		#
County		#
Town		#
Village		#
Household Head's Name		#
Inquirer's Name		#
Inquiry Time		Month Day Year

Instructions

1. Please fill in the blanks with the information of 2004, except where otherwise noted.

2. Each household should be economically independent.

3. Those who are at college or in the army are excluded from "household members" (HM), while those who are outside home as temporary laborers are included in "household members".

4. Any household that has more than 6 members should share two or more questionaries.

5. Please do not leave any blanks unfinished, except where otherwise noted.

Research Team on MFA

Institute of Economics

Chinese Academy of Social Sciences (CASS)

Jan, 2005

I　Basic Information about Household Members

Note：the household head and his/her spouse, parents or children, and anyone who lived in the house for more than 3 months in 2004, are included in the "household members" (HM).

HM	Code	1	2	3	4	5	6
	Name						
A01	Relation with the Household Head	1. Household Head　2. Spouse　3. Parent (in Law)　4. Uncle/Aunt 5. Son/Daughter (in Law)　6. Nephew/Niece　7. Brother/Sister 8. Cousin　9. Grandchild　10. Grandparent　11. Else					
A02	Age						
A03	Gender	1. Male　2. Female					
A04	Marriage	1. Married　2. Not yet Married　3. Divorced　4. Spouse Bereft　5. Else					
A05	CPC Member	1. Yes　2. No					
A06	Education (Of decimal format. Fill with "0" if never)	Years at School					
A07		Years at High School					
A08		Years as an Apprentice					
A09		Months in Vocational Training					
A10	Medical Care in Recent 30 Days	Were you diseased or hurt?　1. Yes　2. No					
A11		If Yes, did you go to see a doctor?　1. Yes　2. No					
A12		If Yes, where did you go to see the doctor? (Multichoiced) 1. Village Clinic　2. Town Hospital　3. Central Hospital 4. County Hospital　5. Private Clinic　6. Other Medical Organizations 7. Visited by the Doctor at Home					
A13	Current Main Vocation	(Unichoiced)　1. Planting　2. Foresting/Herding/Fishing 3. Public Servant (including Village Head)　4. Teacher 5. Laborer/Trading　6. Entrepreneur　7. Transportantion/Construction 8. Student　9. Baby/Children before School Age 10. Other Non-Laborer　11. Else					

Continued

HM	Code	1	2	3	4	5	6
	Name						
A14	Working Place	1. Native Village 2. Native Town					
		3. Native County Excluding Native Town 4. Not Native County					
A15	Career1	Ever been a public servant before? 1. Yes 2. No					
A16	Career2	Ever been in the army before? 1. Yes 2. No					
A17	Career3	Ever been a regular worker in SOEs before? 1. Yes 2. No					
A18	Career4	Ever been outside home for work before? 1. Yes 2. No					
A19	Career5	Still being outside home for work now? 1. Yes 2. No					
A20	Working Conditions	Did the conditions influence your health? 1. Yes 2. No 3. Unknown					
A21	Why not outside home for work	(Multichoiced) Because or Because of					
		1. bad health status 2. some diseased household members need care					
		3. never employed 4. low wages or bad working conditions					
		5. some older or younger household members need Care 6. other reasons					
A22	Son and Daughter Numbers	s: Sons d: Daughters (Only those who are more than 59 years old answer)					
		s	s	s	s	s	s
		d	d	d	d	d	d
A23	Working Days0	Days of Agricultural Work at Home					
A24	Working Days1	Days of Work at Organizations in the Native Town					
A25	Working Income1	Total Income from Organizations in the Native Town (yuan)					
A26	Working Days2	Days of Trading					
A27	Working Income2	Net Income from Trading (yuan)					
A28	Working Days3	Days of Transportation					
A29	Working Income3	Net Income from Transportation (yuan)					

Continued

HM	Code	1	2	3	4	5	6
	Name						
A30	Working Days4	Days of Home Manufacture					
A31	Working Income4	Net Income from Home Manufacture（yuan）					
A32	Working Days5	Days of Temporary Work					
A33	Working Income5	Total Income from Temporary Work					
A34		Days of Being Unable to Work（Fill with "9999" if permanently）					
A35		Days of Being in Bed（Fill with "9999" if permanently）					
A36		Difficult for Daily Activities（Eating, Walking, etc） 1. Never 2. A Little 3. Very 4. Much More 5. Extremely					
A37		Difficult for Working（Including Family Affairs） 1. Never 2. A Little 3. Very 4. Much More 5. Extremely					
A38	Health Status in Recent 30 Days（Only Those Who Are More than 14 Years Answer）	Suffering from the Body 1. Never 2. A Little 3. Much 4. Very Much 5. Much More					
A39		Difficult for Remembering or Concentration 1. Never 2. A Little 3. Very 4. Much More 5. Extremely					
A40		Difficult for Seeing Clearly an Acquaintance away from 20 meters 1. Never 2. A Little 3. Very 4. Much More 5. Extremely					
A41		Suffering from the Spirit 1. Never 2. A Little 3. Much 4. Very Much 5. Much More					
A42		Feeling Sad, Uneasy or Depressed 1. Never 2. Seldom 3. Sometimes 4. Often 5. Always					
A43		Comprehensive Opinion on Your Health Status 1. Excellent 2. Good 3. So So 4. Bad 5. Very Bad					

II　Household Income and Expenditure

Note: Fill with "0" for none and please do not leave blanks unfinished.

"TP", that is, "Total Output", means the total output of your family (with the unit 0.5 kg).

"HC", that is, "Household Consumption", means the total consumption by your household members, excluding the feed (with the unit 0.5 kg).

1. Crop Harvesting in 2004

	Crop	TP	HC		Crop	TP	HC		Crop	TP	HC
B101	Wheat			B102	Rice			B103	Maize		
B104	Soybean			B105	Potato			B106	Sweet Potato		
B107	Millet			B108	Beet			B109	Sugarcane		
B110	Sesame			B111	Jute/Kenaf			B112	Cotton		
B113	Rapeseed			B114	Peanut			B115	Sunflower		
B116	Tobacco			B117	Watermelon			B118	Bamboo		
B119	Tea			B120	Lotus Root			B121	Wood		
B122				B123				B124			

2. Livestock Breeding in 2004

	Livestock	SI	SW		Livestock	SI	SW		Livestock	SI	SW
B201	Cattle			B202	Pig			B203	Sheep		
B204	Chicken			B205	Duck			B206	Goose		
B207	Fish			B208	Dog			B209	Rabbit		
B210	Silk			B211	Egg			B212			
B213				B214				B215			

Note: "SI" means the sales income (with the unit yuan). "SW" means the weight of the livestock not for sale (with the unit 0.5kg).

3. Fruit Harvesting in 2004

	Fruit	TP	HC		Fruit	TP	HC		Fruit	TP	HC
B301	Apple			B302	Pear			B303	Peach		
B304	Orange			B305	Walnut			B306	Plum		
B307	Berry			B308				B309			
B310				B311				B312			

4. Vegetable Harvesting in 2004

	Vegetable	TP	HC		Vegetable	TP	HC		Vegetable	TP	HC
B401	Radish			B402	Cabbage			B403	Eggplant		
B404	Tomato			B405	Capsicum			B406	Garlic		
B407	Shallot			B408	Huajiao			B409	Cucumber		
B410	Greens			B411				B412			
B413				B414				B415			

5. Transfer Income in 2004（yuan）

Note：Transfers in kind should be converted into monetary income.

B501	From the Out-for-work Household Members		B502	From the Government	
B503	Present by Living-apart Children		B504	From Non-Household-Member Kindreds	
B505	From Other People		B506	From Renting	

6. Production Expenditure in 2004（yuan）

B601	Seeds/Fertilizer/ Pesticide		B602	Irrigation（Including Water and Electricity）	
B603	Labor Hiring/ Farming Machines		B604		

7. Living Expenditure in 2004（yuan）

B701	Clothing		B710	Staple Food	
B702	Non-staple Food		B711	Smoking/Drinking	
B703	Transportation		B712	Medical Care	
B704	Tuition		B713	Reimbursement	
B705	House Maintaining		B714	Monetary Gifts	
B706	House Purchasing/ Building		B715	Electrical Appliances /Other Durables	
B707	Telecommunication		B716		
B708	Fuel		B717		
B709	Water and Electricity		B718		

8. Other Information in 2004

B801	Value of the House	yuan	B805	Tillable Field	mu
B802	Borrowing	yuan	B806	Irrigable Field	mu
B803	For Health	yuan	B807	Sloping Field	mu
B804	Firewood Collecting	0.5kg	B808	Number of Wells	

III Medical Security, Medical Service and Health

1. Medical Security

	Types of Medical Security ("√")	Joining or Being Covered Time	Certifi-cated	Know Where to Be Reimb-ursed	Know the Reimb-rate	Know the Annual Reimb-Ceiling	Been Reimb-ursed	Will Join It Next Year
					1. Yes 2. No			
C01	CMS							
C02	MFA							
C03	Else							
C04	Did your family elect the households covered by MFA? 1. Yes 2. No 3. Not Knowing This							
C05	Were the households actually covered by MFA the most in need of MFA? 1. All are 2. Most are 3. Most are not 4. None are 5. I do not know who is covered by MFA							
C06	Did some household members pass away in recent 6 years? 1. Yes 2. No							
C07	If Yes, was he/she reimbursed? 1. Yes 2. No							
C08	If Yes, how much was he/she reimbursed? (If No, fill with "0")							yuan
C09	The Type of Your House's Latrine 1. Modified 2. Non-modified 3. Non-separate							
C10	The Type of Water Drawing (Multichoiced) 1. From Wells 2. From Pools 3. From Rivers 4. By Pumps 5. By Taps 6. By Collecting Rain 7. Else							

2. Household Members' Serious Diseases or Hurts and Related Medical Care during 1998-2004.

Note:

"Serious Diseases or Hurts" means those that meet any one of the following conditions:

(1) the accumulated expense was over 1000 yuan.

(2) the patient was treated in the hospital.

(3) the patient has not been healed since 1998.

"Patient Code" should be consistent with the former "Household Member (HM) Code".

If one member had several diseases or hurts, fill in different blanks with the same "HM Code" in order to differentiate diseases or hurts.

"Exp" means expense (with the unit yuan).

For C15, fill with "0" if not being hospitalized, while a "month" equals 30 days, and a "year" equals 360 days.

For C24 – C26, "Debt" means those caused by the above diseases or hurts (with the unit yuan).

C11	Patient Code					
C12	Disease or Hurt					
C13	Medical Treatment	1. None 2. Self-treatment 3. In the Private Clinic 4. In the Village Clinic 5. In the Town Hospital 6. In the Central Hospital 7. In the County Hospital 8. Else				
C14	Been Healed Now	1. Yes 2. No				
C15	Days of Being Hospitalized					
C16	Exp of Self-treatment					
C17	Exp in the Clinics					
C18	Medical Exp of Being Hospitalized					
C19	Living Exp of Being Hospitalized					
C20	Exp of Transportation					
C21	Other Exp					
C22	Reimbursed From	1. None 2. CMS 3. MFA 4. Commercial Insurance 5. Else				
C23	Reimbursement					
C24	Debt Newly Added					
C25	Debt to Be Repaid					
C26	Debt Been Repaid					

村 医 问 卷

省/自治区/直辖市		市/自治州	
县/市/区		乡/镇	
村		所属乡镇卫生院	
调查时间		调查人	

如本村没有村医，则首先寻找该村防疫员进行调查；

如本村前二者都没有，则询问村接生员；

如本村前三者都没有，则询问该村的药店店主；

如本村上述人员都没有，则请村干部填写村简要情况。

被访者是_____

1. 村医　　 2. 防疫员　　 3. 接生员　　 4. 药店店主　　 5. 村干部

一、村简要情况

1. 本村共有_____户。

2. 总人口_____人，其中，男性_____人，女性_____人。

3. 耕地面积共计_____亩，其中水浇地_____亩，坡地_____亩。

4. 本村外出经商和打工的人口约_____人。

5. 本村共有企业（雇人的）_____个。最大的企业大约雇用_____人。

6. 本村到县医院的距离_____公里。

7. 本村到本乡镇卫生院的距离_____公里。

8. 本村到最近的其他乡镇卫生院（含县外乡镇）的距离_____公里。

9. 本村到最近药店的距离_____公里。

10. 用最快的交通工具到最近的卫生院或县医院需要_____小时_____分钟。

11. 本村五保户有_____户，五保户以外的生活困难户有_____户。

12. 家里有病人的困难户在村里有_____户。

二、村卫生服务基本情况

1. 村里共有卫生室_____个。其中，甲级卫生室_____个。

2. 本村共有医生_____人，其中卫生室里有村医_____人，卫生室以外的私人行医_____人；有乡村医生证书的_____人。

3. 村中有无接生员？ _____ 1. 有 2. 无

4. 如有，是否其中有人经过接生的专门培训？ _____ 1. 有 2. 无

5. 接生时是否进行消毒处理？ _____ 1. 消毒 2. 不需要

6. 村中是否有人负责预防保健工作？ _____ 1. 有 2. 无

7. 计划免疫接种时，向每名儿童每次收取接种费用_____元。

卫生室医生情况表

	姓名					
性别	1. 男 2. 女					
年龄						
学历	1. 医专或卫（护）校在校学习　2. 医专或卫（护）校在职培训 3. 医专或卫（护）校成人教育　4. 医学或护理本科学历 5. 无医学专业学历　6. 跟师学徒					
医学或护理专业 学习时间总计（年）	（无专业学历者填0）					
何时开始从事医生 职业（年份）						
其间，中断医生 职业的时间（年）						

三、本卫生室情况

1. 本卫生室面积_____平方米，房间数_____间。

2. 是否有独立的药房？_____

    1. 有   2. 无

3. 诊断和治疗是在一个房间进行的吗？_____

    1. 是   2. 否

4. 卫生室现有药品_____种。

5. 卫生室所使用的房屋产权属于_____

　　1. 乡镇卫生院　　　　2. 村里　　　　3. 村医个人所有　　　　4. 其他

6. 2004 年需要缴纳房屋租金_____元。（没有租金就填零）

7. 2004 年需要上缴卫生主管部门各种管理费用_____元。（不含培训费）

8. 村集体经济对卫生室补助_____元。（没有补助就填零）

9. 村里或县乡（镇）里给村医的工资补贴平均每人每年_____元。（未发过工资或补贴就填零）

10. 本诊所月平均就诊_____人次，每人次平均就诊费用_____元。2004 年全年进药花了_____元。

11. 购进药材的主要渠道是_____

　　1. 县医药公司　　　2. 县医院/乡镇卫生院　　　3. 完全自己决定何处购药

12. 据你所知，以下销售渠道中哪种销售渠道价格最便宜？_____

　　1. 县医药公司　　　　　　　　　　　2. 县级医院

　　3. 县其他医疗卫生机构（防疫、计生系统）　　4. 乡镇卫生院

　　5. 医药市场　　　　　　　　　　　　6. 送药上门

　　7. 其他渠道，请注明_____

13. 是否有如下医疗诊断仪器？

　　听诊器　　　　　　　　　　　　　　_____1. 有　　2. 无

　　血压计　　　　　　　　　　　　　　_____1. 有　　2. 无

　　高压消毒锅　　　　　　　　　　　　_____1. 有　　2. 无

　　是否使用高压消毒锅进行消毒？　　　_____1. 是　　2. 否

　　病床　　　　　　　　　　　　　　　_____1. 有　　2. 无

14. 主要治疗费用（以下费用均不含所用药品的费用）：

　　诊疗费/挂号费　_____元

　　注射费（一次性针头和注射器）_____元

　　输液针头和输液管费用合计_____元

四、本卫生室服务能力

1. 静脉注射　　　　　　　　_____1. 能　　2. 否

2. 静脉滴注　　　　　　　　_____1. 能　　2. 否

3. 推拿　　　　　　　　　　_____1. 能　　2. 否

4. 针灸　　　　　　　　　　_____1. 能　　2. 否

5. 熟练进行止血、包扎、缝合　　　_____ 1. 能　　2. 否
6. 进行四肢骨折固定处理　　　　_____ 1. 能　　2. 否
7. 新法接生　　　　　　　　　_____ 1. 能　　2. 否
8. 掌握"四苗"接种方法　　　　_____ 1. 能　　2. 否
9. 用听诊器辨别干性罗音和湿性罗音　_____ 1. 能　　2. 否
10. 对农药中毒进行初步处理　　_____ 1. 能　　2. 否
11. 对溺水进行处理　　　　　　_____ 1. 能　　2. 否
12. 开展血常规检查　　　　　　_____ 1. 能　　2. 否
13. 开展尿常规检查　　　　　　_____ 1. 能　　2. 否
14. 开展粪便寄生虫学检查　　　_____ 1. 能　　2. 否

五、2004 年全年农民支付医药费用的方式

1. 现金直接支付_____元
2. 实物交换抵消医药费_____元
3. 劳务交换抵消医药费_____元
4. 合作医疗基金支付_____元
5. 拖欠医疗费_____元
6. 其他_____元（请注明具体方式_____）

Village Doctor Survey

Province			City	
County			Town	
Village			Hospital	
Inquiry Time			Inquirer's Name	

Note: Fill in the following blanks with numbers, except where otherwise noted. And fill with "0" if none.

The inquired person is _____ in the village.

1. the doctor
2. the epidemic prevention controller
3. the midwife
4. the keeper of a drugstore
5. the village leader

Note: Please inquire the latter person if and only if there are not any former ones in the village.

I Basic Information about the Village

In the village,

1. there are _____ households.

2. there are _____ persons, including _____ men and _____ women.

3. there are _____ mu of tillable field, including _____ mu of irrigable field and _____ mu of sloping field.

4. there are _____ persons who are outside the village for trade and work.

5. there are _____ firms (employing workers), of which the largest one employs _____ workers.

The village is about

6. _____ kms far from the county hospital.

7. _____ kms far from the home town hospital.

8. _____ kms far from the nearest town hospital in other towns.

9. _____ kms far from the nearest drugstore.

10. It will take at least (by the fastest transport vehicles) _____ hours and _____ minutes to go to the nearest (town or county) hospital from the village.

In the village,

11. there are _____ households enjoying the Five Guarantees, besides which there are still _____ households in hardship.

12. there are _____ households in hardship that has members with some disease.

II   Basic Information about the Village Medical Service

In the village,

1. there are _____ village clinics, including _____ first-class clinics.

2. there are _____ doctors in all, including _____ doctors in the village clinics, and _____ doctors in the private clinics, of whom _____ persons have medical qualifications.

3. is there any midwife? _____

    1. Yes   2. No

4. if Yes, is there any midwife who has been professionally trained? _____

    1. Yes   2. No

5. does the midwife conduct sanitization during child delivery? _____

    1. Yes   2. No

6. is there any epidemic prevention controller? _____

    1. Yes   2. No

7. a child who has immunization services will pay _____ yuan once.

Information about the Doctors in the Village Clinic

Name					
Gender 1. Male 2. Female					
Age					
Education	1. Still at Medical Secondary School 2. Having Been Trained at Medical Secondary School 3. Having Had Continuing Education at Medical Secondary School 4. Medical Undergraduate 5. Without Any Medical Education 6. Medical Apprentice				
Years of Medical Education	(Fill with "0" if without any medical education)				
Year of Beginning Medical Career					
Years of Medical Career Interrupt					

III Basic Information about the Village Clinic

In the village clinic,

1. there are _____ rooms, with _____ square meters of operating area.

2. is there any separate dispensary? _____
   1. Yes　　　　　　2. No

3. are diagnosis and treatment in the same room? _____
   1. Yes　　　　　　2. No

4. there are _____ kinds of drugs

5. the house is owned by _____.
   1. the town hospital　　2. the village
   3. the doctor　　　　　4. other persons

In 2004, the village clinic should pay

6. the house rent of _____ yuan

7. the administrative expense (excluding training expense) _____ yuan

8. The clinic will get allowance of _____ yuan a year from the village committee.

9. Each doctor will get wage and allowance of _____ yuan a year from the village committee or the town government.

10. The clinic's diagnosis is of _____ person-times a month, with the diagnosis payment of _____ yuan per person-time.

11. The cost of drugs was _____ yuan in 2004.

12. The main drug purchasing channel is

    1. the county drug company   2. the county/town hospital

    3. the own way

13. Purchasing drugs from _____ will cause the least cost.

    1. the county drug company   2. the county hospital

    3. other county medical organizations   4. the town hospital

    5. drug markets   6. order calling with free delivery

    7. other channels _____

14. In the clinic, is there any

a) stethoscope _____

    1. Yes   2. No

b) blood-pressure meter _____

    1. Yes   2. No

c) high-pressure sanitizer _____

    1. Yes   2. No

d) if Yes, is the sanitizer always used? _____

    1. Yes   2. No

e) patient bed _____

    1. Yes   2. No

15. The Main Medical Fee Rate (Excluding the Drug Fee)

a) Registration/Diagnosis: _____ yuan a person-time

b) Injection (One-Time Injector): _____ yuan a one-time injector

c) Infusion: _____ yuan an infusion set

IV Capability of the Village Clinic

1. Intravenous Injection _____

    1. Capable of   2. Not

2. Intravenous Infusion _____

     1. Capable of   2. Not

3. Massage _____
     1. Capable of   2. Not

4. Acupuncture _____
     1. Capable of   2. Not

5. Skillful Hemostasis/Enswathement/Suture _____
     1. Capable of   2. Not

6. Treatment of Internal Fixation Failure in Limb Fracture _____
     1. Capable of   2. Not

7. New-method Delivery _____
     1. Capable of   2. Not

8. Vaccination _____
     1. Capable of   2. Not

9. Rale Examination _____
     1. Capable of   2. Not

10. Primary Treatment of Pesticide Poisoning _____
     1. Capable of   2. Not

11. Drowning Rescue _____
     1. Capable of   2. Not

12. Blood Routine Examination _____
     1. Capable of   2. Not

13. Urine Routine Examination _____
     1. Capable of   2. Not

14. Stool Examination for Parasites _____
     1. Capable of   2. Not

V The Villagers' Medical Fees and Payment Ways in 2004

1. in cash: _____ yuan
2. in kind (for setting off medical debts): _____ yuan
3. in labor (for setting off medical debts): _____ yuan
4. compensated by the CMS fund: _____ yuan
5. deferred payment: _____ yuan
6. else: _____ yuan (Please specify the payment way: _____)

作 者

朱　玲　研究员　中国社会科学院经济研究所　zhuling@ cass. org. cn

魏　众　研究员　中国社会科学院经济研究所　weizhoung@ vip. sina. com
　　　　　　　　发展经济学研究室

蒋中一　研究员　农业部农村经济研究中心　jiangzhongyi@ 263. net

朱恒鹏　研究员　中国社会科学院经济研究所　zhuhp@ cass. org. cn
　　　　　　　　当代西方经济理论研究室

罗楚亮　副研究员　中国社会科学院经济研究所　luocl2002@ 163. com
　　　　　　　　发展经济学研究室

金成武　助理研究员　中国社会科学院经济研究所　jincw@ cass. org. cn
　　　　　　　　《经济研究》编辑部

邓曲恒　助理研究员　中国社会科学院经济研究所　dengqh@ cass. org. cn
　　　　　　　　发展经济学研究室

姚　宇　助理研究员　中国社会科学院经济研究所　yaoyu@ cass. org. cn
　　　　　　　　当代西方经济理论研究室

王　震　博士研究生　中国社会科学院研究生院　wangzhen09@ 126. com

王　晶　实习研究员　中国社会科学院社会学研究所　wangjing739
　　　　　　　　社会政策研究室　@ yahoo. com. cn

翟鹏霄　博士研究生　中国社会科学院研究生院　zhaipengxiao@ sohu. com

Authors

Zhu Ling
Research Fellow   Institute of Economics, CASS   zhuling@ cass. org. cn

Wei Zhong
Research Fellow   Institute of Economics, CASS   weizhoung@ vip. sina. com

Jiang Zhongyi
Research Fellow   Reseach Center for Rural   jiangzhongyi@ 263. net
                                Economy, Ministry of
                                Agriculture

Zhu Hengpeng
Research Fellow   Institute of Economics, CASS   zhuhp@ cass. org. cn

Luo Chuliang
Associate Research Fellow   Institute of Economics, CASS   luocl2002@ 163. com

Jin Chengwu
Staff Research Fellow   Institute of Economics, CASS   jincw@ cass. org. cn

Deng Quheng
Staff Research Fellow   Institute of Economics, CASS   dengqh@ cass. org. cn

Yao Yu
Staff Research Fellow   Institute of Economics, CASS   yaoyu@ cass. org. cn

Wang Zhen
PhD Student   Graduate School, CASS   wangzhen09@126.com

Wang Jing
Research Assistant   Institute of Sociology, CASS   wangjing739
                     @yahoo.com.cn

Zhai Pengxiao
PhD Candidate   Graduate School, CASS   zhaipengxiao@sohu.com

后　记

　　本书是中国社会科学院《全球化与卫生扶贫》课题的一项研究成果，它基于中国社会科学院经济研究所农村基本健康保障研究课题组的长期积累。这其中，离不开诸多政府部门、研究机构和基金会的赞助和支持。在近十年的研究中，本课题组先后得到如下机构的资助：德国波恩大学发展研究中心（ZEF）、香港乐施会（HKOX-FAM）、福特基金会北京办事处、中国卫生部国外贷款办公室、加拿大国际发展研究中心（IDRC）、中国改革基金会和中国社会科学院。课题组在研究期间，得到调研地区政府的大力支持，并得到卫生机构、村委会、村民小组和农户的密切配合。谨在此一并致谢。

　　我们首先要特别感谢福特基金会北京办事处原首席代表 Andrew Watson 教授以及项目官员 Sarah Cook 博士的大力支持，他们不仅在研究初期就对课题的总体设计提出有益的建议，而且在课题执行过程中多次参与课题组的讨论。

　　其次，我们要感谢加拿大国际发展研究中心的项目官员。Stephen J. McGurk 博士最早与课题组取得联系并提出资助建议；Hein Mallee 博士一直对课题组的进展报告及时给予反馈意见；Elaine Tang 女士认真负责地指导课题管理的技术细节。

　　在以往的研究中，我们还得到过多方人士的帮助。其中，国际食品政策研究所（IFPRI）所长、原德国波恩大学发展研究中心的 Joachim von Braun 教授，最早与我们合作，并为课题起步寻求了资助；香港乐施会的王云仙女士在我们早期的研究中，多次对课题管理提出建议；国家卫生部国外贷款办公室副主任刘运国博士不仅为课题执行提出指导意见，而且为课题组下乡调研提供了便利。

　　还需要感谢的是，中国社会科学院经济研究所当代西方经济理论研究室主任杨春学同志、《经济研究》编辑部常务副主编郑红亮同志和编辑部主任王诚同志，对各自机构的成员参与本课题研究都提供了时间上的保证。经济所科研处、图书馆、网络中心和行政办公室，特别是财务人员，为课题顺利执行提供了必要的帮助。

即便在课题组内部，由于分工不同，一些同志更多地承担了团队公共服务工作。尤其是金成武博士，承担了课题成果的大量编辑工作，不仅为课题组提交进展报告做出贡献，而且大大地缩短了本书的最终编辑时间。高梦滔、樊桦、李恩平和龚向光博士也曾先后参与了课题的先期研究工作，在此也一并表示感谢。

（执笔人：魏众，2007 年 10 月）